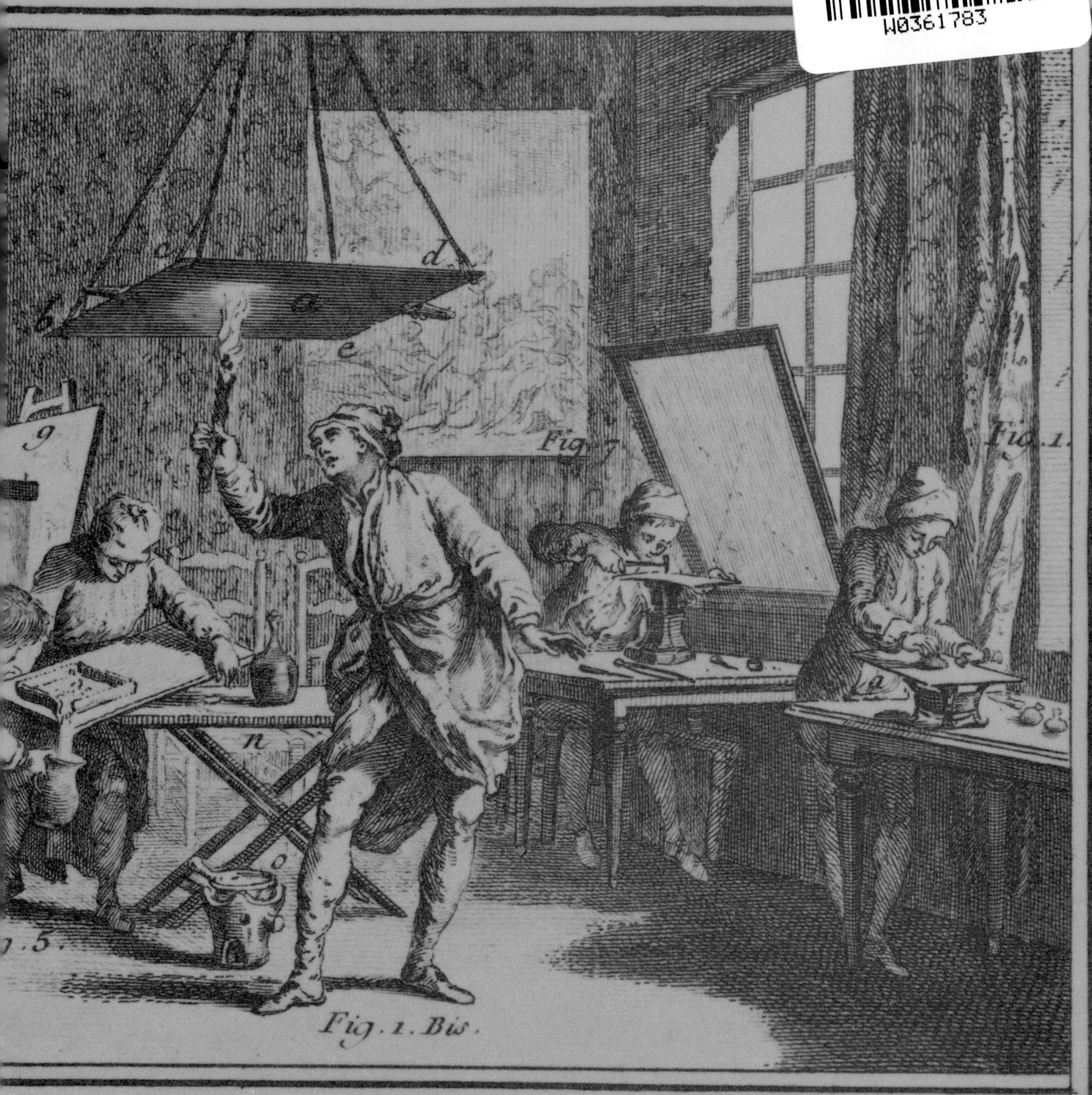
Fig. 7
Fig. 1.
9
a
b
c
d
e
n
o
.5.
Fig. 1. Bis.

Mit Nadel und Säure

WALTER KOSCHATZKY
KRISTIAN SOTRIFFER

Mit Nadel und Säure

Fünfhundert Jahre Kunst der Radierung

Edition Tusch Wien

*Gedruckt mit Förderung
des Bundesministeriums für Wissenschaft und Forschung,
der Österreichischen Industriellenvereinigung,
der Österreichischen Papierverkaufsgesellschaft m.b.H. und
der Leykam-Mürztaler Papier- und Zellstoff AG*

Ausstellung und Katalog:
Dr. Walter Koschatzky und Kristian Sotriffer

Assistentin: Dr. Anna-Maria Prause

Die Katalogtexte 1 bis 110 stammen von Walter Koschatzky,
111 bis 218 von Kristian Sotriffer

Reproduktionen: Reprozwölf, Wien
Satz und Druck: Tusch-Druck, Wien
Papier: Magnoplus 135 g der Leykam AG

ISBN 3-85063-119-2

INHALTSVERZEICHNIS

Künstlerverzeichnis

Walter Koschatzky

ZUR GESCHICHTE DER RADIERUNG

Kein Ereignis war für das Entstehen graphischer Künste von größerer Bedeutung als das Aufkommen des Papiers in Europa. Wohl ging in fernen Kulturen die Kenntnis dieses Stoffes – in Ostasien vom China der frühen Han-Zeit ausgehend über Japan, Samarkand bis zum Vorderen Orient nach Bagdad und Damaskus – bereits durch viele Jahrhunderte zurück. Man wußte dort schon lange sehr unterschiedliche und verfeinerte Methoden, solches Auflösen, Verfilzen, Bleichen und zu Lagen Schöpfen bestimmter geeigneter Grundstoffe wie Seide, Hanfgewebe, Reishalme oder Maulbeerbaumrinde zustande zu bringen. Dem Abendland jedoch war es fremd. Es blieb dem – aller arabischen Kultur von seiner sizilianisch-normannischen Heimat her so aufgeschlossenen – Kaiser Friedrich II. von Hohenstaufen vorbehalten, in den ersten Jahrzehnten nach 1200 die Möglichkeiten und Zukunftsfolgen eines solchen Stoffes zu erkennen, und er ordnete auch sogleich den großflächigen Anbau von Baumwollpflanzungen hierfür an, ließ gänzlich neuartige technische Mittel wie Mühlen, hydraulische Stampfer und Drahtnetze zum Schöpfen entwickeln und zu Melfi in einer Constitutio im Jahre 1231 auch den Gebrauch dieses Stoffes Papier im Reichsgebiet regeln.[1]

Nun war dieser Begriff „Papier“ eigentlich sehr widersinnig, da solche Bezeichnung sich auf etwas anderes, eben sehr verschiedenes, nämlich auf den Schreibstoff Ägyptens, den Papyrus, beruft. Letzterer allerdings war für Europa mit dem Untergang des Imperium Romanum und der entschwundenen Möglichkeit des Importes aus dem fernen Land des Nils völlig erloschen. Hier war allein, als einziges Bild und Schrift tragendes Material des frühen und hohen Mittelalters, das Pergament im Gebrauch. Wie übrigens die Berufung dieses Begriffes auf das spätantike Pergamon besagt, war auch solche Kenntnis vom Kleinasiatischen Orient in das Abendland herübergelangt, eben die „carta pergamena“, was nun auch nicht minder mißverständlich war. Doch bei aller individueller Schönheit besaß Pergament keineswegs Eigenschaften, die ein rasches Bezeichnen oder a la prima Bemalen, was heißt ohne langes Präparieren, Schleifen, Grundieren, Decken, ermöglichten. Gedanken an spontane Aufzeichnungen optischer Erlebnisse konnten dabei ebensowenig aufkommen wie solche an Verbreitung, an Mitteilung für viele, also an ein Bedrucken. Eben diese Gedanken aber waren es, die man – nicht weniger weltverändernd als die Erfindung des Rades – als entscheidend für einen Wendepunkt der Weltgeschichte bezeichnen möchte. Erst die Bild- und gar Schriftmitteilung an Viele, der Druck vor und erst recht nach Johannes Gutenbergs epochalem Schritt, hat das Werden von Wissen, Bildung, Entdeckung und Erfindung möglich werden lassen. Und noch etwas: die Faszination der Bildaussage für die menschliche Wahrnehmung eröffnete sich den Menschen erst dadurch tatsächlich. Ist im Menschen schlechthin solche Fähigkeit einer unmittelbaren, emotionalen Aufnahme von Linie, Fläche, Form, von Farbe, Kontrast und Spannung, die Kunstbegabung also auch vorhanden[2], so besaß doch bis dahin kaum wer Zugang zu Bildern. Übrigens eine von unserer Situation der Überschüttung, Ermüdung und Überwältigung durch ununterbrochene Bildeindrücke aus kaum vorstellbare Welt. An solchem Wendepunkt der Menschheit also, den wir als einen der größten verstehen, sollte nun das Papier entscheidend mitwirken.

Es ist allerdings ein weitverbreiteter Irrtum – und er wird durch seine Verbreitung nicht wahrer – Kunst nehme ihren bestimmten Verlauf durch technische Erfindungen; es ist umgekehrt. Daß Kunst von Können komme, diese beliebte Floskel soll man ruhig als kennzeichnende Phrase des Banausen abqualifizieren. Kunst kommt immer und allein vom Wollen, vom Wollen eines gemeinsamen Unbewußten allerdings, besser ausgedrückt aus einem Bedürfnis, aus der Not-Wende einer Zeit, der ein Künstler als deren Seismograph und Vollstrecker sich hingibt. Weil ein bestimmtes Kunstziel oder – wie es der große Begründer der Wiener Kunsthistorischen Schule Alois Riegl eben genannt hatte – ein Kunstwollen auftaucht,[3] erkennt man erst die Möglichkeit der vorhandenen Mittel, erfaßt und nutzt sie. Nicht die materielle Chance also geht voraus, sondern die ideelle Zielsetzung, nicht die äußerliche Gegebenheit der Zeit oder irgendeine jeweils anders interpretierbare gesellschaftliche Situation, sondern der die Ungreifbarkeit zur Wirklichkeit umschaffende Künstler.

Jedes Kunstwollen indes bedarf seiner ihm adäquaten Mittel. Wie wollte man sich sonst verständlich machen, wie überhaupt begreifen lassen, was es auszusagen gilt; es gliche einem Gedanken, der vage vorbeihuschend ohne Sprache, ohne Schrift ein Hauch bliebe, verfliegend, ohne Wirkung ein Nichts. So sei betont, daß auch die Wahl des Mittels durch den Künstler weit mehr ist, als ein Benützen von ungefähr. Das Mittel, sein Einsatz, sein Beherrschen, Benützen und Verändern sind entscheidender Teil des Schaffens, Teil eines künstlerischen Prozesses. Und eben aus diesem Grund gilt es, unnachsichtig zu sein im Hinblick auf den unmittelbaren Einfluß des Künstlers auf sein Medium. Wer ein lineares oder ein flächiges Zeicheninstrument wählt, wer sich für den Federzug oder Kreidestrich, die Schummerung oder Pinsellavierung entscheidet, der hat sich damit für sehr viel bereits entschieden. Für sehr vieles auch war die Entscheidung für Papier als neuem Bildträger eine Voraussetzung, zugleich auch Folge einer geistig eben bereits präformierten Zeitenwende.

Das Aufkommen des Zeichnens als Mitteilung durch lineare Gebilde, des Malens in Wasserfarben in flächigen Formen und bald des Bedruckens dieses zur Vervielfältigung sich so sehr eignenden, ja notwendigen Materials ging von da an unaufhaltsam voran. Hatte die naheliegende, ja im Prinzip altbekannte Art des Druckens von Linien durch Aufpressen stempelartiger Holz- und bald auch Metallplatten den Anfang gemacht, so daß man an der Wende zum 15. Jahrhundert mit dem Hochdruck überall schon völlig vertraut umzugehen wußte, so kommt demgegenüber der von verfeinerter spätmittelalterlicher Goldschmiedekunst ausgehende Tiefdruck erst mit dem 15. Jahrhundert selbst auf.[4] Dieses kunstreiche Bearbeiten, Gravieren, Einschneiden, punzierende Hämmern auf Kupferplatten, der Kupferstich also, erbrachte rasch meisterhafte Ergebnisse. Ergebnisse, deren Schönheit, Dichte und Eleganz eben sehr der verfeinerten Kultur im „Herbst des Mittelalters", von dem Johan Huizinga[5] gesprochen hatte, angemessen waren. Aber solchem Tun haftete in seiner edlen Beherrschung des Materials Metall, mit all den im einzelnen oft ganz unbegreiflichen manuellen Verfeinerungen bei den frühen Meistern des Kupferstiches, vom Spielkartenmeister, Meister ES, Israhel van Meckenem oder Martin Schongauer bis hin zu den Höhepunkten im Werk Albrecht Dürers, doch ohne Zweifel eine Grenze, eine Beschränkung an. Sie liegt in dem ungemein schwierigen und langwierigen technischen Vorgang. Der Kupferstecher hält fest angepreßt den scharfen, kantigen Stichel vor sich und schiebt mit der Linken drehend über einen Lederpolster die Metallplatte sich selbst entgegen; so entstehen Schnitt um Schnitt, Linie um Linie, um in ihren Zügen und Schwüngen, zumeist in parallelen oder kreuzenden Schraffuren, das Bild entstehen zu lassen. Das Abdrucken selbst, der Vorgang, den man Tiefdruck nennt, dieses zwingende Durchpressen eines feuchten Papierbogens gemeinsam mit der Kupferplatte zwischen zwei Metallzylindern, wobei die von Druckfarbe höchst kunstreich gefüllten, in die Platte vertieften Linienzüge ihre Farbe dem eingequetschten Papier abgeben, dieses Verfahren war bald vollkommen und makellos. Aber das manuelle Bearbeiten der Platte mit aller erforderlichen Kunstfertigkeit war doch nur wenigen Meistern in vollkommener Beherrschung vorbehalten. Dies stand einer weiteren Verbreitung von Bilddrucken zweifellos entgegen. Auch lag darin eine Tendenz zur Virtuosität, zum Vorzeigen der kaum glaublichen Fertigkeit, und auch dies war dem Entfalten freier künstlerischer Mitteilung nicht gerade förderlich. Waren doch im Aufbrechen eines neuen Zeitalters um das Jahr 1500 ganz besonders eben diese Vorstellungen als „Wollen" zu erkennen, das Ansprechen Vieler durch jene künstlerische Aussage, wie sie sich etwa in der erregten, expressiven Dynamik zeigte, die den Werken der Donauschule eigen werden sollte. Indem die großen Meister des Kupferstiches die Erlesenheit ihres Könnens also immer mehr in den Vordergrund rückten, und so immer mehr das Kunststück und nicht sosehr das Kunstwerk zustandebrachten, muß die Suche mancherorts aufgebrochen sein, andere Möglichkeiten zu entdecken, die Bearbeitung von Metallplatten für den Tiefdruck vorzunehmen. So begannen sich Wege zu trennen: der Kupferstich kam immer mehr in die Hände der Reproduktions-Stecher, die Radierung aber wurde weit stärker zum Medium der Künstler.

In den Werkstätten der Harnischmacher, jener kunstreichen Waffen- und Rüstungsschmiede, deren Mittelpunkte Mailand und Augsburg waren, existierten längst Möglichkeiten, Eisen mit Säuren zu bearbeiten, und man war dazu übergegangen, dieses spröde Material durch Ätzen zu gravieren. Die reiche Verzierung von Gliederplatten, Harnischen, Helmen und Schwertern war gesucht, spiegelte sie doch das Ansehen des Besitzers und seinen Reichtum; man übertraf sich darin geradezu. So steigerten sich auch die Ansprüche an die Plattner, und diese suchten daher bessere Methoden zur Herstellung. Von 1435 datiert ein oberitalienisches Zeremonienschwert für König Sigmund, das bereits deutlich solch eine geätzte Inschrift zeigt. Der berühmte Brustschild des Colleoni ist mit seiner Zier wohl das früheste Meisterwerk solcher Kunstfertigkeit. Es muß aber dann einmal einen Plattner gegeben haben, der als erster den Gedanken faßte, seine Leistung auch für sich selbst zu bewahren, die Gravur einzufärben und auf Papier abzupressen. So war die Technik also durchaus vorhanden, nach welcher seit 1480 etwa in den Bildkünsten gesucht wurde. Um 1510 vollzieht dann der Augsburger Plattner Daniel Hopfer den entscheidenden Schritt: mit seinen Söhnen Lambert und Hieronymus druckt er zunächst die ornamentalen Zierformen seiner Werkstatt zu einem Musterbuch ab, und unverzüglich geht er zur freien Bilddarstellung über. Ein 1513 datiertes Blatt des Solothurners Urs Graf, das solche Ätztechnik zeigt, bewahrt das Baseler Kupferstichkabinett als frühestes datiertes Werk. Eben in diesem Jahr (und im folgenden) errang Albrecht Dürer mit den drei Meisterstichen „Ritter, Tod und Teufel", (eigentlich „Der Reiter"), „Hieronymus im Gehäus" und „Melencolia I.", den wohl niemals mehr erreichten und schon gar nicht übertroffenen Höhepunkt des künstlerischen Kupferstichs.[6] Es mag mit seiner um das vierzigste Lebensjahr gewonnenen Intensität und Verdichtung zusammenhängen, daß er schon 1510 nach einer Erweiterung seiner Gestaltungskraft im Kupferstich gesucht hatte und als erster die direkte Behandlung der Platte mit einer Nadel oder einem Diamantsplitter, die Technik der „Kaltnadel", fand. Ihm war es gegeben, die Aussagekraft der Linie, der schwarz-weißen Kunst überhaupt, in das Höchste zu steigern. Bereits seinen Zeitgenossen war dies durchaus klar. Keiner hat es eindrucksvoller formuliert als der Humanist Erasmus von Rotterdam, der in seiner Abhandlung

„De recta Latini Graecique Sermonis pronuntiatione“ in Basel im Jahr 1528 darauf einging, was übersetzt so lautet: „Dürer ist gewiß auch in anderen Belangen zu bewundern. Doch was drückt er nicht alles im Einfarbigen, das heißt mit schwarzen Linien aus! Schatten, Licht, Glanz, körperliches Hervortreten und Zurückwölben, und er gibt nicht bloß eine Vorstellung für die Augen; er erfaßt vielmehr die richtig abgewogenen Verhältnisse und ihr Zusammenstimmen. Was malt er so nicht alles, auch was man gar nicht malen kann: Feuer, Strahlen, Donner, Wetterleuchten, Hitze oder Nebelwände, man könnte sagen alle Gefühle, endlich die ganze Seele des Menschen, wie sie sich im Körperhaften offenbart, ja sogar fast die Sinne selbst.“[7]

So suchte eben Dürer ganz folgerichtig als derjenige, der mit der Linie wie keiner sonst umzugehen vermochte, gegen 1515, als er offensichtlich den Wendepunkt der Zeiten sehr deutlich spürte, eine neue, expressiv-stürmische Möglichkeit, die ihm eben ein solch neues Verfahren bot. Dieses Ätzen auf Eisen bedeutet für ihn zunächst Experiment, er lotet im „Verzweifelnden“ alle Chancen des freien Zeichnens einmal aus. Schließlich stellt er in großartigen Würfen bis 1518 sechs Radierungen her, deren letzte, „Die große Kanone“ oder „Feldschlacht“ genannt, ein wahres Meisterwerk ist.[8] Und dennoch muß ihm das Ergebnis nicht völlig befriedigend erschienen sein, denn er wandte sich danach in seinem letzten Lebensjahrzehnt wieder dem Kupferstich zu. Das verwendete Eisen hatte sich wohl als allzu spröde erwiesen, Rostflecken hatten auch bald die Wirkung beeinträchtigt, die Essigsäure ätzte allzu stumpfe Linienzüge, und eine gewisse homogene Bildeinheit der undifferenzierten Ätzung kann man auch nicht verleugnen. Dürer hat die spätere Wende – mit der alles Weitere entschieden werden sollte – vom Eisen zum Kupfer, von der Essigsäure zum Eisenchlorid und natürlich auch zur Stufenätzung, nicht mehr erlebt; aber welches Vorbild er mit dem neuen Verfahren geschaffen hatte, läßt sich gar nicht hoch genug einschätzen, deutlich zu sehen daran, daß selbst Hopfer unverzüglich „Die große Kanone“ kopiert, verbreitet und damit wohl, ohne es zu ahnen, die beiden Wege – Original und Reproduktion – eröffnet.[9]

Um 1520 ist man an vielen Orten in Deutschland und in den Niederlanden soweit, das neue Ätzverfahren wohl zu beherrschen. Eben in diesem Jahr, als Dürer selbst nach Antwerpen kam, stellte Lucas van Leyden eine Kopie nach Dürers Holzschnitt „Bildnis Kaiser Maximilians I.“ als Radierung her.[10] Man muß wie ehedem, als Marc Antonio Raimondi die Kupferstich-Kopien nach Dürers Marienleben-Holzschnitten hergestellt hatte,[11] über eine solche Fähigkeit der freien Übertragung eines doch sehr unterschiedlichen Verfahrens in diese Technik staunen.

Aber das volle Gewicht der neuen Entwicklung für die Zukunft war erst bestimmt, als sich eben in diesem selben Jahr 1520 Albrecht Altdorfer der Radierung annahm. Es war der Weg zur freien, erlebnishaft zeichnerischen Graphik. Neben einigen kühlen Vorlagen für Goldschmiede, Zier- und Stilformen für Becher und Kannen, schuf er seine berühmten neun Landschaften mit bezwingender Phantasie und Dynamik und all den Vorzügen in der Beziehung zur Natur, wie sie die Donauschule besaß. Und gerade mit diesen Blättern hat er der unmittelbaren Landschaftsschau, die von da an die stärkste Überlegenheit der Radierung ausmacht, Bahn gebrochen. Altdorfer kolorierte seine Blätter mit Wasserfarbe und gab ihnen so einen ganz eigenen Charakter.[12] Allerdings hat er darin keine Nachfolge gefunden. Dürers Schwarz-Weißkunst vielmehr sollte die Zukunft bestimmen. Schon gänzlich vertraut mit dem Ätzverfahren folgte den beiden großen Leitbildern bald die jüngere Generation, so Augustin Hirschvogel, als er – 1544 an den Wiener Kaiserhof berufen – von Nürnberg aus die Donau entlang wanderte und dort – sowohl in der Beobachtung wie in der Phantasie Altdorfer kaum unterlegen[13] – seine großartigsten Blätter schuf.

Sein etwas jüngerer Nürnberger Landsmann Hans Sebald Lautensack wird wenige Jahre später, als er 1552 ebenfalls nach Wien geht, genauso von der Donaulandschaft angezogen, formt diese aber deutlich schon im Sinne einer neuen Generation um. Es ist nicht endgültig beantwortet, wer von diesen Künstlern eigentlich als erster wirklich den Übergang zum Kupfer vollzogen und endgültig das Eisen verlassen hat. Aber jedenfalls war das neue Verfahren nun perfekt.

Beobachtet man die Schwerpunkte dieser Kunst in ihrem weiteren Verlauf, muß man zunächst einmal in das andere Zentrum der Künste schlechthin – vor allem auch mittelalterlicher Waffen- und Rüstungsherstellung, also der Metallbearbeitung durch Ätzung – zurückkehren, nämlich nach Italien. Eben aus dieser Tradition sollte die Radierung dort rasch eine eigene und besondere Entfaltung finden. Sie setzt mit Francesco Mazzola, genannt Parmigianino, ein, der 1523 von Parma nach Rom und 1527 nach Bologna geht, dort die Grundlagen seines zeichnerischen Schaffens findet und eben damit zum ersten künstlerischen Höhepunkt der Radierung in Italien beiträgt. Er erzielte in seinen zarten, überschlanken Figuren und ausgewogenen Kompositionen besonders weiche, malerische Wirkungen, die – von Schülern und Nachfolgern weitergetragen – technisch wie thematisch von größtem Einfluß werden sollten. Die starke Betonung der Zeichnung, der figuralen Komposition im besonderen, die Bologna überhaupt, dann aber vornehmlich die Carracci auszeichnete, mußte später eben dem neuen Verfahren Vorzüge geben. So reichten Parmigianinos Wirkungen weit bis in das 17. Jahrhundert, zur Schule von Fontainebleau, zu Jacques Bellange, zu Claude Lorrain und sogar bis zu Giovanni Battista Tiepolo nach Venedig. Bellanges Kompositionen religiös-profaner Themen mit ihren mächtig hohen Repoussoirfiguren, welche erregte, ja ekstatische Szenen in eine spannungserfüllte Raumtiefe drängen, wurden nicht zuletzt durch deren graphische Verbreitung zu einem wahren Leitbild des Manierismus. Der Lothringer Claude Gellée (Le Lorrain), seit 1619 in Rom und dort zum Begründer des neuen Naturidealismus geworden, geht in seinen 44 Radierungen ganz entscheidende Schritte weiter. Er entdeckt im neuen Thema der idealen Landschaft jene Stimmung, die sich in Lichtwirkungen des Atmosphärischen zu spiegeln vermag. Und Giovanni Battista Tiepolo sollte schließlich als Erfüller spätbarocker Raumvorstellungen und venezianischer Lichtmalerei zu einem der größten Radierer aller Zeiten werden.

In Italien bleibt eigentlich erstaunlich, daß – ganz anders als bei Dürer, Altdorfer oder Lucas van Leyden – keiner der Hauptmeister des klassischen Jahrhunderts, kein Raffael, Michelangelo, Correggio oder Tizian sich mit der Radierung befaßt hatte. Offenbar sah man – wie es etwa aus dem Verhältnis Marc Antonio Raimondis zu Raffael sehr deutlich wird – im Nachstich allzusehr die eigentliche Funktion der Graphik, was vielleicht bis heute in Italien gewisse Auswirkungen auf ein eindeutig weniger ausgeprägtes Verständnis für unser Originalproblem haben mag.

So sollte die größte Schlüsselfigur zu allem weiteren Fortschreiten der Radierung auch außerhalb Italiens in dem Lothringer Jacques Callot mit seinem fast unüberschaubaren Werk von über 1500 radierten Blättern erwachsen. Es ist geprägt von einem erschreckend realistischen Griff in die Wirklichkeit, ungemein vielfältig, wobei er von großen szenischen Schilderungen ausgeht und zu Stadtbildern, dann dramatischen Zeitbildern übergeht – und zwar in der schlimmsten Notzeit des Dreißigjährigen Krieges mit allen Erscheinungen von Grausamkeit, Flucht, Armut. Er überschreitet all dies noch in den Darstellungen ganz absurder Phantastik in kaum durchschaubaren Visionen, in denen sich alle geradezu metaphysischen Ängste menschlicher Existenz zu spiegeln scheinen. Callot ist entscheidende Schritte auch im Technischen weitergegangen; und zwar sowohl in der Art und Behandlung des Deckgrundes, des „vernis dur", als vor allem auch durch die erstmalige bildwirksame Entwicklung der Stufenätzung.[14]

Mancherlei Umstände wirtschaftlicher und gesellschaftlicher Art – nicht weniger aber der Aufstieg eines freien Realismus – ergaben, daß das weitere Fortschreiten auch dieser Kunst sich geradezu wie ein Strom auf Holland und die Niederlande lenkte. War noch Jan Bruegel d. Ä. mit seiner „Hasenjagd" – dem einzigen Blatt, das er selbst geschaffen hatte –[15] eine Ausnahme geblieben (während die Verbreitung seiner Vorlagen durch Nachstecher und Verleger zu blühendem Erfolg führte), so war doch aus der Zeit und eben dort alles reif zur höchsten Erfüllung. Zunächst kam es zur anregenden Auseinandersetzung mit der Landschaft durch den seit 1614 tätigen Willem Buytewech, der bereits die heimische Natur jeder Idealisierung vorgezogen hatte, sie aber durchaus subjektiv und persönlich interpretierte. Eben dies steigert in den zwanziger und dreißiger Jahren zu einem wahren Extrem Herkules Seghers, von dem man gesagt hat, er habe „die schlichte Naturaufnahme der holländischen Flachlandschaft wie seltsame, öde Gebirgstäler hinterlassen, die wie unter Lavamassen begraben wirken"[16], und in der Tat, Seghers hat dabei auch technisch alles bisher in der Radierung Denkbare gesprengt, eine Art von Aquatinta entwickelt, Direktätzungen angebracht, offenbar mit pastosen Farben ausgemalt, Reliefwirkungen durch Einpressen erzielt und manche undurchschaubare manuelle Meisterschaft für geradezu visionäre Ergebnisse einzusetzen verstanden.

So war der Boden bereitet, auf dem endlich jener Künstler sich entfalten konnte, dessen geniale schöpferische Kraft vielleicht überhaupt in der Radierung ihren stärksten Ausdruck gefunden hat, der aber gewiß dieser Kunst ihren nie mehr überschrittenen Höhepunkt schuf, Rembrandt Harmensz van Rhijn. Der Beginn seines etwa 300 radierte Platten umfassenden Œuvres fällt in das Jahr 1628. Die Blätter der ersten Periode (1628–1631) sind durchwegs reine Ätzradierungen kleinen Formates, wobei der anfängliche Einfluß Callots deutlich ist. Die Themen sind der Welt des Alltäglichen entnommen (Bildnis der Mutter 1628, Selbstbildnis 1629). Als er 1631 seine Heimatstadt Leiden verläßt, um sich in Amsterdam ansässig zu machen, wandelt sich auch sein Radierwerk schlagartig. Die zweite Periode (1631–1640) wird charakterisiert durch wesentlich größere Formate von überwiegend religiöser Thematik. Als Höhepunkt kann wohl „Die Verkündigung an die Hirten" von 1634 gelten, doch auch „Verlorener Sohn" von 1636 und „Tod Mariae" von 1639 zählen als wahre Meisterwerke hiezu.

Das folgende Jahrzehnt von 1640 bis 1650 bildet eine dritte Periode, in der die Landschaft zu dominieren beginnt. War schon die letzte Zeit geprägt vom Nachlassen des großen Pathos, ist sein Werk nun noch intimer und ungemein menschlich geworden. Dabei war wohl der Tod seiner Frau (1642) auch für die Suche nach Einsamkeit in der Natur und das Erfassen der zeitlosen Größe des natürlichen Geschehens („Drei Bäume mit Gewitter", 1643) mit entscheidend gewesen. Die dreißig Blätter der Jahre bis 1650 sind als höchste Steigerung zu verstehen. Waren die biblischen Stoffe in diesem Jahrzehnt auch zurückgetreten, so kommt es nun – nach jahrelanger Vorbereitung – 1649 doch zum künstlerischen Höhepunkt in einem religiösen Thema, der vollendet komponierten und durchgeführten Radierung „Christus heilt die Kranken", dem sogenannten Hundertguldenblatt, was auf Berühmtheit und Wert bereits zur Zeit des Entstehens hinweist. Eben dieses Werk eröffnet die Reihe von späten Radierungen Rembrandts mit Themen des Alten und Neuen Testaments, Blätter größter Vielfalt, in denen er die Aussagekraft dieser Kunst überhaupt zu letzter Verdichtung bringt. Mit dramatischer Ungeduld steigert er sich von Abzug zu

Abzug, von Zustand zu Zustand, indem er gänzlich auf Auflage und Abdrucke größerer Zahl verzichtet, die Platte immer weiter verändert, bereichert, weiterätzt, abdeckt, dann wieder mit Kaltnadel bearbeitet und zugunsten völlig neuer vereinfachter Kompositionen sogar das Metall wieder ausschleift, um ganze Teile neu zu gestalten. Hier mag der Höhepunkt wohl bei den „Drei Kreuzen“ von 1653 liegen, wobei eben in diesen Jahren auch hervorragende Bildnisse entstanden. In den letzten Jahren seiner Tätigkeit beschäftigte ihn noch immer mehr die Darstellung des weiblichen Aktes, doch bricht plötzlich, knapp vor Ende des Jahrzehnts, also etwa zehn Jahre vor seinem Tod, die Beschäftigung mit der Radierung völlig ab, obgleich er in der Malerei dann noch wahrhafte Meisterwerke schuf.[17]

An Rembrandt vermag vieles klar zu werden; die ungeheure Aussagekraft schwarz-weißer Linienkunst in diesem Verfahren, die Vielfalt der Möglichkeiten, durch Dunkelheit Licht zu schaffen, Räume zu bilden, nicht Erklärbares ahnen zu lassen. Und wohl überhaupt, wenn man es ohne Pathos so sagen darf, welche Spannweite des Menschlichen in dieser Welt überhaupt erreichbar ist. Was die Radierung als Medium betrifft: wie nebensächlich Auflage, Vielzahl von Drucken und auch das Geschäft dann ist. Das durch keinerlei andere Methoden, Instrumente, Mittel erreichbare Ergebnis der in die Deckschichte mit der Nadel eingebrachten Zeichnung, der immer wieder mit der Säure geätzten, wieder gedeckten, wieder geätzten Kupferplatte, das ganz durch das Wollen und Können des Künstlers geschaffene Werk, das im behutsamen Einfärben, Wärmen und Auswischen mit dem gestaltenden Handballen die letzte Nuance vor dem Hindurchpressen erhält; das ist das einzige und alleinige Ziel der originalen graphischen Kunst. Wer das verwechselt mit der Übertragung einer Vorlage in die Vielzahl von Abdrucken einer Edition und schließlich der erfolgreichen Kalkulation des Ladenpreises, der wird vom Wesen dieser Kunst niemals auch nur die geringste Ahnung haben.

Die Zeit nach Rembrandt stand naturgemäß völlig unter dem Eindruck dieses Leitbildes. Sein Einfluß wirkte zunächst einmal auf die unmittelbaren Zeitgenossen im eigenen Lande, auf engere oder weitere Nachfolger, Lievens, van Vliet, Bol, van de Velde, Roghman, Waterloo und eben bei den Landschaftern auf den großartigen Jacob Ruisdael, dessen Baumlandschaften von unübertroffener Kraft sind. Eine eigene Gruppe für sich bilden die Tierradierer und Schilderer des Bauernlebens, Adriaen van Ostade etwa auf der einen, Paulus Potter auf der anderen Seite. Aber die Wirkung Rembrandts erfaßte bald die gesamte Welt, eine Wirkung, die in Italien, wo vor allem der Genuese Giovanni Benedetto Castiglione hervorsticht,[18] sich ebenso zeigte wie in England, Deutschland oder Österreich.

Italien, wie schon erwähnt, sollte dann in dem Venezianer Giovanni Battista Tiepolo einen einsamen Höhepunkt erleben, der gewiß auch nicht ohne das große holländische Vorbild denkbar gewesen wäre, obgleich doch die eigene Tradition, dieses weiche, strichelnde Radieren mit seiner lichten und malerischen Wirkung sich bis auf Parmigianino und vor allem die frühen Kupferstecher Venedigs – etwa einen Campagnola – zurückverfolgen läßt. Tiepolo ist unübertroffen in der Dynamik und Gewagtheit seiner Blickpunkte, der Überschneidungen, Untersichten, Raumschichtungen, womit er natürlich der Vollstrecker der Spätphase katholischer Sakralmalerei, im „Sursum corda“, in irrationale Himmelsphären ist. Doch die Zukunft, die herankommende Wendung zum Klassizismus mit seinem rationalen Erfassen der sichtbaren Welt, lag bei zwei anderen Venezianern, bei Antonio Canal, gen. Canaletto, und bei Giovanni Battista Piranesi. Beide suchten die sachliche Bestandsaufnahme, Canal in den Veduten Venedigs (wofür er zur objektiveren

Wiedergabe eine Art „camera obscura“ verwendet haben soll) und Piranesi in den antiken Veduten Roms. Die Höhepunkte der Radierkunst beider lagen aber in ihren Phantasien; ab 1746 in den „Vedute ideate“, in ihrer Mischung von malerischem Realismus und einfallsreicher Erfindung unübertroffene Meisterwerke auf der Seite Canalettos; ab 1748 in den Raumgebilden Piranesis, die er „Carceri“ nannte, mit ihrer ungeheuren Phantasie, reinen Imaginationen von beängstigender Undurchschaubarkeit. Der Konflikt von Wahrheit und Wirklichkeit war niemals eindrucksvoller gestaltet worden.

In den nun aufblühenden Akademien herrschten die strengen Gesetze des Kupferstiches, doch auch die freie Radierung hielt daneben ihren Einzug, wobei die Akademie von St. Anna in Wien unter dem von Kaiserin Maria Theresia zur Ausbildung nach Paris entsandten und 1766 heimgekehrten Jacob Schmuzer eine führende Rolle einnahm. Der Aufstieg eben dieser Kunst in Österreich war unübersehbar,[19] er zeigte sich in deutlichem Zusammenhang mit den dort entstandenen gewaltigen Sammlungen wie jener des Herzogs Albert von Sachsen-Teschen, die dieser etwa ab 1768 aufzubauen begonnen hatte, und der des Kaiserlichen Kupferstichkabinettes, das auf den Grundlagen der unschätzbaren Gründung Pierre Jean Mariettes für den Prinzen Eugen von Savoyen um 1730 nun in der Hofbibliothek unter der Leitung eines hervorragenden Mannes, des Custos und Hofrats Adam von Bartsch, aufwuchs.[20] War schon die Albertinische Idee ein Fundament, wie sie 1776 Giacomo Durazzo für Albert geprägt hatte: Die Sammlung von Graphik sei als „storia pratica“ eine Überschau der höchsten Leistungen menschlichen Geistes, eine Aufgabe „die höheren Zwecken dient, als alle anderen es tun –“[21], so fügte dem Bartsch – selbst auch als Radierer reich tätig – den Begriff des „peintre graveur“[22] hinzu, des „Maler-Radierers“ also, der im Gegensatz zum Nachstecher als freier Künstler in der Graphik höchste Leistungen zu schaffen vermöge. So kam es eben hier zu jener klaren Vorstellung, daß Radierkunst und Reproduktion zweierlei wären; daß Wiedergabe zwar notwendig, wichtig, von höchster Fertigkeit getragen sei, daß aber nur dort, wo Idee, Entwurf und Ausführung identisch seien, der Künstler also beides schöpferisch erfülle, graphische Kunst zu höchster Leistung komme.

Es mag sich bis in unsere Tage eine gewaltige Veränderung auf allen Gebieten vollzogen haben. Dennoch besteht keinerlei Anlaß, den Grundsatz des „Peintre Graveur“ durch die moderne Welt als überholt anzusehen. Solange der Begriff des künstlerischen Schaffens als ein wesentlicher Anteil am Menschsein noch nicht gänzlich verloren ist, solange wird auch die Unterscheidung von originalem Werk und reproduzierender Abbildung nicht über Bord zu werfen sein. Die freie, schöpferische Kraft eines Künstlers und das Geschäft mit dem Unverstehen sind und bleiben zweierlei.

Bartsch's Peintre Graveur wandte sich entschieden vom Grundsatz her gegen eine Entwicklung der Graphik, wie sie sich vornehmlich in Frankreich zeigte.[23] In solcher raffinierten und höchst verfeinerten Kunst hatte man allerdings großartige technische Verfahren entwickelt, die zu täuschend ähnlichen Nachbildungen und Vervielfältigungen der so gesuchten und reizvollen Meisterwerke der Zeit führten. Neben der Farbdrucktechnik mit mehreren Mezzotinto-Platten – also einem trockenen (Schabkunst-)Verfahren – durch den Deutschen Christoffel le Blon (1667–1741) und danach Jacques Fabien Gautier d'Agoty (1710–1786) kam es auf der Grundlage der „Aquatinta“ genannten Erfindung von Flächenätzungen zu technisch beinahe unbegreiflichen Meisterleistungen im Mehrplattendruck. Knapp vor 1768 hatte Jean Baptiste Le Prince (1734–1781) damit begonnen und es ebenso wie François Janinot (1752–1813) zu Farbauszügen gebracht – man bedenke: natürlich allein mit freiem Auge in Abschätzung der Farbanteile der Grundfarben (nach der Newton'schen Lehre) an den Tönen einer Vorlage! –, deren präziser Zusammendruck (jeder Papierbogen muß feucht gedruckt werden und verändert sich minimal zum nächsten Druck!) ganz erstaunliche Wirkungen von Aquarellen und Gouachen ergab. Ein anderes, nicht weniger raffiniertes Ziel war es, mit eigenen Instrumenten wie Mattoir, Roulette, Echoppe usw. vergleichbar verblüffende Wiedergaben der ganz besonders beliebten Kreidezeichnungen („Crayonmanier") zu erzielen, in denen François Boucher Meister der Vorlagen und Louis Marin Bonnet oder Gilles Demarteau unübertroffene reproduzierende Künstler waren. Aber auch die Größten radierten sowohl eigene wie fremde Vorlagen: Boucher nach Watteau, Bonnet nach Boucher und Fragonard, Delaunay nach Moreau usw. Sie fügten der Geschichte der Radierkunst damit nicht nur eine ihrer köstlichsten, sondern auch kulturgeschichtlich interessantesten Seiten hinzu.[24] Das Gegenstück in England bildete der von Italien gekommene Francesco Bartolozzi, der seit 1773 die „englische Punktiermanier" anwandte, in der er eine unwahrscheinliche Vielzahl von etwa 2550 Radierungen nach Reynolds, Lawrence, Hoppner oder Angelika Kaufmann schuf.[25]

Will man die Bedeutung aller dieser französisch-englischen Wiedergaben des 18. Jahrhunderts richtig einschätzen, muß man in Betracht ziehen, daß andere Bilder von Kunstwerken nicht existierten, der öffentliche Anteil an Kunst dadurch also überhaupt erst entstand und die Verbreitung eines Zeitstils, des französischen Rokoko ebenso wie des englischen Klassizismus, auf diesem Wege zu einer tragenden europäischen Lebenshaltung wurde. Was Wiedergabe und Verbreitung für die Künstler bedeuteten, ist überhaupt unabschätzbar: Sir Joshua Reynolds hat, als er Schabblätter des James McArdell nach seinen Gemälden sah, ausgerufen: „Durch diesen Mann werde ich unsterblich!".[26] Vielleicht noch gravierender: Bedenken wir, was Goethe in seinen Kunstbetrachtungen alles ungemein Tiefsinniges über und von Claude Lorrain gesagt hat und zu welch großartigen allgemeinen Einsichten ihn dessen Landschaftskunst angeregt hat; er hat aber niemals etwas anderes als die meisterhaften Wiedergaben Richard Earloms nach Lorrain gesehen! So wird Goethes Äußerung sehr verständlich: „Gott segne Kupfer, Stichel und Stift und Werkzeuge der Wiedergabe, so daß das Gute, das einmal vorhanden, in unzähligen Abbildern vor der Vergessenheit gerettet werden –"[27]

Hier bedarf es der Erwähnung, welche zunächst gar nicht abzusehende Auswirkung durch die epochale Tat der Encyclopädisten d'Alembert und Diderot eingeleitet wurde, indem sie die genannten höchsten technischen Kenntnisse der französischen Meister dieses ausgehenden Jahrhunderts auf allen Gebieten der Radierung unter dem Titel „Gravure" zusammengefaßt und festgehalten haben.[28] Es sollte sich nämlich ergeben, daß die Revolution zunächst dem Rokoko-Spiel ein Ende machte, Verfeinerungen aller Art rasch verloren gingen, und daß überdies die Erfindung der Lithographie knapp vor der Jahrhundertwende allen anderen Verfahren bald und gründlich den Rang ablaufen sollte. Die Erneuerung um 1860 ging dann ganz wesentlich von Diderots „Gravure"-Artikel aus.

Welcher Umbruch sich in der Zeitspanne von Französischer Revolution, Napoleonischen Kriegen bis zum Wiener Kongreß vollzogen hat, mag nirgends deutlicher werden als an einem der größten Meister der Radierung überhaupt, der nicht nur dieser Kunst eine neue Bedeutung, Aufgabe und damit einen neuen Rang verliehen hat: Francisco de Goya. Er wußte alle Mittel der Linienradierung und der französischen Aquatinta als Flächenkornätzung in neuartiger Weise zu kombinieren und in der Strenge der Stufenätzung von Flächen kompositionell zu faszinierenden Wirkungen zu bringen. Vom Thema her nicht minder neuartig, expressiv, das Ungeheure,

Schreckliche, nicht Bewältigbare menschlicher Existenz beschwörend, setzte er so höchste künstlerische Kraft ein und steigerte damit jede noch so grausame Realität zu höchster Allgemeingültigkeit. Goya, der die Herausgabe seines Radierwerkes selbst nicht mehr erlebt hat, war gewiß jener Radierer, dessen Verschmelzung von Linien und Flächen bis heute zu einem, wenn auch kaum erreichten, Vorbild wurde. Sein Werk umfaßt die 80 Blätter „Caprichos" (1796/98), die 82 Blätter „Desastres della Guerra" (1808/15), 33 Blätter „Tauromaquia" (1815) und 18 Blätter „Disparates" desselben Jahres, ehe er zum Abschluß in den 22 Blättern „Die Stiere von Bordeaux" der neuen Lithographie den ersten wirklich künstlerischen Höhepunkt setzte.

Für den weiteren Verlauf der Geschichte ist eben dies sehr bezeichnend und wichtig: die Radierung brach an diesem Zenit einfach ab und machte der Erfindung Aloys Senefelders, die dieser mit seinen Geschäftspartnern – Vater und Söhnen André aus Offenbach – sehr effektiv zu verbreiten verstand, rasch Platz. Die 1818 durch Senefelder erfolgte Publikation dieses Verfahrens[29] und die unverzügliche Aufnahme in aller Welt taten ein übriges. Frankreich ging darin voran, der künstlerische Schwerpunkt verlagerte sich. Zwar hatte die englische soziale und geistesgeschichtliche Situation mit ihrer politischen Freiheit, dem starken kritischen Bewußtsein und einem gewissen Hang zur moralischen Belehrung der Radierung eines William Hogarth, Thomas Rowlandson, James Gillray oder George Cruikshank in der Satire noch einen ganz besonderen Aufgabenbereich geboten, der aber gewiß mehr Bedeutung im Kulturhistorischen als im rein künstlerischen Befund besitzen mag.

Die Zäsur der ersten Hälfte des 19. Jahrhunderts mit allen in ihr auftretenden Veränderungen, Umwälzungen, gesellschaftlichen und industriellen Wandlungen war erreicht. Die Reproduktion nahm einen atemberaubenden Aufstieg, die Welt der Bilder für Viele begann. Waren die Verbesserungen zunächst Holzstich, Stahlschnitt und Hochätzung gewesen, so brachte das Bekanntwerden der Fixierung lichtempfindlicher Jodsilber-Schichten im Jahr 1839, der Photographie also, die man zunächst „Daguerreotypie" nannte, vollends den Umbruch. Bereits ein Jahr danach (1840) veröffentlichten zwei Erfinder, der Anatom an der Charité in Paris, Alfred Donné und Christian von Börres in Wien, gleichfalls ein Arzt, so gut wie gleichzeitig die Ätzung von Kupferplatten nach daguerreoskopischen Aufnahmen und gaben damit einem Fortschritt von ungeahnter Möglichkeit den ersten Anstoß. Daß damit ein unversöhnlicher Konflikt zwischen schöpferischem Tun und mechanischem Effekt begann, hatte man gewiß noch nicht gleich verstanden.

Es waren eigentlich auf der einen Seite drei Schritte, die zu einer Vollkommenheit der Reproduktion von nicht mehr zu übertreffender Qualität führten: *Paris 1855* – Louis de Poitevin entdeckt auf der Suche, Silber in der Photographie zu ersetzen, die Eigenschaften der *Bichromatsalze* in Gelatine: a) ihre Lichtempfindlichkeit und Härtung je nach Auftreffen der Lichtmenge, b) das Auswaschen nicht belichteter (ungehärteter) Partien der Salze im kalten Wasser und c) das Aufquellen der verbliebenen Gelatine im lauwarmen Wasser. Auf dieser Basis, nämlich auf der Reliefbildung eines Lichtbildes, sollte sich so gut wie alles Weitere entwickeln. *München 1868* – Josef Albert erfindet eine Methode, die Chromgelatine auf einer Glasplatte so zu trocknen, daß sie ein zartes Korn bildet, das unter einem Negativ im Lichteinfall härtet, wobei das Relief an den harten Stellen kein Wasser, an den weich gebliebenen jedoch solches annimmt – aufgetragene Firnisfarbe wird dadurch von den gehärteten (belichteten) Stellen angenommen, von den weichen (nicht belichteten) aber nicht. Da die Nuancierung molekular und stufenlos, dazu ohne jede Rasterzerlegung erfolgte, ist diese Methode – *Lichtdruck*, Collotype – zu den vollkommensten Reproduktionsmethoden zu zählen.

Wien 1879 –Karl Klietsch (Klič) entwickelt eine Methode, mittels des Pigmentpapiers (Chromsalze plus Gelatine auf Papier) auf einer Asphaltkornschichte ein Lichtrelief zu erzeugen, das eine Kupferplatte verschieden stark vor dem Zugriff von Säure schützt. Das Relief verzögert das Ätzen der Säure in der Dauer der Reliefdicke und dringt daher, auf das Feinste nuanciert, verschieden tief in die Platte ein und bildet so eine (durch das Aquatintakorn) halbtonfähige Tiefdruckplatte größter Feinheit. Klietsch hat damit die *Heliogravure* wie später auch den daraus sich entwickelnden Rakeltiefdruck erfunden. Mit der nicht minder genialen, doch aller Reproduktion einen nicht zu verleugnenden Qualitätsabfall versetzenden Erfindung der *Rasterphotographie* und der damit möglichen Zerlegung einer Halbtonvorlage in Netzpunkte durch Georg Meisenbach im Jahr *1881* in *Leipzig*, entstand zwar erst überhaupt die Möglichkeit zum Massendruck von Bildvorlagen, der von der Autotypie (im Hoch- oder Buchdruck) bis zum Offsetdruck heute allein gebräuchlich ist. Auf der anderen, der künstlerischen Seite wandte sich, etwa 1860, eine ganz neue Bewegung von fast sektenartigem Charakter gegen den „Fortschritt" der technischen Automation und Reproduktion auf der Grundvorstellung des Peintre-Graveur.

Dieser Kreis bildete sich zunächst um den Arzt Sir Francis Seymour Haden und seinen Schwager, den Maler James Abbott McNeill Whistler. Daraus entstand schließlich der bedeutendste Wiederaufschwung der Radierung im späteren 19. und im 20. Jahrhundert mit allen Höhepunkten ihrer unvergleichbaren, vielfältigen und künstlerisch niemals auszuschöpfenden Möglichkeiten.

Man muß an solch einem Punkt, am Auftakt zu unserem Jahrhundert, kurz innehalten: die damals angebahnte Unversöhnlichkeit von Mechanik und Kunst hat inzwischen sehr vielfältige Wendungen und Wandlungen erfahren. Über allem – so glaube ich – muß stehen, daß der Künstler alle jene Mittel zu wählen hat, und sie wählen muß, die er zur Realisation seiner Vision benötigt. Er ist an keinerlei Vorschriften oder Definitionen von irgendwem zu binden. Allein: er selbst muß die Mittel wählen und sie in ihrer Ausführung bestimmen. Das Verschleiern dabei, das so Tun als ob, das Benützen der Unkenntnis vieler, das muß verpönt werden. Zwischen Künstler und Drucker, dessen Rat und Können oft nicht nur wichtig, sondern unentbehrlich ist, sollte es durchaus zu einem kooperativen Verhältnis kommen; nicht eines von Auftraggeber (zur Reproduktion einer Vorlage) zu Handwerker (zur raffinierten Ausführung). Horst Janssen hat einmal an seinen Drucker Friedinghaus so köstlich von der Art Siamesischer Zwillinge geschrieben, die Künstler und Drucker bilden.[30] Je gesteigerter aber das luxuriöse Spiel mit Raffinements ist, desto schlechter für die Kunst. Man kann einmal mehr über J. W. von Goethes Weitsicht staunen, der 1798 in dem Aufsatz „Kunst und Handwerk" schrieb: „Man sieht aus diesem, daß das einzige Gegenmittel gegen den Luxus, wenn er balanciert werden könnte und sollte, die wahre Kunst und das wahre erregte Kunstgefühl sei, daß hingegen der hochgetriebene Mechanismus, das verfeinerte Handwerk und Fabrikenwesen der Kunst ihren völligen Untergang bereite."[31] Die Hand des Künstlers soll und kann durch nichts ersetzt werden. Eben weil es um eine Leistung des Menschen für andere Menschen geht; schon gar bei der Radierung.

Kristian Sotriffer

DIE ENTWICKLUNG NACH 1850

1862 – also genau vor hundertzwanzig Jahren – malt Claude Monet am Strand von Le Havre und wird dort mit Johann Barthold Jongkind bekannt. Im selben Jahr tritt Monet in das Atelier von Marc-Charles Gleyre ein und begegnet dort dem jungen Auguste Rodin. Die beiden schließen sich zusammen – Alfred Sisley stößt zu ihnen. Ein Freund Whistlers berichtet aus Gleyres Atelier, daß die Schüler aus „Graubärten" oder jungen Leuten bestünden, die Gleyre nach Rodins Aussage jedoch ihren Neigungen entsprechend arbeiten läßt.

Die jungen Leute gehen in den Louvre, um vor allem dort zu lernen; Monet kopiert Tizian, ferner Velázquez und Rembrandt (die beide auch von Whistler bewundert werden) sowie Tintoretto. Degas hält sich an Holbein, Poussin und Delacroix (der ein Jahr darauf sterben wird).

Im Louvre arbeiten auch die jungen Damen Edma und Berthe Morisot, die wie Pissarro Anschauungsunterricht vor allem bei Corot erhielten, der die Zurückhaltenderen unter den Jungen anzog, während sich die Couragierteren Courbet und Manet zuwenden. Es ist das Jahr vor dem Salon 1863, der den Salon des Refusés zur Folge haben wird. An ihm beteiligen sich Manet mit drei Radierungen, ferner Bracquemond, Jongkind, Pissarro und Whistler.

Er wäre nicht übertrieben, bezeichnete man dieses Jahr 1862 als das Geburtsjahr der modernen Radierung (sofern der Begriff „modern" überhaupt am Platz ist, denn Rembrandt oder Goya waren und bleiben es immer).

In jenem Jahr 1862 jedenfalls hat man den Begriff „Originalgraphik" erstmals von dem der Reproduktionsgraphik abgehoben. Paradoxerweise war es am Beginn der Wiederaufnahme und Wiedererkenntnis der diese Technik bestimmenden Eigenheiten ein Künstlerhandwerker, also ein der Vervielfältigung von Vorlagen dienender Vertreter einer eigenen Berufsgattung, der gemeinsam mit Künstlern jene Wege beschritten hat, die zur Erneuerung und damit Vorbereitung des modernen Umgangs mit der Technik führen konnten. Es war der Berufsgraphiker Felix Bracquemond, der sich in den Dienst von Zeitgenossen wie Corot, Degas und Manet gestellt hatte und festhielt, daß nicht die Praktiker die eigentlichen Graphiker seien sondern „die Meister": „Es gibt kaum einen Porträt-Graphiker, der besser als van Dyck Schraffuren anlegen, keinen Architektur-Graphiker, der Canaletto oder Piranesi übertreffen könnte und niemanden unter den Landschaftsgraphikern, der klarer als Claude Lorrain oder Ruisdael die beste Arbeitsmethode sichtbar zu machen wüßte. All diese Meister betreiben die Graphik nicht allein der Technik wegen, sondern um ihre Bilder ebenso zu zeichnen und zu modellieren, wie sie ihre Bilder malen."[1]

An der Ecole des Beaux Arts war nur der Kupferstich gelehrt worden; als Bracquemond einen Staatsauftrag als Radierung und nicht als Kupferstich ausführte und 1863 im Salon ausstellen wollte, verursachte er einen Skandal. Das Rüstzeug für seine Fähigkeiten als Radierer erwarb dieser Graphiker nicht von irgendwelchen Lehrmeistern und Handwerkern, denen der Umgang mit dieser Technik nicht mehr vertraut war, sondern aus Diderots Enzyklopädie und den darin genau beschriebenen Vorgangsweisen.

Im wesentlichen begann der Prozeß dieser Wiederaneignung einer alten Tradition um 1850, nachdem man sich von der Lithographie und ihrer zeitweiligen Dominanz wieder abzusetzen begonnen hatte. Der Landschaftsromantiker Paul Huet kann als einer der ersten neuen Radierer angesehen werden.

Meryon kopierte als Radierer zunächst Reinier Zeemann und dessen Pariser Ansichten, ehe ab 1850 eigene Arbeiten entstanden. Für seine Folge der „Eaux-fortes sur Paris“, zwischen 1852 und 1854 veröffentlicht, fand er keine Interessenten (ein Schicksal, das später den meisten anderen Radierern widerfuhr). Die Jury des Salons im Jahr 1853 (damals hatte Napoleon III. immerhin schon eine große Summe ausgesetzt, um radierte Reproduktionen der Hauptwerke des Louvre zu erlangen) lehnte ihn ab. Auch Corots Landschaftsradierungen, von Bracquemond geätzt, entstanden erst in seinen späten Lebensjahren; mittels der Glasradierung vervielfältigte er eine große Anzahl seiner Zeichnungen.

Im übrigen war es der Verleger Cadart, der Corot, Courbet, Huet und viele andere, die sonst nie zur Radiernadel gegriffen hätten, zur Eigenarbeit angeregt hatte. Er war auch wesentlich beteiligt, als es – in unserem Stichjahr 1862 – zur Gründung der „Societé des Aquafortistes“ gekommen war, deren erster Präsident Seymour Haden, der Schwager Whistlers, gewesen war. Whistler wiederum stellte 1862 seine „Ansichten der Themse“ in Paris aus, hatte seinen Ruhm als einer der bedeutendsten Radierer seiner Zeit jedoch mit der 1857/58 entstandenen „Französischen Folge“ begründet. Damals schrieb Charles Baudelaire in einer Besprechung über Whistler: „L'eau-fort est à la Mode“.[2] Im selben Jahr 1862 edierte auch Edouard Manet – von Bracquemond und Alphonse Legros angeregt – seine „Collection de 8 eaux-fortes“. Es war ein Mißerfolg.

Baudelaire zählte im übrigen zu den großen Befürwortern der neuen „Radierbewegung“, die sich gegen bloß mechanische Reproduktionsverfahren, auch gegen die Photographie, gewandt hatte. Er pflegte Umgang mit zahlreichen Radierern wie Charles Meryon, James McNeill Whistler, Jongkind, Legros, Rodolphe Bresdin und Manet. Neben Camille Pissarro hatte Manet als experimentierender Radierer während dieser Zeit – obwohl beide völlig verschiedene Wege einschlugen – die größte Bedeutung. Zunächst hatte Manet allerdings nichts anderes im Sinn gehabt als die mechanische Vervielfältigung seiner Arbeiten zu propagandistischen Zwecken. Dann experimentierte er mit Kopien von Kopien, arbeitete auch nach Photovorlagen und schuf Paraphrasen von Bildern Goyas, Velázquez' und Rembrandts – wobei Goyas Einfluß am stärksten war.

Neben ihm war es auch Degas, dem die Graphik wichtig wurde – sie alle schufen ihre Blätter aber vor allem für sich selbst und zeigten sie kaum jemandem, so daß sie auch von der Kritik so gut wie nicht zur Kenntnis genommen wurden. Henri Focillon definierte Manets Technik als eine nicht vom Effekt beherrschte, „sie verzichtet auf handwerkliche Gefälligkeit“. Damit ist ein wesentliches Kriterium für die unakademisch-direkte Vorgangsweise vieler wesentlicher moderner Radierer genannt. Manet war es auch, der schließlich zwischen den „Estampes de traduction“ (der Übertragung einzelner Vorlagen) und den „Estampes d'inspiration“ (den frei erfundenen Blättern) unterschied.

Inwiefern die Radierung ihr eigenes künstlerisches Ingenium zu entfalten imstande ist, haben Künstler seit Dürer zu zeigen verstanden. Die Technik konnte wahre Liebhaber des Metiers zwar zum Schwärmen veranlassen, ist erfahrungsgemäß jedoch nicht ohne Schwierigkeiten an jene zu vermitteln, die sich in die diffizile Materie und die mit ihr verbundenen Vorgänge nicht einbinden lassen.

Dazu kommt die von Händlern und Künstlern selbst angestiftete Verwirrung, wenn es um die

Frage Original – Reproduktion geht, die einer angemessenen Beurteilung der durch eine Radierung erbrachten künstlerischen Leistung – gleichzusetzen mit Zeichnungen und Bildern – im Weg steht. Dabei kann im Fall alter Graphik und auch noch bei einem Mann wie Jacques Villon davon ausgegangen werden, daß selbst die reproduktive Absicht noch ein autonomes Werk zur Folge haben kann. Ivan Nagel hat jüngst (im Zusammenhang mit einem Bericht über gesetzliche Regelungen des Graphikmarktes in New York) auf entsprechende Tatbestände hingewiesen und dabei zwar von Kupferstechern gesprochen, dem Sinn nach aber auch die Möglichkeiten der Radierung miteinbezogen:

„Der große Marcantonio Raimondi reproduzierte Raffaels Gemälde als Kupferstiche und rettete sie aus ihrer oft flach vollgemalten Farbigkeit in ihre innerste Utopie reiner Linearität. Die eleganten Perversionen des nordischen Manierismus wurden erst durch Hendrik Goltzius und seine Schüler (die nach den tortengußfarbenen Mythologieschinken von Spranger, Cornelisz von Haarlem, Blomaert arbeiteten) kraft der Erfindung der ‚schwellenden Linie' zu ihrem kühnen, provokant erlesenen Substrat gebracht."[3]

Ist Dürer, sind Rembrandt, Goya, Munch oder Picasso als Radierer geringer zu schätzen als in ihren Bildern? Die Frage kann getrost verneint werden – im Gegenteil: ihr „Substrat" wird auf kleinen Formaten, beschränkt auf das Schwarzweiß, häufig sogar klarer erkennbar, ihre Freiheiten steigern sich, die Autonomie künstlerischen Ausdrucks und der Stellenwert ihrer Arbeit im Zusammenhang mit einem Ganzen erklärt sich aus ihnen unter Umständen nur noch deutlicher.

Im übrigen lehrt die Geschichte, daß es – wie schon Glaser betonte – niemals die Spezialisten waren, die sich als die großen Meister der Radierung ausgewiesen hatten: „Weder Altdorfer noch Rembrandt noch Goya waren Radierer im engen und ausschließlichem Sinn des Wortes ...",[4] und dennoch überragten sie die rasch wieder vergessenen Tagesberühmtheiten, die in ihrem Metier zwar brillieren mochten, es aber nicht wirklich Früchte tragen ließen. Geblieben sind somit jene, die in der Geschichte der Malerei einen hervorragenden Platz einnehmen – bis Picasso, Beckmann, Chagall und Rouault. Erst in jüngerer Zeit haben sich ausschließlich in dieser Technik arbeitende, aus ihr schöpfende Künstler entwickelt, während sich andere der Drucker-Techniker bedienten, um ihre Vorlagen vervielfältigen zu lassen, so daß es wieder zu Produkten kommen konnte, in denen eine Farbradierung sich wie eine Gouache, ein Pastell oder eine andere Art der Malerei oder Zeichnung ausnimmt. Womit erneut Verwirrung gestiftet wird.

Zum Begriff „Originalgraphik", um den es dabei geht, gelangte man durch die von Cadart begründete, bereits erwähnte Societé des Aquafortistes (1874 folgten ihr „L'eau-forte moderne", 1888 „L'estampe originale"). Hinzu kommt, daß Goyas „Desastres" erst 1863, die „Proverbios" 1864 durch vollständige Ausgaben zugänglich oder bekannt geworden sind und vor allem bei Künstlern einen entscheidenden Eindruck hinterlassen konnten.

Wie sich in der Radierung künstlerischer Gedanke und technischer Vorgang, Idee und Materie ineinanderfinden und zu einem Ganzen verbinden, bei dem auch der Druckvorgang, das Papier und ein Prozeßhaftes bis zuletzt eine Rolle spielen; wie daraus etwas ganz Besonderes und Unvergleichliches entsteht, kann zwar einigermaßen gut erklärt, aber dennoch nicht ohne weiteres begriffen werden. Wer sich darüber nicht mit Künstlern unterhalten hat, die sich – jeder auf seine individuelle und Individualität herausfordernde Art – in diesem Metier üben, wer die Prozeduren nicht selbst erlebt und beobachtet hat, die zur Fertigstellung einer Platte oder eines Drucks führen, ja sogar wer nicht selbst einmal eine grundierte Platte bezeichnet, sie in ein Ätzbad gelegt und die Aufregung vor dem Abheben des Papiers nach erfolgtem Durchziehen (bei den Franzosen und Italienern anschaulich als „tirage“ oder „tiratura“ bezeichnet) nicht erfahren hat, dem lüftet sich das Geheimnis dieser Technik nicht. Der sieht immer nur Inhalte und Formen oder Strukturen vor sich (von deren Zustandekommen er nichts weiß), ohne von einem sehr sinnlichen, quasi naturhaften Aspekt angeregt zu werden, den zu erkennen und im Vergleich zu beurteilen das Gespräch über Radierungen erst möglich macht.

Dieses Gespräch bleibt unter jenen aus, die nur das Bild oder ikonographische Zusammenhänge sehen, durch die dabei gewonnenen Assoziationen oder Erinnerungen mehr oder weniger kunsthistorisch argumentieren und daher auch Unterschiede nicht erkennen, die das klassische radierte Blatt von einer Zeichnung, einer Reproduktion, ja von allem unterscheidet, was in anderen Techniken hergestellt werden kann und zwangsläufig andere Merkmale haben muß. Die Autonomie der Radierung besteht darin, daß nur durch und über sie Bilder auf eine Weise geschaffen werden können, die viele große Maler seit Dürer dazu geführt hat, diese Technik nicht nur als anderen gleichwertige Methode zu verwenden sondern sich in sie derart einzuarbeiten, daß sich neben dem Bild immer auch noch etwas anderes einbezogen zeigt, dem der Begriff „Experiment“ notdürftig entspricht.

Keine andere künstlerische Technik fordert den Versuch, das Erproben, das Hinzufügen und Wegnehmen, das Bereichern und Verwischen, das Legen von Spuren in dichter Folge übereinander, das Herstellen eines Feldes von miteinander verwobenen Einzelheiten so sehr heraus wie der Umgang mit der Radierung. Ihr Wesen zu begreifen, verlangt Liebe und Kenntnis und intimen Umgang mit einer intimen Kunstform, deren Spektakuläres zunächst im Verborgenen ruht und sich erst dem öffnen kann, der sich den Schlüssel zu ihrer Eigenart besorgt hat.

Der Reiz dieser Technik ist es auch, der sie von Beginn an für Künstler zum Faszinosum werden ließ. Sieht man von vorübergehenden Niedergängen – vor allem durch die Degradierung des Mediums zum reinen Reproduktionsmittel oder zum reizlos-bravourösen Brillieren im Technischen – ab, sahen sich Künstler zu allen Zeiten dazu herausgefordert, sich in ihm zu üben. Die interessantesten und wichtigsten Ergebnisse, die dabei herausgekommen sind, waren und sind stets jene, die nicht der schönen, glatten Oberfläche sondern dem prozeßhaften Gestalten und Herauslocken eines quasi plastischen Gewebes gegolten haben, dessen Entstehungsspuren nicht verwischt wurden. Nicht immer ist es der verfeinerte, kultivierte, die Mittel absolut beherrschende Umgang mit der Radierung, der ihr adäquate Ergebnisse hervorgebracht hat – im Gegenteil: Wo die Arbeitsspuren nicht getilgt, Zufälligkeiten einbezogen, Kämpfe mit der Materie, Arbeitsvorgänge (etwa in der Stufenätzung) sichtbar bleiben, dort zeigt sich die größte Lebendigkeit.

Während der Hochblüte des „Informel“, einer Entwicklung also, die dem elementaren Ausdruck und der spontanen Geste mehr Aufmerksamkeit widmete als dem im klassischen Verfahren ausgeklügelt Komponierten, zeigten einige Radierer das Ursprüngliche der Technik besonders deutlich auf. Sie folgten der Textur von Rissen, Schrunden und den durch Säuren bis auf den Grund durchfressenen Platten und entwickelten daraus vielfach Oberflächenreize, bei denen es häufig sein Bewenden hatte. Als künstlerische Form brachten sie die Radierung damit nicht weiter, dafür demonstrierten sie das Ausdrucksmittel selbstzweckhaft auf bis dahin nicht bekannte Weise.

Weshalb einer nachfolgenden Generation neue Erfahrungen im „wilden" Umgang mit Metallen, Säuren und Druckweisen zufiel, die genutzt werden sollten.

Immer wieder ist versucht worden, den künstlerisch-gesellschaftlichen Stellenwert der Radierung zu definieren. Baudelaire meinte 1862, unserem Stichjahr, daß die Originalradierung „zu persönlich und folglich zu aristokratisch" sei, „um irgend jemanden anderen als Literaten und Künstler von ausgesprochener Individualität anzusprechen."[5] Etwa sechzig Jahre später spricht auch Kandinsky[6] von der „aristokratischen Natur der Radierung" im Gegensatz zur demokratischen der Lithographie.

Ein deutscher Radierer meint 1981, daß man – wolle man „anknüpfen an radiertechnische Meisterleistungen eines Meryon oder Klinger" – die „geistigen und handwerklichen Vorbedingungen" nicht negieren könne, die sie entstehen ließen. „Natürlich ist das eine elitäre und anachronistische Einstellung, die sich aber der Künstler glücklicherweise noch leisten kann", und auch der Beurteiler seiner Werke wird leisten müssen, da sich derartige „ästhetische Strukturen . . . dem Betrachter nur bei hohem Bildungsniveau und hohem Sensibilitätsgrad erschließen."[7] Leo Leonhard (geb. 1939), von dem diese Anmerkungen stammen, sieht das Hauptkennzeichen der Radierung darin, daß sie einen noch vorindustriellen Produktionstyp repräsentiere – „eine Tatsache, die sie als visuelle(s) Kommunikationsmittel in einer Massengesellschaft ungeeignet erscheinen läßt."

An dieser Stelle ist ein erneuter Rückblick am Platz. 1866 gab Cadart das erste klar und methodisch gearbeitete Handbuch seit Abraham Bosses „Gründliche Anweisung zur Radier- und Etzkunst" (Nürnberg 1745) heraus. Es trug den Titel „Traité de la gravure à l'eau-forte" und stammte von Maxime Lalaune.

Ende der Siebziger Jahre entstand der Plan von Degas, eine Monatszeitschrift mit Radierungen: „La Jour de Nuit" herauszugeben – ein insgesamt erfolgloses Unternehmen, für Pissarro jedoch – der 1863, von Corot beeinflußt, seine erste Radierung geschaffen hatte – der Anlaß, sich erneut mit der Radierung zu beschäftigen. Gemeinsam suchten und experimentierten sie, Degas mehr als Wissenschaftler, Pissarro als anteilnehmend Empfindsamer. Sie arbeiteten mit weichem Grund, Kaltnadel, Aquatinta, Schmirgelpapier (zum Aufrauhen der Platte oder zum Erzielen einer feinkörnigen Struktur durch Aufdrücken des Sandpapiers auf weichem Grund). Wie dieses sich gegenseitige Ermuntern verlief, verdeutlicht ein Brief von Degas an Pissarro (vom 4. 6. 1874) mit der Aufforderung, das Einstauben zu üben, „um zum Beispiel einen einheitlich grauen, gleichmäßig feingekörnten Himmel zu bekommen":

„. . . Versuchen Sie eine sehr glatte Platte . . . und entfetten Sie sie gründlich mit Schlämmkreide. Zuvor sollten Sie bereits Harzpulver oder Kolophoniumstaub in hochprozentigem Alkohol aufgelöst haben. Diese Lösung schütten Sie nun auf dieselbe Weise auf Ihre Platte, wie Fotografen Kollodium auf ihre Glasplatten schütten. Achten Sie darauf, daß die Platte gut abtropfen kann, indem Sie sie schräg aufstellen. Wenn die Flüssigkeit verdunstet ist, hinterläßt sie auf der Platte eine mehr oder weniger dicke Schicht von Harzpartikeln. Je nach dem Grad der Ätzung, die nur an den freien Stellen zwischen den Harzpartikeln angreifen kann, ergibt sich ein weicher, mehr oder weniger dunkel druckender Kornraster . . ."[8]

Von einem Zeitgenossen wird Degas als ein Mann beschrieben, der „nur noch eine Kupfer- oder Zinkplatte mit Druckerschwärze" darstelle. „Diese Platte und der Mann wälzen sich durch die Presse, in deren Getriebe der Mann verschwindet!"

Pissarro war im übrigen wie viele andere, bei denen Fachleute wie Singer[9] „eigentlich mehr Kuriositäten als etwas anderes sahen“, weil es ihnen an „technischer Ausführung“ fehlte, ein Autodidakt, der sich alles selbst beibrachte und dem Druckerschwindel, Scheineffekte zu erzielen, Platten zu „malen“, aus dem Weg ging. Daher druckte er selbst und kaufte sich unter großen Opfern eine Handpresse. Auch mit der Farbe mühte er sich ab, blieb aber meist unbefriedigt und kolorierte Probeabzüge daher gern selbst mit der Hand. Bis er zufrieden war, entstanden bis zu sechzehn Drucke vor dem endgültigen Zustand.

Whistler war es, der als einer der ersten Künstler mit der Platte unmittelbar im Freien arbeitete. Von ihm ließ sich sogar noch der Nestor der neueren englischen Radierung, Seymour Haden, anregen, der zunächst spezialisierter, technisch brillanter, aber auch weniger schöpferisch arbeitete als die Franzosen zur selben Zeit. Er hatte sich – wie Pissarro – vor allem vom Werk Rembrandts anregen lassen. Haden begründete die Society of painter-etchers, war deren Präsident und wurde als solcher in den Adelsstand erhoben. Er klärte auf seine Art über den Unterschied zwischen Reproduktions- und Originalgraphik auf, hielt Vorlesungen, vermied „technische Mätzchen“ und schränkte sich mit seinen Mitteln ein.

Whistler, der 1855 21-jährig nach Paris gekommen war und ab 1859 in London arbeitete, entdeckte um diese Zeit die Poesie der Industrielandschaft an der Themse, in Venedig die schmutzigen Kanäle und neue Motive, die – 1881 in London ausgestellt – von der Kritik völlig unverstanden blieben. Henning Bock[10] über Whistler:

„Die Linien haben kaum noch formbeschreibende Aufgaben; die Gegenstände sind in helldunkle, fleckenartig kurze Strichlagen aufgelöst, sehr distanziert und weit entfernt von dem dramatischen Realismus oder dem Rembrandt'schen Pathos der thematisch verwandten Themse-Folge; jedes Blatt wird zu einer ungreifbar lichten Vision von schwebender Leichtigkeit und verschwimmender Tonalität.“

In Paris und London ließ Whistler von den Druckern Delâtre und Goulding arbeiten, in London jedoch begann er dann selbst zu drucken, Grautöne durch entsprechendes Einfärben erzielend und sich dabei einer von anderen verpönten Methode bedienend.

Mit dem Drucken hat es eine eigene Bewandtnis. Meist bedienten sich die Künstler der Meister, die das für sie besorgten und vor allem für jene bis auf den heutigen Tag besorgen, die sich der Technik mehr nebenher bedienen. Whistler meinte über Pissarro, daß kein Berufsdrucker ihn je ersetzen könne, denn das sei eine Kunst für sich, „eine Ergänzung zur Ätzung“. Frank Brangwyn hingegen ließ seine im Gegensatz zu den Whistler'schen Platten großen Formate von jemandem drucken, für den die Franzosen den Begriff „artisan“ kennen. Dieser Drucker hieß Goulding, der gemeint hatte, daß das einfache, ehrliche Drucken zugleich das schwierigste sei: „Wenn man all die Schliche anwendet, kann man auch alle Fehler und Schwächen zudecken.“ Ein zeitgenössischer Radierer jedoch, Rolf Escher – der weiß, daß das Einfärben und Auswischen steuerbar ist – fordert wie andere, daß der Drucker nicht mehr herauszuarbeiten habe, „als in der Platte vorgegeben ist.“

Heute wären viele Radierer ohne ihre Drucker nicht recht denkbar, also muß man ihre Bedeutung anerkennen. Wenn Picasso von vielen seiner Radierungen oft bis zu dreißig Zustände in ständigem Erproben, Üben, Suchen und Überarbeiten erreicht hatte, so arbeitete er dabei mit den besten Technikern zusammen: mit Louis Fort, Mourlot, Lacourière, Leblanc oder Aldo und Piero

Crommelynck, die in Picassos Haus in Mougins 1963 eine Tiefdruckpresse aufgestellt hatten wie zuvor Jacques Frélaut in der Villa Californie in Cannes. Nur mit ihrer Hilfe war es Picasso auch möglich, zwischen dem 16. März und dem 5. Oktober 1968 insgesamt 347 Kaltnadelarbeiten, Radierungen und Aquatinten (ohne die verworfenen Platten!) zu schaffen – eine unerhörte Leistung unabhängig von den dabei erzielten Ergebnissen.

Der Eigendruck läßt jedoch in jedem Fall mehr von dem spürbar werden, was der Technik mit ihren Reiz verleiht: das sichtbare Arbeiten mit der Hand und der Verzicht auf äußere Brillanz, wie sie bei einem glatten, perfekten Abzug dominieren kann. Theo Braun, der über die „Mutative Eisenätzung" (eine Abart der Radierung, abgeleitet aus den frühen Eisenätzungen am Beginn der Entwicklung) geschrieben hatte,[11] sprach im Zusammenhang damit von „kalten" Drucken. Er betont, wie beim Abdruck einer Radierplatte „durch die Feinheit der Farbe und das füllige, schwach geleimte Papier von der Oberfläche und dem Charakter des Metalls so viel spürbar" werde, „daß die Radierung etwas vom Feuer des Schmelztiegels ihres Metalls ausstrahlt – das Mysterium des Stoffes."

Dieses „Mysterium" ist ein Kennzeichen für die Vorgangsweisen der Radierer ganz allgemein geworden, und viele sind ihm vielleicht auch zum Opfer gefallen wie der ewige Experimentator William Hayter. Auf die Entwicklung der Radierung übte er durch sein „Studio 17" (1927 bis 1940 in Paris, danach in den USA) großen Einfluß aus, vor allem auch als Anreger etwa für Max Ernst, Joan Miró und Picasso. Er dachte sich ein ganzes Arsenal an technischen Mitteln aus, um auf Weichgrund auch Textilien, natürlich Gewachsenes (wie Laub) oder Stücke von Fäden, zerknülltes Papier und dergleichen abzudrucken und zu einem Arrangement zu vereinigen, indem er beispielsweise die Kombination von Hoch- und Tiefdruck bei Farbradierungen nutzte. Seine Bravour verleitete jedoch sowohl ihn selbst wie zahlreiche seiner Adepten zu einer sich selbst genügenden, abstrakten Ausdrucksform, in der Strukturelemente die Hauptrolle spielen, der ästhetische Effekt sich selbst überlassen bleibt. Andererseits hat seinem unorthodoxen Vorgehen speziell die Entwicklung der Farbradierung viel zu verdanken.

Der Umgang mit Materialien und Werkzeugen ungebräuchlicher Art hat aber schon vor und nach ihm auch andere Radierer gelockt. Klinger arbeitete mit einem abgebrochenen Streichholz, Menzel mit einem alten Nagel, Hoflehner mit einem Bohrmeißel, Janssen mit einer Sicherheitsnadel. Félicien Rops ließ sich andererseits von ersten Kompositionsskizzen Heliogravuren herstellen und arbeitete auf den Platten mit der Nadel, der Weichgrundradierung und anderen Mitteln fort. Berühmt geworden ist durch eine ähnliche Vorgangsweise jedoch Georges Rouault mit seinen Arbeiten für Vollard, den großen Graphikverleger, ohne den viele hervorragende Radierfolgen wie die von Chagall zu Gogols „Die toten Seelen", zu den Fabeln von La Fontaine oder die Illustrationen zur Bibel nicht entstanden wären. Herausgebracht wurden diese Zyklen allerdings erst durch Tériade etwa 25 Jahre nach ihrer Fertigstellung. Immer wieder waren Verleger die großen Anreger für Radierer vor allem während der zwanziger Jahre dieses Jahrhunderts, so Paul Cassirer, F. Gurlitt, J. B. Neumann und Nierendorf in Berlin, die etwa einen Großteil des radierten Werks von Max Beckmann herausgaben, aber auch für andere expressionistische Graphiker erst jenen Boden bildeten, auf dem viele von ihnen Hauptwerke vor allem in Form von Zyklen entwickeln konnten (damals freilich wenig gefragt, heute überaus hoch bewertet). Otto Dix schuf seine mit Goya vergleichbare Folge „Der Krieg" 1923/24 – zur selben Zeit, als Beckmann einen sehr wesentlichen

Teil seines graphischen Werks entwickelte – für Nierendorf. Eine derart reiche und sich fruchtbar auf das künstlerische Geschehen auswirkende Tätigkeit entfalteten später nur noch die Franzosen mit ihren „Malerbüchern“, zumindest was die (zeitweise von Lithographie und Siebdruck verdrängte) Radierung angeht.

Als künstlerisches Ausdrucksmittel war die Technik der Radierung in Deutschland und Österreich bis zum letzten Drittel des 19. Jahrhunderts so gut wie vergessen. Das Münchner und Dresdner Spezialistentum und die zahlreichen Gesellschaften für Radierkunst oder Vereine für Originalradierung (in Österreich war es die 1879 gegründete „Gesellschaft für vervielfältigende Kunst“, wobei in diesem Fall die Absicht schon aus der Bezeichnung hervorgeht) während der zweiten Hälfte des vergangenen Jahrhunderts hatten wenig Bemerkenswertes zur Folge. Dabei hatte Adolph von Menzel bereits 1844 betont, „die Radierungen der Niederländer, vor allem Rembrandt, der noch unter allen hierin der Solitär ist und bleibt“, besonders zu schätzen.

So beginnt die Geschichte der neueren Radierung in Deutschland erst mit Klinger (in Österreich ist mit ihm vergleichbar Rudolf Jettmar, in der Schweiz spielte Karl Stauffer-Bern als Porträtist und als Radierer, der sich auch des Kupferstiches bediente, eine große Rolle), der um 1890 den Anstoß für ein generell verbreitetes Interesse an Graphik gab. Allerdings war auch er zunächst von der Absicht der Vervielfältigung von Zeichnungen ausgegangen, so wie Anders Zorn am Beginn nach eigenen Gemälden gearbeitet hatte. Klinger mischte die Techniken nach Belieben, legte Aquatinta unter die Radierung, benützte Kaltnadel und Stichel, verwendete die Schabkunst – Inhalte betonend, wenn auch selten in der Manier der großen Meister zusammenführend und schließend.

Die Radierung ist im übrigen – ohne daß die Bemühungen so großer Farbradierer wie Johnny Friedlaender, Zao Wou-Ki und vieler anderer, quasi einen Tafelbildersatz bietender Künstler unterschätzt würden – eine Technik des Schwarzweiß einerseits, eine (wie Morandi zeigte) auf intimem Format die ihr ureigensten Möglichkeiten entwickelnde Ausdrucksform andererseits, die mit Bildern in kein Konkurrenzverhältnis zu treten versucht. Es liegt auf der Hand, daß sie in Zeiten starker optischer Reize und signalhafter Wirkungen, wie sie die Postergraphik von Hundertwasser bis zur Pop-Art entwickelt hat, keine große Aufmerksamkeit erregen konnte, obwohl die Technik von vielen wichtigen Gegenwartskünstlern weiter um neue Facetten bereichert worden war.

Und so sitzen auch heute viele Radierer über ihren Platten und arbeiten aus ihnen in einem aufregenden Prozeß hundert Möglichkeiten heraus, selbst wenn sie auf Ton und Schatten verzichten und sich auf den Strich konzentrieren: „Er kann“ – so Rolf Escher – „hauchzart, samtig, weich, metallisch hart erscheinen, er kann gebündelt werden, zersplittert, rissig sein und in kreuzweisen Schraffurlagen sich zu ganzen Flächen unterschiedlicher Dunkelheitsgrade ausbreiten. Im Schwarz entfaltet er seine volle Kraft, weshalb ich auf die Buntfarbe verzichte.“[12] So werden Radierungen, wie Emil Nolde es beschrieb, schließlich „voller Leben, ein Rausch, ein Tanz, ein Wiegen und Wogen in Tönen.“ Und in einer bemerkenswert aufgebauten neueren literarischen Publikation über die Technik der Radierung vermerkt Guido Strazza[13] erneut, daß man Radierungen nicht herstelle, „um die Qualität anderer Techniken zu imitieren und zu reproduzieren, sondern um neue Möglichkeiten zu gewinnen und sich besondere Arten kreativen Schaffens“ anzueignen. Alle großen Radierer haben danach gehandelt, alle mit dem Metier wohlvertrauten Zeitgenossen tun es und werben damit für eine der zugleich feinsten wie authentischsten Arten der Verbreitung künstlerischer Vorstellungen, Reaktionen und Absichten.

ANMERKUNGEN ZU: WALTER KOSCHATZKY, ZUR GESCHICHTE DER RADIERUNG

1 s. W. Koschatzky, Die Kunst der Zeichnung, Salzburg 1977, p. 184; A. Renker, Das Buch vom Papier, Wiesbaden 1951

2 H. Kreitler/S. Kreitler, Psychologie der Kunst, Stuttgart 1980

3 vgl. A. Riegl, Die spätrömische Kunstindustrie, Wien 1927

4 vgl. W. Koschatzky, Die Kunst der Graphik, Salzburg 1972: „Historischer Ansatz“ , p. 132 und 203 f.

5 J. Huizinga, Herbst des Mittelalters, Stuttgart 1938 (1. Aufl. 1919)

6 Meder 75; E. Panofsky/F. Saxl, Dürers Melencolia I. Eine quellen- und typengeschichtliche Untersuchung, Leipzig 1923

7 Erasmus von Rotterdam, Dialogus de recta Latini Graecique sermonis pronunciatione, Basel 1528. Vgl. H. Rupprich (Hrsg.), Dürers schriftlicher Nachlaß, Berlin 1956, p. 296.

8 Meder 19, 27c, 66a, 67, 95, 96a

9 s. Kat. Nr. 9

10 s. Kat. Nr. 25

11 Marcantonio Raimondi (um 1480 - nach 1527) kopierte 1506 siebzehn Holzschnitte von Dürers „Marienleben“; zwischen 1510 und 1520 schuf er Kopien nach Dürers kleiner Holzschnittpassion (s. a. Bartsch XIV).

12 s. Kat. Nr. 13-18

13 F. Winkler, Die graphischen Künste, in: Das Atlantisbuch der Kunst, 1953, p. 178

14 vgl. E. Knab, in: Katalog Albertina „Jacques Callot und sein Kreis“, Wien 1968/69, p.13

15 s. Kat. Nr. 52

16 F. Winkler, Die graphischen Künste, in: Das Atlantisbuch der Kunst, 1953, p.178

17 K. Boon, Rembrandt, Das graphische Werk, Wien-München 1963

18 s. Kat. Nr. 33 und Umschlagbild

19 C. von Lützow, Geschichte der k. k. Akademie der bildenden Künste, Wien 1877

20 W. Koschatzky, in: Le Peintre-Graveur Illustré, Bd. 1 (Illustrationen zu Bartsch XII), London 1971, Einleitung p. XI

21 vgl. W. Koschatzky, Jacob Graf Durazzo, in: „Albertina-Studien“, Jg. 1963, Heft 2, p.57

22 A. v. Bartsch, Le Peintre-Graveur, Wien 1803-1821; 21 Bde.

23 A. v. Bartsch, Le Peintre-Graveur Bd. I, Wien 1803, Préface

24 N. Keil, in: Katalog Albertina „Vom Rokoko zum Empire - französische und englische Farbstiche“, Wien 1962

25 s. Kat. Nr. 91

26 zit. nach J. Leisching, Die graph. Künste, Wien 1926, p.124

27 vgl. W. Koschatzky, in: Katalog Albertina „Claude Lorrain und die Meister der römischen Landschaft im 17. Jahrhundert“ (bearbeitet von K. Oberhuber), Wien 1964/65, p. X

28 D. Diderot/J. D.'Alembert, Encyclopédie au Dictionnaire des Arts et des Sciences etc., Paris 1751-1772; 35 Bde.

29 A. Senefelder, Vollständiges Lehrbuch der Steindruckerey, München 1818

30 vgl. „An den Drucker Frielinghaus“, in: H. Janssen, Svanshall, Hamburg 1977

31 J. W. von Goethe, Sämtliche Werke, Jubiläumsausgabe in 40 Bänden, Stuttgart-Berlin, s. d., Bd. 33 (Schriften zur Kunst), p.71

ANMERKUNGEN ZU: KRISTIAN SOTRIFFER, DIE ENTWICKLUNG NACH 1850

1 Zitiert nach Jean Leymarie - Michel Melot, Französische Impressionisten - Das graphische Werk. München 1971

2 Charles Baudelaire, Curiosités Esthétiques, Paris 1962

3 Frankfurter Allgemeine Zeitung vom 7. 8. 1981

4 Curt Glaser, Die Graphik der Neuzeit. Berlin 1922

5 a. a. O.

6 Wassily Kandinsky, Punkt und Linie zur Fläche: Beitrag zur Analyse der malerischen Elemente. München 1926

7 In: Der Radiertisch. 25 zeitgenössische Radierer äußern sich zum Thema. Darmstadt 1981

8 Zitiert nach Ralph E. Shikes - Paula Harper, Pissarro - Der Vater des Impressionismus. Königstein/Ts. 1981

9 H. W. Singer, Die moderne Graphik. 3. Aufl. Leipzig 1922

10 H. Bock, Whistler und die Erfindung der „Originalgraphik“ in: Katalog James McNeill Whistler. Nationalgalerie Berlin 1969

11 Theo Braun, Mutative Eisenätzung. Augsburg 1973

12 In: Der Radiertisch. a. a. O.

13 Guido Strazza, Il gesto e il segno. Tecnica dell'incisione. Mailand 1979

SCHIFTBRUST

Zugeschrieben dem venezianischen Feldherrn Bartolommeo Colleoni (1400–1475)

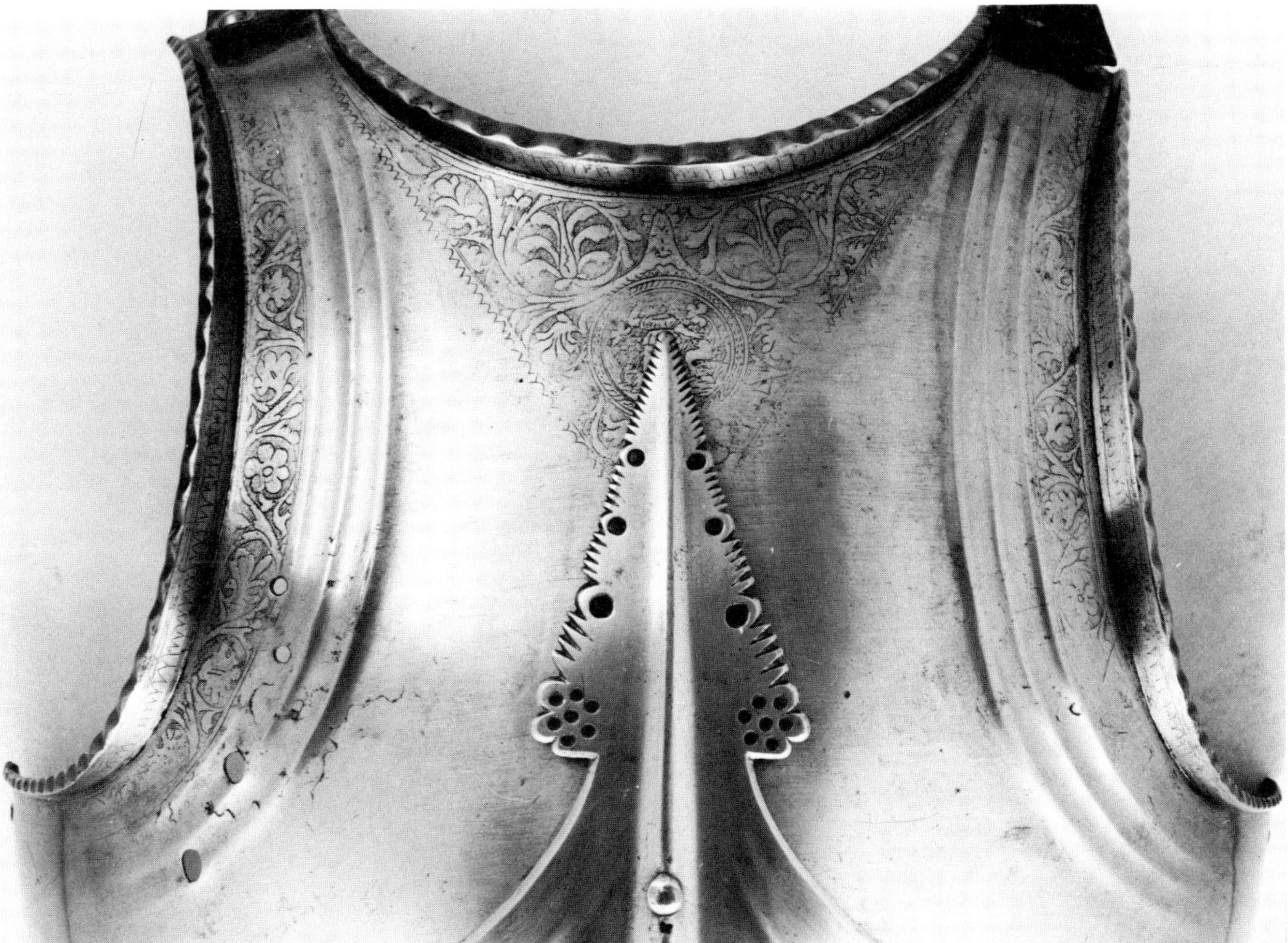

Schwere, gefeilte Ränder. Entlang den Armausschnitten zweimal, entlang den Schiftungsrändern dreimal gekehlt. Unterer Schiftteil mit kräftigem Mittelgrad und ornamental ausgesägter und durchbrochener dreieckiger Spitze (Bauchreifen fehlen). Ehemals vergoldete Ätzung: auf Strichgrund entlang den Armrändern Streifen mit Rankenwerk, unter dem Halsausschnitt dreieckiges Feld mit Ranken, darin Medaillen mit allegorischen weiblichen Figuren mit Tieren.
Bruststück eines Reiterharnisches von spätgotischem Typus, italienische Arbeit „alla tedesca". Der späte Stil der Plattnerarbeit und der Ätzung läßt an der Besitzerzuschreibung zweifeln, die seit dem Ambraser Inventar von 1583 und Schrenck, Tafel 73, besteht.

Lit.:

B. Thomas in Ausst. Kat. Armour of Kings and Captains, London Tower 1949, Nr. 41
Jakob Schrenck von Notzing, Der ... Keyser (usw.) ... Bildnussen und ... Beschreibungen ihrer Taten, deren Waffen ... in Schloß Ombraß ... aufbehalten werden, Innsbruck: Johannes Agricola, Daniel Baur, latein. 1601, deutsch 1603

Waffensammlung des Kunsthistorischen Museums, Wien

Der verlorene Sohn

Kupferstich, 244 x 189, monogrammiert unt. Mitte, um 1496
Albertina Inv. 1930/1478. B.28, M.28a, D.10, T.49, Hollst.28, Knappe 7

Nach der Rückkehr von der ersten italienischen Reise wendet sich Dürer dem Kupferstich ebenso wie dem Holzschnitt mit großem Enthusiasmus zu. In der Graphik vor allem vollzieht sich die Auseinandersetzung mit südlichem Ideengut und mit Parabeln des Alten Testaments, auch wenn das Thema, wie hier, in einen minuziös geschilderten fränkischen Gutshof versetzt ist. Technisch beherrscht Dürer alle Züge des Kupferstichs, verwendet aber die lange Parallelschraffur, wie etwa in den Dächern, besonders. Der Zustand ist nach Meder der erste und schönste dieses berühmten Frühwerks Dürers.

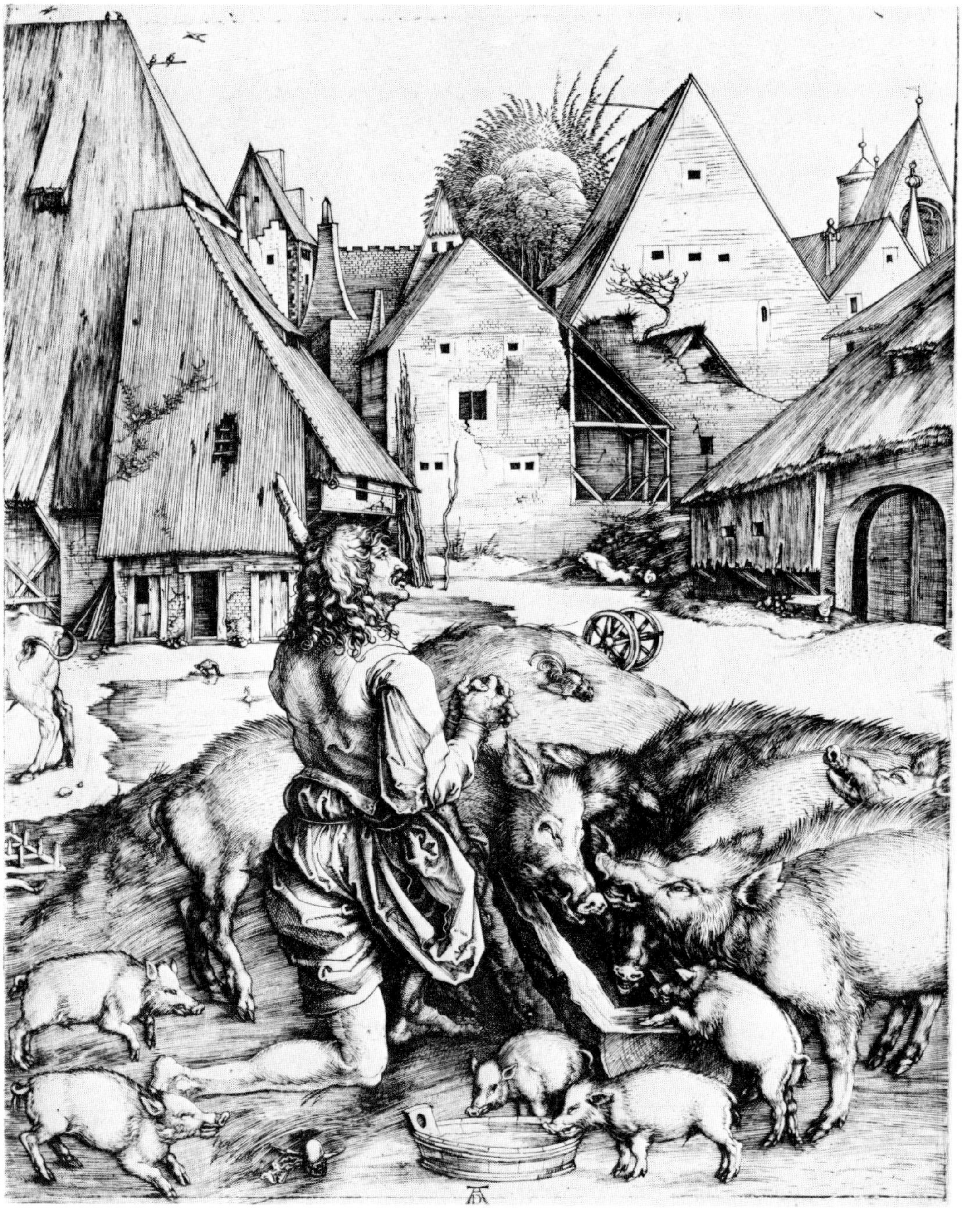

Der Heilige Eustachius

Kupferstich, 359 x 260, monogrammiert unt. Mitte, um 1500
Albertina Inv. 1930/1506. B.57, M.60b, D.32, T.182, Hollst.60, Knappe 32

Die künstlerische Wende um 1500 mit ihren kunsttheoretischen Fundamenten wird in diesem Blatt besonders sichtbar. Der Hl. Eustachius (später allgemein St. Hubertus) „ist ganz von Planimetrie beherrscht" (Knappe). Die größte Stärke allerdings liegt in der schimmernden Vollkommenheit der Gravuren mit dem Stichel, die in den Details von größter Schönheit sind. Vier auf Seide gedruckte Exemplare sind bekannt geworden, eines davon in der Albertina. Die Stichelführung ist weit differenzierter als vorher. Das Liniengefüge ist längst nicht mehr so streng, ist gelöst und malerisch.

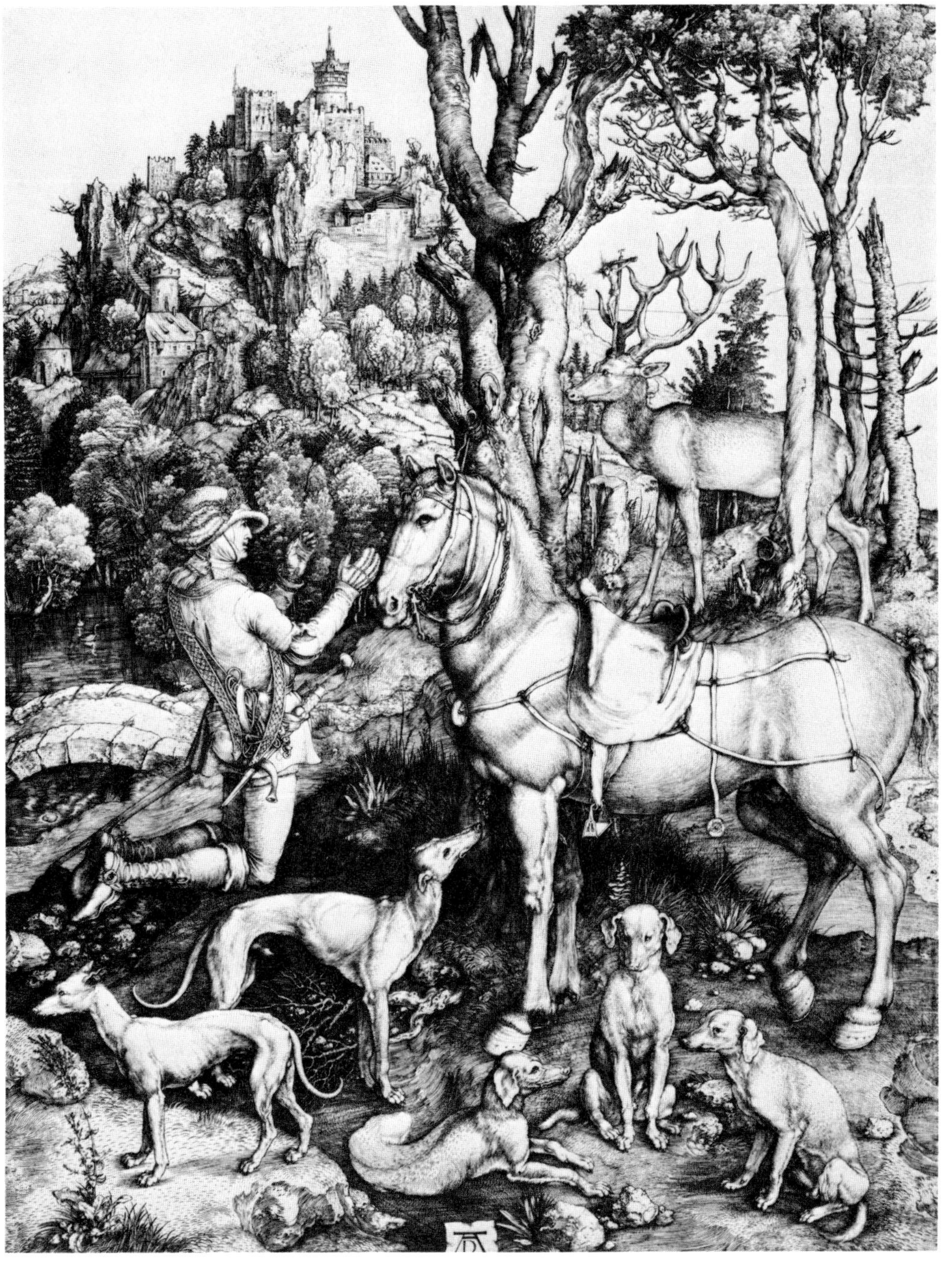

Die Melancholie („Melencolia I“)

Kupferstich, 240 x 188, monogrammiert und datiert unt. re., 1514
Albertina Inv. 1930/1525. B.74, M.75, D.73, T.588, Hollst.75, Knappe 74

Mit „Ritter, Tod und Teufel“ und „Hieronymus im Gehäus“ der dritte der sog. „Meisterstiche“ von 1513 und 1514. Der Inhalt dieses Hauptwerkes zählt zu den verschlüsseltsten der Kunst. Im Kern geht es um das Sinnbild des Aufstiegs menschlichen Geistes in die der meßbaren Welt entzogenen Sphären. Man kann darin „den ersten genialen künstlerischen Beitrag zu dem großen deutschen Faust-Thema“ (Knappe) sehen. Der hervorragende Zustand dieses meisterhaftesten aller Kupferstiche ist der früheste mit der richtiggestellten Ziffer 9. Vielleicht stammt dieses Blatt aus Dürers eigenem Nachlaß.

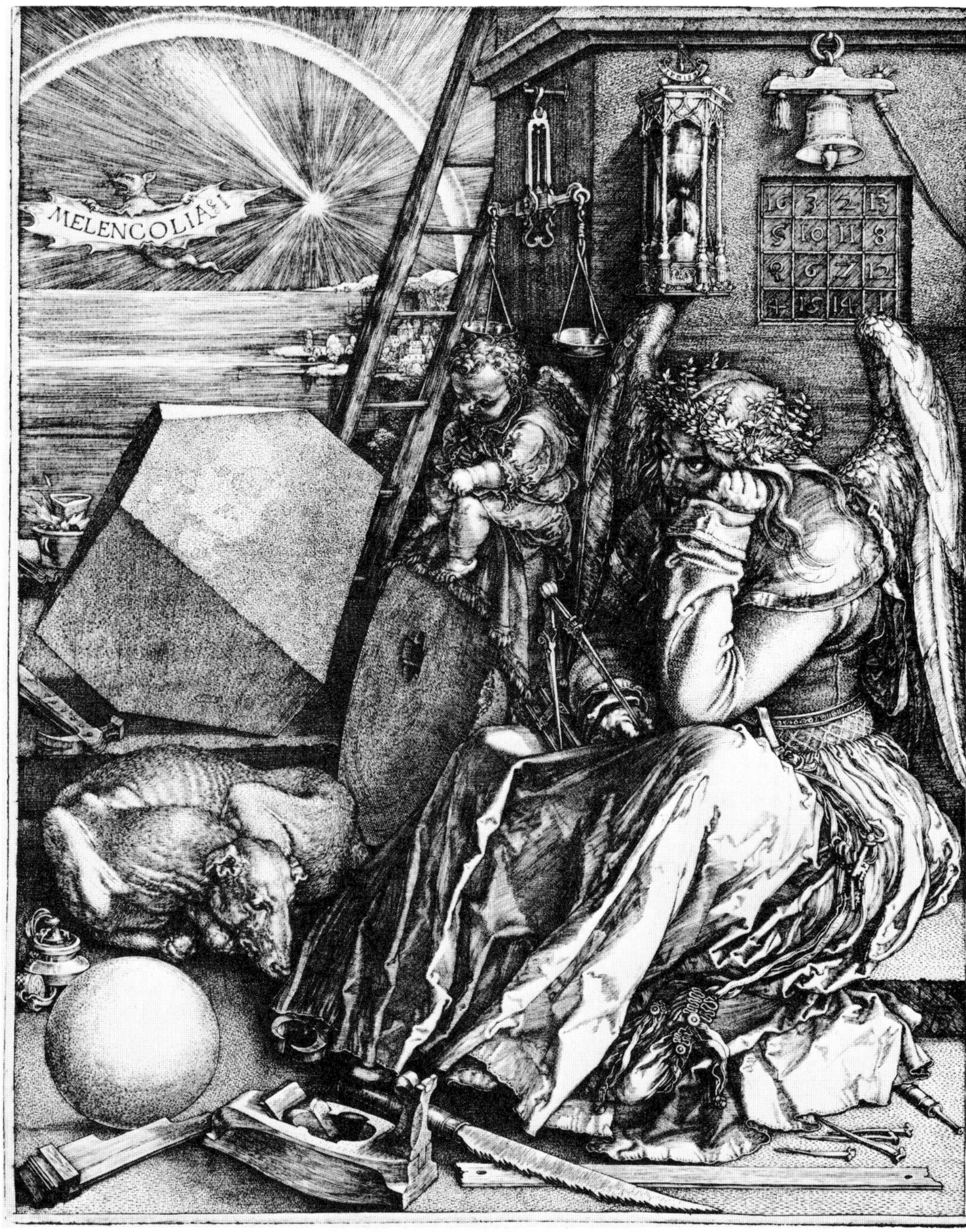

Das Meerwunder

Kupferstich, 245 x 185, monogrammiert unt. Mitte, um 1500
Albertina Inv. 1930/1521. B.71, M.66a, D.30, Hollst.66, Knappe 23

Die Durchdringung von Antikem und Altdeutschem, von Land und Meer, Schönheit und Dämonie ist hier als Folge der ersten Italienreise und der damit zusammenhängenden Auseinandersetzung besonders deutlich. Dürer verwendet zur malerischen Wirkung stets schon die Überarbeitung der Platte mit Kaltnadel, wodurch er zumindest in den frühesten Abdrucken, wie diesem ersten Zustand, starke Differenzierungen zustande bringt. Die Verwendung aller Mittel des Kupferstichs bietet reichen Spielraum. Dennoch aber ist die Grenze der freien Entfaltung starr gezogen.

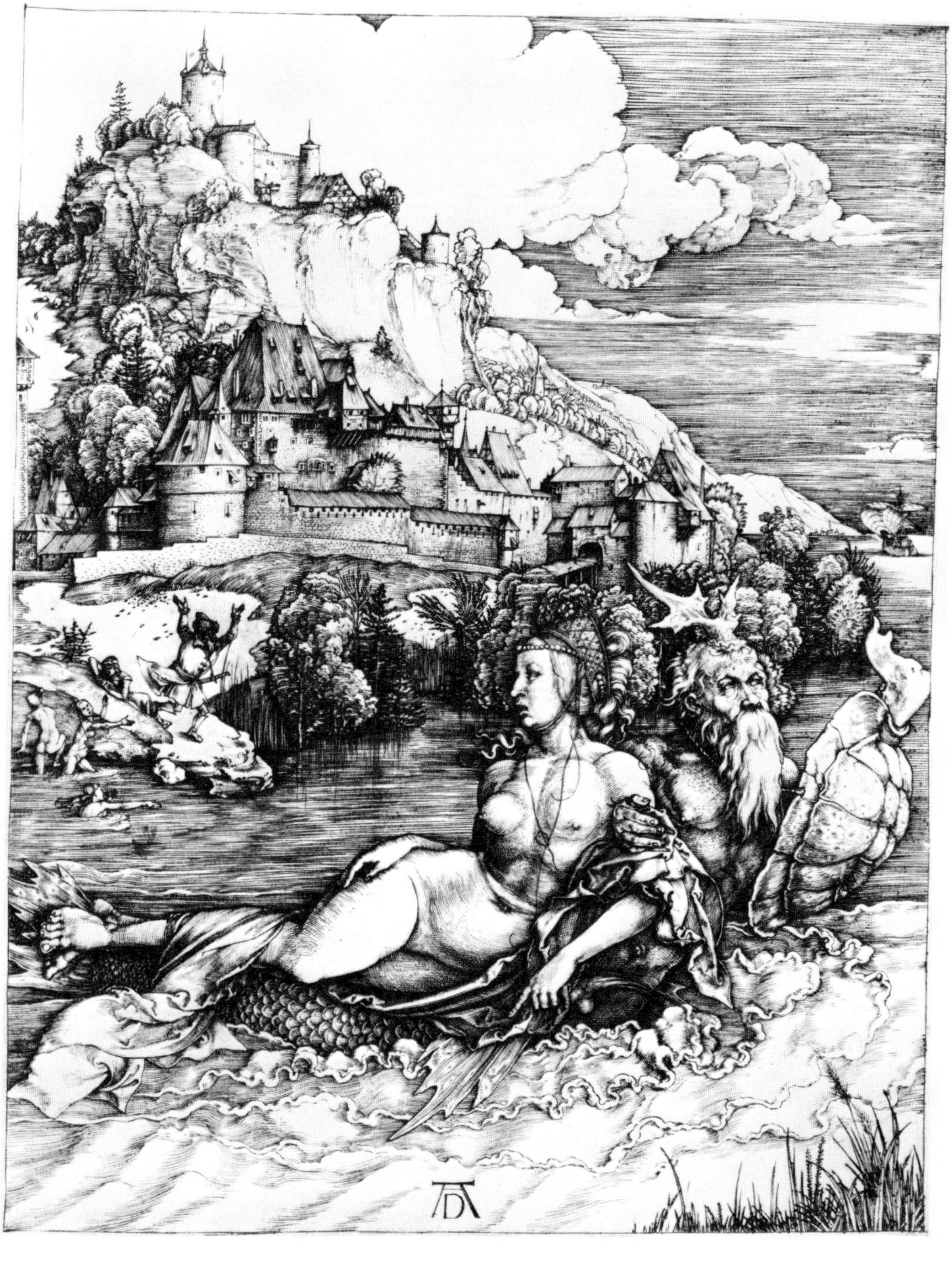

Der Verzweifelnde

Eisenradierung, 190 x 138, um 1515
Albertina Inv. 1930/1520. B.70, M.95, D.80, Hollst.95, Knappe 82

Dieses Blatt, wohl die erste Auseinandersetzung mit der Radierung, ist thematisch offenbar deshalb rätselhaft, weil Dürer mehr die Grenzen und Möglichkeiten des neuen Verfahrens als ein faßbares Thema auslotet. Er modelliert strichelnd Raum und Körper, wie es dem Kupferstich versagt ist. Das rasche Rosten der Eisenplatten hat nur wenige Abzüge gestattet. Dieser früheste Zutand ist noch ohne Rostspur: Technische Möglichkeit und Stil der Zeit verschmelzen zu leidenschaftlicher Expressivität, die „uns eigentümlich geschüttelt von einer Vorahnung der großen Umwälzungen erscheint" (Knappe).

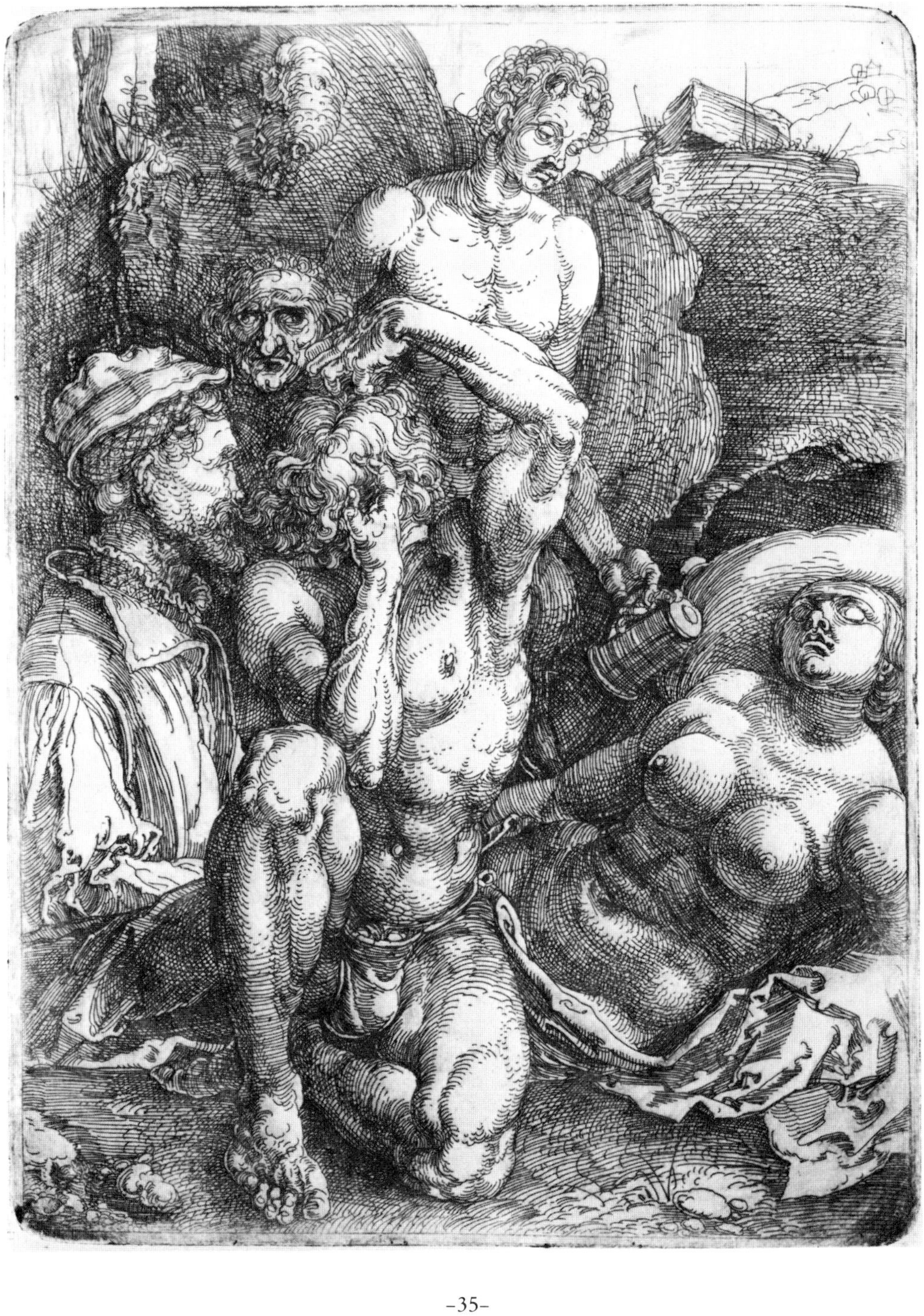

Christus am Ölberg

Eisenradierung, 218 x 155, monogrammiert und datiert unt. Mitte, 1515
Albertina Inv. 1930/1496. B.19, M.19, D.82, T.648, Hollst.19, Knappe 83

Mit dieser 1515 datierten Radierung betritt Dürer im neuen Verfahren zum ersten Mal den Boden religiöser Thematik. Die expressive Kraft der spontan gezeichneten Linie besitzt in der Ätzradierung dem Kupferstich gegenüber weit überlegene Möglichkeiten. Sturm, knorrige Baumstrukturen, sich verdüsternde Wolken – alles vibriert vor Erregung. Die Konzentration des Lichtes ist wie von Blitzen erzeugt. Die Komposition wird eben durch die neue Möglichkeit der Radierung besonders dynamisch: die Linien verlieren dem Kupferstich gegenüber an Schönheit, gewinnen aber an Ausdruckskraft.

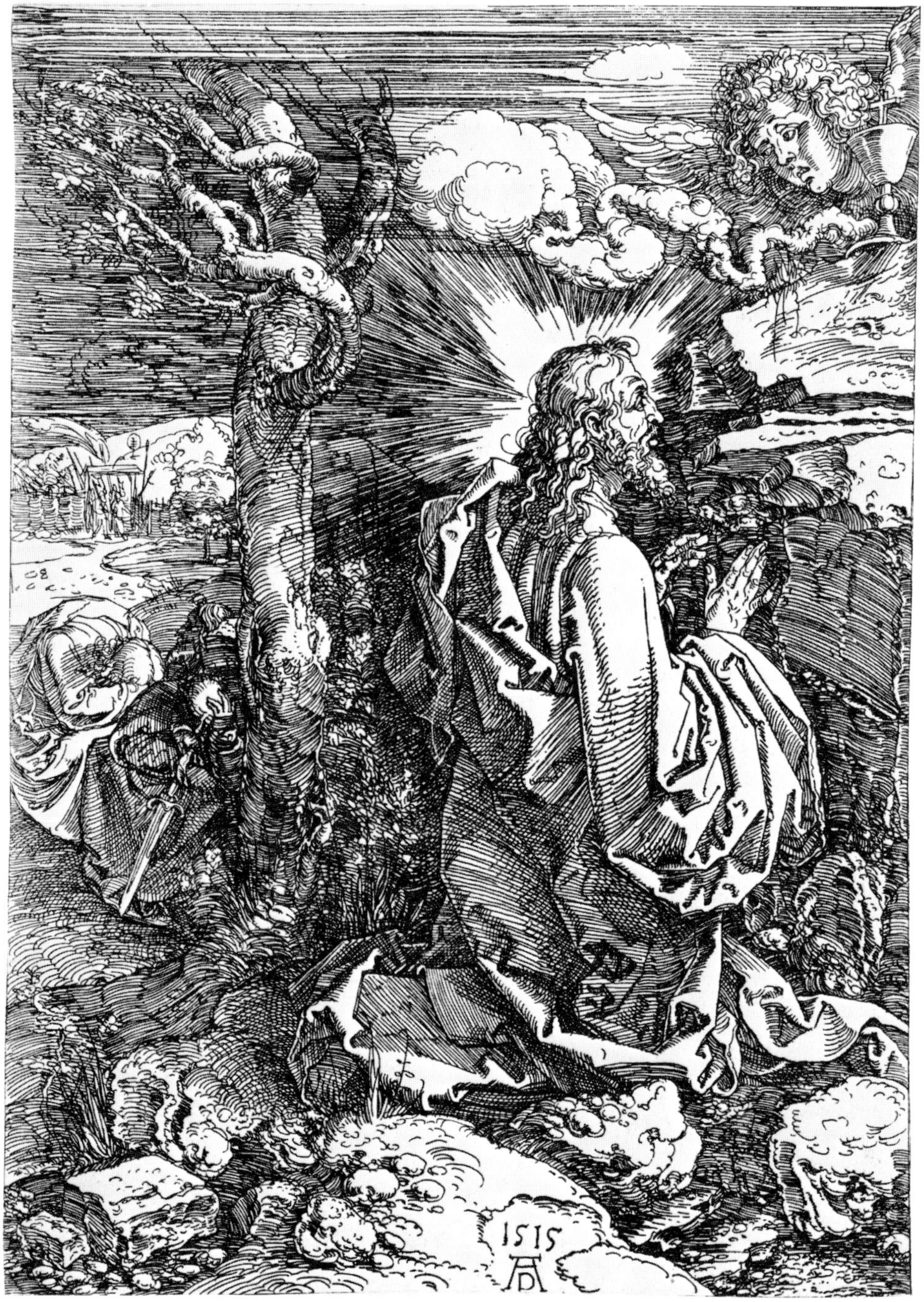

Das Schweißtuch, von einem Engel gehalten

Eisenradierung, 187 x 135, monogrammiert und datiert re. Mitte, 1516
Albertina Inv. 1930/1477. B.26, M.27c, D.84, Hollst.27, Knappe 84

Auch in diesem 1516 datierten Blatt weiß Dürer alle Varianten der in der Radierung möglichen Strichlagen zu nützen. Hintergrund, Komposition, das sich aufblähende Schweißtuch, die Wolken als atmosphärische Raumgliederung zeigen auch hier den leidenschaftlichen Stil dieser Jahre. Der vorliegende Zustand ist der letzte vor den Rostflecken. Immer stärker scheint Dürer die Besonderheit des neuen Verfahrens erkannt zu haben, die in der, einer Zeichnung gleichen, spontanen Unmittelbarkeit der Linienführung liegt. Dürer ist damit seiner Zeit weit vorausgegangen.

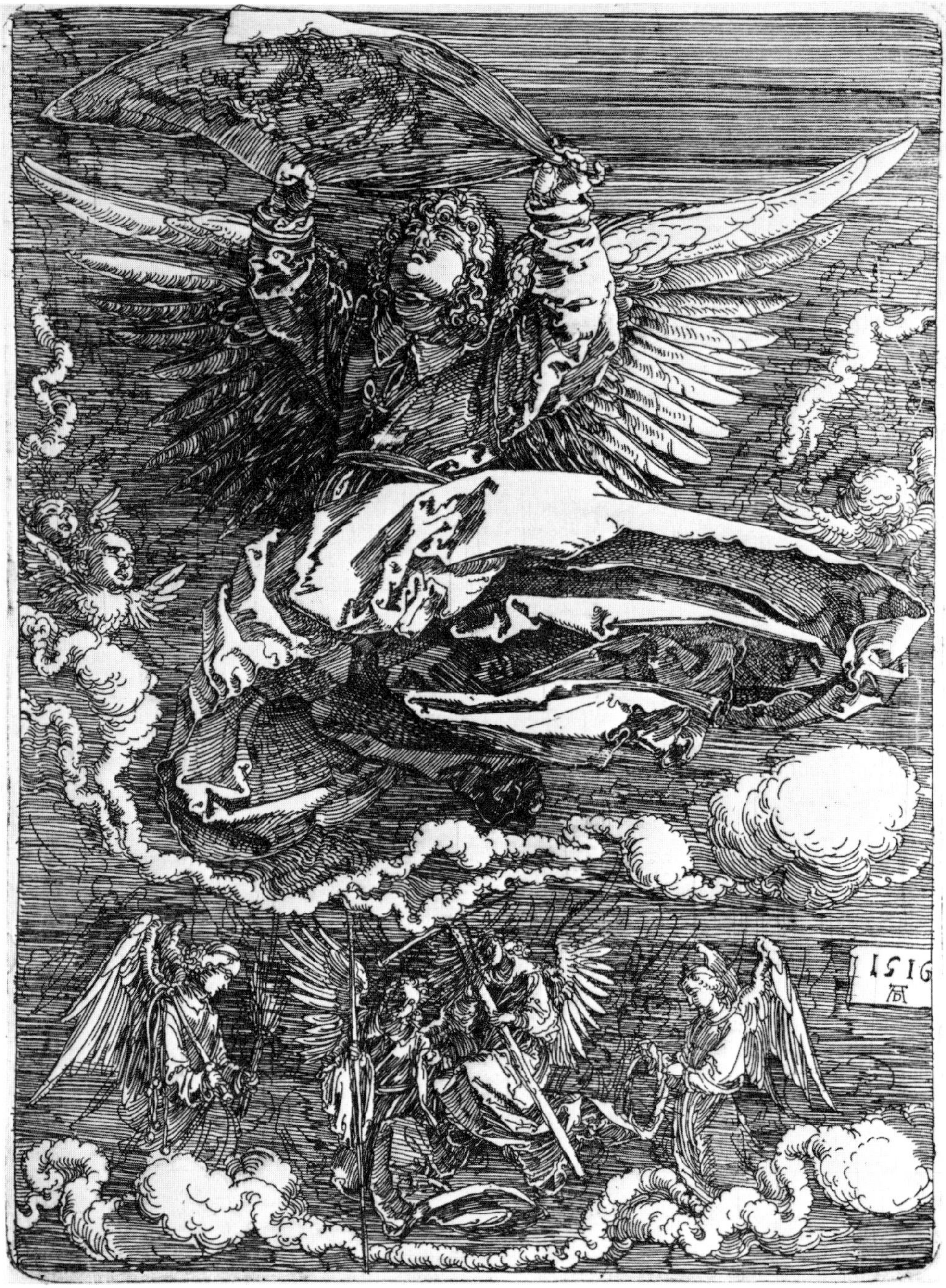

Die große Kanone

Eisenradierung, 220 x 320, monogrammiert und datiert ob. li., 1518
Albertina Inv. 1930/1551. B.99, M.96a, D.86, Hollst.96, Knappe 87

Das letzte der radierten Blätter entstand 1518 und zeigt deutlich das Abklingen der expressiven Unruhe. Dürer versetzt das Dorf Reuth bei Forchheim an eine Meeresbucht und verbindet orientalische Kriegsleute mit gebirgiger heimischer Landschaft. Handwerklich ist dieses Hauptwerk die vollkommenste der Eisenradierungen Dürers, der anschließend wieder zum Kupferstich zurückkehrt. Wir kennen seine Motive nicht, die ihn dahin brachten, die Reihe der Eisenätzungen nicht fortzusetzen. Sie mögen im Technischen gelegen sein: das Eisen war doch nicht das geeignete Material.

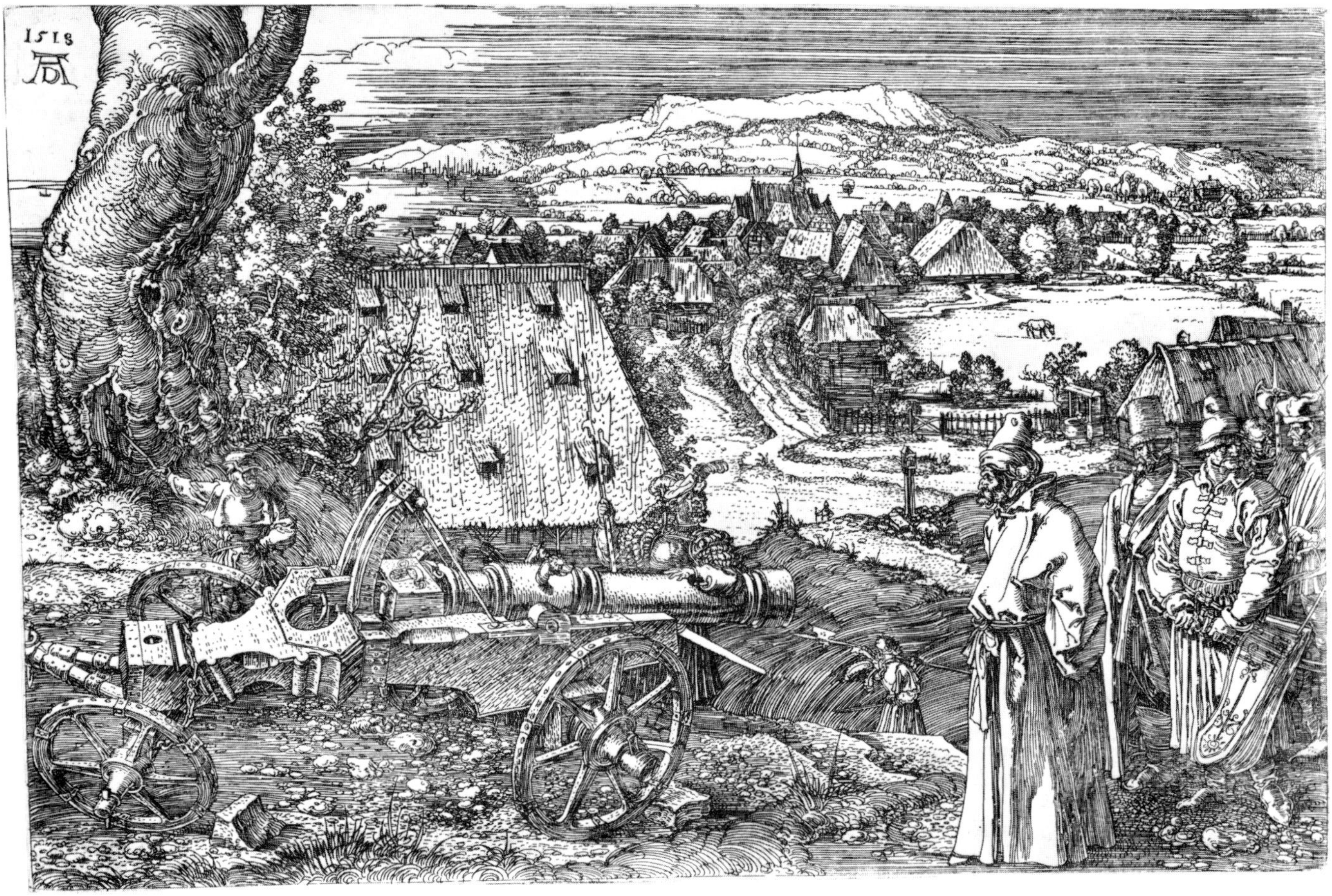

Die große Kanone (Kopie nach Albrecht Dürer)

Eisenradierung, 191 x 285, monogrammiert ob. li., um 1545
Albertina Inv. HB XLIII (4), p.41. B.45

Die Kopie des Hieronymus Hopfer nach Dürers Eisenradierung zeigt die starke Wirkung des Nürnberger Vorbildes. Hopfers links oben mit eigenem Signum bezeichnete Blatt ist ein frühes Beispiel von Reproduktionsgraphik dieses Verfahrens.

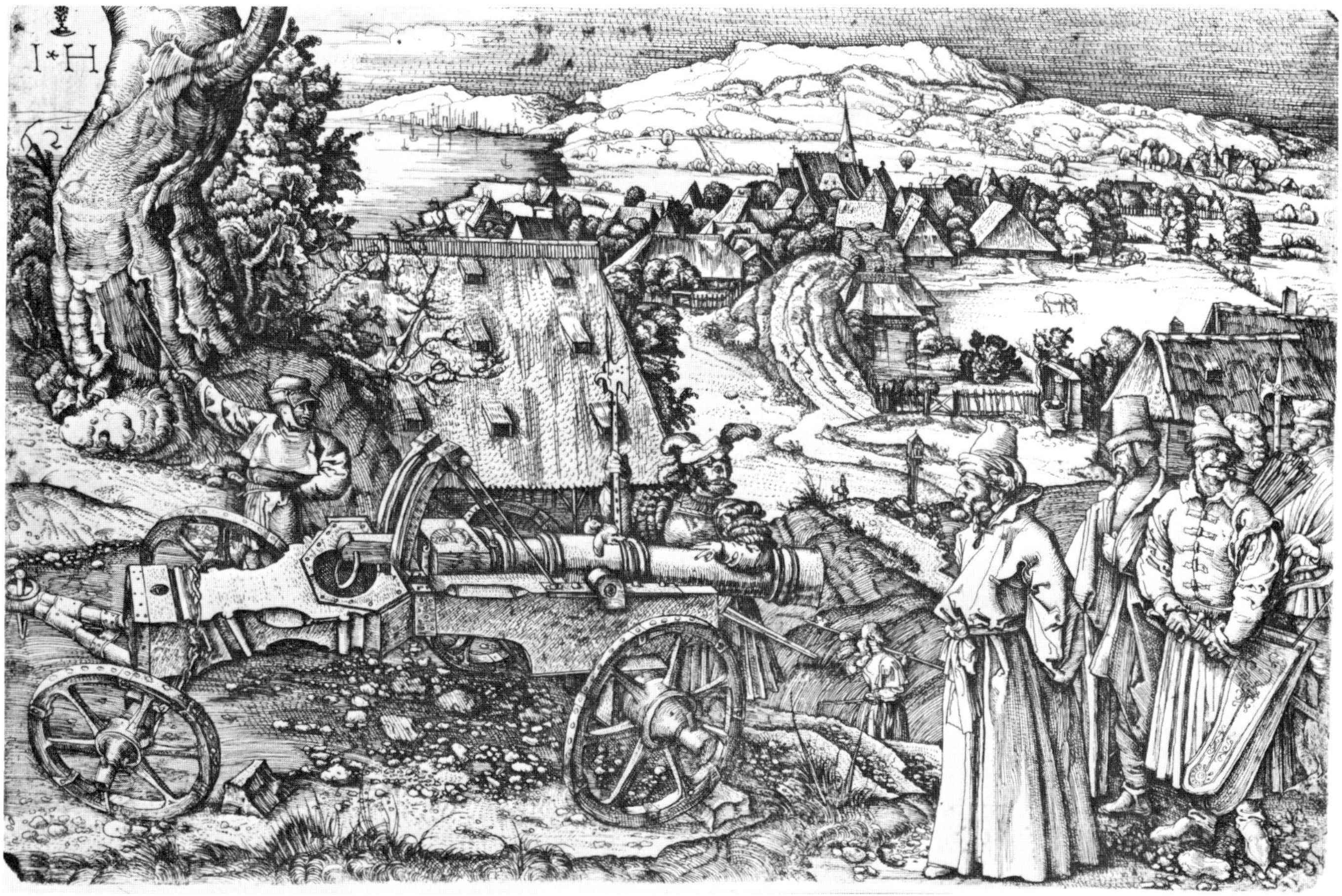

Reliquiar

Eisenradierung, 228 x 155, um 1525
Albertina Inv. D I 28, p.11. B.17, Eyssen 17

Um 1515 hatte Daniel Hopfer, Goldschmied und Plattner in Augsburg, erste Radierungen hergestellt. In diesem Blatt zeigt sich die künstlerische Herkunft aus seiner handwerklichen Meisterschaft besonders deutlich. Ihm wird die Erfindung der Radierkunst zugeschrieben, obgleich an verschiedenen Orten Europas die Übernahme der Ätztechnik gleichzeitig erfolgte.

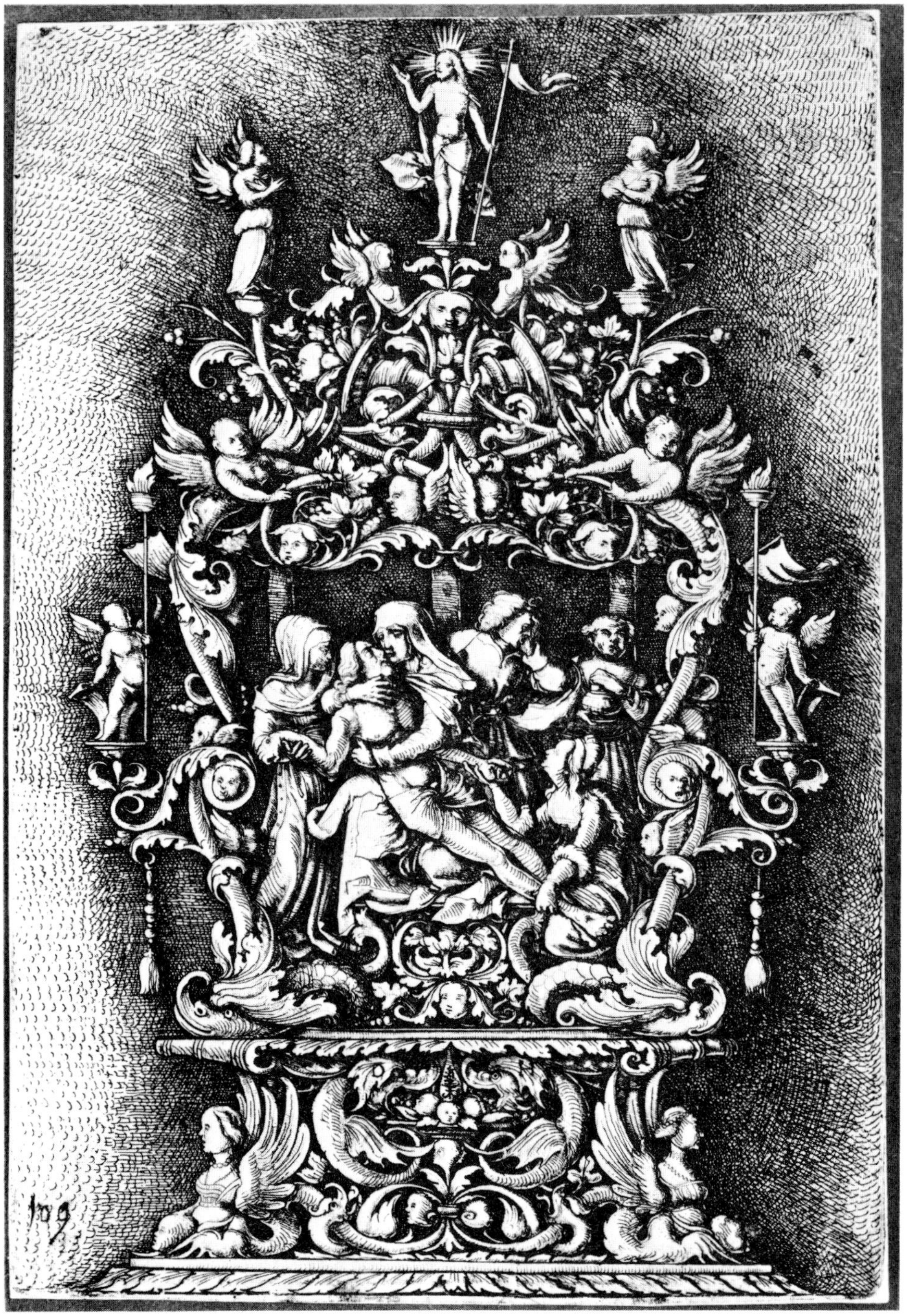

Maria mit dem Kind

Eisenradierung, 225 x 155, monogrammiert auf dem Falz des Gebetbuches, um 1525
Albertina Inv. D I 28, p.33. B.38, Eyssen 40

Daniel Hopfer war zweifellos keiner der großen Künstler; er war ein hervorragender Handwerker und der Initiator des neuen Verfahrens. Es ist nicht auszuschließen, daß Dürer erste Kenntnis der Eisenätzung von Augsburg her empfing. Diesem Blatt von betont deutschem Charakter ist eine gewisse Schönheit nicht abzuleugnen.

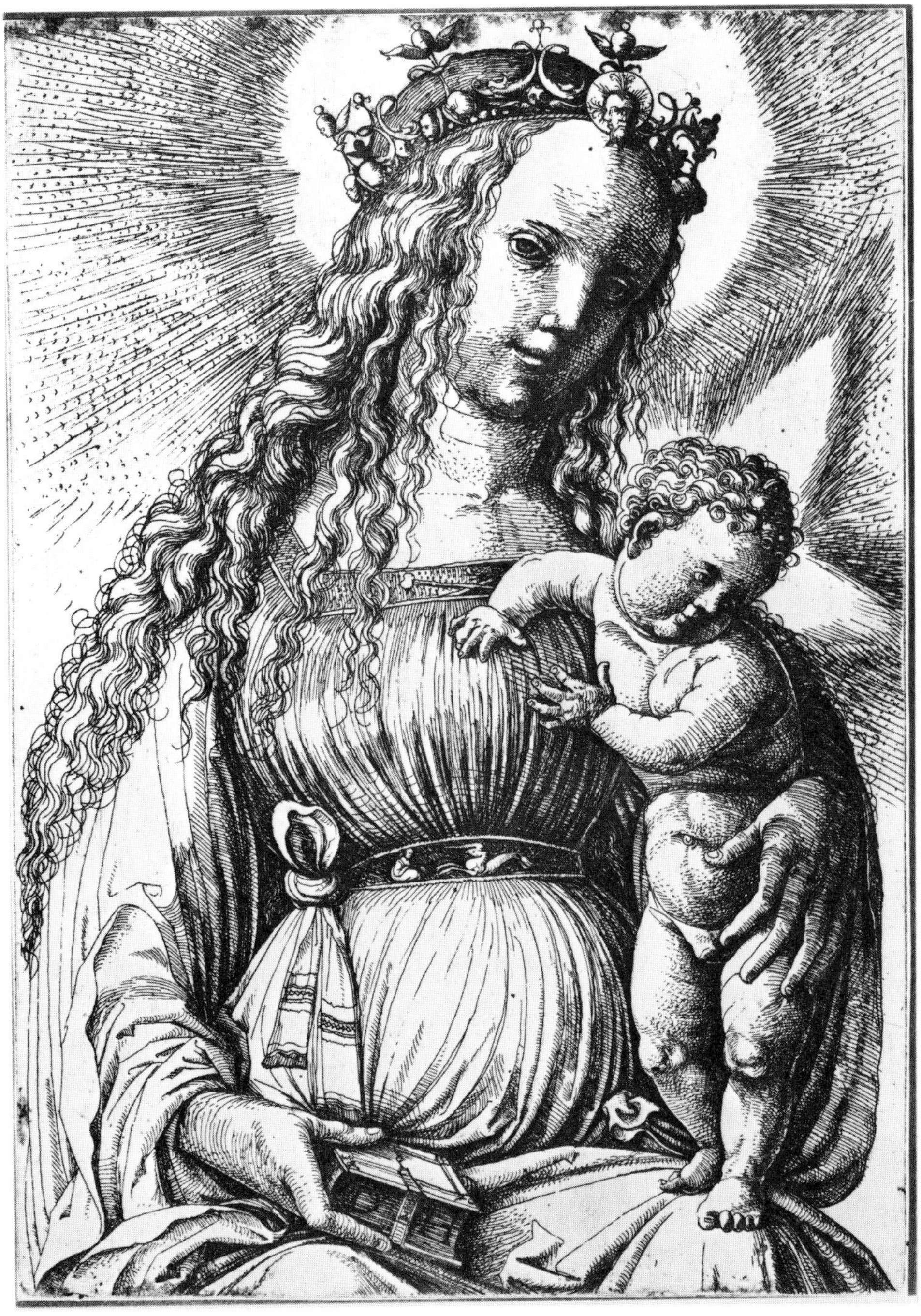

Martin Luther

Eisenradierung, 228 x 156, monogrammiert, datiert und beschriftet unt.: „Des lutters gestalt mag wol verderbenn / Sein christlich gemiet wirt nymer sterben", 1523
Albertina Inv. D I 28, p.58. B.86, Eyssen 90

Daniel Hopfer hat hier eine Vorlage, den Kupferstich des Lucas Cranach (1520, B.6) seitenverkehrt wiedergegeben. Die Übertragung in die Radiertechnik zeigt alle Möglichkeiten der vibrierenden Linienführung und gibt der neuen Aufgabe der Druckkunst, sich an viele Menschen zu wenden, neue Ziele. Eben dies stand ganz im Sinne der geistigen Wende der Reformation. So ist auch der großartige Aufstieg der deutschen Graphik zu verstehen: Aufruf, individuelle Information zu sein.

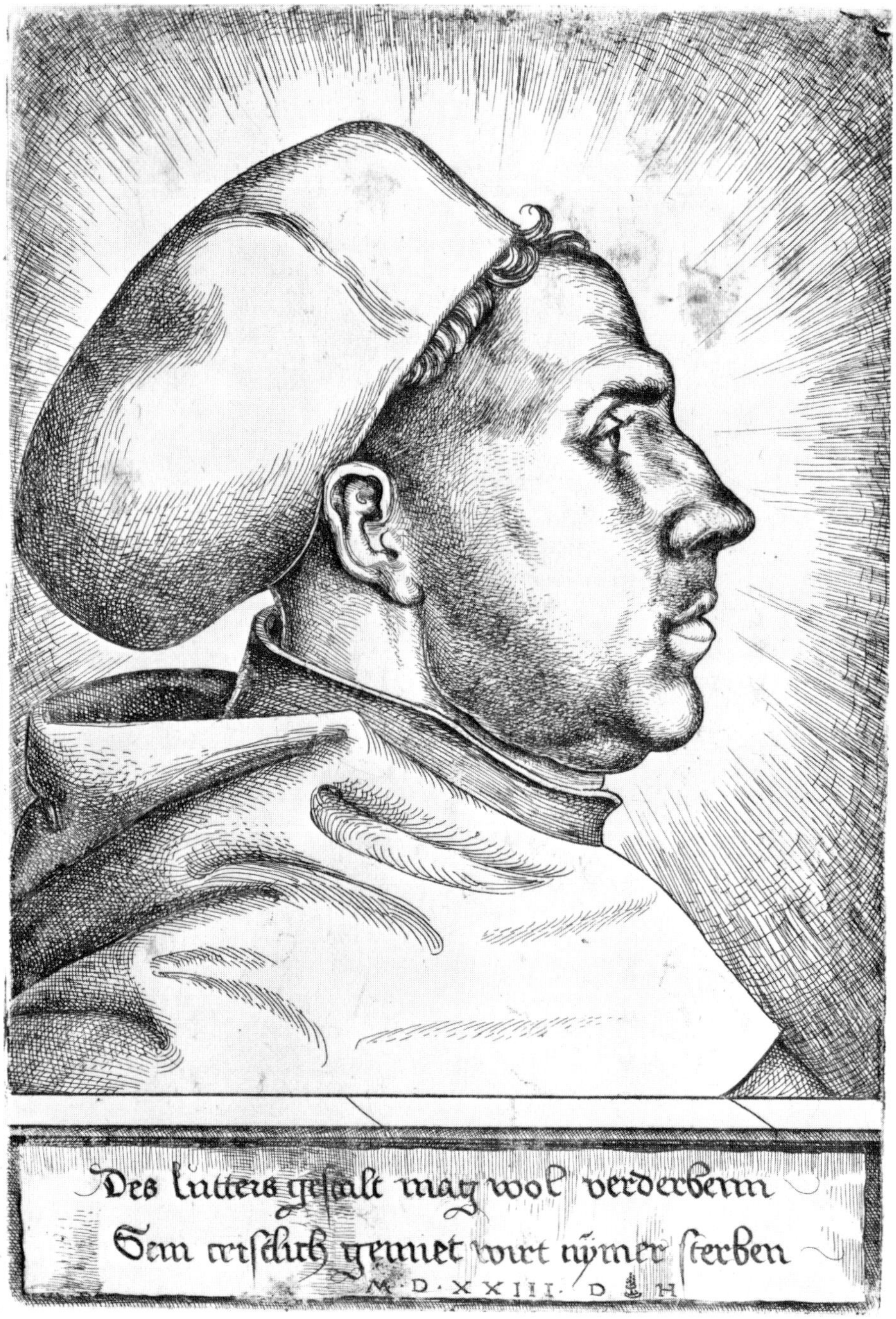

Maria mit dem segnenden Kinde

Kupferstich, um 1515
a) 164 x 117, monogrammiert unt. re., Albertina Inv. 1926/1687
b) 169 x 125, monogrammiert unt. re., Albertina Inv. 1926/1686. B.17, Hollst.19, W.122b

Der Künstler leitet mit diesem sehr frei gearbeiteten Kupferstich zu den Landschaftsradierungen über. Vergleicht man die Art des Kupferstichs mit jener Dürers, wird sich der sehr wesentliche Unterschied dieser beiden Künstler auch darin deutlich zeigen. Sogar die gestochene Linie Albrecht Altdorfers spiegelt die expressive Dynamik seiner Kunst. Er war also schon dadurch für die Radierung prädestiniert, deren Entwicklung ihm wesentliche Impulse verdankt.

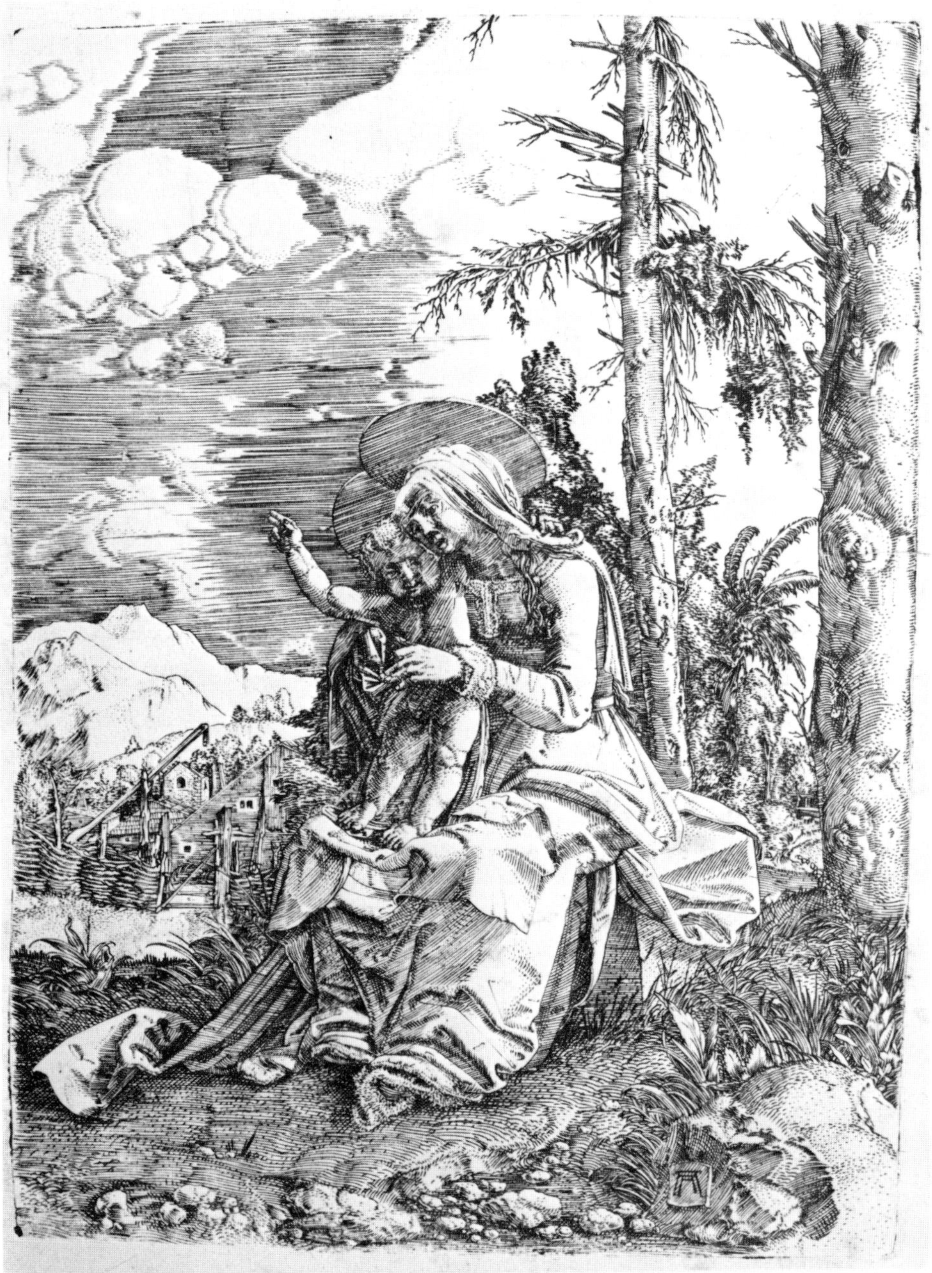

Die Stadt am See

Radierung, koloriert, 115 x 155, um 1520
Albertina Inv. 1926/1782. B.72, Hollst.89, W.180

Gegen 1520 beginnt Altdorfer in Eisen zu ätzen. Er umreißt die Konturen in vibrierenden Punkten und Strichen, um für die Kolorierung Halt und ungestörte Flächen zu finden. Dieses Blatt wurde schon 1523 in ein Gebetbuch übernommen. Bekannt sind sieben Abdrucke. Die so starke Beziehung zur Landschaft, die sich in der Kunst der Donauschule zeigt, die Liebe zu den weiten Blicken über Berge, Flüsse, Seen, mußte auch den neuen Versuchen in der Ätztechnik besondere Impulse verleihen.

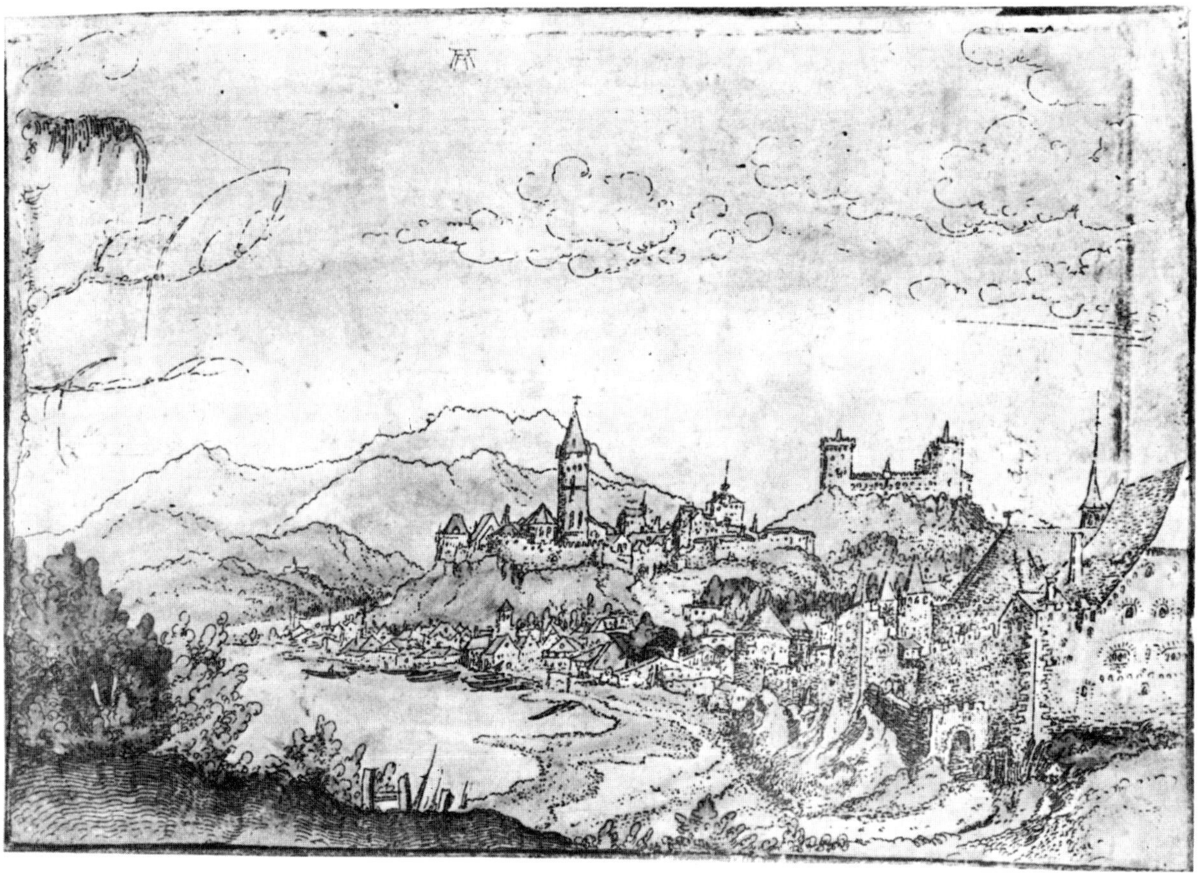

Die Landschaft mit der Doppelfichte

Radierung, koloriert, 110 x 160, monogrammiert ob. li., um 1517/20
Albertina Inv. 1926/1783. B.70, Hollst.88, W.179

In ganz mächtiger Weise stellt Altdorfer die hochaufragende Fichte in den Vordergrund und teilt damit den Raum der Landschaft in zwei Teile, wobei Fluß und Gebirge noch weitere raumschaffende Elemente bilden. Diese Sehweise, verbunden mit der erregten Linienführung, wie sie die Radierung technisch ermöglicht, gibt dieser Serie, verstärkt durch die Kolorierung, ihren Charakter. Bekannt sind zwölf Abdrucke, die zu den großen Seltenheiten der graphischen Kunst zählen.

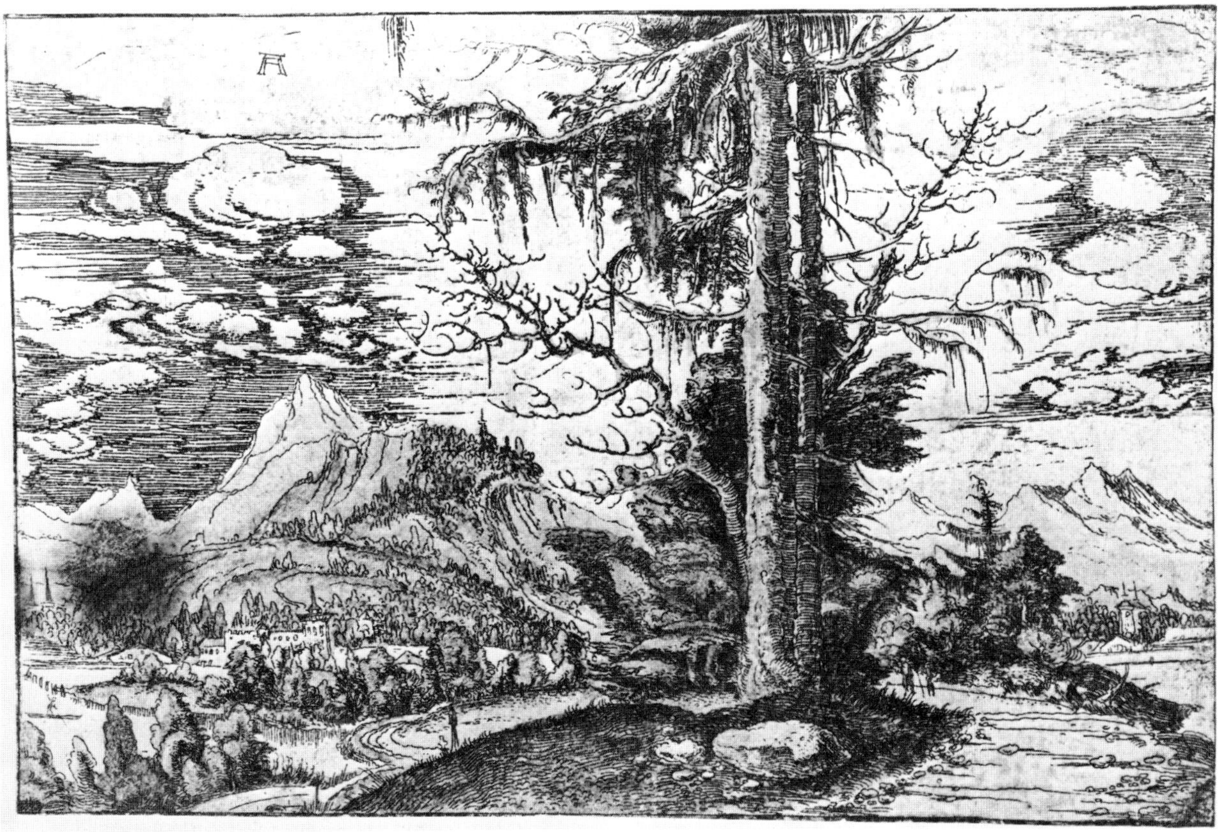

Die Landschaft mit der Fichte und den Weiden

Radierung, koloriert, 115 x 155, monogrammiert ob. Mitte, um 1517/20
Albertina Inv. 1926/1784. B.73, Hollst.90, W.177

Die rechte Hälfte dieser Darstellung wurde in dem großen Aquarell eines Geschlechtertanzes von 1523 von Narziß Renner als Vorlage benützt. Seine kompositionelle Schönheit bezieht dieses Blatt aus dem Kontrast der dichten, kräftigen, wenn auch palmenartigen Weidenbäume zu dem mächtigen Fichtenstamm und den dürren Stämmen des rechten Bildrandes – alles raumschaffende Mittel. Bekannt sind fünf Abdrucke dieses so besonders phantasievollen Werks.

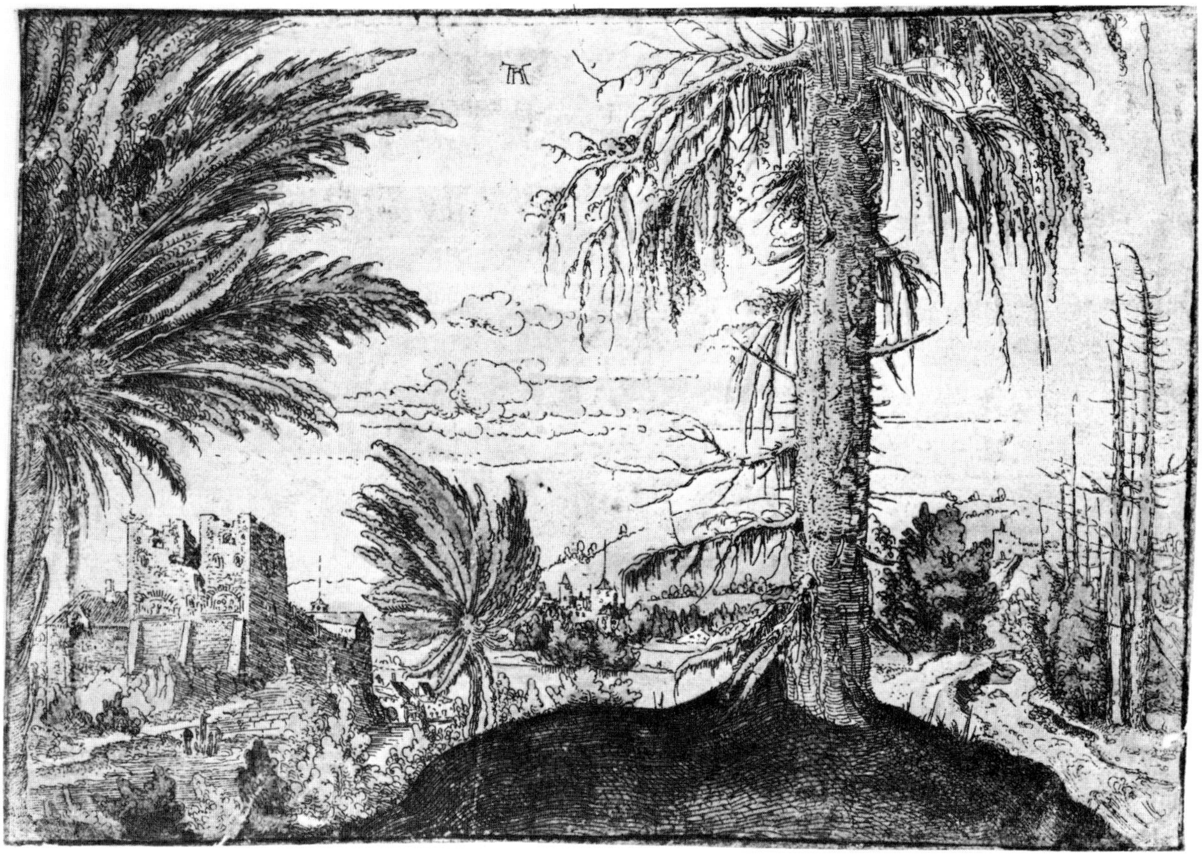

Die große Fichte

Radierung, koloriert, 225 x 170, monogrammiert ob. li., um 1517/20
Albertina Inv. 1926/1779. B.67, Hollst.85, W.182

Auch dieses Blatt wurde von Narziß Renner in dem 1523 datierten Gebetbuch der Wiener Nationalbibliothek (Fol. 53v) für die Miniatur einer Heimsuchung verwendet. Es mag sich daran schon zeigen, welches Ansehen der Künstler genoß, aber noch mehr, welche Möglichkeiten der Verbreitung von Leitbildern der Graphik gegeben waren. Bekannt sind fünf Abdrucke.

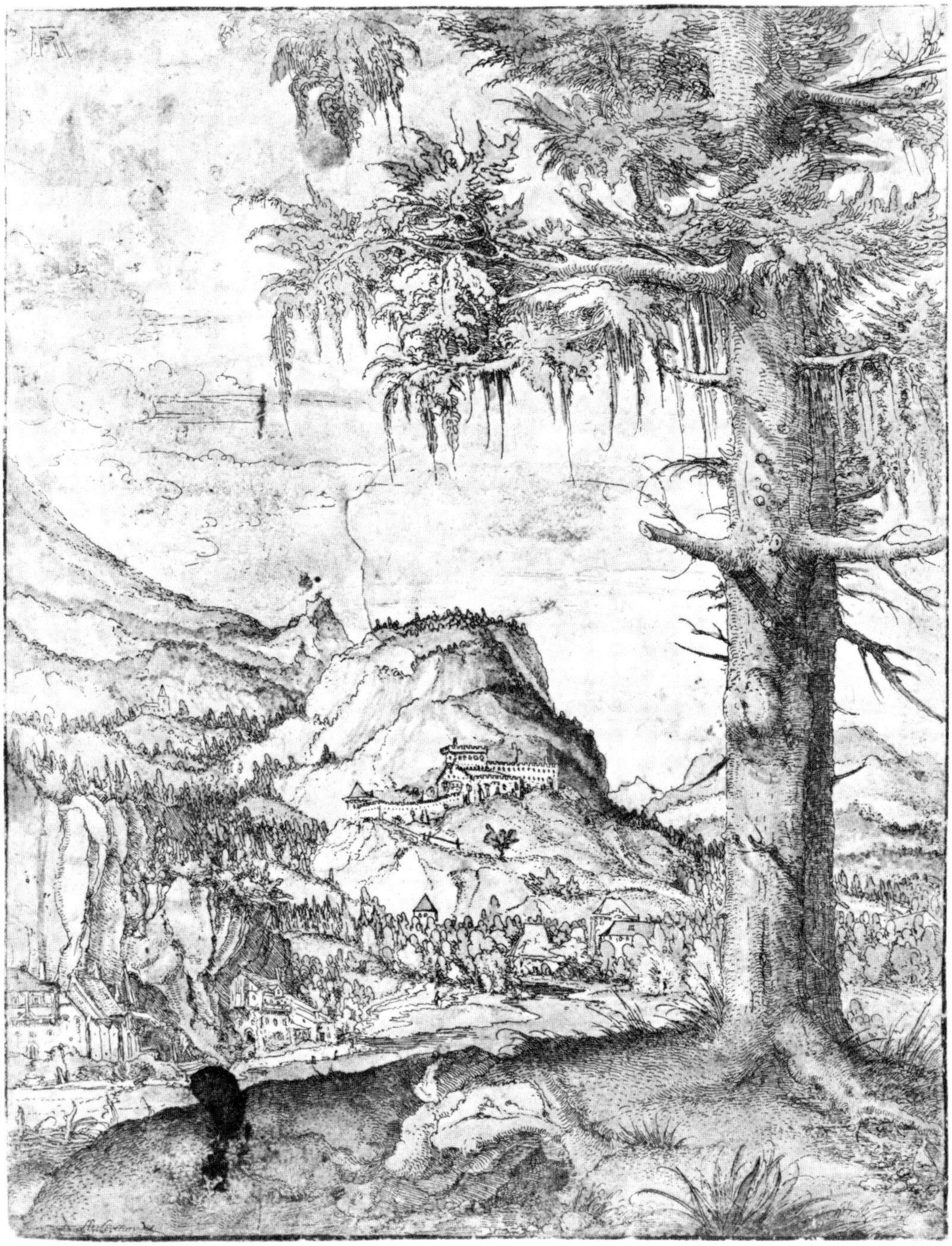

Die Landschaft mit den zwei Fichten

Radierung, koloriert, 110 x 115, monogrammiert in der Wolke ob. li., um 1517/20
Albertina Inv. 1926/1785. B.74, Hollst.91, W.178

Dieses Blatt wurde mehrmals kopiert: das eine Mal mit dem Namenszeichen „JH" (Hieronymus Hopfer) und der Jahreszahl 1522 (Städel'sches Kunstinstitut Frankfurt), das andere Mal in einer Nachzeichnung von Augustin Hirschvogel (Bibliothèque Nationale, Paris). Bekannt sind fünf Abdrucke. Die Kolorierung findet sich nur auf den Blättern der Albertina.

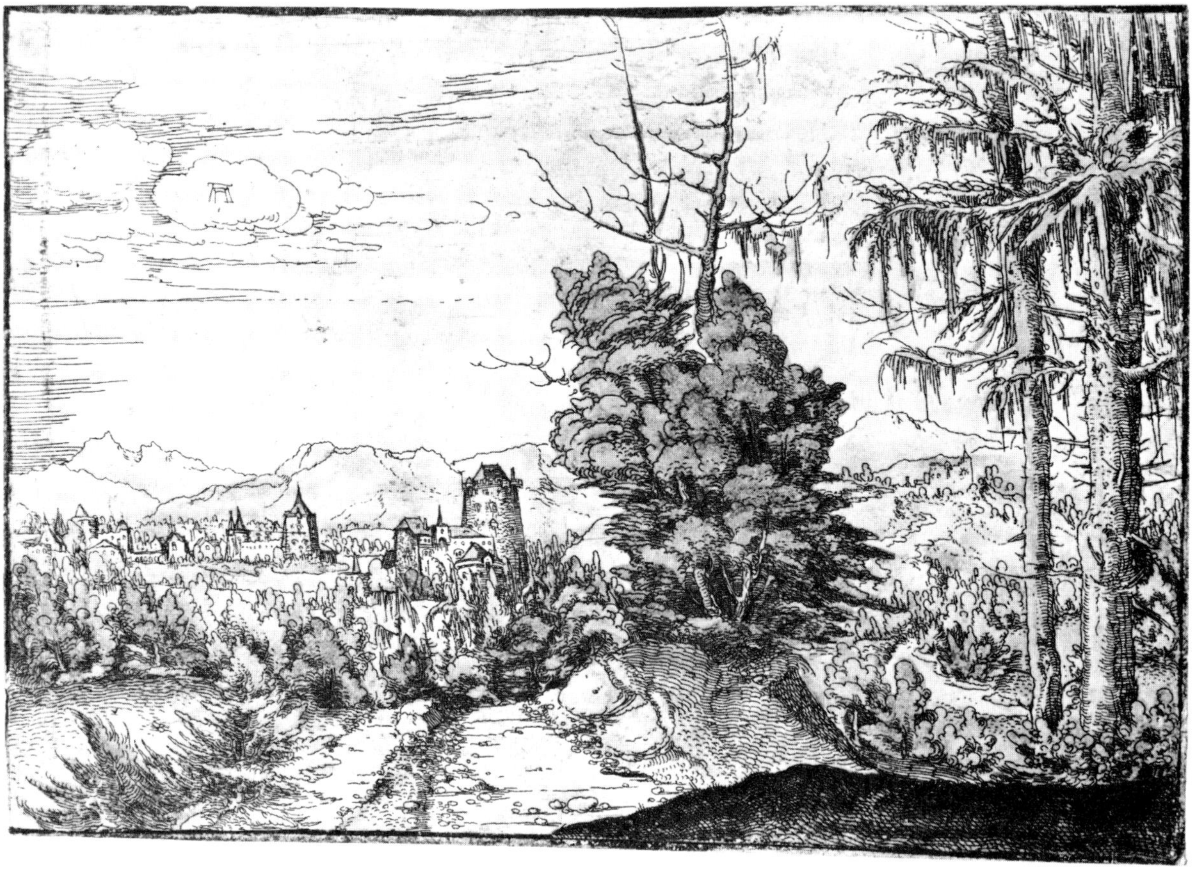

Entenjagd

Radierung, 173 x 288
a) erster Zustand, monogrammiert und datiert unt. re.: „1545", Albertina Inv. 1930/2098
b) zweiter Zustand, monogrammiert und datiert unt. re.: „1569", Albertina Inv. 1930/2099. Le Bl. 183/1,2; Schwarz 22/I,II

Dieses 1545 (nicht 1546, wie Schwarz anführt) datierte Blatt ist von besonders lebendigem Realismus. Bekannt sind sechs Abdrucke; der zweite Zustand wurde 1569 ausgeführt und ist ein Unikat. Die Schilderung der Szene dürfte wohl ein Erlebnis auf der Reise von Nürnberg nach Wien – Hirschvogel war an den Kaiserhof berufen worden – zu Grunde haben.

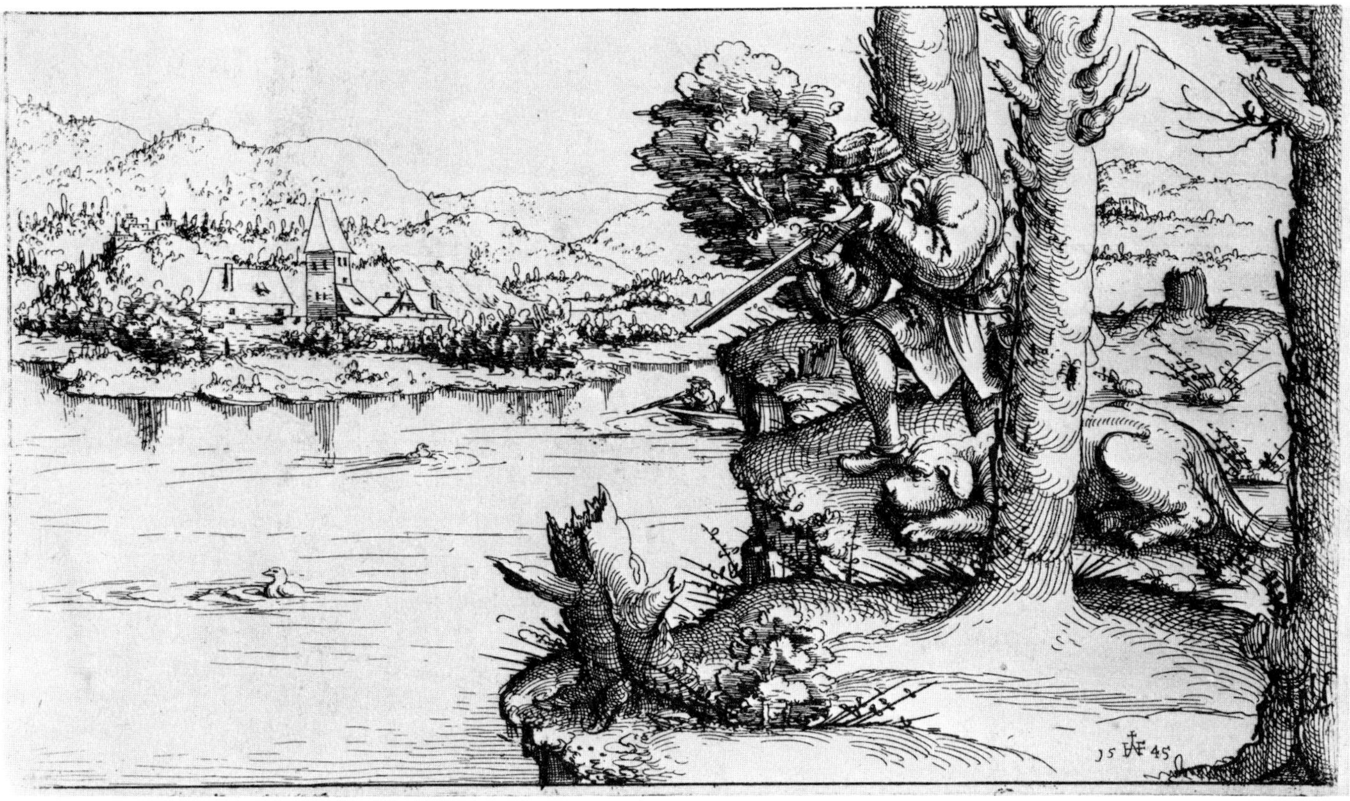

Geknickter Baum

Eisenradierung, 135 x 188, bez. unt. Mitte: „1544“ („44“ spiegelverkehrt), 1544
Albertina Inv. 1933/83. B.44, Schmitt 45

Wie ungewohnt die zeichnerische Radiertechnik noch war, zeigt deutlich, daß Lautensack sich im Namenstäfelchen recht unbeholfen seitenverkehrt verschreibt. Auch verwendet er hier noch Eisen und nicht Kupfer, was der Radierung ihr anderes Aussehen verschafft. Von diesem in der Komposition höchst expressiv gestalteten Blatt – es handelt sich um eine seitenverkehrte Kopie einer Zeichnung von Wolf Huber – sind vier Exemplare bekannt.

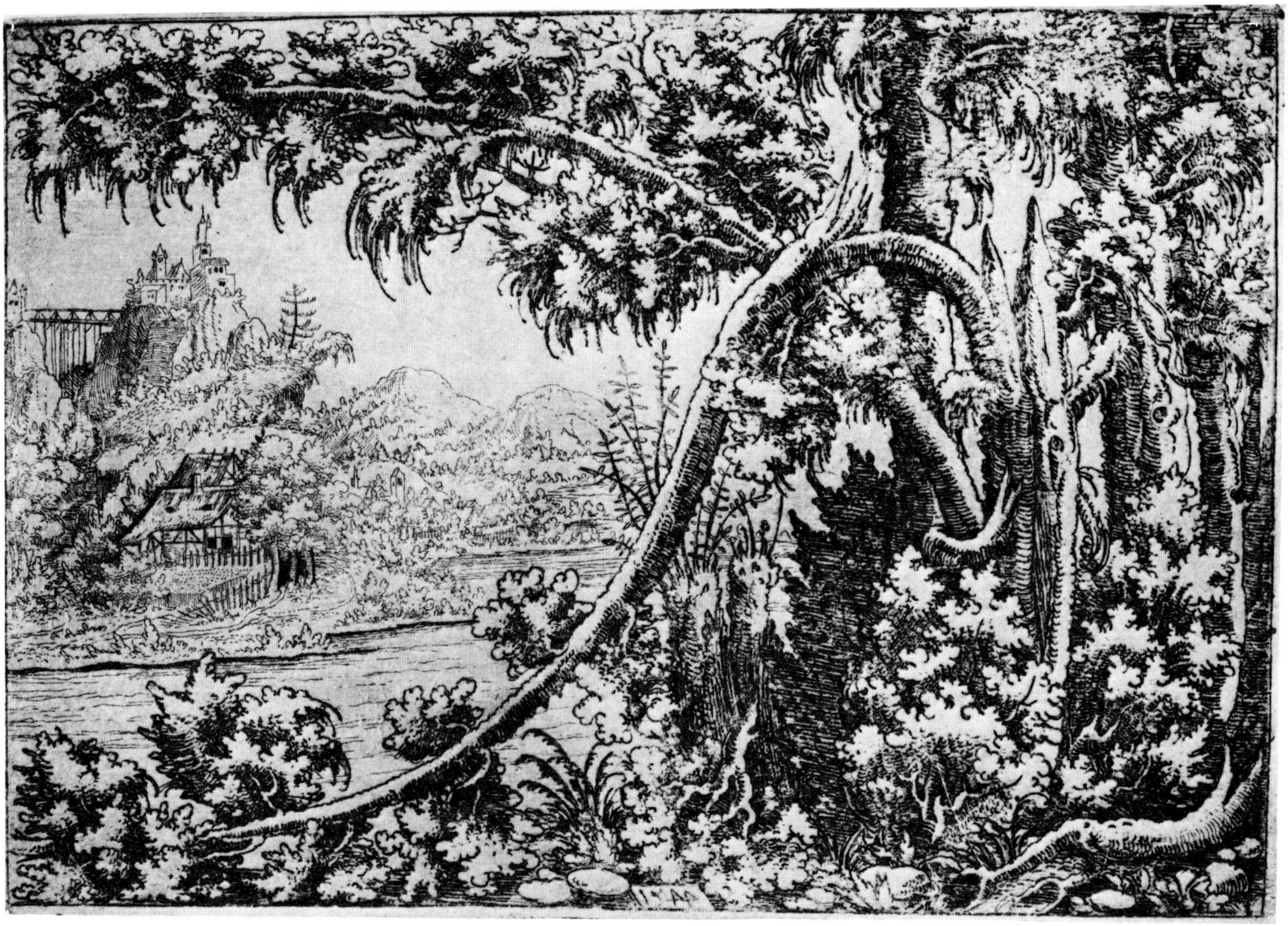

Ansicht von Steyr an der Enns

Radierung, 115 x 173, monogrammiert und datiert unt. Mitte, 1554
a) erster Zustand, Albertina Inv. 1933/70
b) zweiter Zustand, Albertina Inv. 1933/71. B.38, Schmitt 67

Im Œuvre des Künstlers entstanden 1553/54 sechzehn kleine Landschaften, die man als seine schönsten bezeichnet (Schmitt). Eben zu jener Zeit übersiedelte Lautensack von Nürnberg nach Wien: auf dieser Wanderung entstanden wohl seine Hauptwerke, Eindrücke von Donaulandschaften, der schönen Anlage alter Städte, bizzare Romantik unberührter Natur.

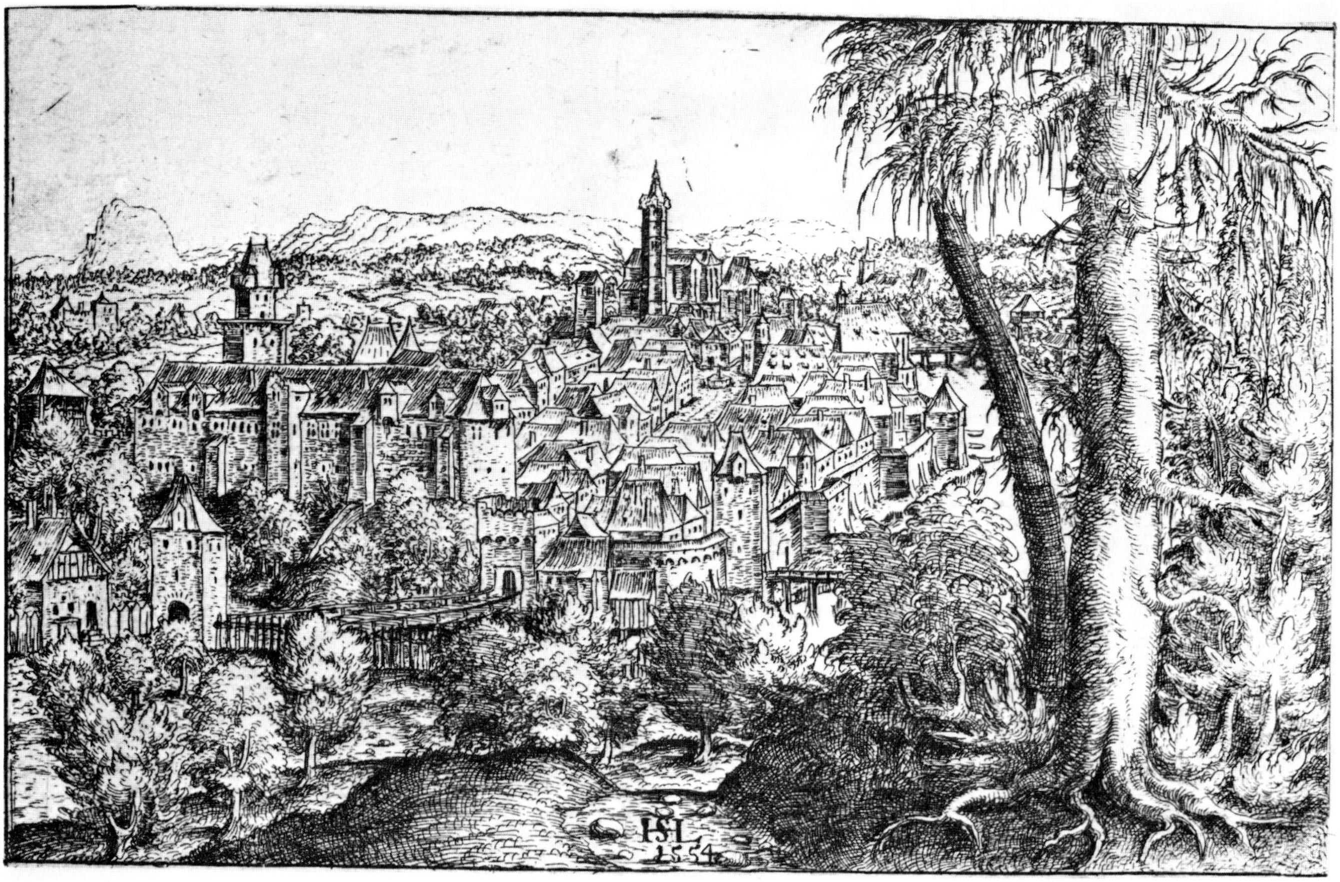

Der barmherzige Samariter

Radierung, 197 x 296, um 1558
Albertina Inv. 1933/109. B.57, Schmitt 78

In diesem zwar nicht datierten, doch eher spät entstandenen Blatt verbindet Lautensack in der heimischen Landschaft das biblische Thema mit starker Wirklichkeitsnähe. Eine neue Generation prägt sich darin am stärksten aus.

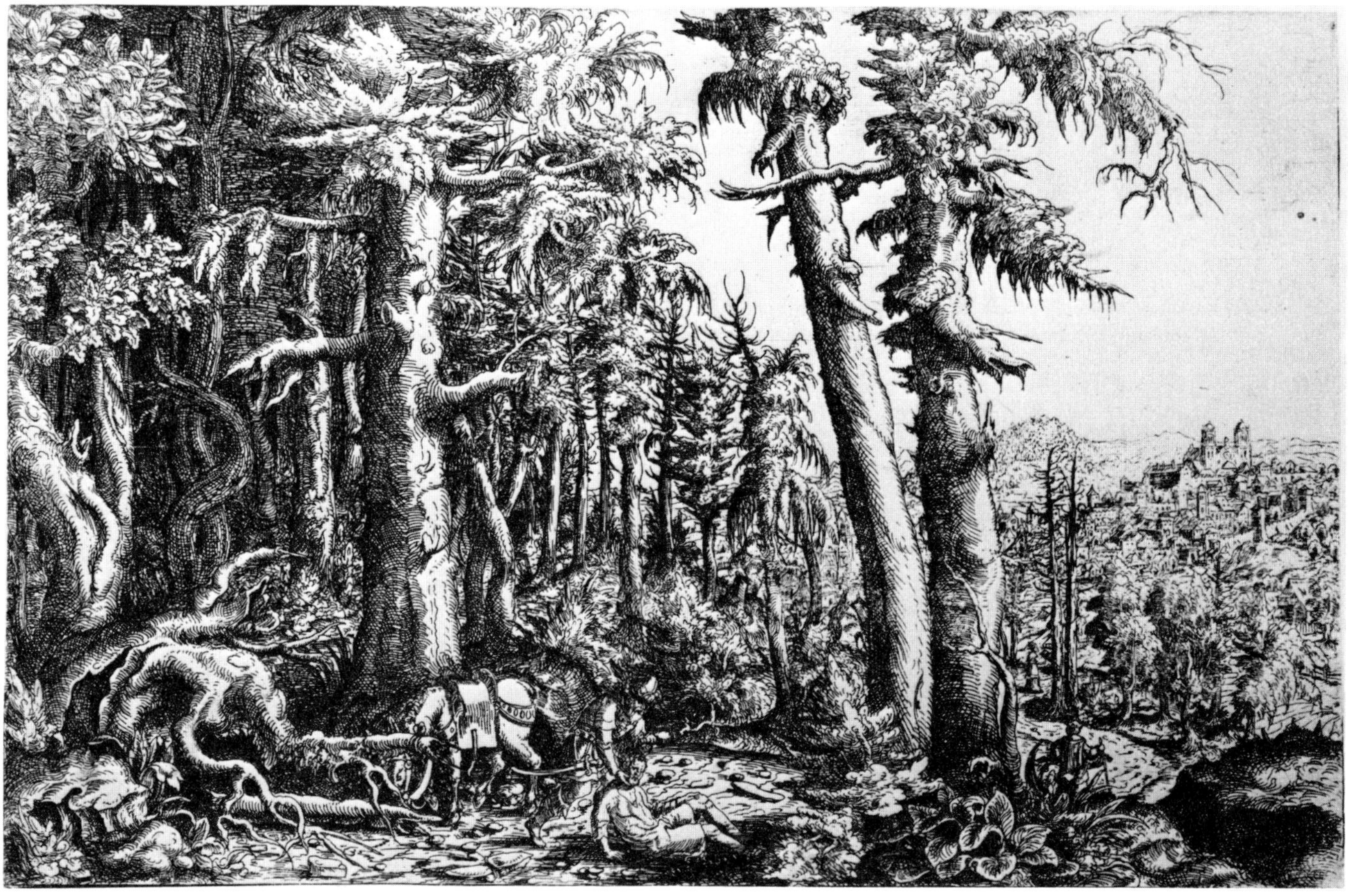

Flußlandschaft

Radierung, 167 x 223 (Abdruck von der vertikal in der Mitte geteilten Platte), monogrammiert und datiert auf dem Täfelchen am Fichtenast, 1551
Albertina Inv. 1933/65. B.32/33, Schmitt 49 II

In diesem Blatt – kurz vor seiner Abreise nach Wien – zeigt sich noch sehr eindeutig der Einfluß Altdorfers, dessen lebhafte Radiertechnik und Landschaftskomposition Lautensack übernimmt. Bekannt sind zwölf Exemplare.

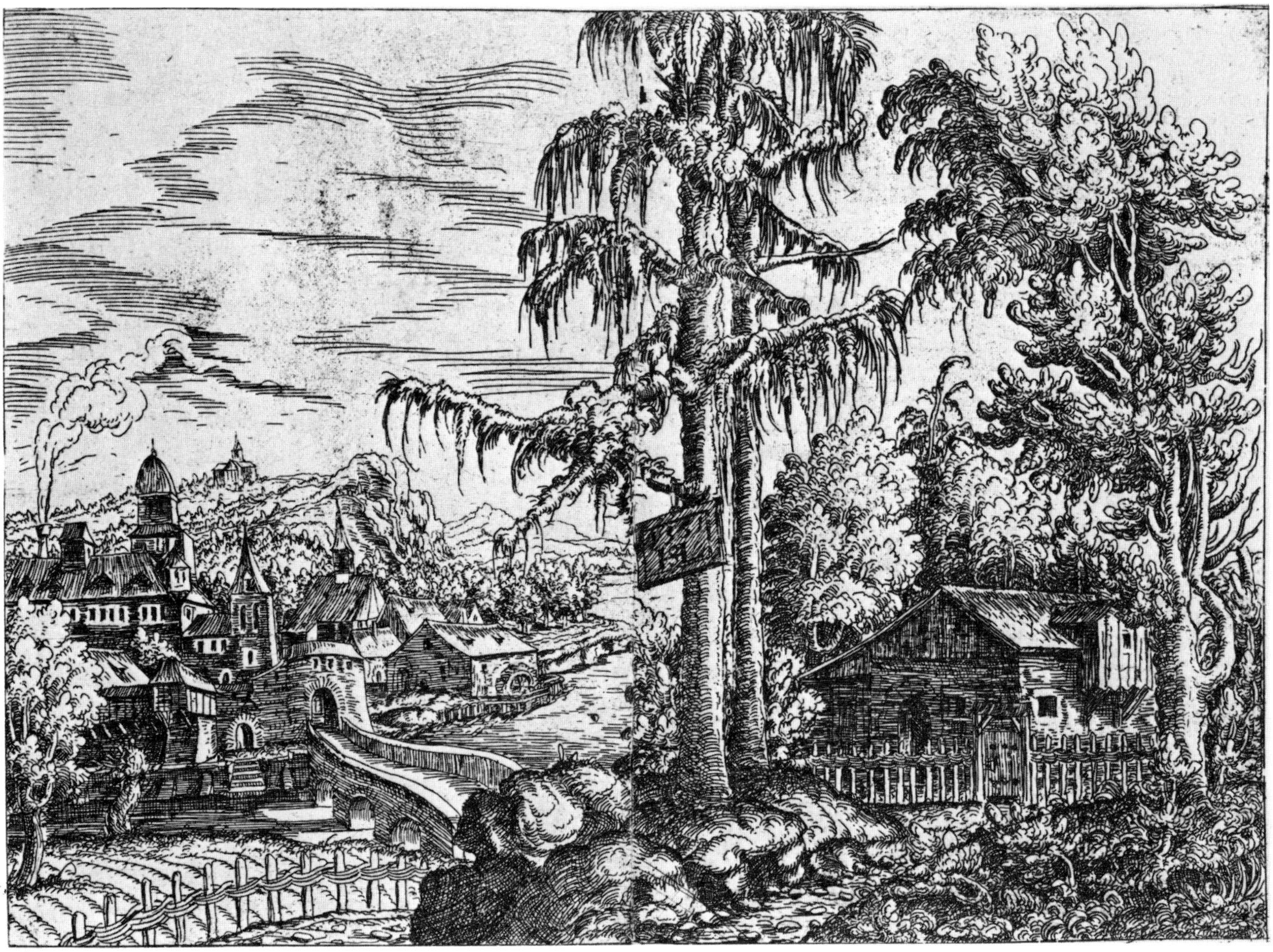

Die Gaukler (Eulenspiegel)

Radierung, 174 x 141, monogrammiert und datiert ob. Mitte, 1520
Albertina Inv. 1926/2061. B.159, Lavalleye 128

Lucas war bereits einer der gewiegtesten Kupferstecher der Epoche, als er sich 1518 voll Wißbegierde für alles Neue mit dem Ätzverfahren zu beschäftigen begann. Er stellt zunächst ein kleines Blatt her, um erst zwei Jahre später, im Jahr der Begegnung mit Albrecht Dürer in Antwerpen, weitere sechs Radierungen herzustellen. Das zunächst letzte ist dieser „Huilenspiegel", eine seltene Radierung (Jacques Lavalleye, p.19), die Hondius nach 1644 neu auflegte, so groß war der Erfolg. Lucas wird oft als der erste genannt, der die Kupferätzung und damit die eigentliche Radierung entdeckt hat.

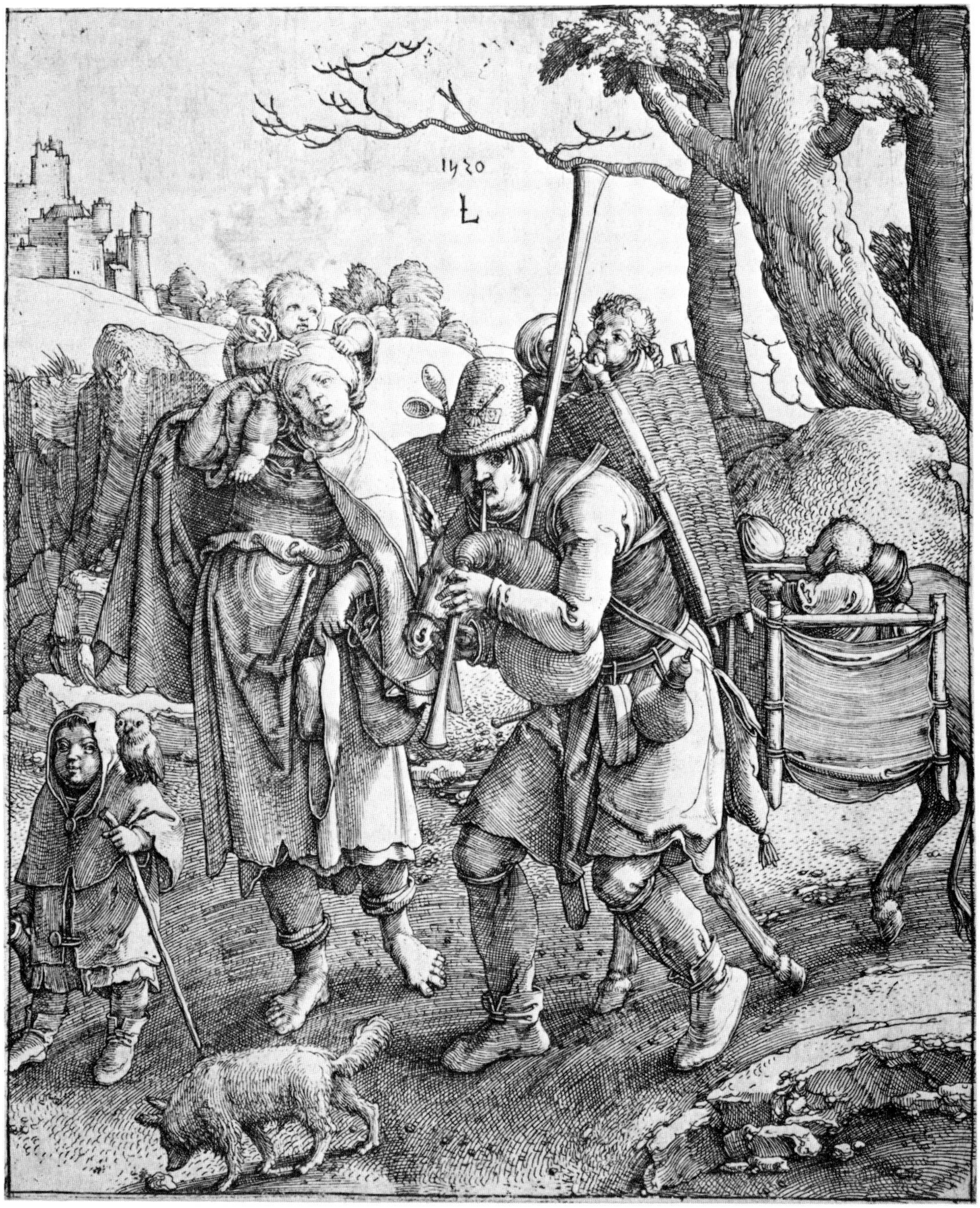

Bildnis Kaiser Maximilians I.

Radierung, 261 x 199, monogrammiert und datiert ob. li., 1520
Albertina Inv. 1926/2074, B.172, Lavalleye 130

Der große niederländische Künstler ätzte 1520 eine Reihe von Radierungen. Man hat vermutet, daß hier zum ersten Mal Kupfer statt Eisen Verwendung gefunden hat. Im Werk des Lucas bildet dieses Blatt, dem Albrecht Dürers Zeichnung in der Albertina, die 1518 in Augsburg entstanden war, unmittelbar jedoch der Holzschnitt B.153 zugrundeliegt, eine der größten Kostbarkeiten (K. G. Bonn, in: Kat. „Fünf Jahrhunderte europäischer Graphik", München 1965/Nr. 88).

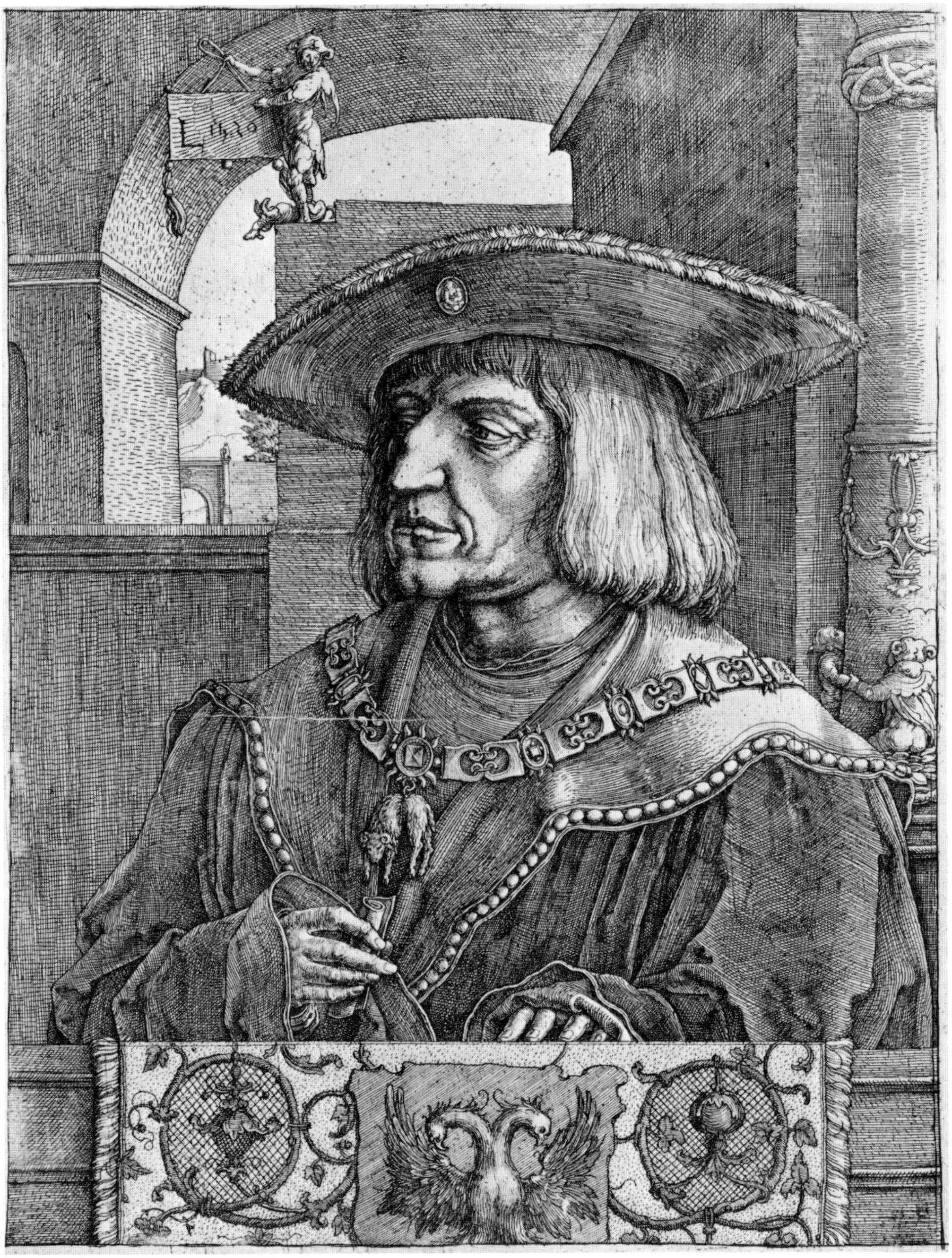

Die Grablegung Christi

Radierung und Kaltnadel, 314 x 245
Albertina Inv. It. III 1, p.4. B.5 I, Le Bl. 6 I

Dieses Werk kann als Hauptwerk Parmigianinos gelten, da sich manche Einwände als wissenschaftlich nicht haltbar herausgestellt haben (Oberhuber, Kat. Alb. 1963/Nr. 43). Dem heutigen Stand der Forschung nach weist man dem Künstler sechzehn Radierungen zu, wobei der Großteil seiner graphischen Arbeiten wohl in die Zeit knapp nach 1527 fällt, als er nach dem Sacco di Roma nach Bologna gegangen war. Auch wenn schon vor ihm radiert worden war, er war der erste wirkliche Meister.

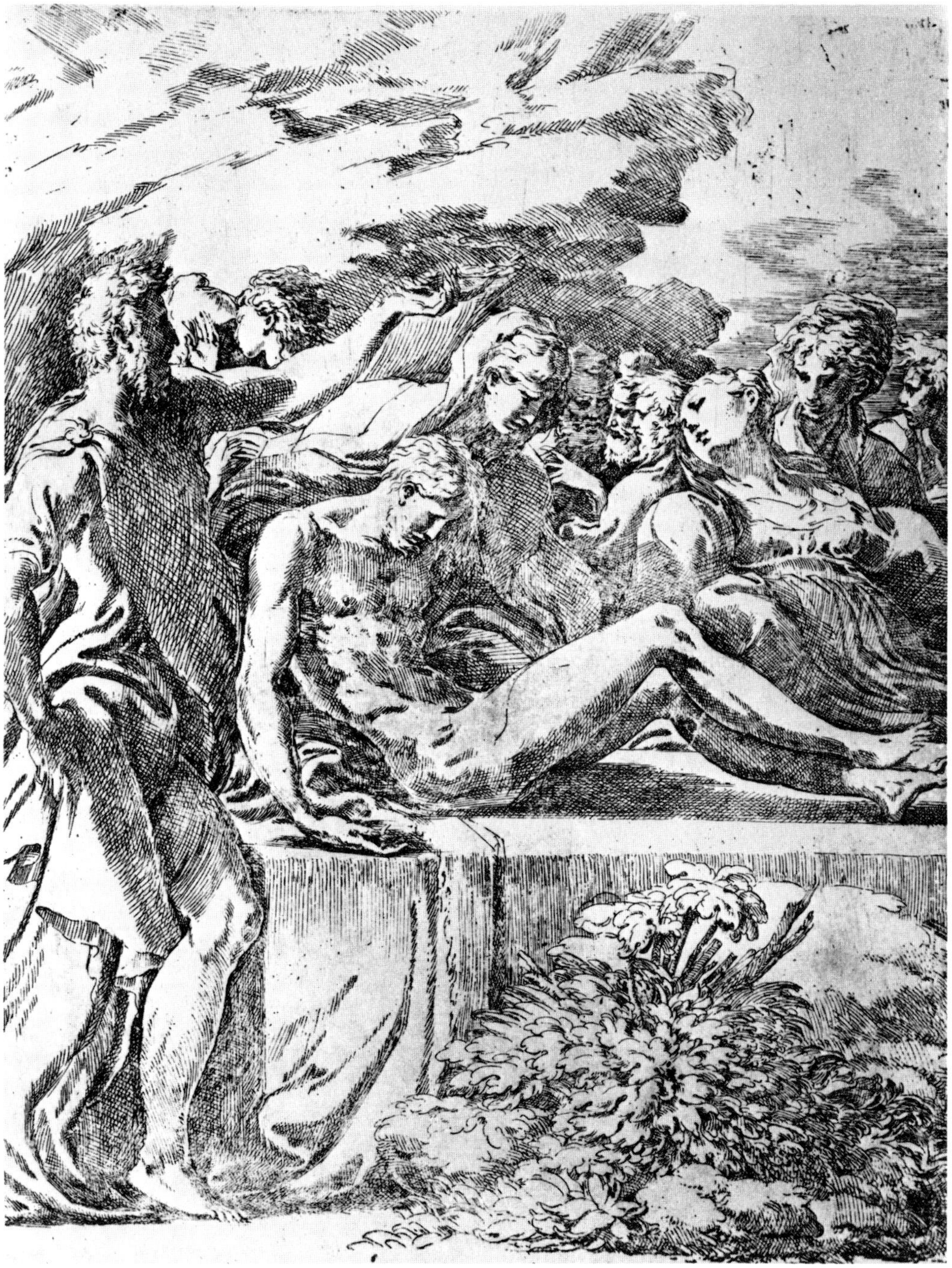

Der Heilige Hieronymus

Radierung, 210 x 135, vor 1635
Albertina Inv. HB XXXVII (2), p.17. B.15

Unter den wenigen Radierungen, die Reni zugeschrieben werden, zeigt dieses Blatt am deutlichsten das seiner Malerei verwandte Licht- und Schattenspiel, das den Körper und das Umfeld des Eremiten akzentuiert. Sieht man die Radierung des Hl. Hieronymus im Zusammenhang mit dem Wiener Gemälde, so ist eine Datierung vor 1635 anzunehmen (Birke).

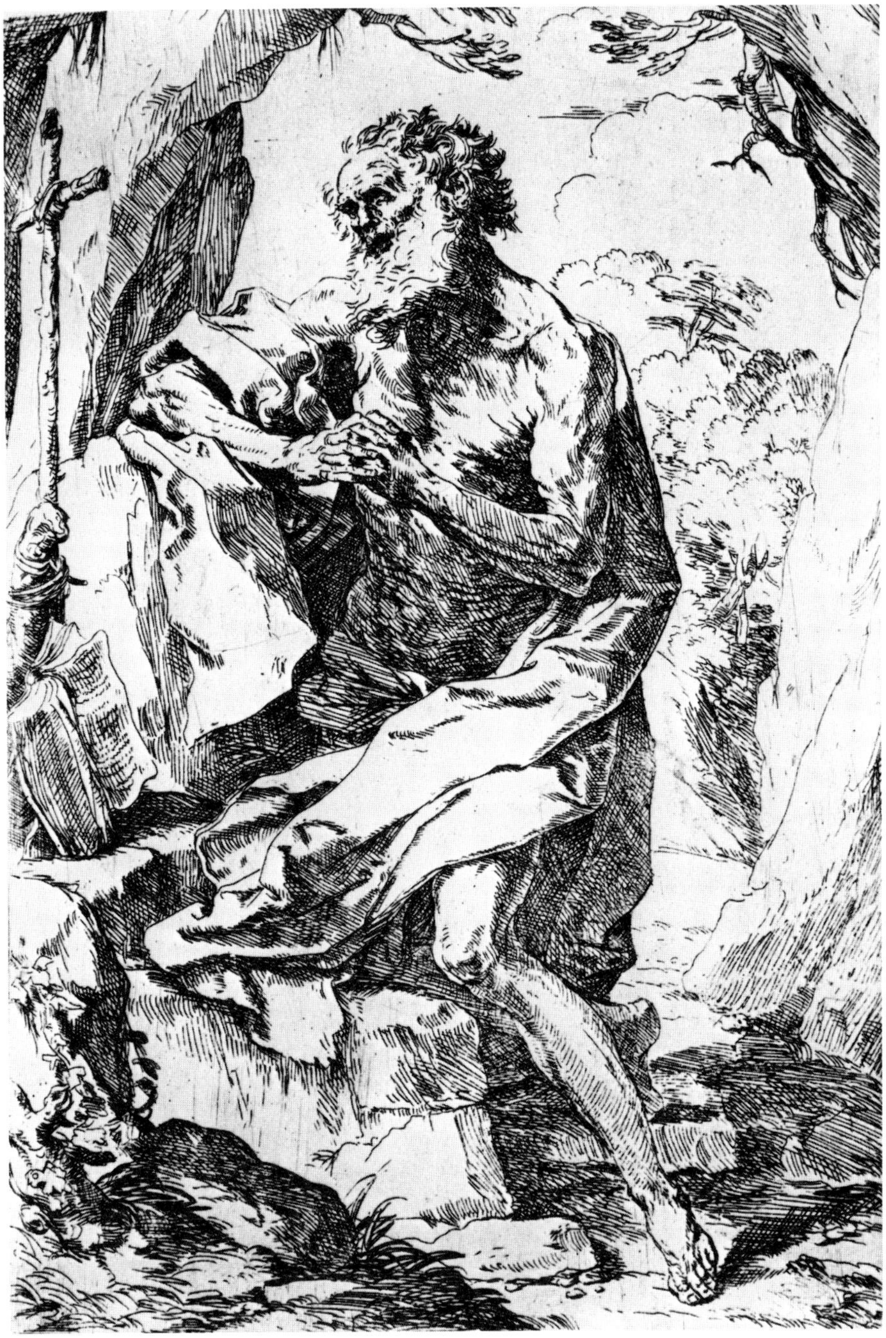

Die büßende Magdalena

Radierung und Grabstichel, 218 x 162, bez. li. Mitte: „Carra: in.“, unt. Mitte: „1591“, am Plattenrand unt. re.: „p. mariette 1667“ (von fremder Hand), 1591
Albertina Inv. HB XXXVI (1), p.73. B.16

Erst vor kurzem wies Diane Bohlin darauf hin, daß eine Skizze Annibales im Cabinet des Dessins des Louvre in Paris als unmittelbare Vorstudie für diese mit dem Stichel übergangene Radierung gedient hat. Die seitenverkehrte Studie entspricht im Format und in der Komposition der graphischen Umsetzung (Birke).

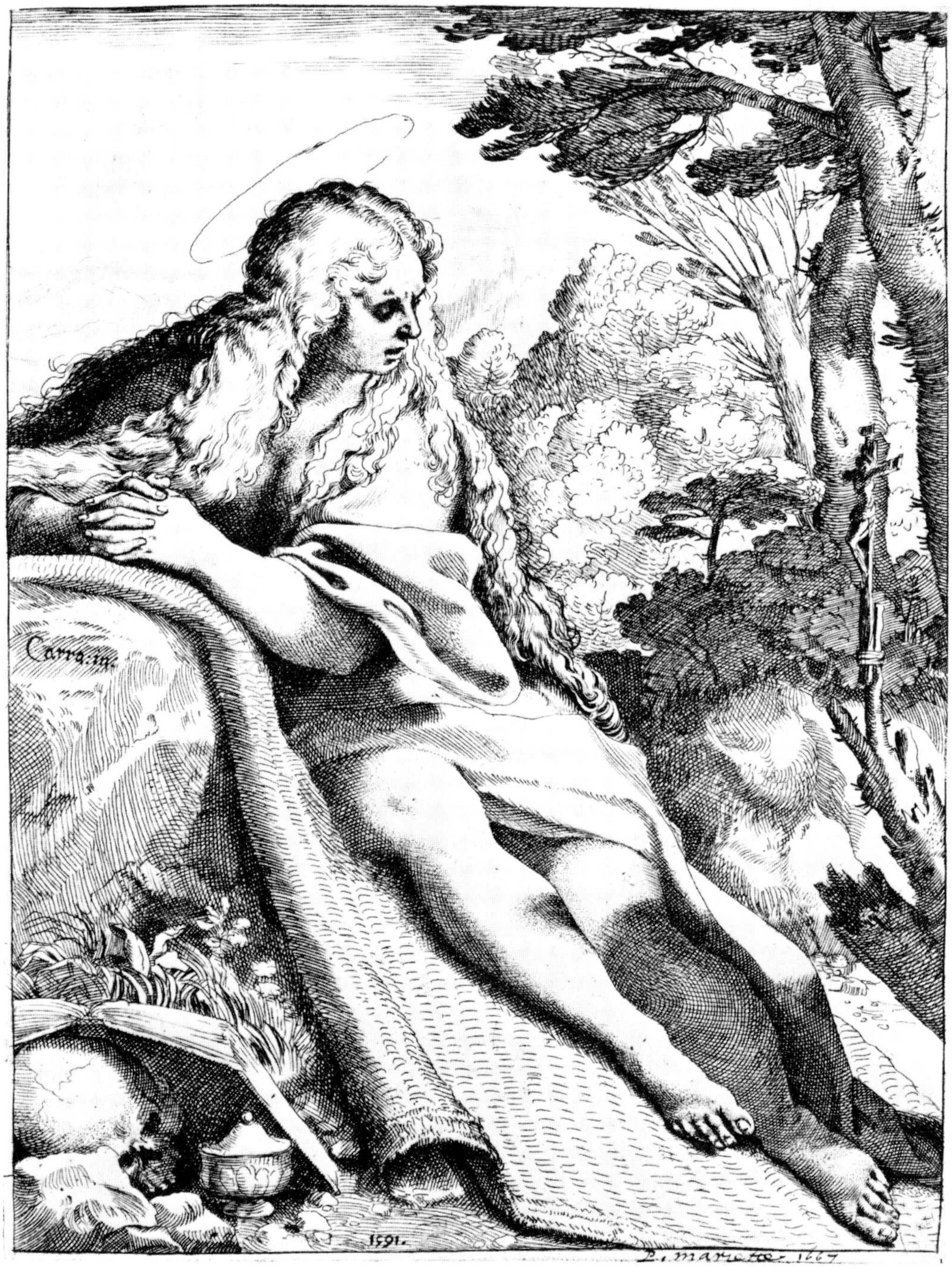

Das Martyrium des Heiligen Erasmus

Radierung mit eigenhändiger zeichnerischer Ergänzung, 278 x 200, bez. am Plattenrand unt. Mitte: „Al mio Bene fattore . . . Stefano Garbesi, P. Testa", 1630/31
Albertina Inv. HB VIII, p.11. B.14, Le Bl. 12

Die Figur des Hl. Erasmus greift die Komposition eines Gemäldes N. Poussins auf. Das mit der Widmung an St. Garbesi versehene Blatt entstammt einer zweiten kleinen Auflage, die 1630/31 datiert wird. Drei der erhaltenen Vorzeichnungen befinden sich heute in Chatsworth, im British Museum und in der Biblioteca Nacional in Madrid.

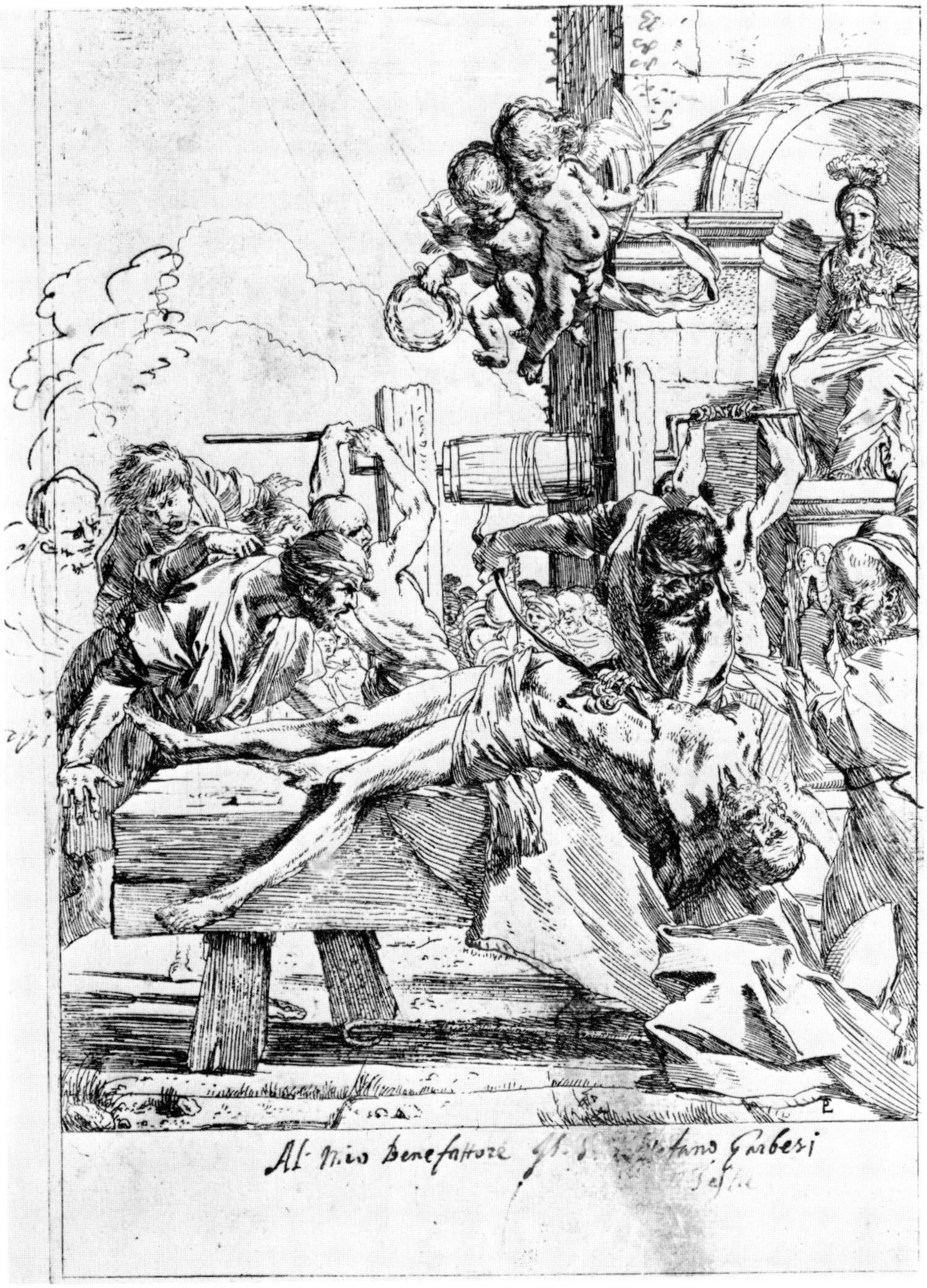

Der Heilige Hieronymus

Radierung, 308 x 232, monogrammiert unt. li., bez. unt. re.: „Callisto ferranti for.", 1630/31
Albertina Inv. HB VIII, p.13. B.15, Le Bl. 13

Das hier gezeigte Blatt mit der Adresse Callisto Ferrantis entspricht dem zweiten Zustand. Der erste Zustand zeigt nur das Künstlermonogramm, im dritten und letzten wurde der Name Ferrantis durch den G. G. de Rossis ersetzt.

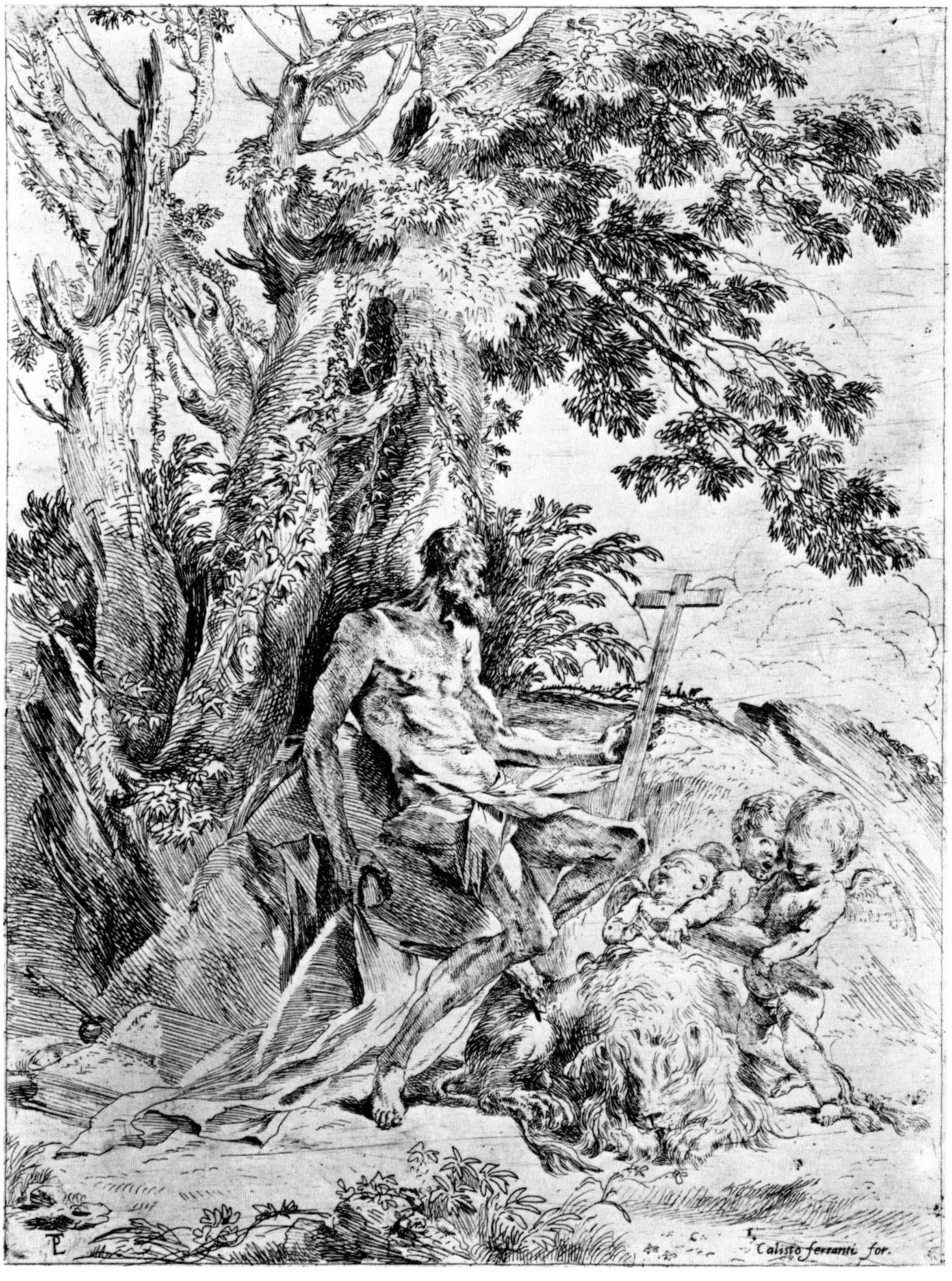

Skizze

Radierung, 245 x 230, bez. unt. re.: „Testa delineavit", 1681
Albertina Inv. HB VIII, p.52

Deckblatt zu der 1681 erschienenen Folge von Radierungen: „Raccolta di diversi disegni e pensieri di Pietro Testa Ritrovati doppo la sua morte. Dati in luce de Francesco Collignon. Roma nel Parione 1681. Con licenza de superiori." Die Fähigkeit, Radierungen facsimil nach Zeichnungen herzustellen, war nun bereits auf das höchste gesteigert.

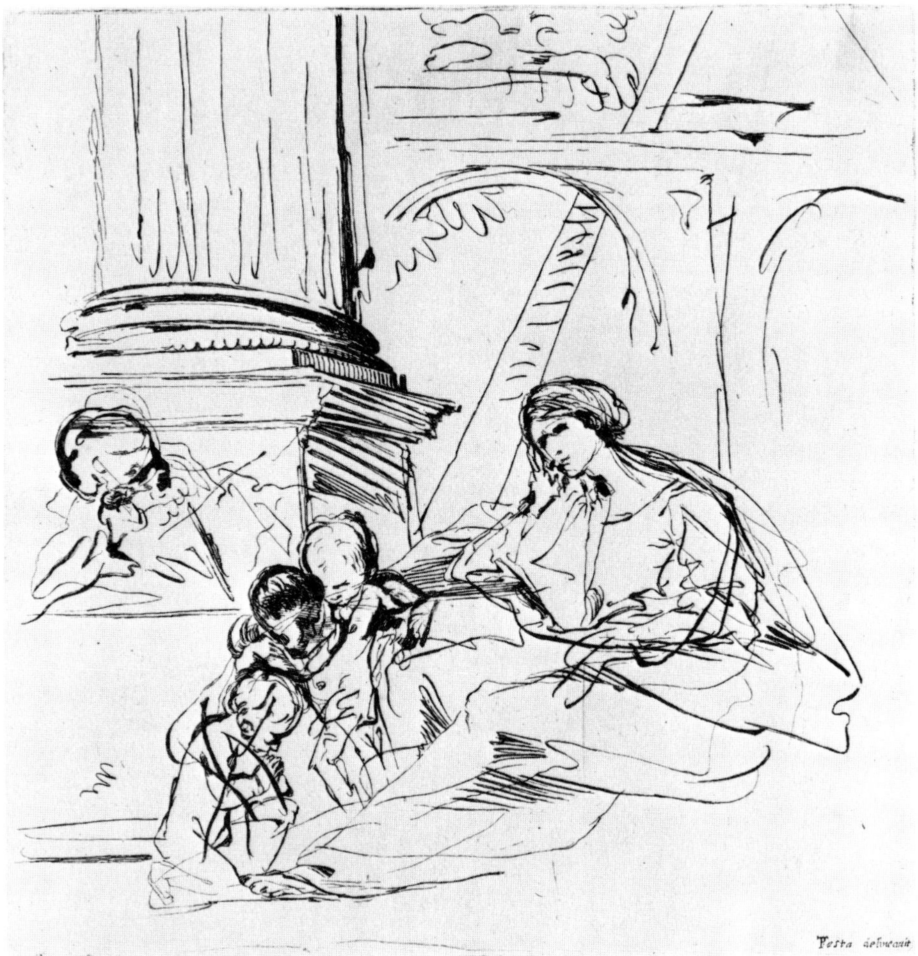

Trunkener Bacchus

Radierung, 273 x 350, 1628
B.13
a) Contreépreuve, bez. unt. li.: „Joseph à Ribera Hisp. s Valentie Setaben S. Partenope 1628“ (spiegelverkehrt)
Albertina Inv. HB XLII, p.53
b) Épreuve, bez. unt. re.: „Joseph à Ribera Hisp.“ etc., beschr. unt. Mitte: „Al Molto ...“ etc.
Albertina Inv. HB XLII, p.52

Der Vergleich von Epreuve und Contreépreuve ist sehr aufschlußreich: der noch feuchte Abdruck wird selbst in der Presse abgedruckt, um (seitenverkehrt) zur Arbeit zu dienen. Contreépreuves sind gesuchte Sammlerstücke.

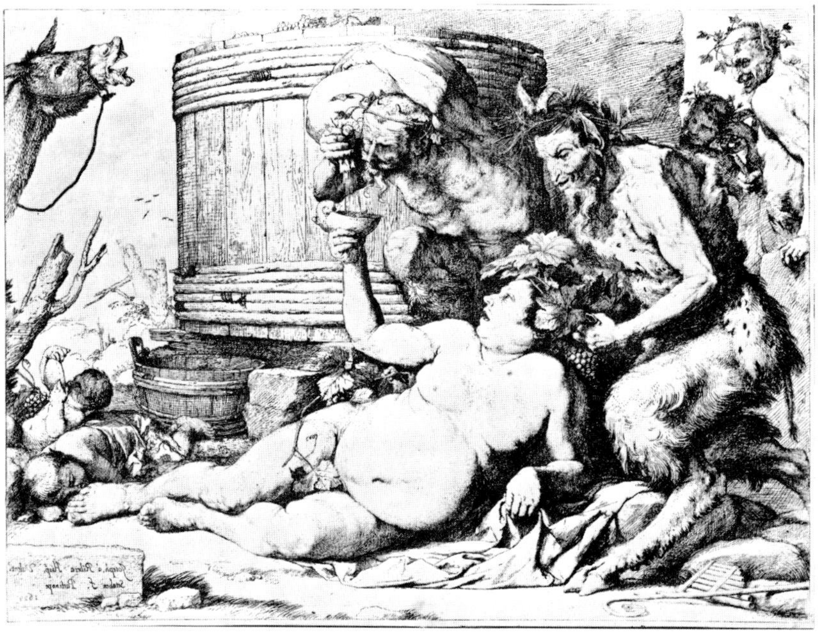

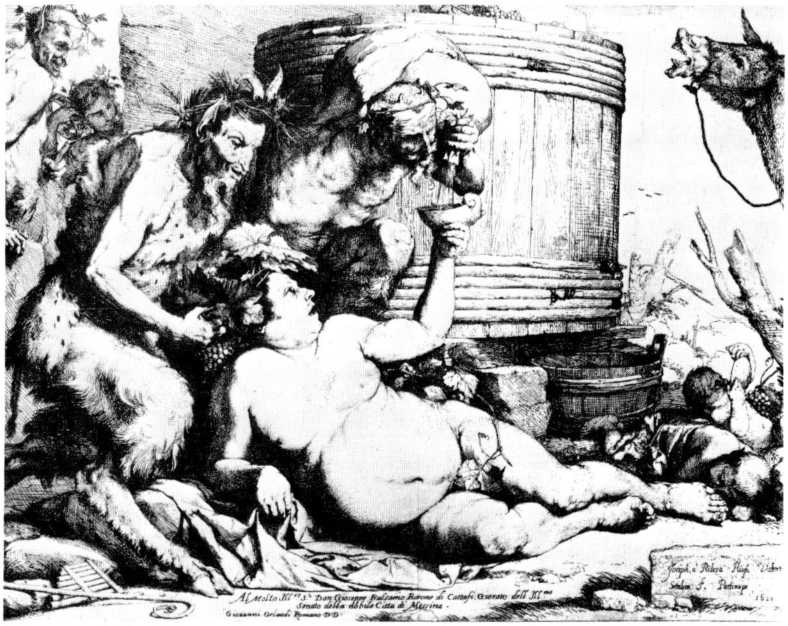

Selbstbildnis

Radierung, 180 x 137, bez. ob. li.: „CASTILLIONUS GENOVESE. FE“, unt. li.: „CASTILIONUS“
Albertina Inv. HB XLIII, p.1. B.31 bzw. B.53 (doppelt erwähnt)

Die Radierungen dieses so dynamischen Künstlers standen deutlich unter dem Einfluß von Rembrandt. Die unmittelbare Wirkung des Helligkeiten und Dunkelheiten modellierenden Liniengefüges zeigt aber die volle eigene Kraft dieses Meisters.

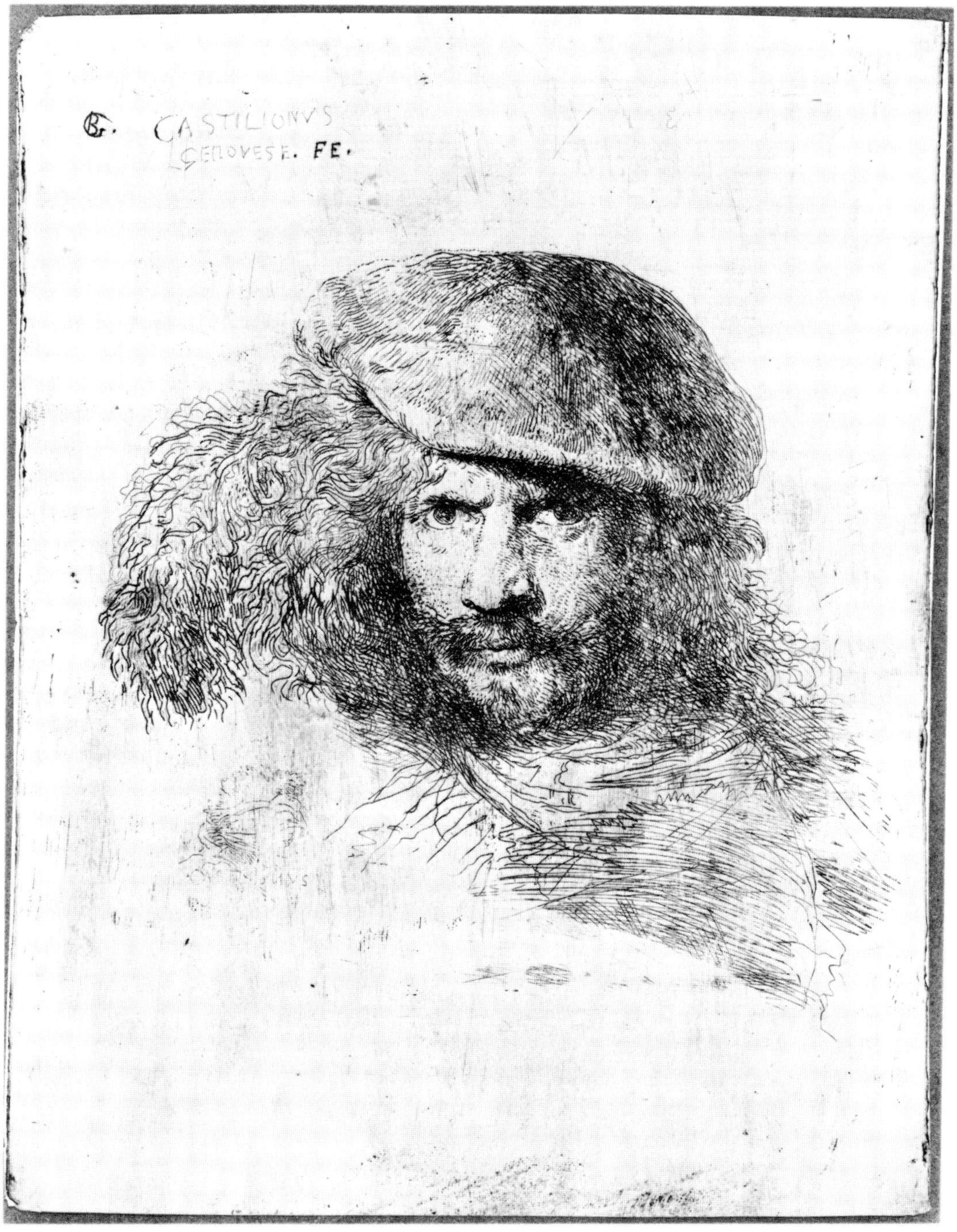

Einzug in die Arche Noah

Radierung, 206 x 403, bez. unt. li.: „CASTILLIONE GEIP" (Chiffre: Genovese Invenit Et Pinxit)
Albertina Inv. HB XLIII, p.2, B.1

Für den zu seiner Zeit berühmten Tier- und Landschaftsmaler war die Radierung ein hervorragendes Mittel, sein künstlerisches Bestreben „durch Anhäufung und Zusammendrängen von Massen von Gegenständen und Lebewesen über das Gewöhnliche hinaus zu erheben" (s. Th.-B. VI, p.165). Die Flucht der Tiere, ihre Scheu vor der heranbrausenden Sintflut waren ein willkommenes Thema, um einer solchen barocken Fülle und Bewegtheit auch in der Radierung Ausdruck zu verleihen.

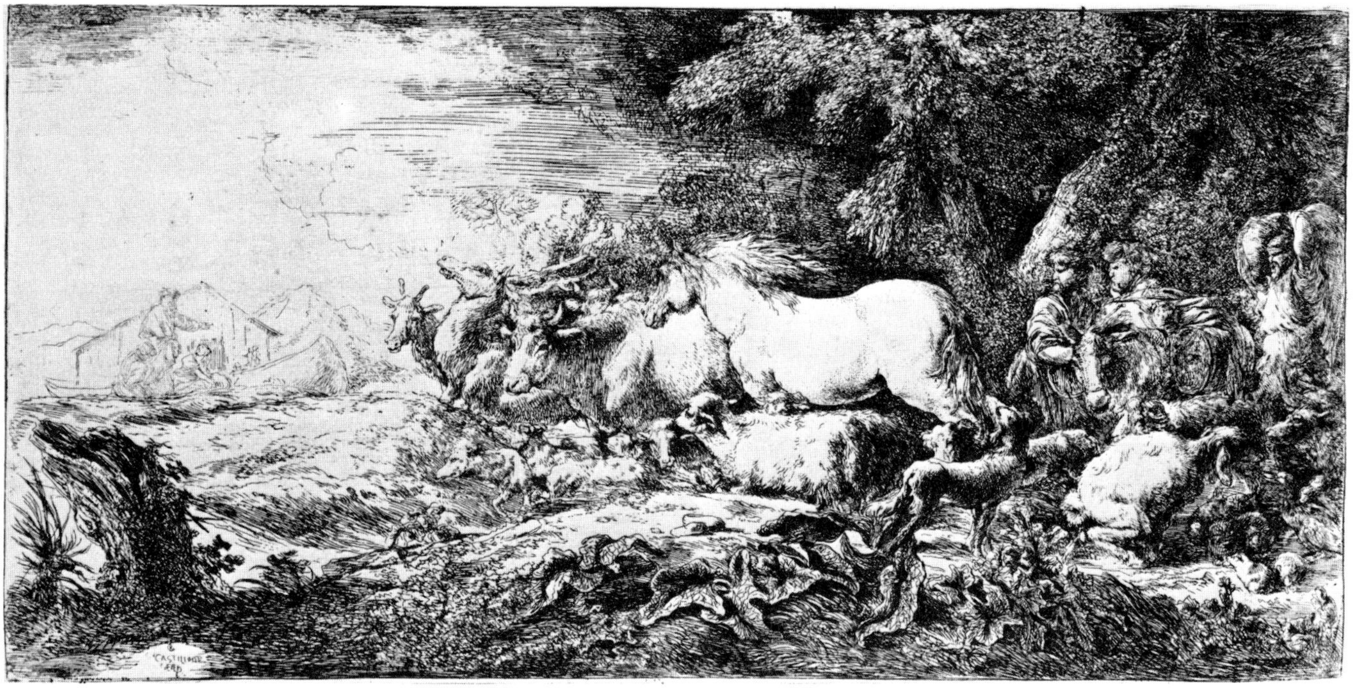

Die Anbetung der Könige

Radierung, 609 x 432, bez. unt. li.: „Bellange. fecit", vor 1620
Albertina Inv. 1930/313. R.-D.2, Walch 20

Ein Blatt, das bereits das Streben nach dekorativem Reichtum zeigt und dessen „girlandenhafter Aufbau der Figuren im Vordergrund um die Figur der Madonna herum" (Oberhuber) zu einem ganz besonders charakteristischen Kompositionsschema werden sollte. Der Manierismus mit der schlanken Eleganz seiner Figuren fand in diesen Blättern weitverbreitete Vorbilder.

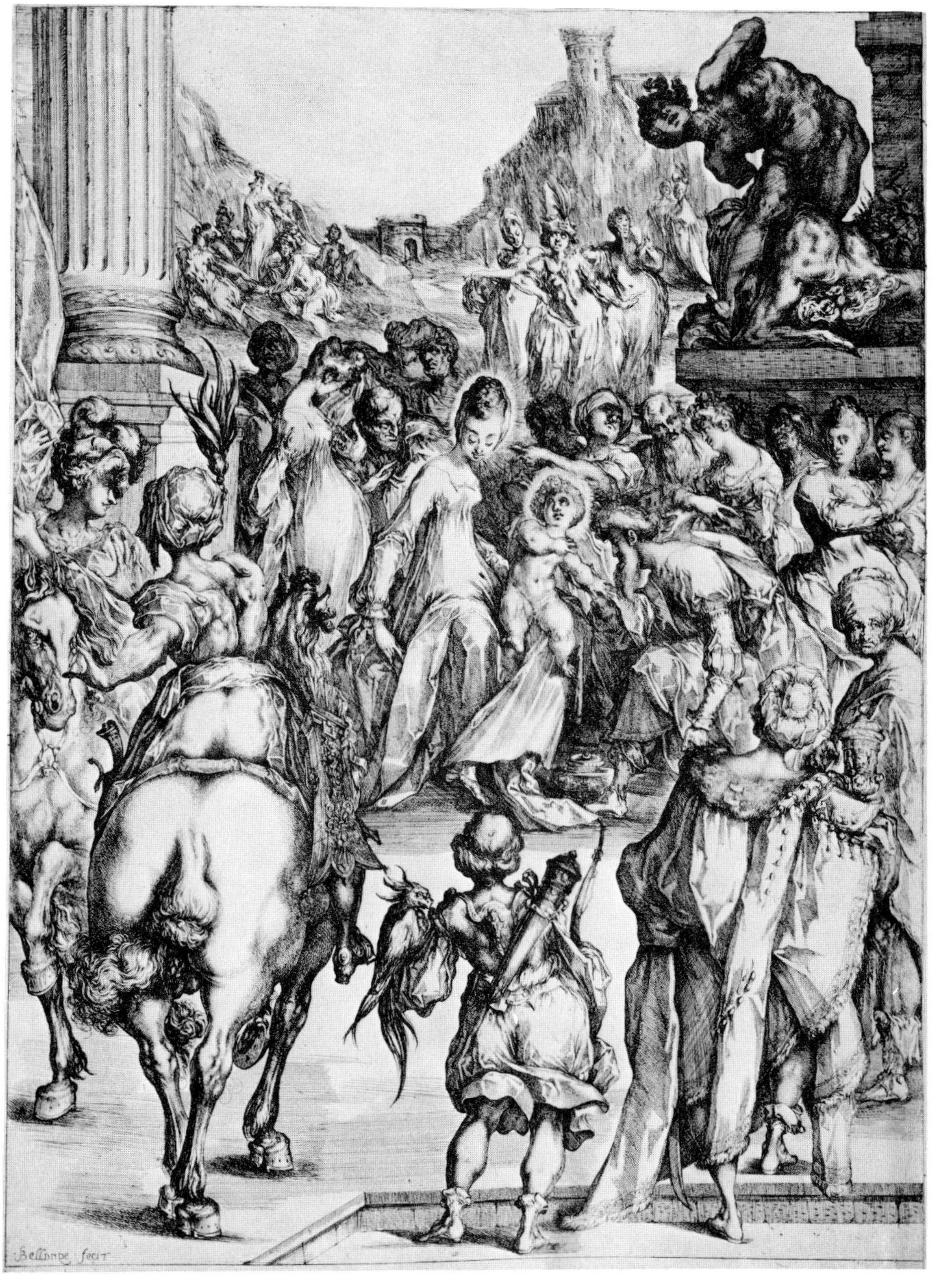

Die drei Frauen am Grabe

Radierung, 442 x 290, um 1620
Albertina Inv. 1930/322. R.-D.9 I, Walch 46

Dieser erste Zustand ist ein Blatt von größter Seltenheit; noch zeigt sich der Einfluß Parmigianinos. Doch geht Bellange „in seiner Überlängung und Deformierung der Gestalten noch viel weiter ins Extrem" (Oberhuber). Diese um 1620 entstandene Radierung kann als Spätwerk gelten, dessen Ekstatik im Ausdruck des Schmerzes auf das Äußerste gesteigert ist.

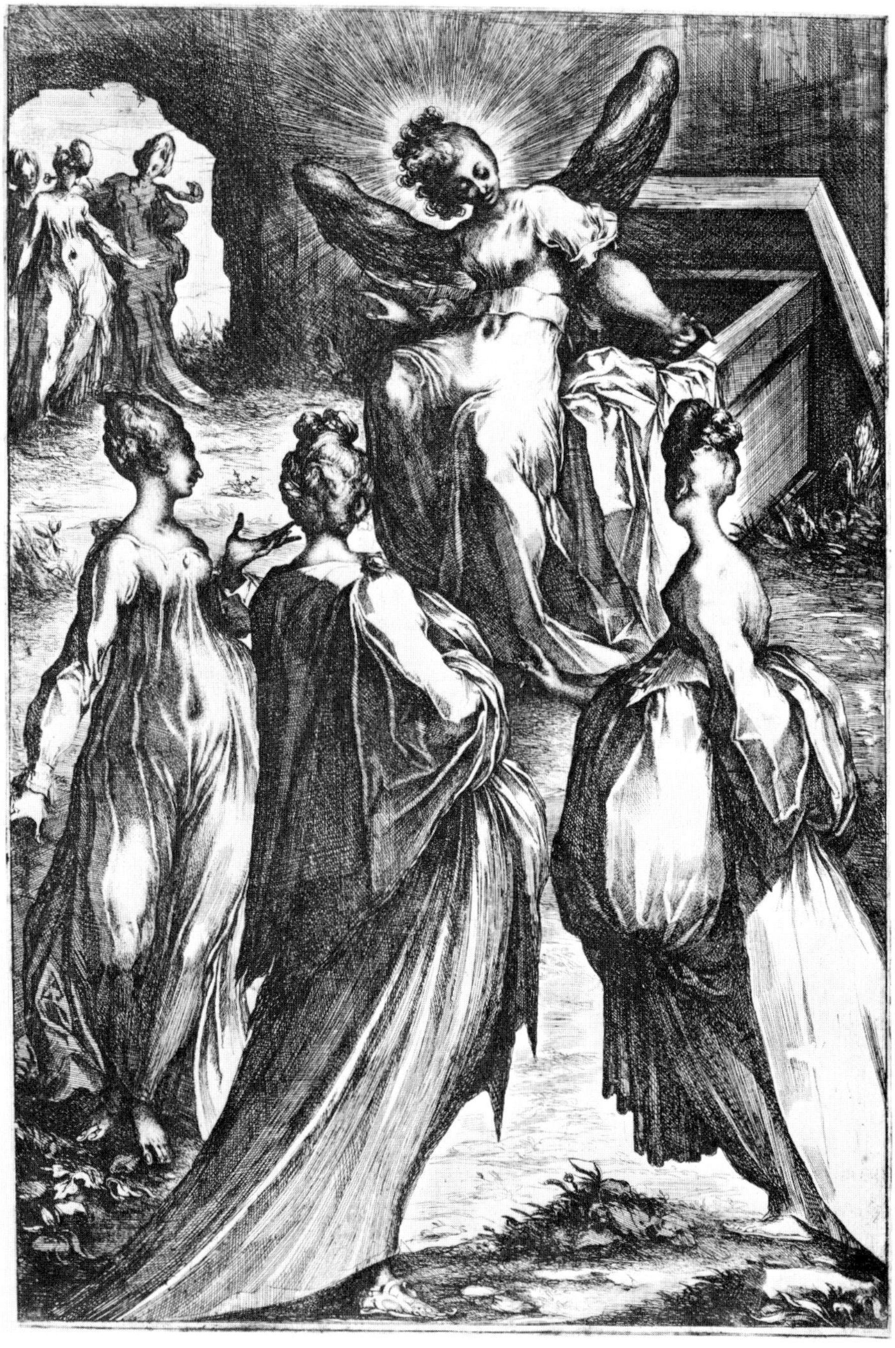

Die Kreuztragung

Radierung, 416 x 588, bez. unt. li.: „Bellange Eques in: incide.", unt. Mitte: „Vere languores nostros ..." etc., um 1620. Albertina Inv. 1930/320. R.-D.7, Walch 23

Dieses Hauptwerk des Künstlers stammt aus einer reifen Zeit, deren Merkmale sich in der Dynamik der vielfigurigen Szene, die offenbar von Schongauers Kreuztragung inspiriert war, ausprägen. Die Repoussoir-Figuren, die den Bildvordergrund füllende Frauengestalt oder die beiden Schergen zeigen ein ganz bestimmtes Kompositionsprinzip des Manierismus.

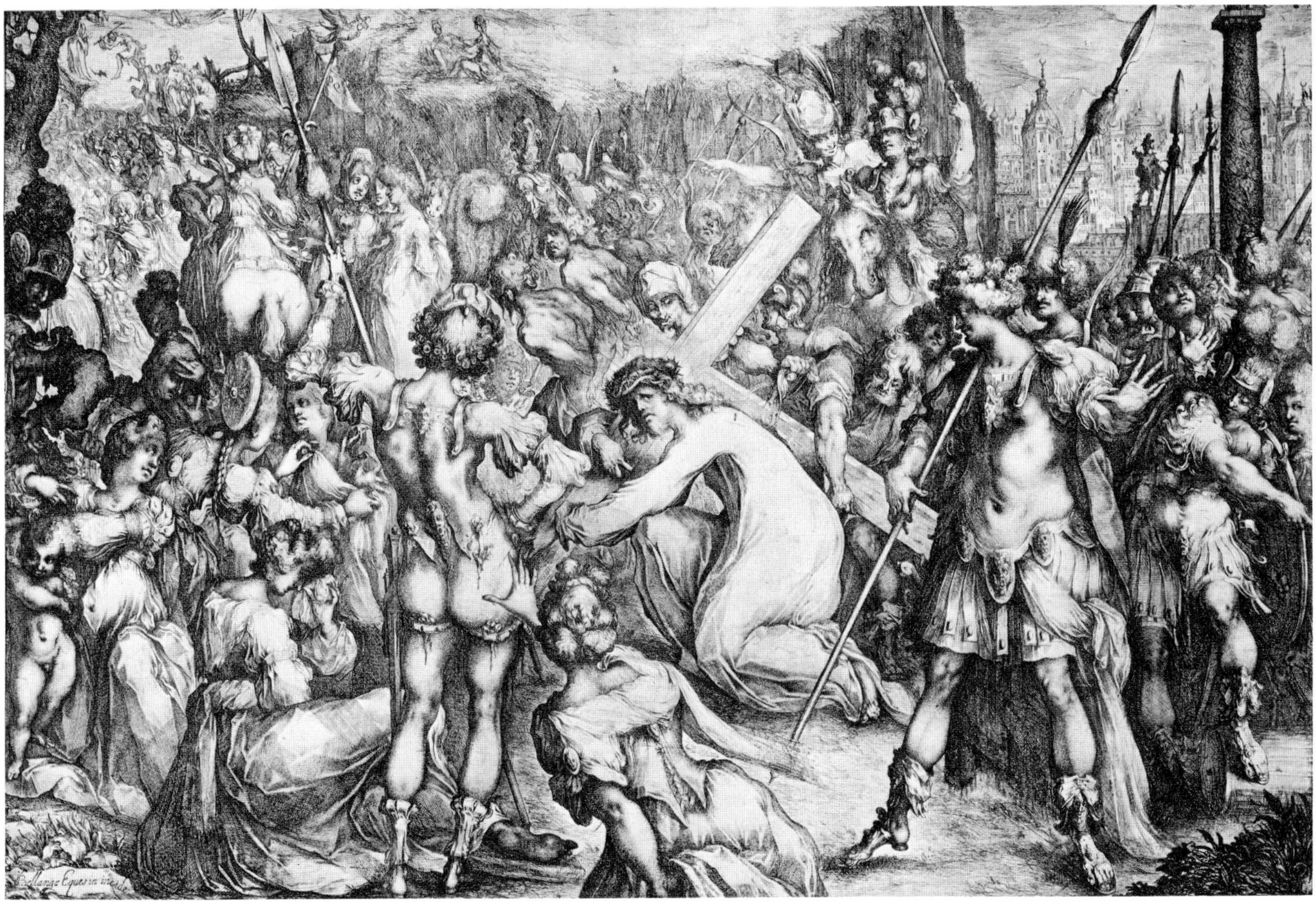

Melchior, aus der Folge der Heiligen Drei Könige

Radierung, 281 x 161, bez. unt. re.: „Bellan", um 1615
Albertina Inv. 1930/334. R.-D.33-35, Walch 28

Es war ungewöhnlich, die drei Weisen mit ihren Gaben als Einzelfiguren darzustellen. Bellanges manieristische Kompositionsweise zwang geradezu zur Vorliebe für die Rückenansicht. Eben hierin mag der Einfluß der Schule von Fontainebleau deutlich werden. Die Strichführung in Gewand und Zierat ist meisterhaft und zeigt die vollentwickelte Radiertechnik des Künstlers.

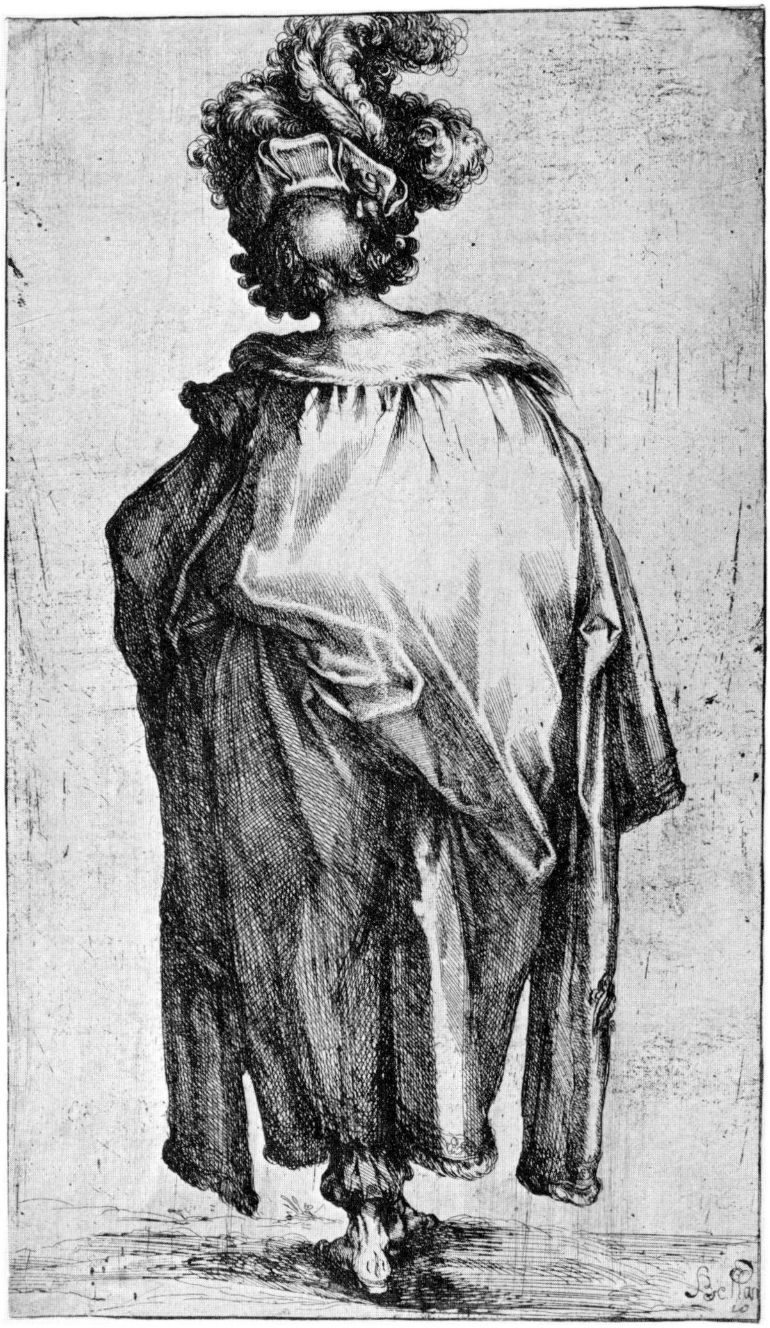

Primo Intermedio

Radierung, 283 x 201, bez. am Plattenrand unt. re.: „Jullius Parigii Inv: Iacobus Callot Inv.“, beschr. unt.: „PRIMO INTERMEDIO ...“ etc., 1616
Albertina Inv. 1933/310. Meaume 630, Lieure 185

Dieses in Zusammenarbeit mit Parigi entstandene Hauptwerk schildert die opernartige Aufführung „La Liberazione di Tirenno“ im Palazzo Pitti während des Karnevals von 1617. Sehr geschickt setzt Callot sowohl alle perspektivischen Mittel wie auch die von ihm entwickelte Stufenätzung mit ihren unterschiedlichen Dunkelheiten ein, um Raumwirkung zu erzeugen.

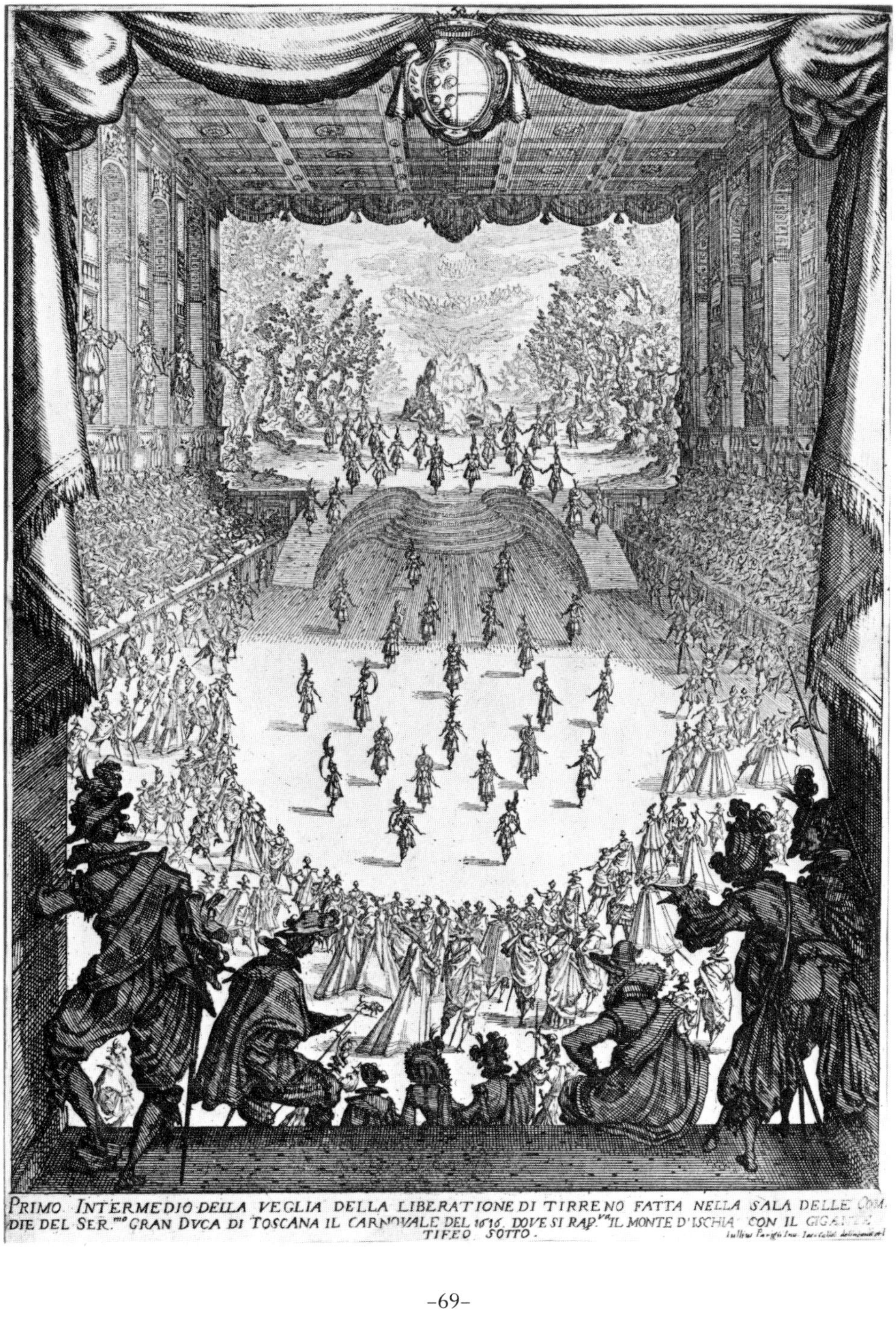
PRIMO INTERMEDIO DELLA VEGLIA DELLA LIBERATIONE DI TIRRENO FATTA NELLA SALA DELLE
DIE DEL SER.mo GRAN DUCA DI TOSCANA IL CARNOVALE DEL 1616. DOVE SI RAP.va IL MONTE D'ISCHIA CON IL
TIFEO SOTTO.

Zwanzig Radierungen aus den Zyklen „Varie Figure" und „Balli di Sfessania"

Albertina Inv. F III 1, p.50,51,52; F III 3, p.69,70

In den überaus vielfältigen Figurenfolgen Callots, von denen hier vier wiedergegeben werden, und die zum Teil skurril und phantastisch, zum Teil bäuerisch-realistisch sind, prägt sich die Vorstellungswelt des Künstlers am stärksten aus. Technisch erkennt man deutlich die von ihm entwickelte Hartgrundätzung (Vernis dur), welche eine einfache, an die Federzeichnung gemahnende Strichführung mit beliebig anschwellenden und sich verfeinernden Strichzügen ermöglicht.

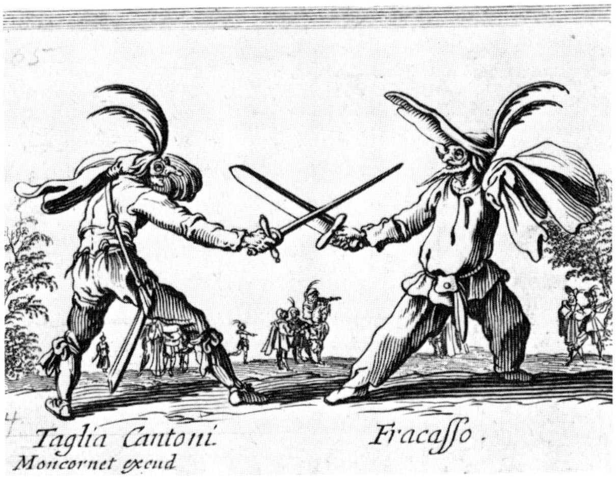

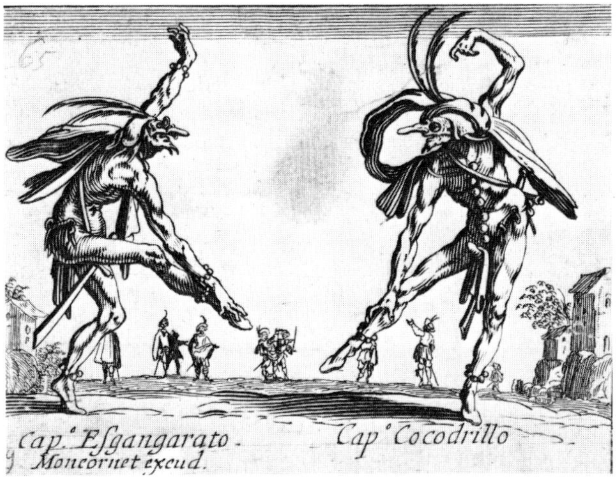

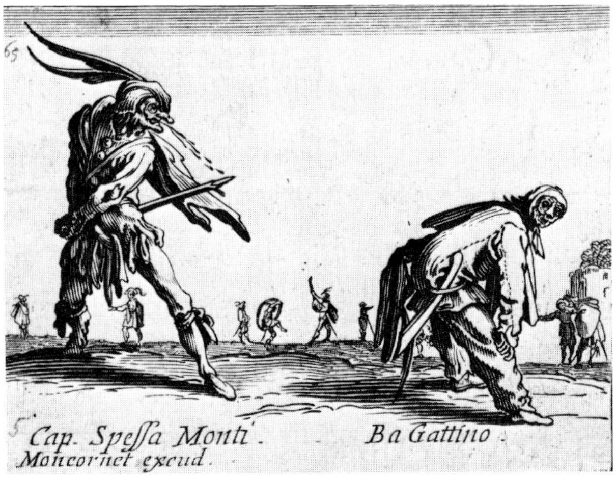

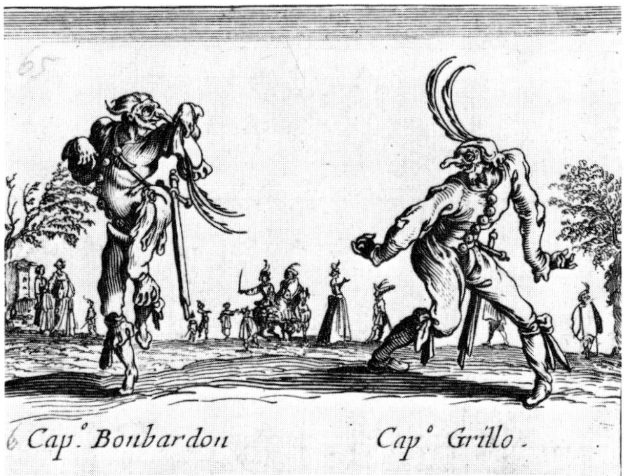

Maifest in einem lothringischen Dorf

Radierung, Echoppe, Kaltnadel, 190 x 333, beschr. unt. Mitte: „P. mariette 1667" (von fremder Hand), um 1625
Albertina Inv. 1933/682, Meaume 623 II, Lieure 561 II

Die Szenerie ist typisch für die lothringische Landschaft; Callot besaß ein Haus bei Nancy, so daß die frische und lebendige Schilderung dieses ländlichen Ereignisses wohl unmittelbar persönlichem Erleben entspricht.

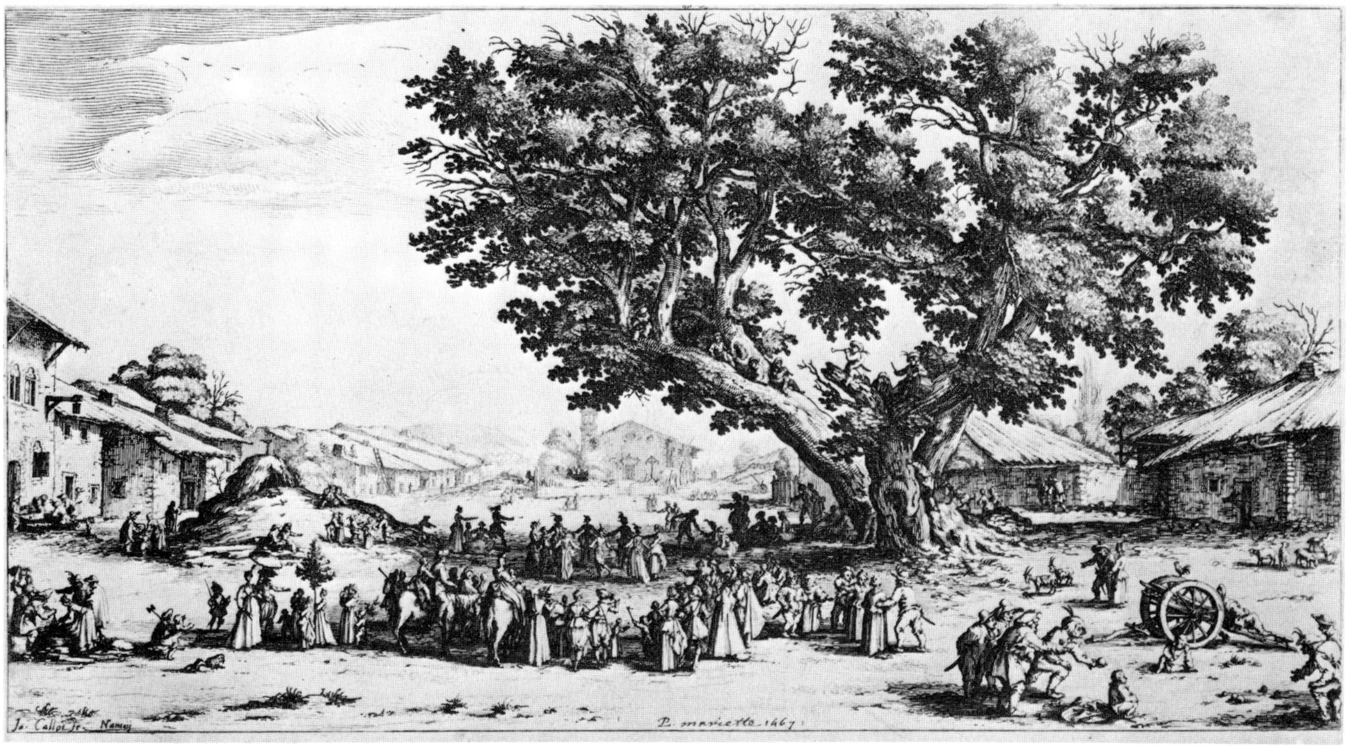

Schauspiel mit Feuerwerk auf dem Arno

Radierung, 224 x 305, bez. unt. re.: „Iacomo Callot fec.", beschr. ob.: „BATTIGLIA DEL RE ..." etc., 1619
Albertina Inv. 1933/498, Meaume 617 II, Lieure 302 II (nicht abgebildet)

Die Versuchung des Heiligen Antonius

Radierung, Abdruck von der zerstörten Platte, 378 x 487, 1617
Albertina Inv. 1933/314, 315, Meaume 138, Lieure 188 II

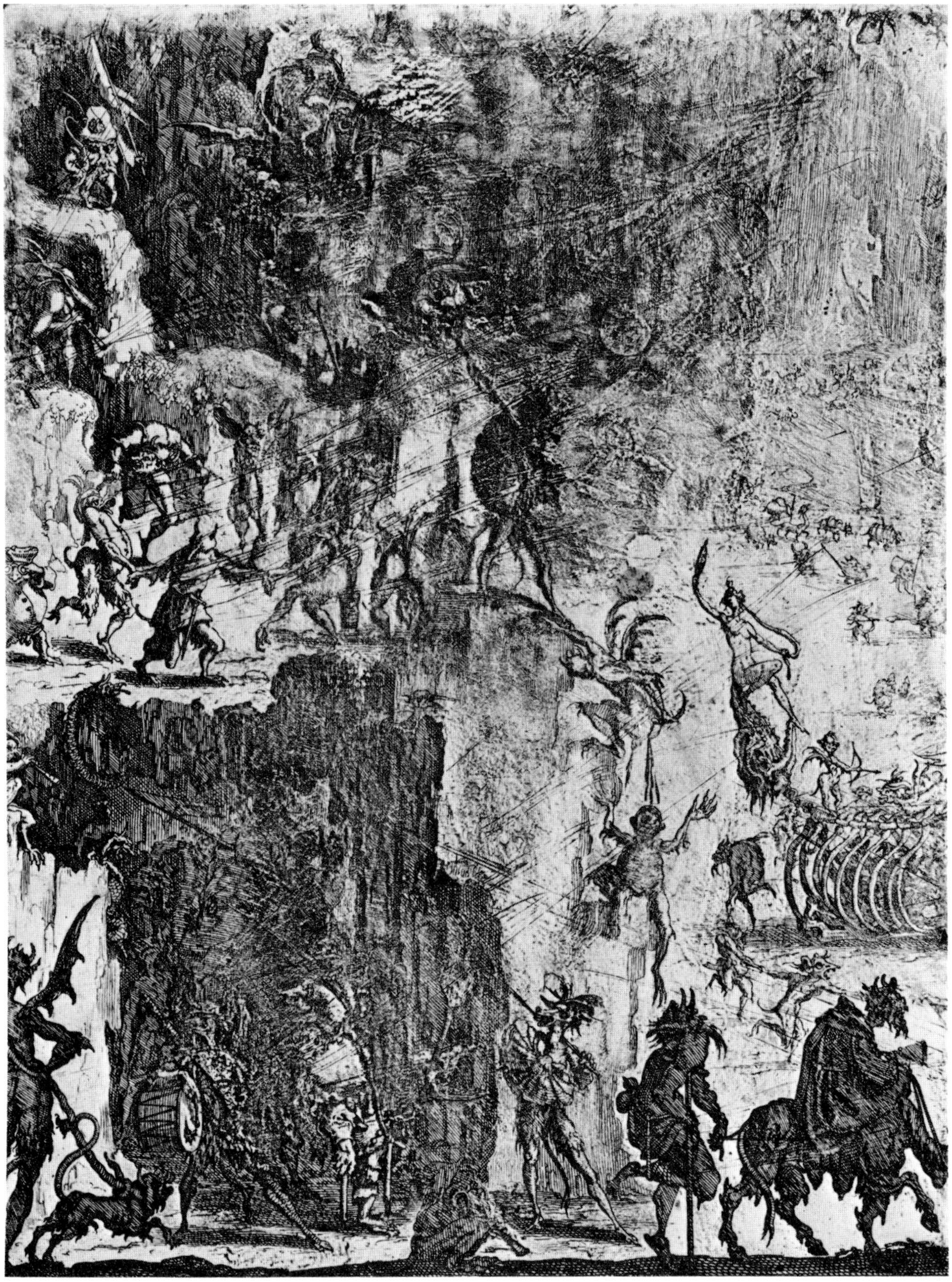

Drei Ziegen

Radierung, 205 x 133, Teil einer ursprünglich größeren Platte, um 1630
Albertina Inv. HB CXXXI, p.63, Blum 5

Der große Schilderer der idyllischen Campagna um Rom versteht die ganze athmosphärische Großartigkeit dieser Landschaft auch mit der Radiernadel zu erfassen. Seine Zeichenweise ist lebhaft, tonig und stimmungsvoll. Lorrains Radierungen zählen zu den schönsten, weil sie frei und wirklich sind, wie offenbar einer Sehnsucht nach Natürlichkeit entsprungen.

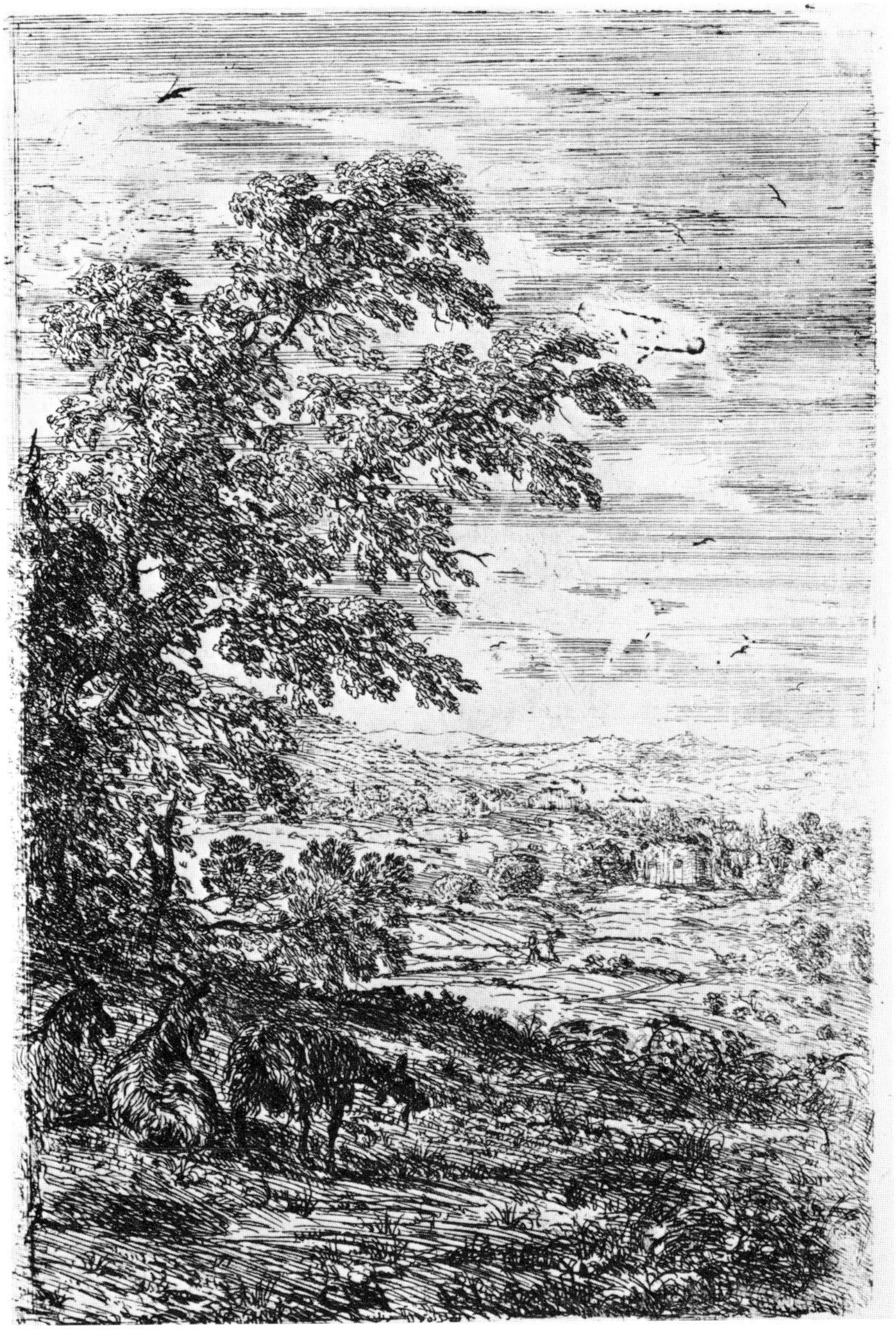

Herde an der Tränke

Radierung, 166 x 225, bez. unt. li.: „C4CLAV fec 1635", 1635
Albertina Inv. HB CXXXI, p.64, Blum 11 II

Die Idylle des ländlichen Lebens erhält hier einen antiken Akzent. Eben darin wird Claude zum Vorbild der späteren, idealistisch-klassizistischen Generation, deren Ziel es war, ihre Vorstellung von „edler Einfalt, stiller Größe" mit der Stimmung einer milden, italienischen Natur zu verbinden. Solche Blätter haben im besonderen den neuen Zeitgeist verbreitet.

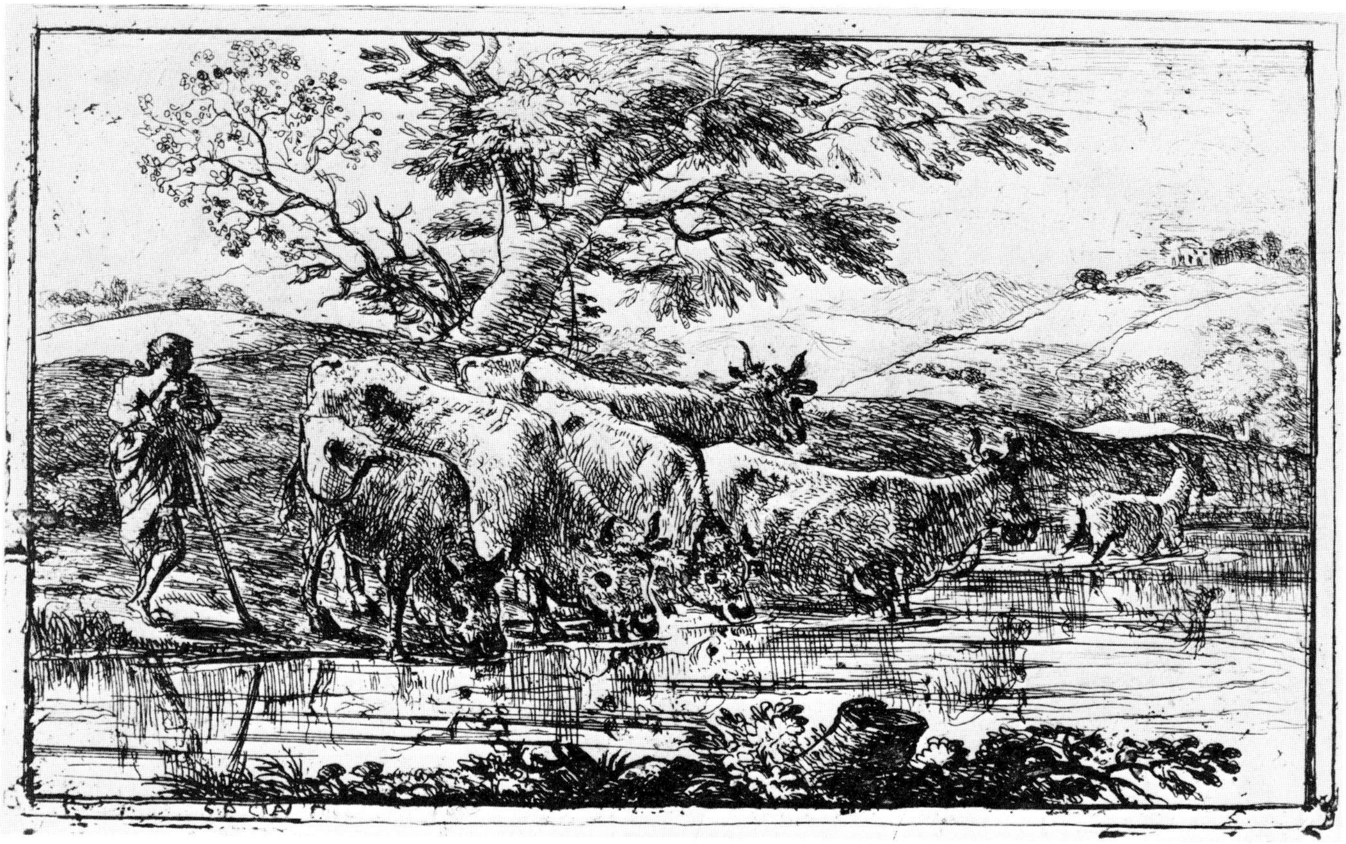

Tour ronde – Tour carrée (Entwurf von vier Phasen einer Denkmals-Enthüllung)

Radierungen, 197 x 142, drei Exemplare bez.: „CL“, 1637
Albertina Inv. HB CXXXI, p.66/10–13, Blum 24, 26, 29, 30

Das Faszinierende an dieser Folge ist das Ablaufen des Ereignisses, dessen Phasen mit Feuerwerk und Explosionen in einer höchst effektvollen Szene geschildert werden. Eben in einer solchen Aufgabe kann die Radierung ihre ganze zupackende Unmittelbarkeit entfalten, voller Phantasie ein solches Ereignis darstellen, vielleicht ein Projekt vorführen.

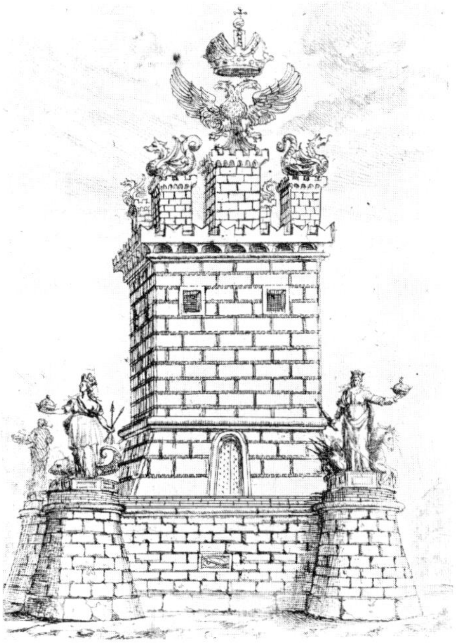

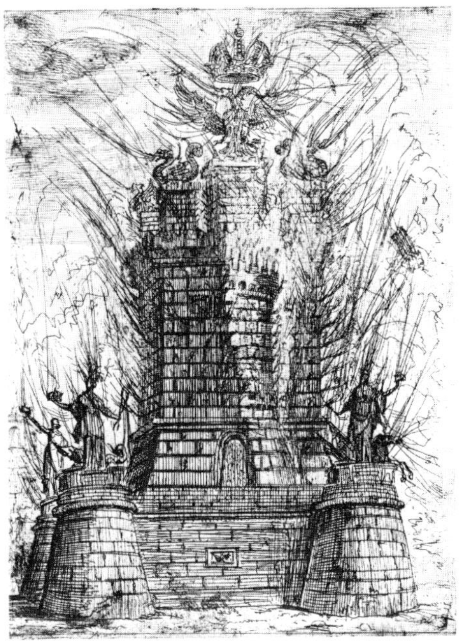

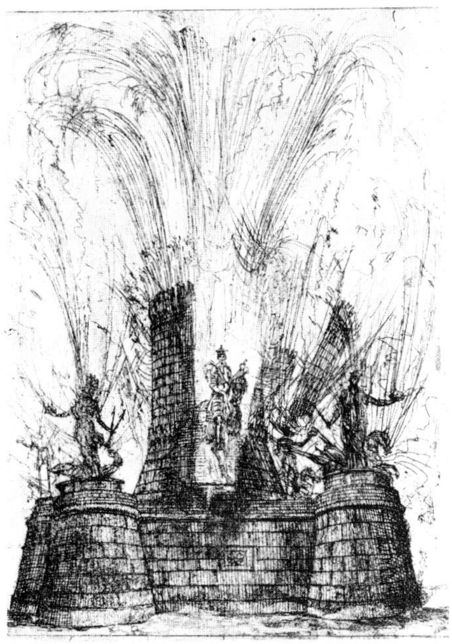

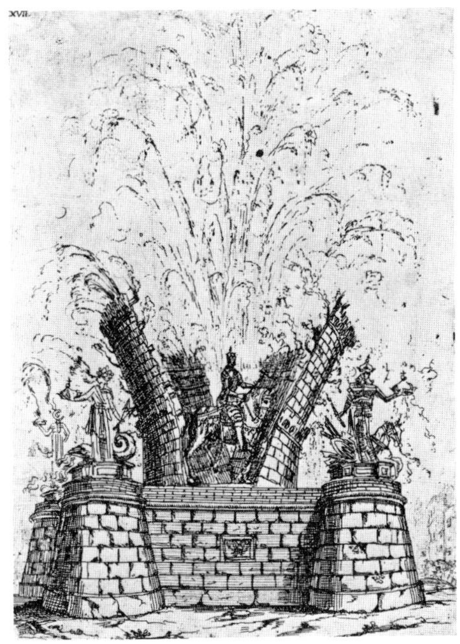

a) Sitzende Frau (Fragment)

Radier- und Ätzproben, 139 x 206, um 1663
Albertina Inv. HB CXXXI, p.63, Blum 43

b) Landstreicher (Fragment)

Radier- und Ätzproben, 179 x 112, um 1663
Albertina Inv. HB CXXXI, p.62, Blum 41
(nicht abgebildet)

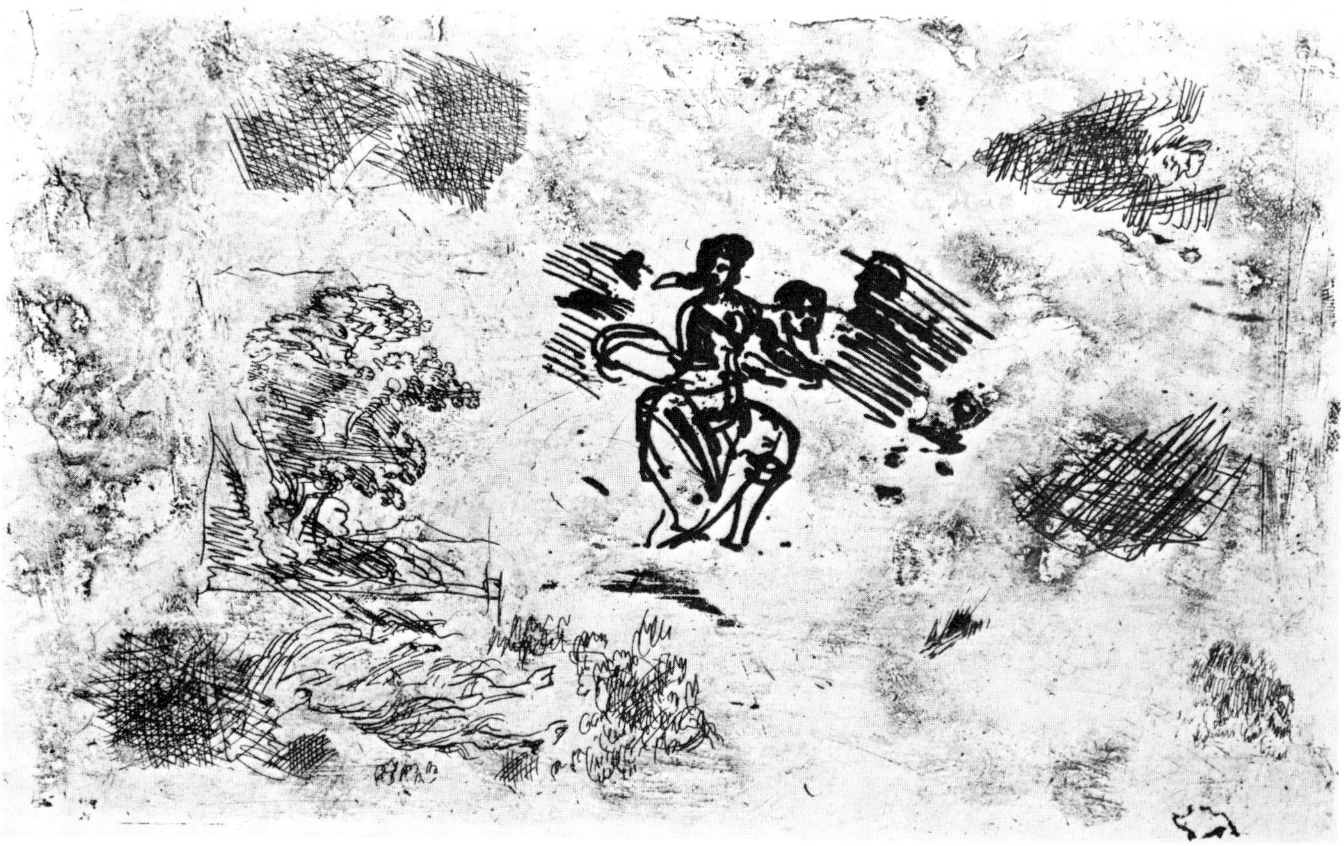

Ceres bei der alten Metanira

Radierung, 310 x 235, beschr. unt.: „Ahlsheimer pinxit, Scipione Burghesio S.R.E. – Cardinali amplissimo in devoti animi testimonium H. Goudt sculpsit et dicavit Romae 1610", 1610
Albertina Inv. D.A.A. XLVIa, Nr. 12, Hollst.5

Elsheimers Kunst fällt in allen Bereichen aus dem Rahmen des Üblichen: So ist auch diese Radierung eine besondere Arbeit: Goudt stand in Rom in unmittelbarem Kontakt mit Elsheimer und scheint seinen Intentionen besonders gefolgt zu sein. Das Thema ist Ovids Metamorphosen entnommen. Effekte der Licht- und Dunkelmalerei wurden großartig übersetzt.

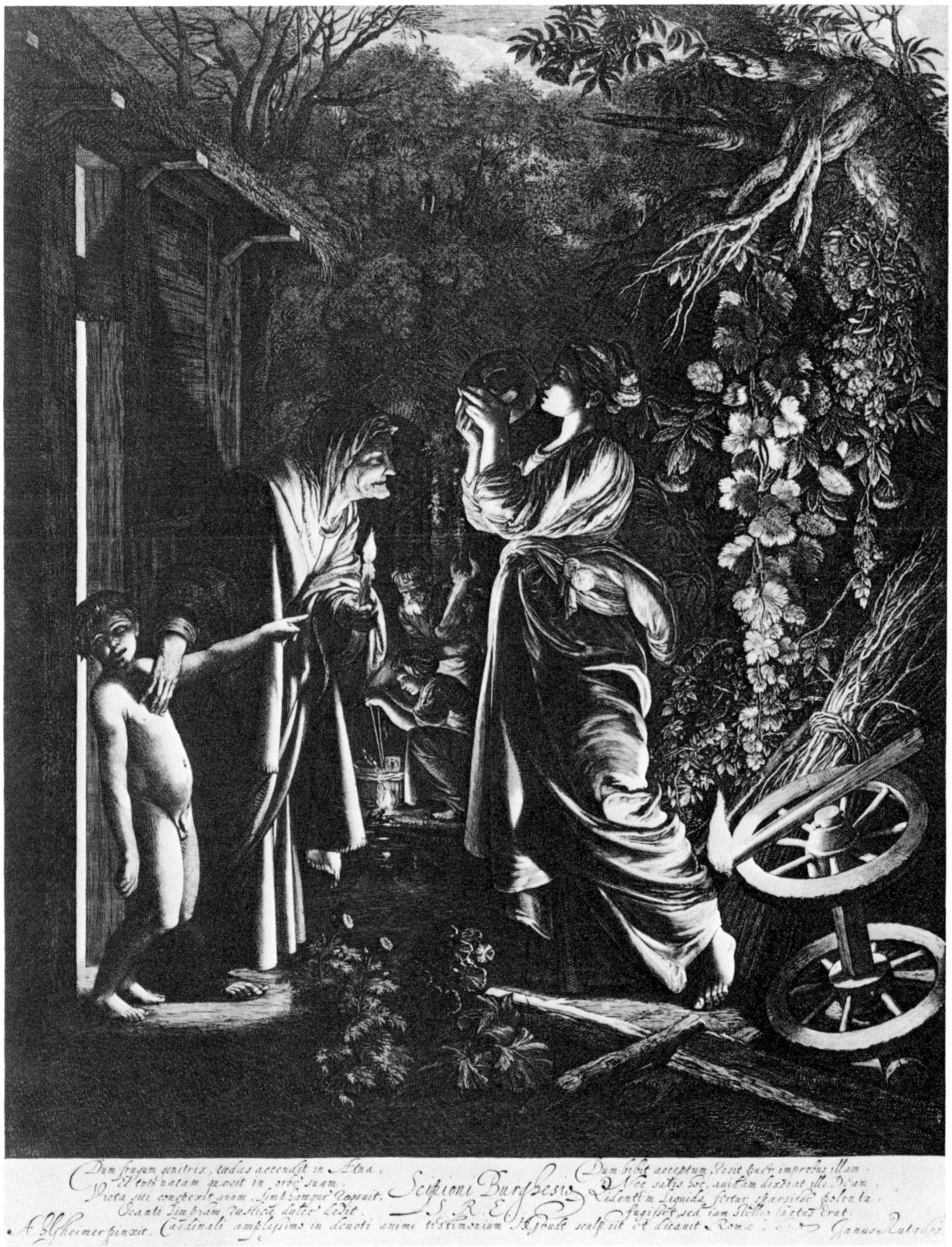

Die Hütte auf der Anhöhe

Radierung und Kaltnadel, 193 x 276, bez. am Plattenrand unt. Mitte: „Ruisdael", um 1645
Albertina Inv. H III 37, p.3, Dutuit 3

Die Übersteigerung der heimischen Landschaft zeigt Ruisdael als einen der phantasievollsten Radierer aller Zeiten. Eben dieses Blatt kann man zu den größten Meisterwerken der Landschaftskunst rechnen.

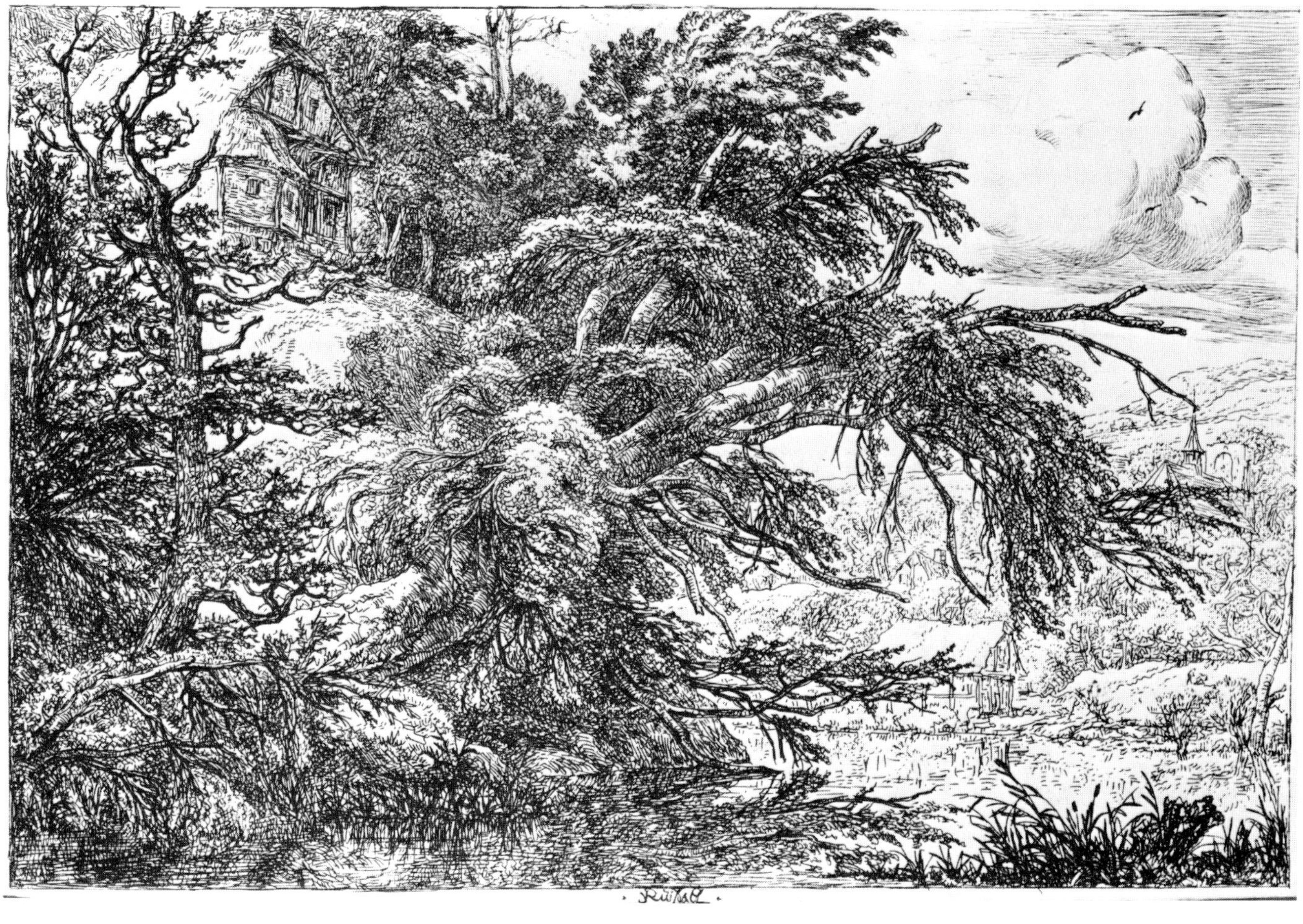

Die beiden Bauern und ihr Hund

Radierung, 193 x 276, bez. am Plattenrand unt. Mitte: „Ruisdael f.", um 1645
Albertina Inv. H III 37, p.2, Dutuit 2

Die Mächtigkeit solcher die Zeiten überdauernden Bäume wird in der Relation zu den kleinen Staffage-Figuren der linken Ecke übergroß und erhält eine seit Altdorfer nicht mehr gekannte Dimension. Die vibrierende Linienführung und abgestufte Ätzung sind dafür ideale Mittel. Es zeigt sich, daß eben die Radierung einem großen Maler ein adäquates Medium ist.

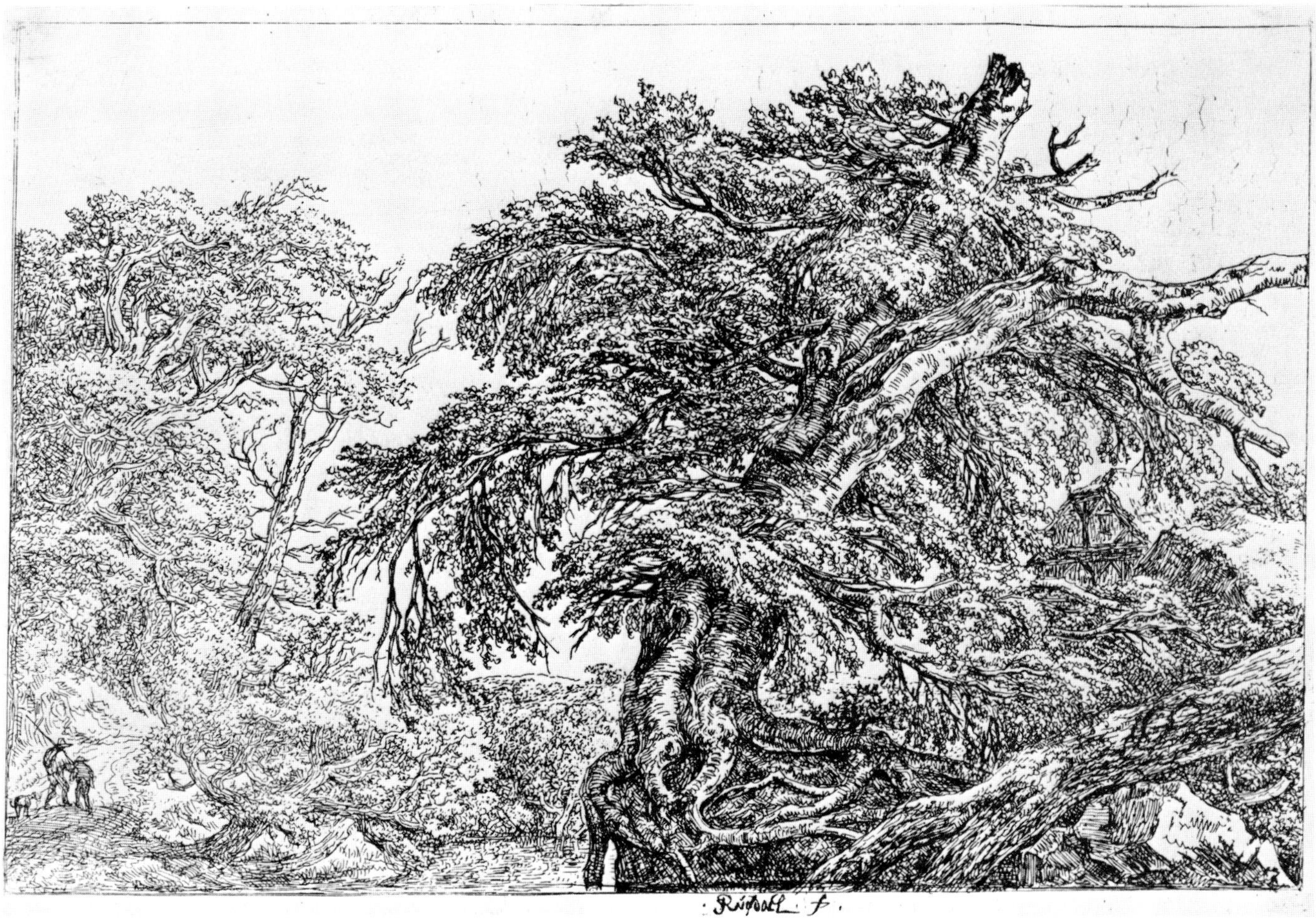

51 PIETER BRUEGEL D. Ä.

Die große Alpenlandschaft

Radierung, 361 x 464, bez. unt. re.: „BRUEGHEL INVE. H. cock excude.", um 1555
Albertina Inv. 1955/60, Bast.18, Hollst.15

Der Künstler hat seine Eindrücke von der Reise durch die Schweizer Alpen bis nach Tirol 1553/54 in der Serie der 12 „Großen Landschaften" festgehalten. Der Verleger Hieronymus Cock (wohl Initiator der Italienreise) hat die Übertragung in Radierungen sofort und meisterhaft vorgenommen. In diesen Landschaften kommt Bruegels Sinn für Größe, Raum und Weite (Oberhuber) wohl am stärksten zum Ausdruck. Darum sind Cocks Wiedergaben so wertvoll, sie bleiben aber Wiedergaben.

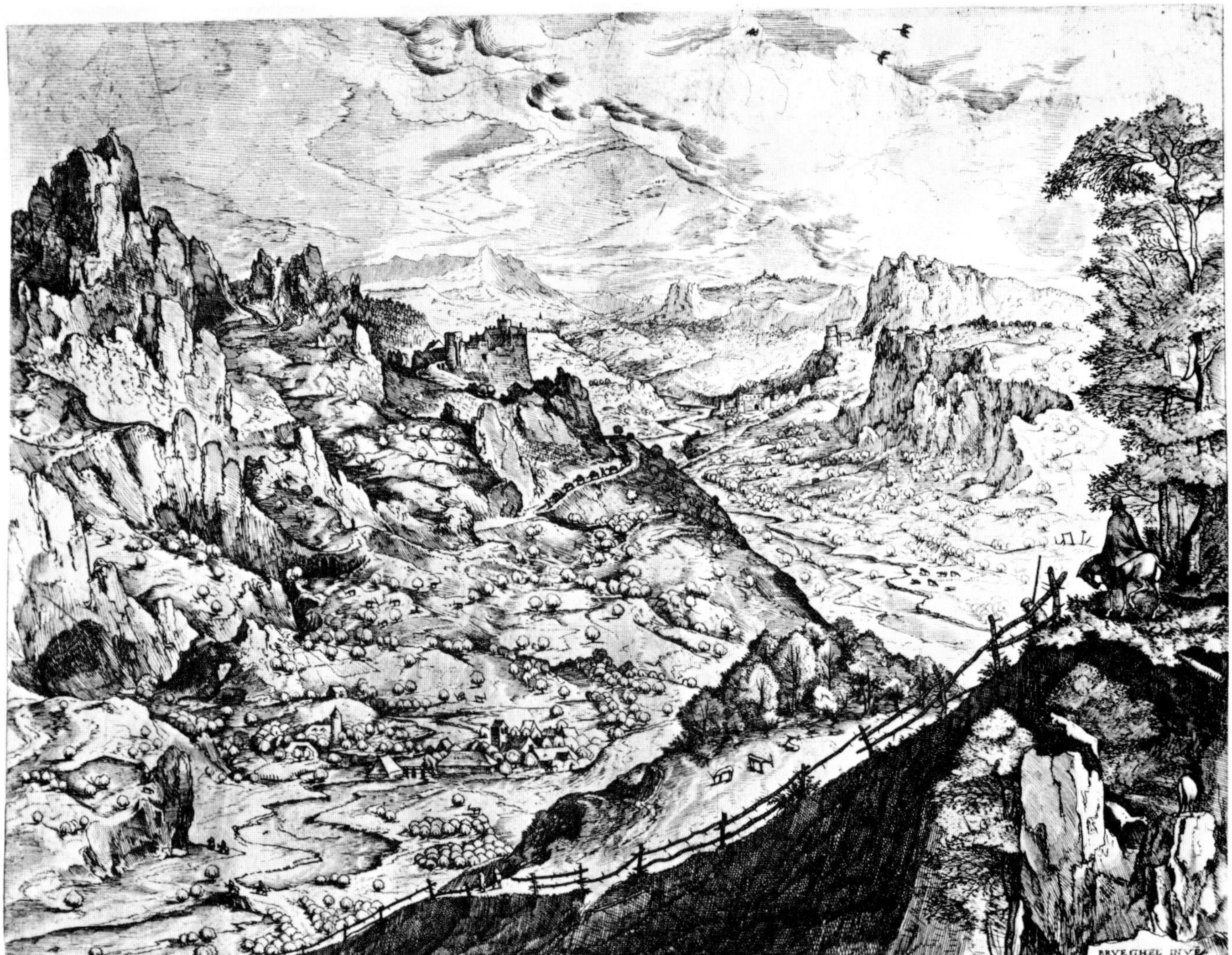

Die Hasenjagd

Radierung, 213 x 284, bez. unt. li.: „Bruegel 1566", ob. re.: „H. cock excu", 1566
Albertina Inv. 1955/37, Bast.1, Hollst.1

Dieses Blatt ist Bruegels einzige eigenhändige Radierung. Der Künstler schildert lebhaft und realistisch eine jagdliche Szene, die in eine weite Burg- und Flußlandschaft gestellt ist. Bezeichnend daran ist die lockere, freie Strichführung, die der Zeichenweise des Künstlers entspricht; aufschlußreich der Vergleich mit der Reproduktion des Hieronymus Cock.

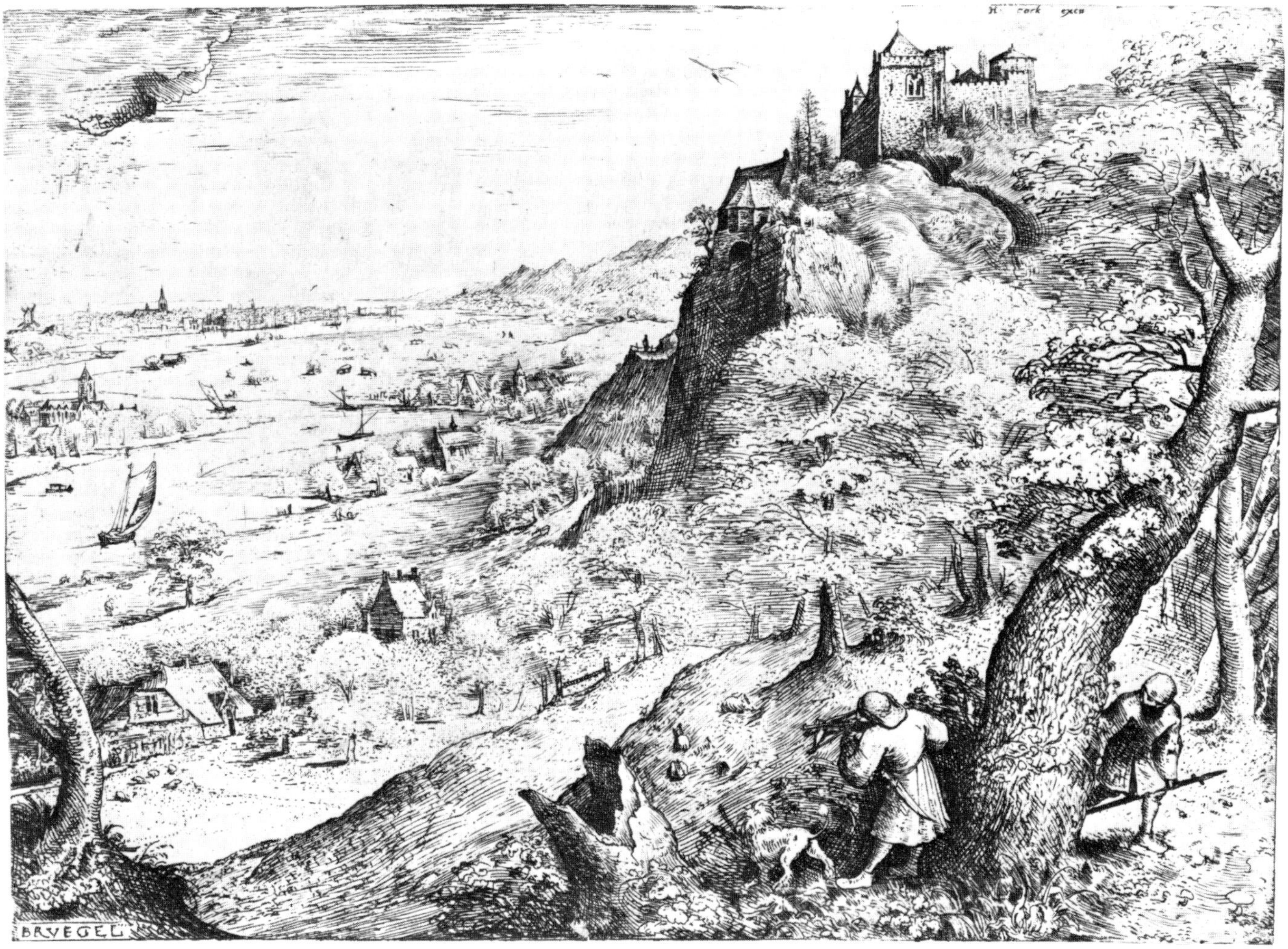

Bauern beim Schweineschlachten

Radierung, 120 x 120, bez. unt. li.: „Av. ostade", um 1642
Albertina Inv. HB LXX, p.72, God.41 VIII

Die Darstellungen aus der bäuerlichen Welt treten in der holländischen Kunst im besonderen in den Vordergrund und auch die Radierung findet darin reiche Themen. In diesem Blatt mit seiner nächtlichen Szene wird der besondere Effekt durch eine hinter dem auf dem Schwein knieenden Bauern gehaltene Lampe erreicht, deren starke Lichter und Schatten dem Schwarz-Weiß einer Radierung besondere Wirkung geben. Das Bauernleben bot den Gegensatz zum feinen Hofleben.

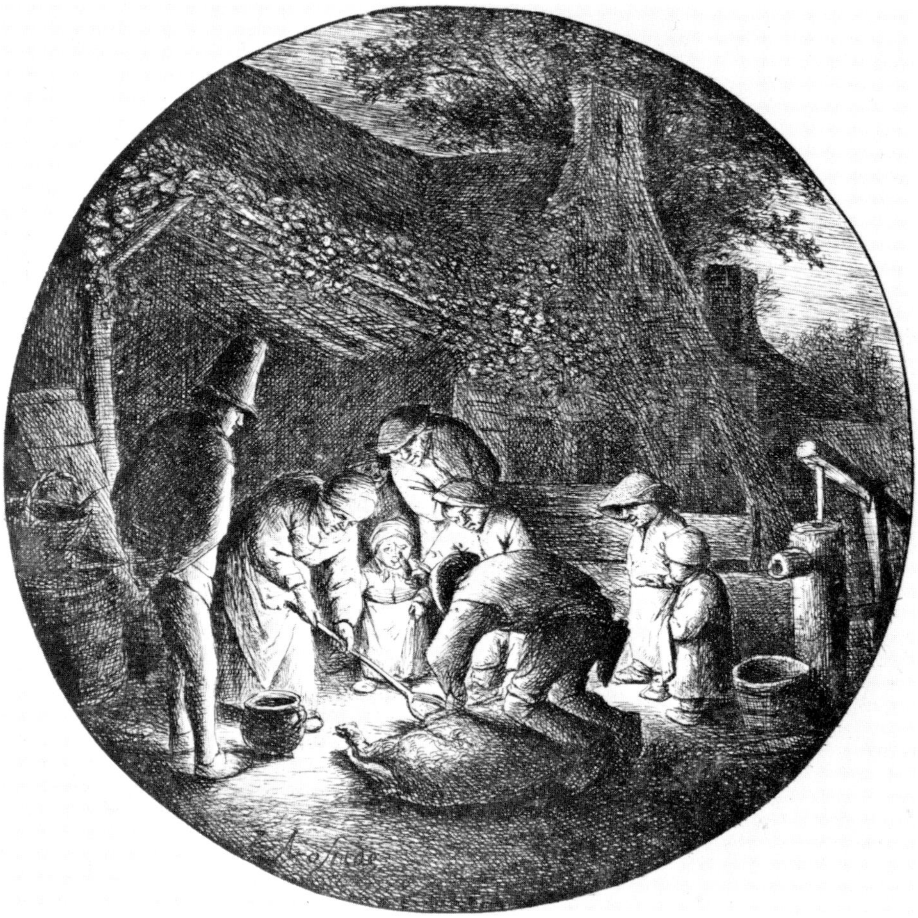

Spinnende Bäuerin

Radierung, 138 x 175, bez. unt. li.: „Av. ostade 1652", 1652
Albertina Inv. HB LXX, p.71, God.31 III

Dem Künstler lag besonders daran, die idyllische Stimmung des Lebens auf dem Lande erkennen zu lassen: Die ruhenden Tiere, die in Beschaulichkeit sich vollziehende Arbeit der Menschen. Seine Meisterschaft liegt im Detail, das in einem solchen Blatt, übrigens einem späten Abdruck, von ungemeiner Vielfalt ist. Die Sehnsucht nach Natürlichkeit wurde immer stärker.

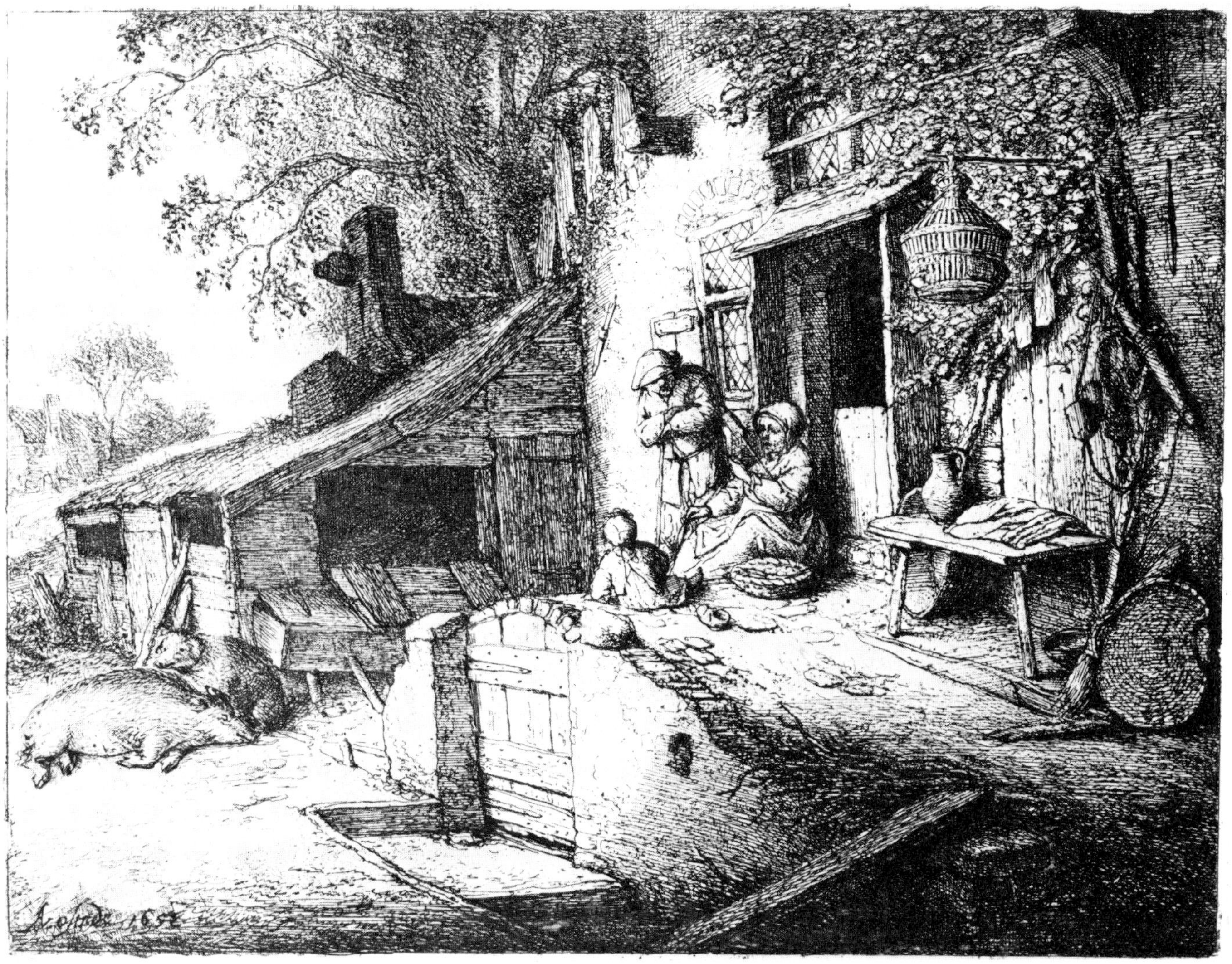

Herde, eine Furt passierend

Radierung, 261 x 250, bez. ob. re.: „Berghem fe.", um 1680
Albertina Inv. HB LXXIII (1) 1, p.3, Dutuit 9

Mit seinem graphischen Œuvre, das zu den gesuchtesten seiner Zeit gehörte, hat sich der Künstler ein beträchtliches Vermögen geschaffen, das ihn in die Lage versetzte, eine bedeutende Sammlung von Kunstschätzen zustande zu bringen. Seine Themen beeinflußten die barocke Malerei, die Ausstattung von Schlössern und Palästen, wie schließlich die aufkeimende Sehnsucht nach dem natürlichen Leben überhaupt. Dem Zeitalter des Rationalismus ging – wie immer – der Gegensatz zur Seite.

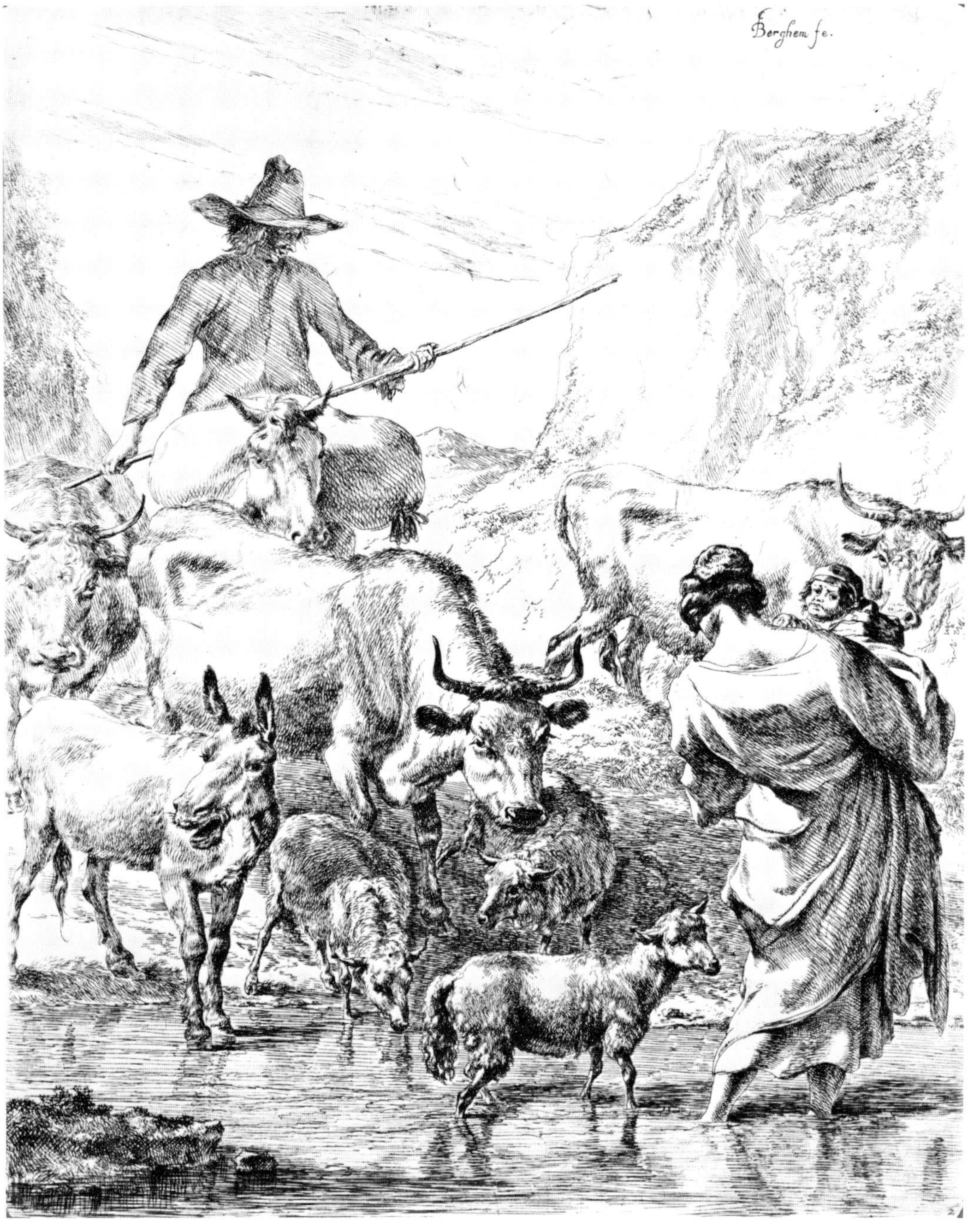

Kühe und Ziegen auf der Weide

Radierung, 210 x 260, bez. unt. Mitte: „C. P. Berghem inventer et fecit“, um 1680
Albertina Inv. HB LXXIII (1) 1, p.6, Dutuit 2 II

Berghem wurde geradezu der Inbegriff der Darstellungen aus der Hirten- und Tierwelt, die in seinem radierten Œuvre von etwa sechzig Blättern das fast ausschließliche Thema bilden. Man hat an ihm schon zu seinen Lebzeiten die stimmungsvolle Führung des Sonnenlichtes als größten Vorzug angesehen. Die Beliebtheit seines Werkes und dessen Wirkung war außerordentlich. Die Bedeutung der Verbreitung von Ideen, Leitbildern und Stil durch die Graphik wurde eben hier besonders stark.

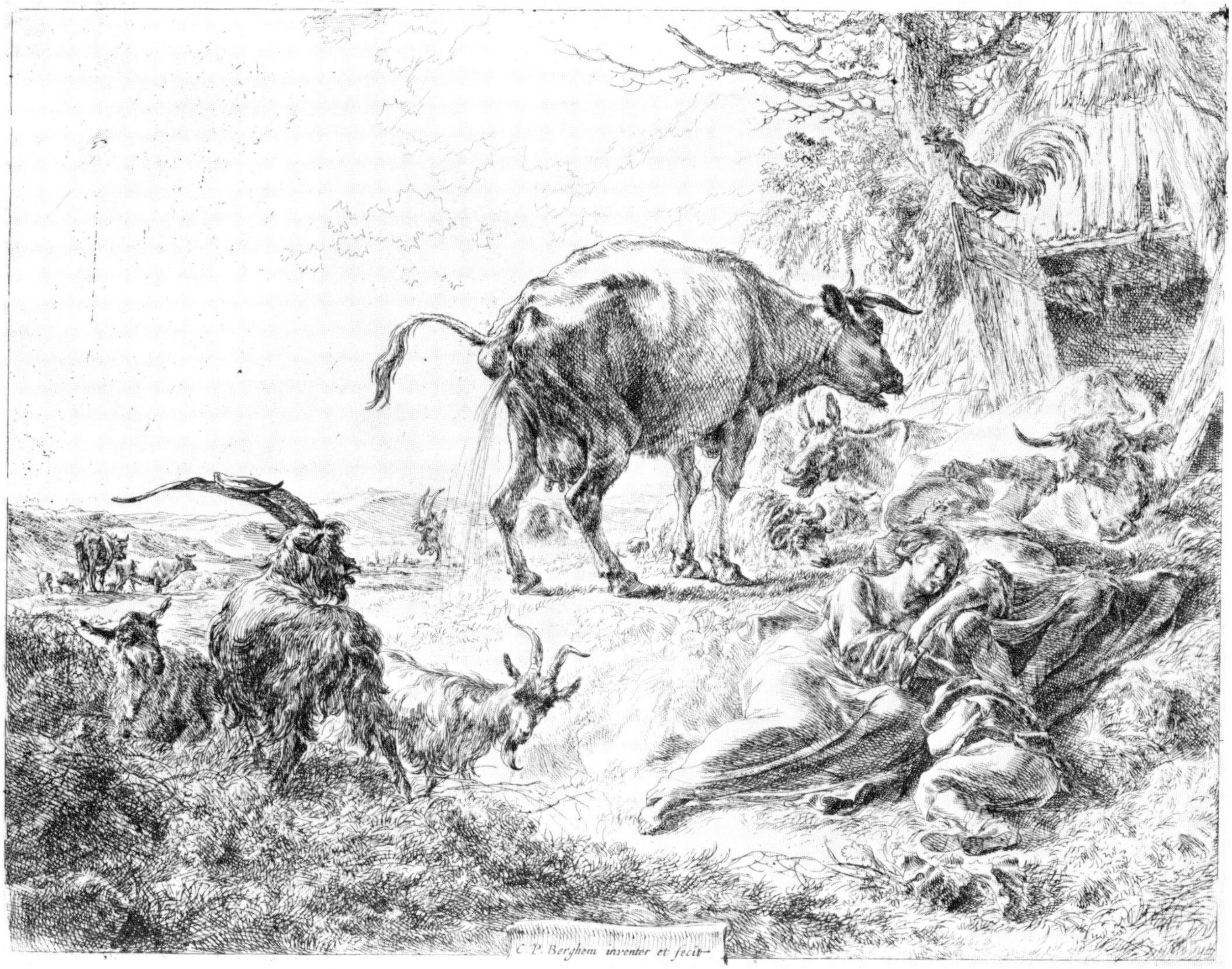

Die Kupferdruckwerkstatt

Radierung und Kupferstich, 260 x 322, beschr. unt. Mitte: „Cette figure vous montre . . .“ etc., 1642
Albertina Inv. F III 11, p.62, Duplessis 1388

Der Tiefdruck erfordert eine höchst umsichtige Zurichtung der Platte, die im Erwärmen, Einfärben und Auswischen besteht. Dann folgt der Druck: Kupferplatte und gefeuchtetes Papier werden mit Lagen von Filzen zwischen den Zylindern der Druckpresse hindurchgezwungen. Bosse zeigt diese Tätigkeiten sowie die im Hintergrund zum Trocknen aufgehängten fertigen Drucke. Der künstlerische Druck erfolgt im Prinzip bis heute nicht anders im Zusammenwirken von Künstler und Drucker.

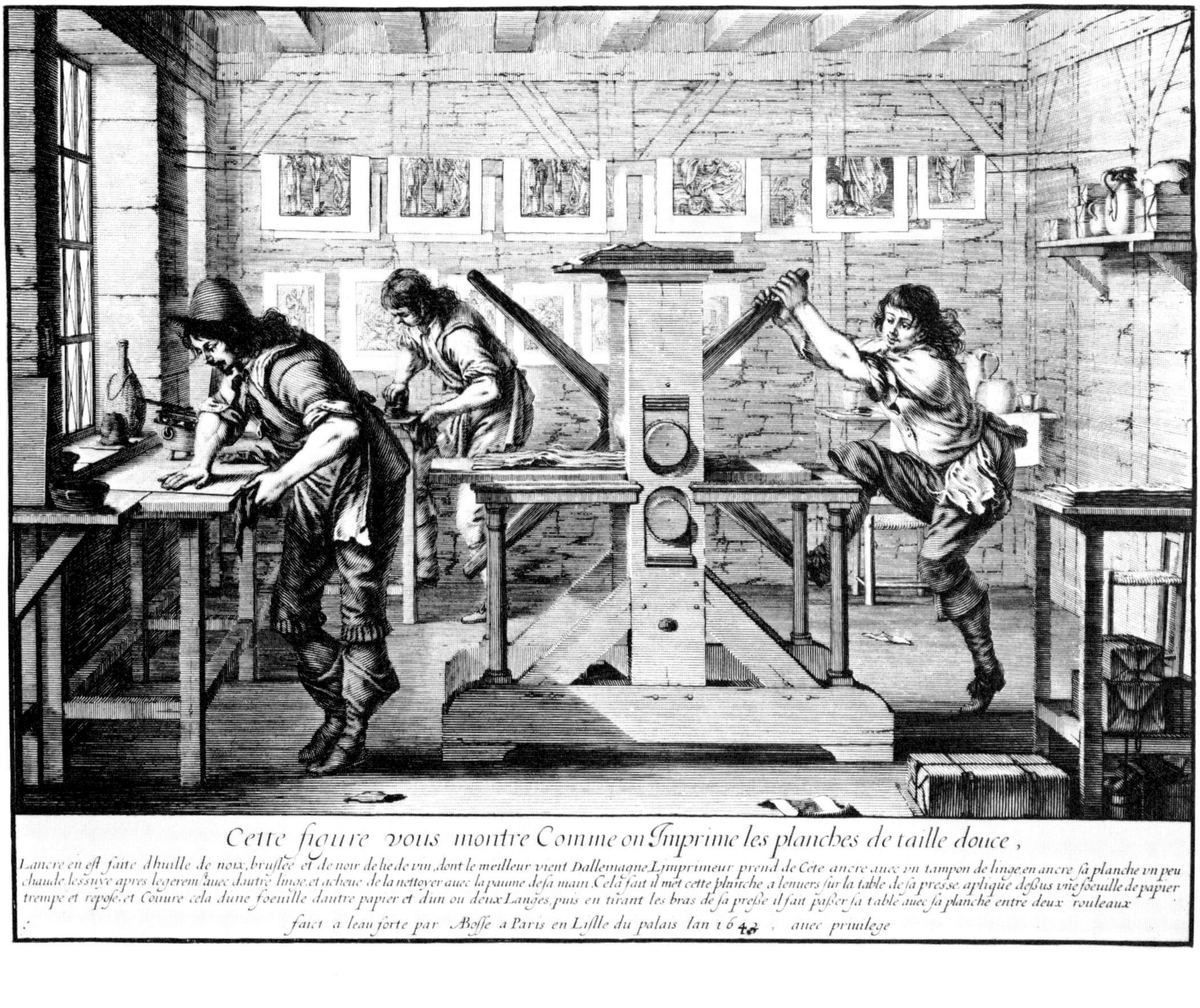

Bildnis Jan van Wouwer

Radierung und Kupferstich, 327 x 157, 1632
a) der von van Dyck radierte Entwurf, bez. unt. Mitte: „Dominus Johannes Waverius Regi Catholica a Cons.“
Albertina Inv. H III 10, p.51
b) das von Paulus Pontius fertiggestellte Blatt, beschr. am Plattenrand: „D. JOANNES WAVERIUS EQUES ...“ etc.
Albertina Inv. H II 36, p.19, Dutuit 23, Mauquoi 18 II, Wibiral 18 II

Der Vergleich, was van Dyck und was sein Stecher Pontius beigetragen haben, ist lehrreich.

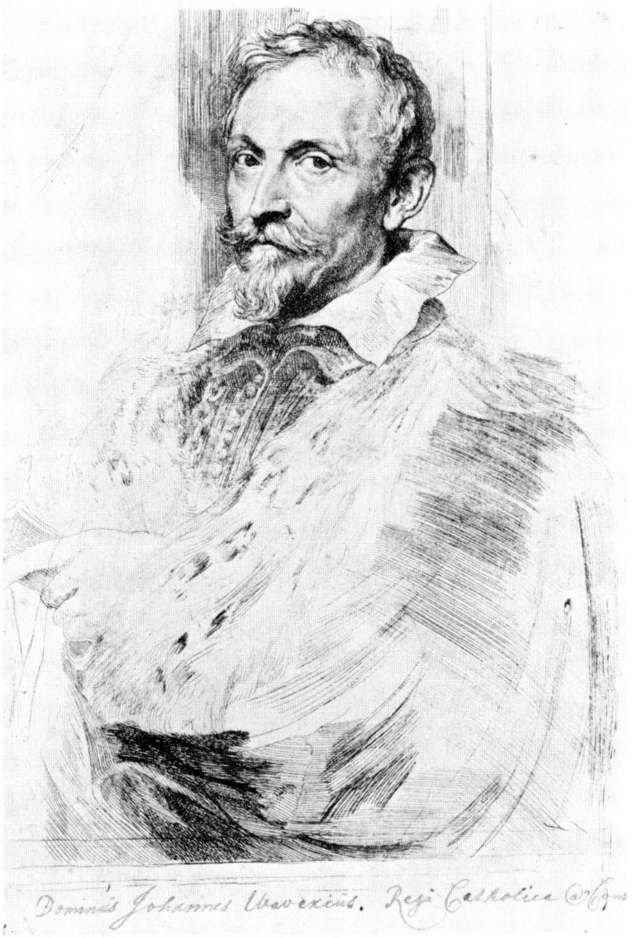

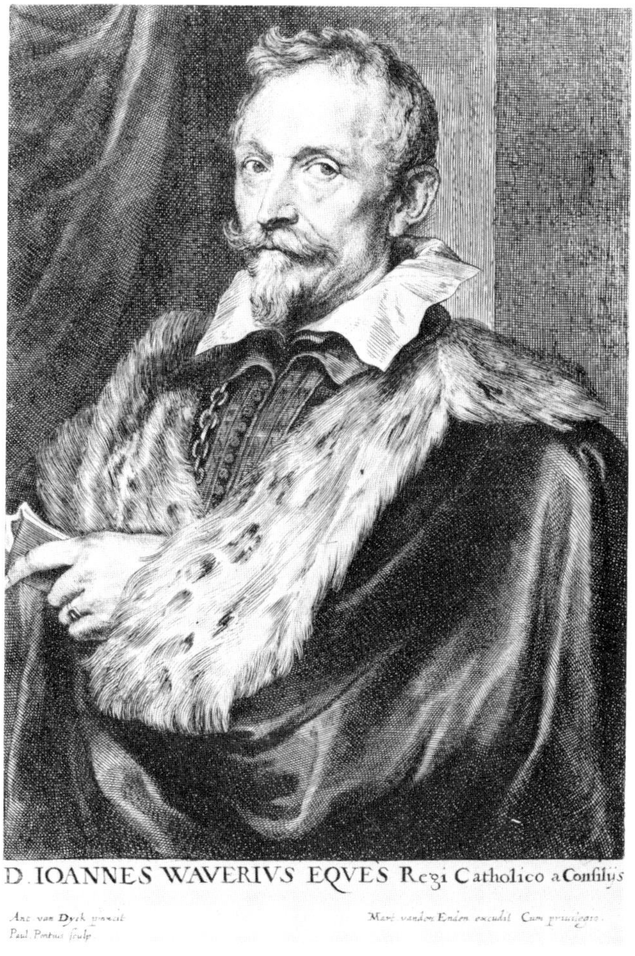

Der Talkessel

Farbradierung, 108 x 193
Albertina Inv. 1933/2187, Springer 12, Haverkamp 13 Ib

Dieser so ungewöhnliche Meister hat die verschiedenartigsten Ätz- und Stichvorgänge mit individuellen Bearbeitungen der Platte und der Abzüge verbunden, um die eigenartigsten Landschaftsstrukturen zu erzeugen. Seine Verfahren gleichen der heutigen Zuckeraquatinta oder Methoden der Monotypie. Seghers ist damit einer der bedeutendsten Landschafter des 17. Jahrhunderts geworden. Nicht nur seine Technik, die ganze Natur ist hier undurchschaubar, unerklärbar.

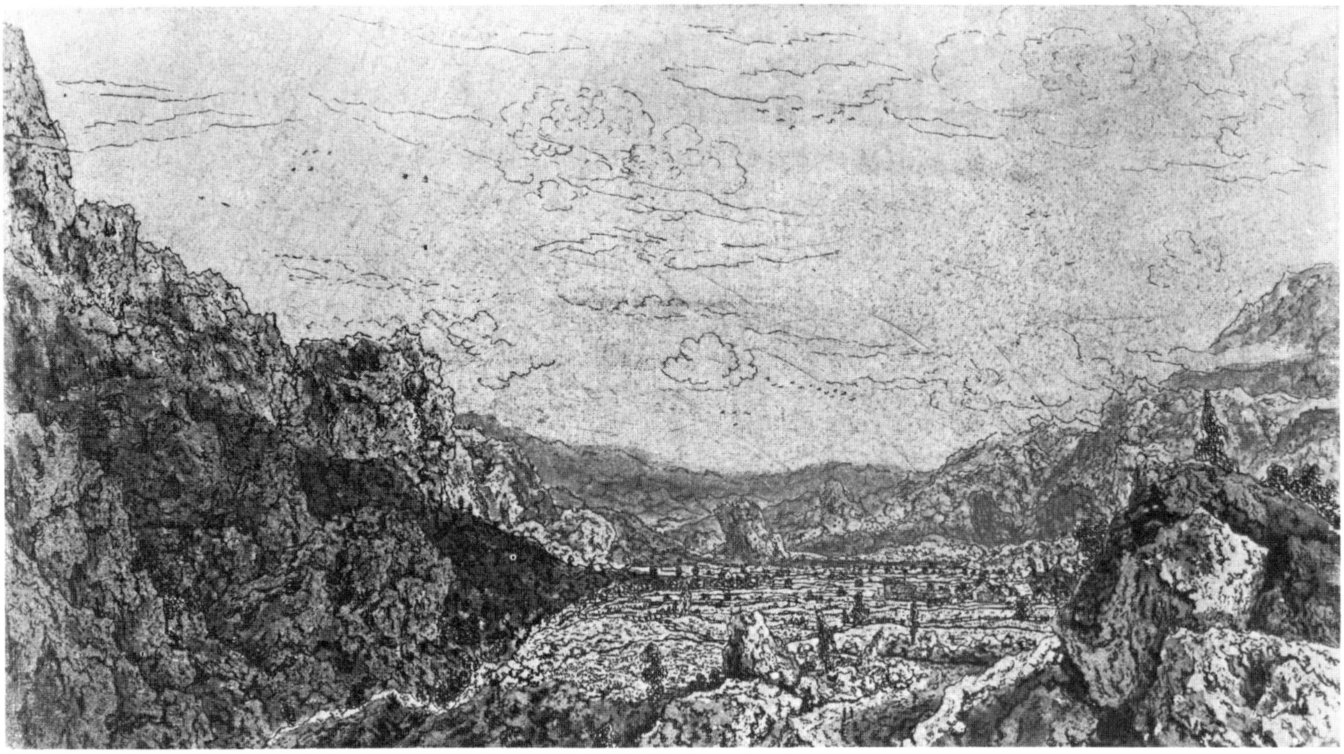

Die große Flucht nach Ägypten

Radierung, Grabstichel und Kaltnadel auf einer von Hercules Seghers begonnenen Platte, 210 x 185, um 1650
Albertina Inv. 1926/112, B.56, R.56, H.266, S.56, Mz.216, Hollst.56

Rembrandt schätzte Hercules Seghers besonders. Daß er jedoch eine halbfertige Platte dieses Meisters erworben, weiter bearbeitet und verändert hat, ist einzigartig. Er schliff dazu die rechte Plattenseite ab und ersetzte die übergroßen Figuren von Seghers durch eine Hl. Familie auf der Flucht. Was er wollte, die Technik, Bewunderung, Verschmelzung, bleibt unklar.

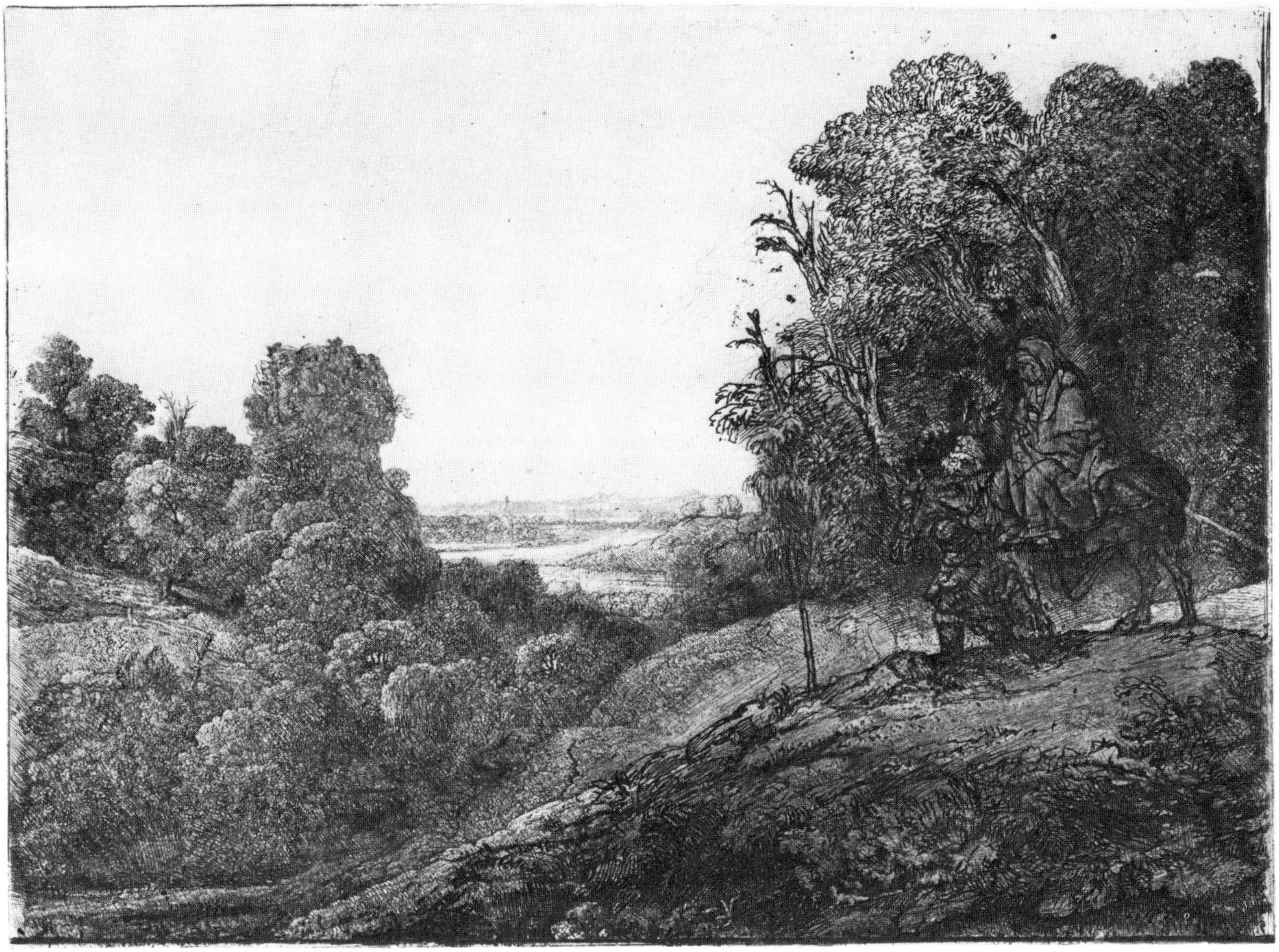

Die Auferweckung des Lazarus

Radierung und Grabstichel, 390 x 255, bez. in der Mitte: „RHL. v. Ryn" um 1632
Albertina Inv. 1926/141, B.73, R.73, H.96, S.37, Mz.192, Hollst.73

Wie sehr häufig, hat Rembrandt auch diese Platte während der Arbeit immer wieder von Neuem verändert. Beim vorliegenden Blatt handelt es sich um den sechsten von insgesamt zehn Zuständen. In diesem Jahr 1632 hatte sich Rembrandt eben in Antwerpen niedergelassen und begann mit Radierungen von größerem Format und dramatischer Komposition.

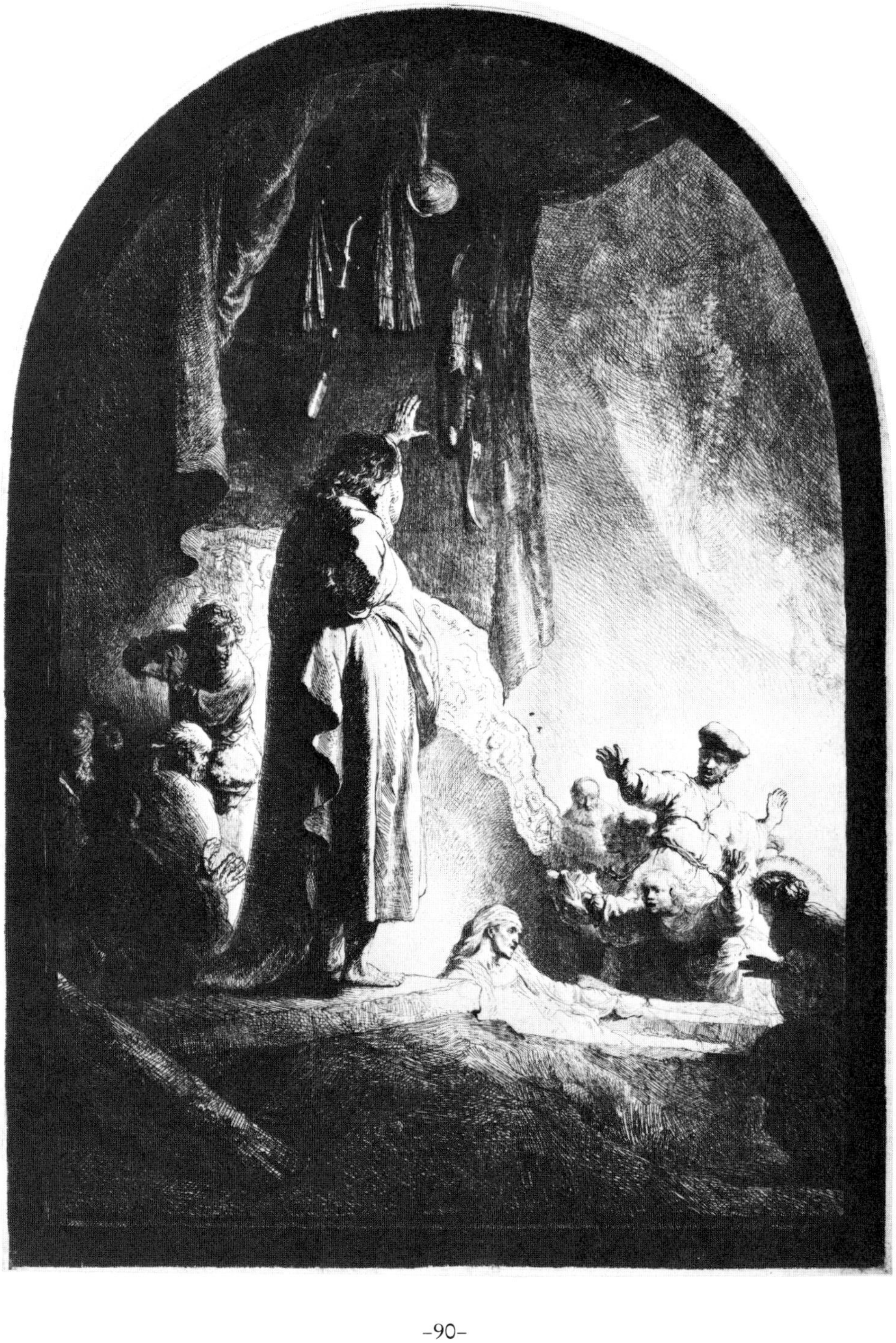

Selbstbildnis mit der Schärpe um den Hals

Radierung, 110 x 106, im II. Zustand bez. unt.: „Rembrandt f. 1633", 1633
Albertina Inv. 1926/12-14, B.17, R.17, H.108, S.17, Mz.18, Hollst.17

Das Selbstbildnis zeigt Rembrandt in den ersten Jahren seiner Amsterdamer Zeit, als er eben von Prinz Frederick Hendrick von Oranien-Nassau, dem Statthalter der Niederlande, den großen Auftrag für die Passionsbilder erhalten hatte.

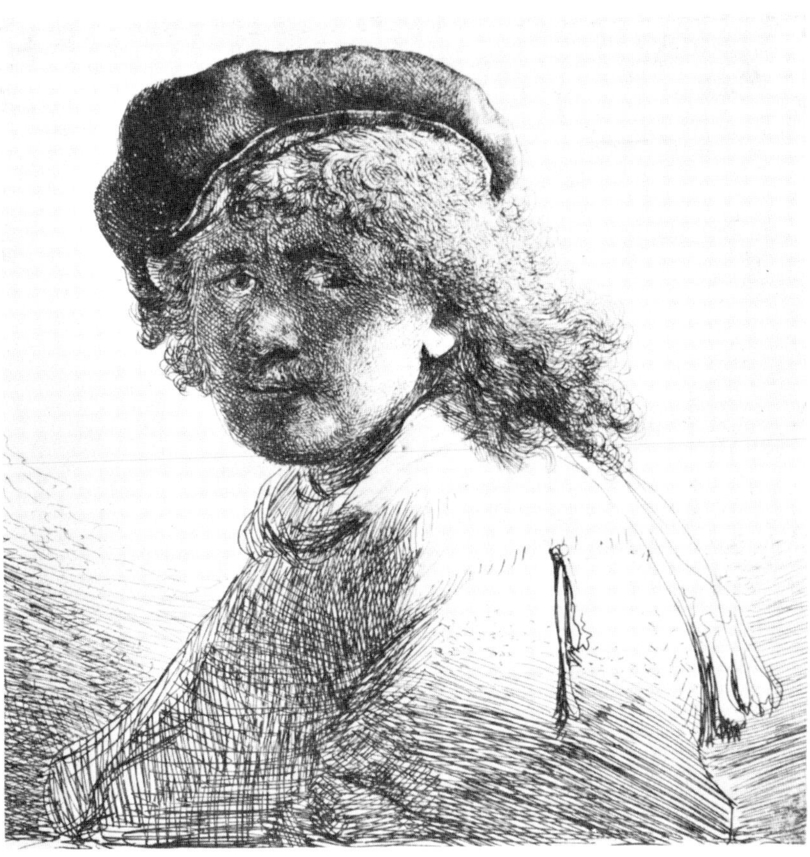

Die Verkündigung an die Hirten

Radierung, Grabstichel und Kaltnadel, 260 x 218, bez. unt. re.: „Rembrandt. f. 1634", 1634
Albertina Inv. 1926/75, B.44, R.44, H.120, S.44, Mz.199, Hollst.44

Mit diesem Werk hat Rembrandt einen der ersten Höhepunkte seines graphischen Œuvres erreicht. In Komposition, Dichte und Lichtführung ist es von einzigartiger Meisterschaft, wobei die größte Schönheit wohl aus dem Kontrast der himmlischen Ruhe zur irdischen Angst erwächst. Die Hirten fliehen vor Schreck, weil sie die Größe des Geschehens nicht begreifen.

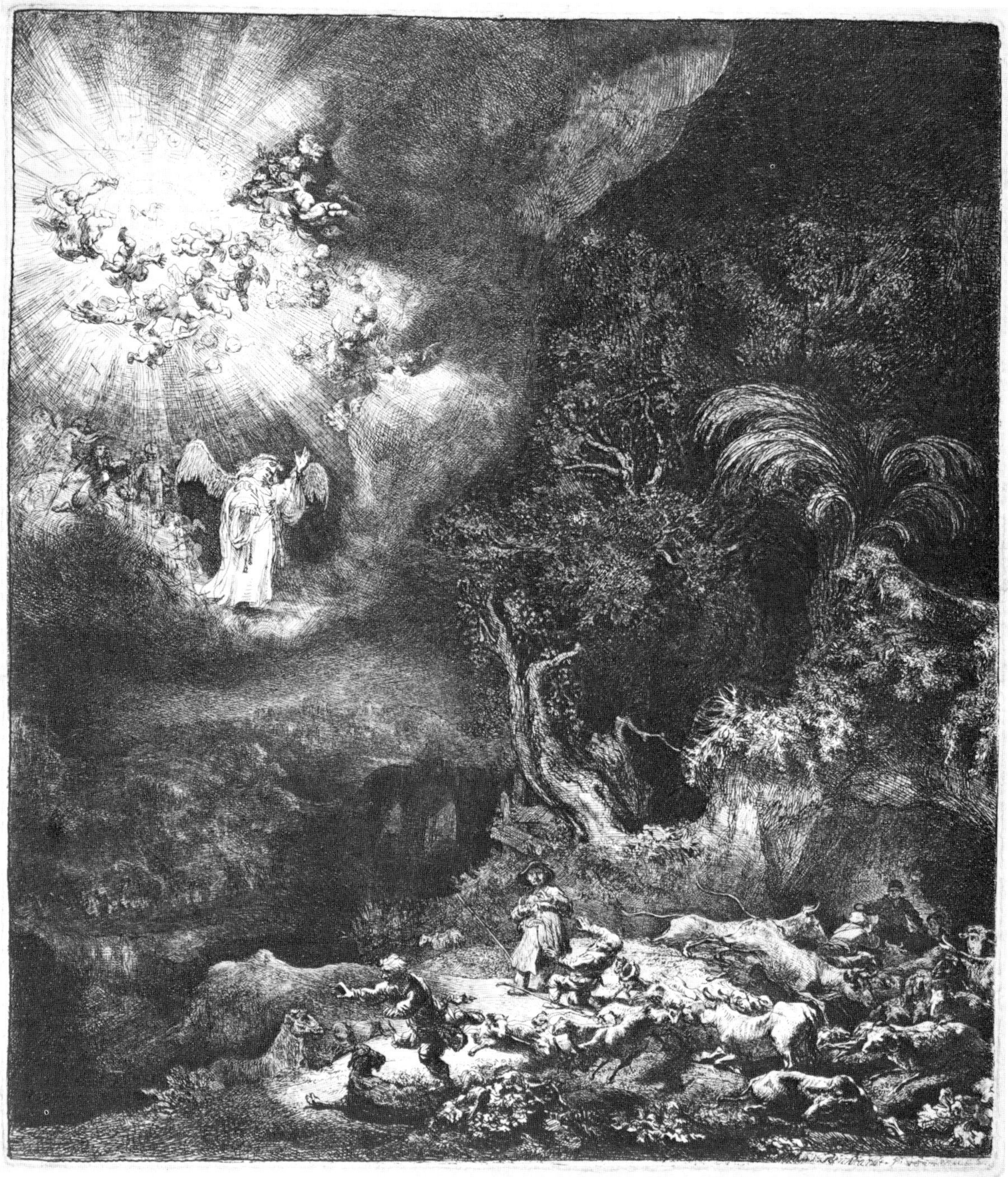

Hundertguldenblatt

Radierung, Grabstichel und Kaltnadel 280 x 385, bez. auf der Rückseite: „de 6 print op de plaat", 1649
Albertina Inv. 1926/1640, B.74, R.74, H.236, S.74, Mz.217, Hollst.74

Die Berühmteit des in jahrelanger Arbeit entstandenen Blattes geht aus der zeitgenössischen Bezeichnung „Hundertguldenblatt" hervor. Das vielschichtige Thema hat zahlreiche Deutungen erfahren. Dem entspricht die ungemein komplizierte Komposition, in welcher das Licht die bedeutendste Rolle spielt. Christus, der die Kranken heilt, die Kinder segnet und im Bezug zu anderen Angaben des Matthäus-Evangeliums dargestellt wird, wirkt als ruhender Pol inmitten der Not, Angst und Schwäche der Menschheit. Durch seine völlige Souveränität ist Rembrandt fähig, tiefste geistige Zusammenhänge auszusagen.

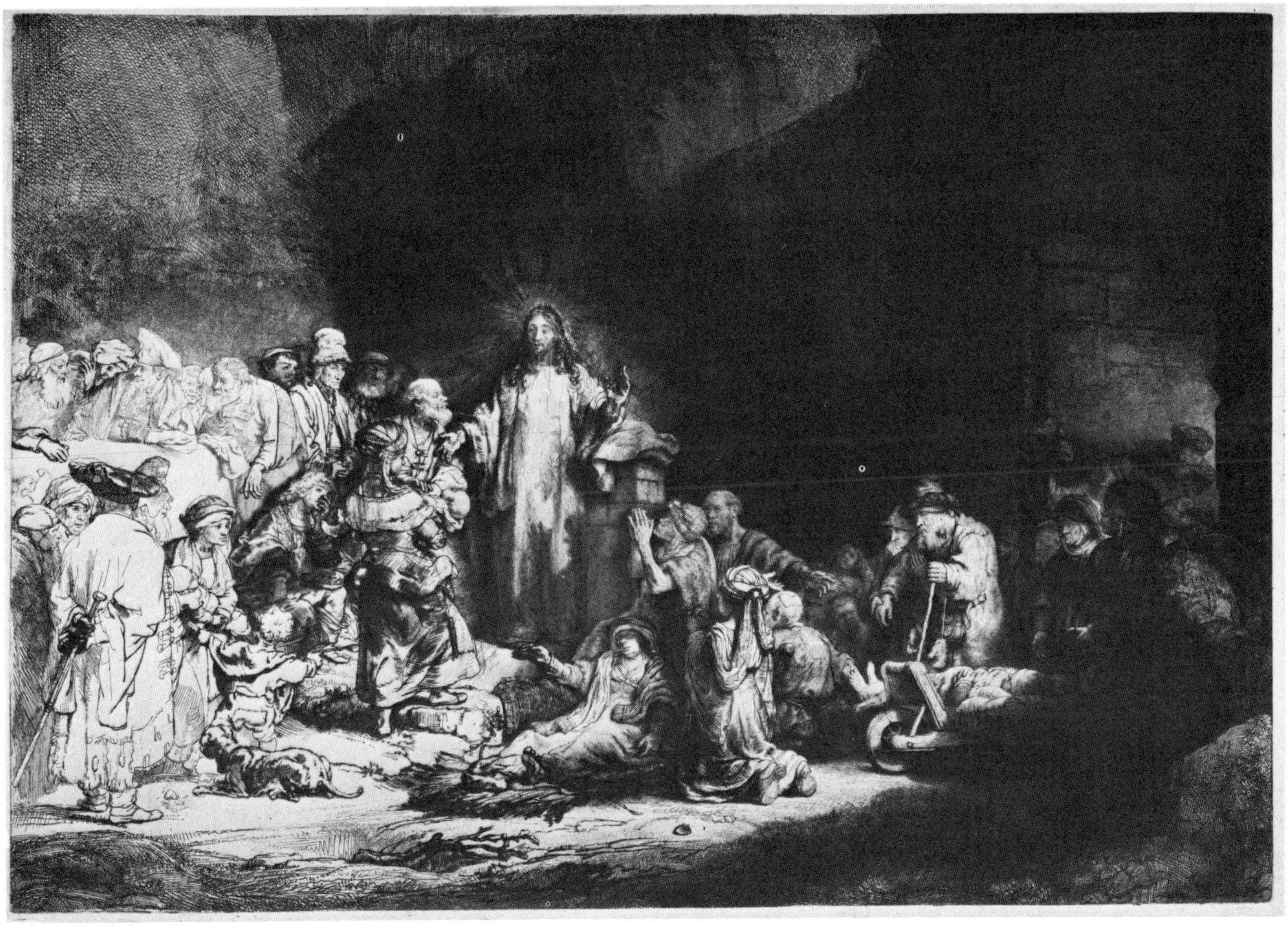

Selbstporträt mit Saskia

Radierung, 106 x 93, bez. ob. li.: „Rembrandt f.1636", 1636
Albertina Inv. 1926/18-20, B.19, R.19, H.144, S.19, Mz.21, Hollst.19

Am 22. Juni 1634 hatte Rembrandt Saskia van Uylenburgh, die Kusine eines ihm bekannten Kunsthändlers, geheiratet. In diesem Doppelbildnis kommt der ganze wirtschaftliche Aufstieg des nun so erfolgreichen und glücklichen Künstlers zum Ausdruck. Die drei Zustände unterscheiden sich minimal: I. ein kleiner Strich als Fehler über der rechten Augenbraue Saskias, II. der Strich ist entfernt, III. Rembrandts linke Wange ist tiefer schattiert; Druck mit Plattenton.

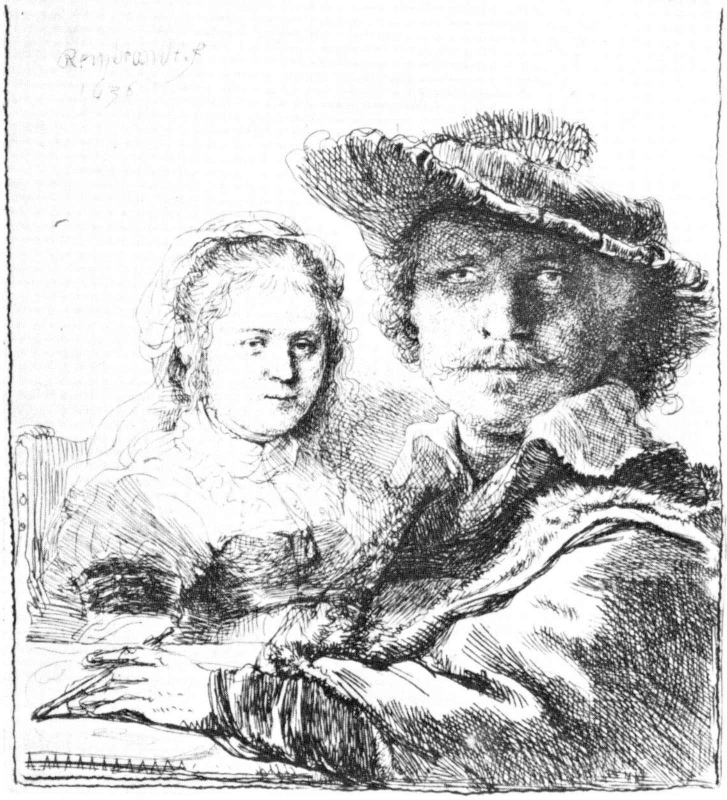

Jan Six

Radierung, Kaltnadel und Grabstichel, 240 x 195, bez. unt. li.: „Jan Six Ae. 29", unt. re.: „Rembrandt f.1647", 1647
Albertina Inv. 1926/480, B.285, R.285, H.228, S.285, Mz.70, Hollst.285

Der Dargestellte war ein enger Freund Rembrandts, ein vermögender Kunstsammler und Dichter. Seit 1656 in verschiedenen öffentlichen Ämtern in Amsterdam tätig, wurde er 1691 Bürgermeister der Stadt. In nicht zu übertreffender Weise hat der Künstler die Figur in das Licht des Fensters eingebaut und mit unendlich feinen Nuancen Licht-Schatten-Reflexe zu einer Gesamtkomposition verschmolzen. Die Finesse solcher Gegenlichtführung wagt allerdings nur einer, der Alles beherrscht.

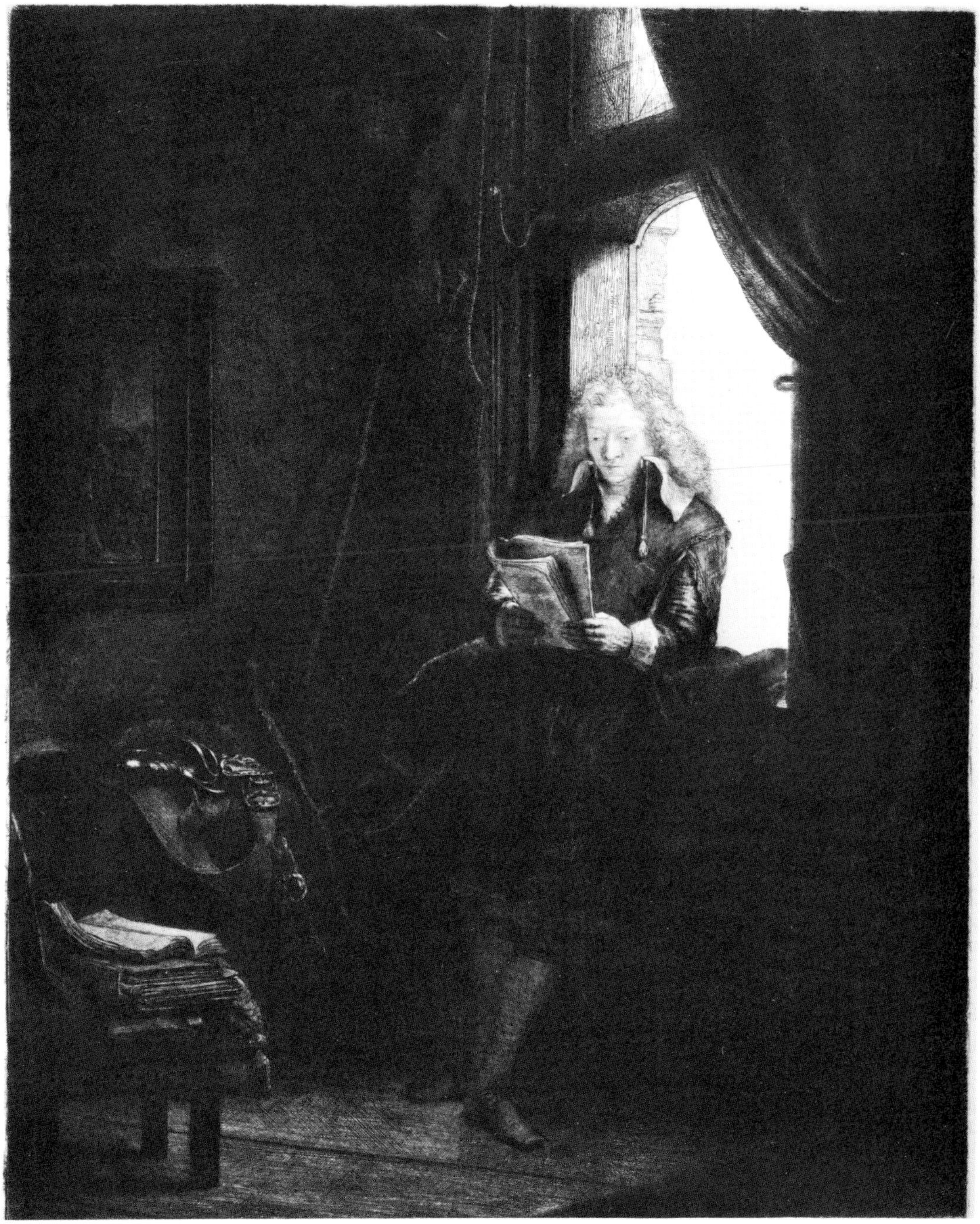

Selbstbildnis am Fenster

Radierung und Kaltnadel, 160 x 130, 1648
a) I. Zust., Albertina Inv. 1926/29
b) II. Zust., bez. ob. li.: „Rembrandt f.1648“, Albertina Inv. 1926/24, B.22, R.22, H.229, S.22, Mz.26, Hollst.22

Zwischen dem Selbstbildnis der Dreißigerjahre und diesem Werk liegt fast ein Jahrzehnt. Die Schicksalsschläge haben Rembrandt verändert und gereift. Er stellt sich zeichnend oder eine Platte radierend dar, wobei der Vergleich des ersten Zustandes – in einem an den Schwärzen der Kaltnadel erkennbar ganz frühen, vielleicht allerersten Druck – mit dem zweiten für den Vorgang höchst lehrreich ist. Nicht allein die Ätzstufen geben die Tiefe, sondern in voller Kraft vor allem die Kaltnadel.

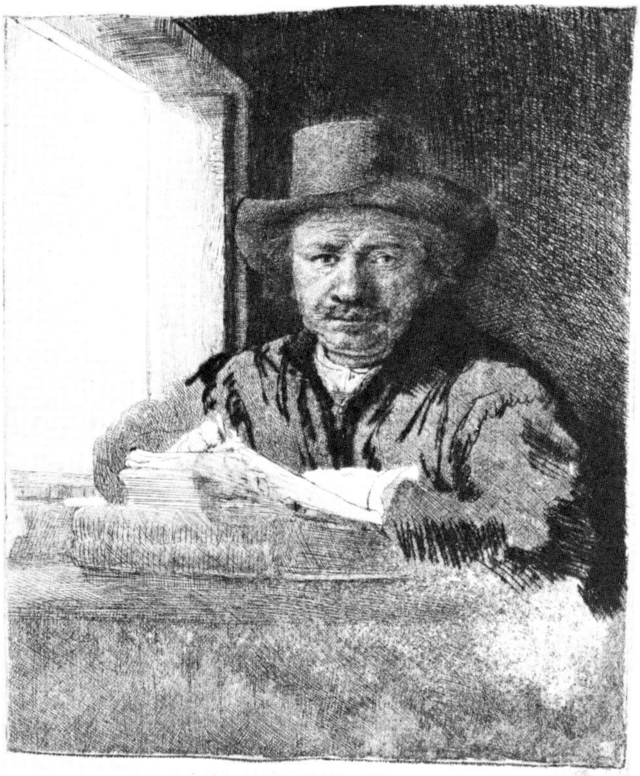

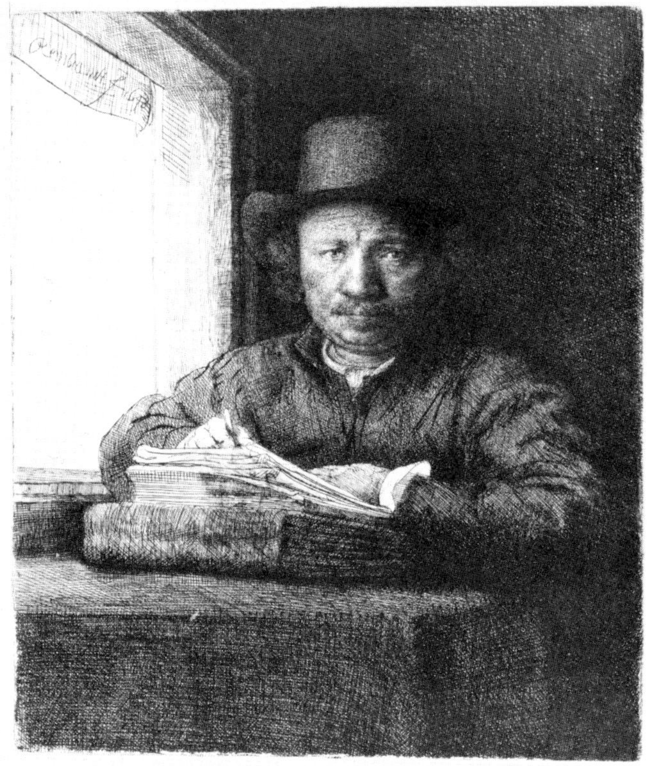

Die drei Kreuze

Kaltnadel und Grabstichel, 385 x 445, 1653
a) II. Zustand mit Plattenton, bez. unt. re.: „Rembrandt f.1653", Albertina Inv. 1926/1655
b) III. Zustand, bez. wie oben, Albertina Inv. 1926/1657
c) IV. Zustand, Albertina Inv. 1926/1659, B.78, R.78, H.270, S.78, Mz.223, Hollst.78

Dieses Hauptwerk Rembrandts ist in fünf Zuständen bekannt, an denen sich vielleicht wie kaum sonstwo die ungeheure Kraft und Intensität ablesen läßt, mit der der Künstler die Kupferplatte bearbeitete, ätzte, ausschliff und wieder ätzte, um immer wieder von Neuem seiner Phantasie in Komposition und Lichtführung freien Lauf zu lassen. Diese Darstellung ist die letzte

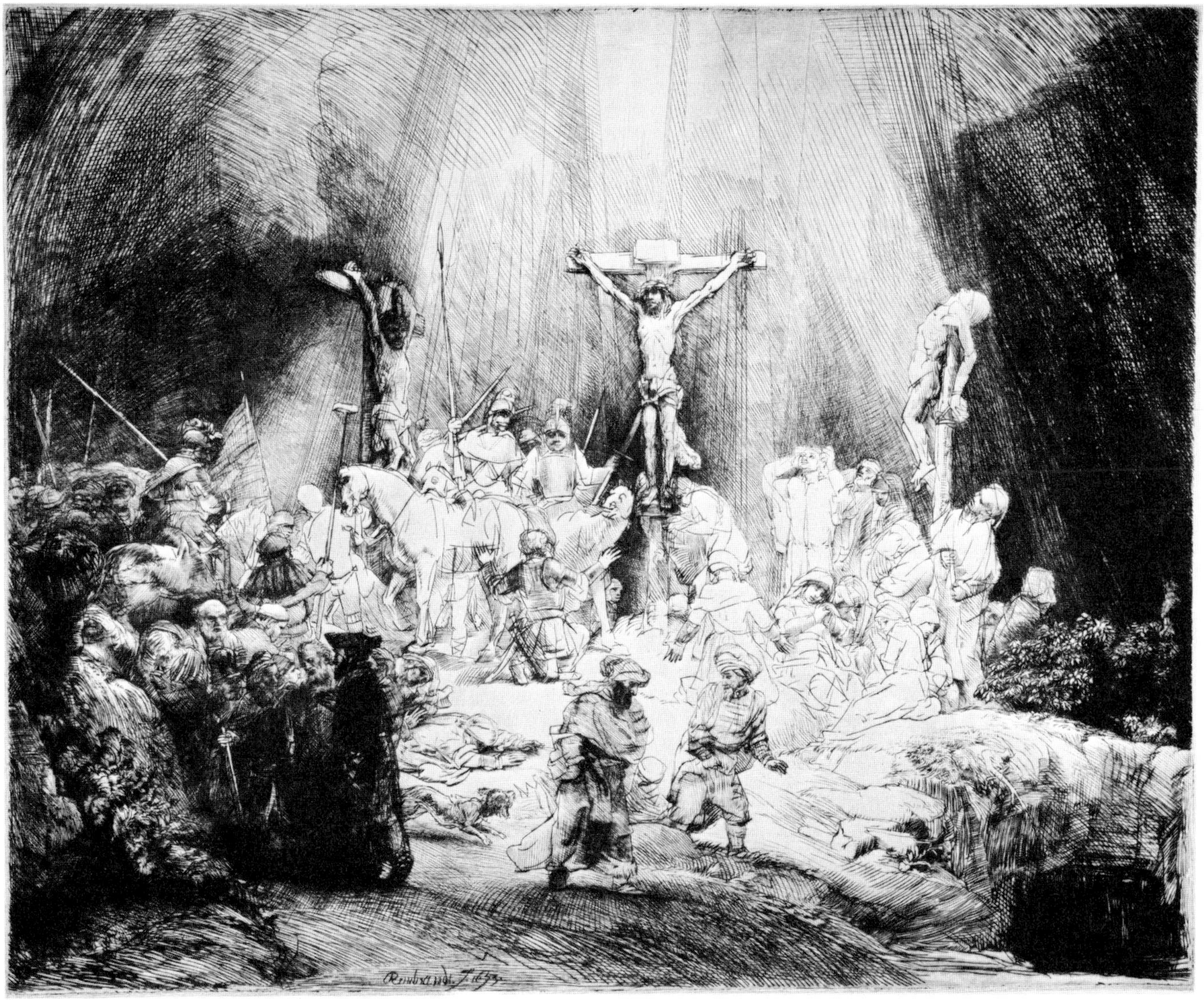

II. Zustand

der bekannten „Kreuzigungen“ des Künstlers, in welcher neben der Nadel auch die Kaltnadel und der Grabstichel gleichwertige Verwendung erfuhren. Mit allen diesen Mitteln erzielte Rembrandt in den Zuständen höchst unterschiedliche Wirkungen, wobei die stärkste Veränderung im IV. Zustand gegeben ist. In den ersten drei Zuständen erhellt ein breiter Lichtstrahl die gesamte Bildmitte, der vierte jedoch mit allen Veränderungen in den Figuren hüllt die ganze erschütternde Szene in tiefe Finsternis. Manche Figuren sind nun verschwunden und von der Dunkelheit aufgenommen. Seymour Haden hat den IV. Zustand als den eigentlich endgültigen bezeichnet und die drei vorhergehenden nur für vorbereitende Skizzen erklärt.
Ähnlich wäre auch der Ausdruck von Charles Blanc („L'Œuvre de Rembrandt“, Paris 1853) zu verstehen, diese letzten Platten seien „peint à l'eau-forte“. Technisch hat der Künstler offenbar mit den Umriß-Zeichnungen der Figuren begonnen, die er wohl ohne jede Vorzeichnung direkt auf die Platte brachte. Dies ist wohl auch der Grund, daß er in den nachfolgenden Zuständen einzelne Figuren oder auch Gruppen verändert, umkehrt oder entfernt. Kompositionell liegt dem Werk die Absicht zugrunde,

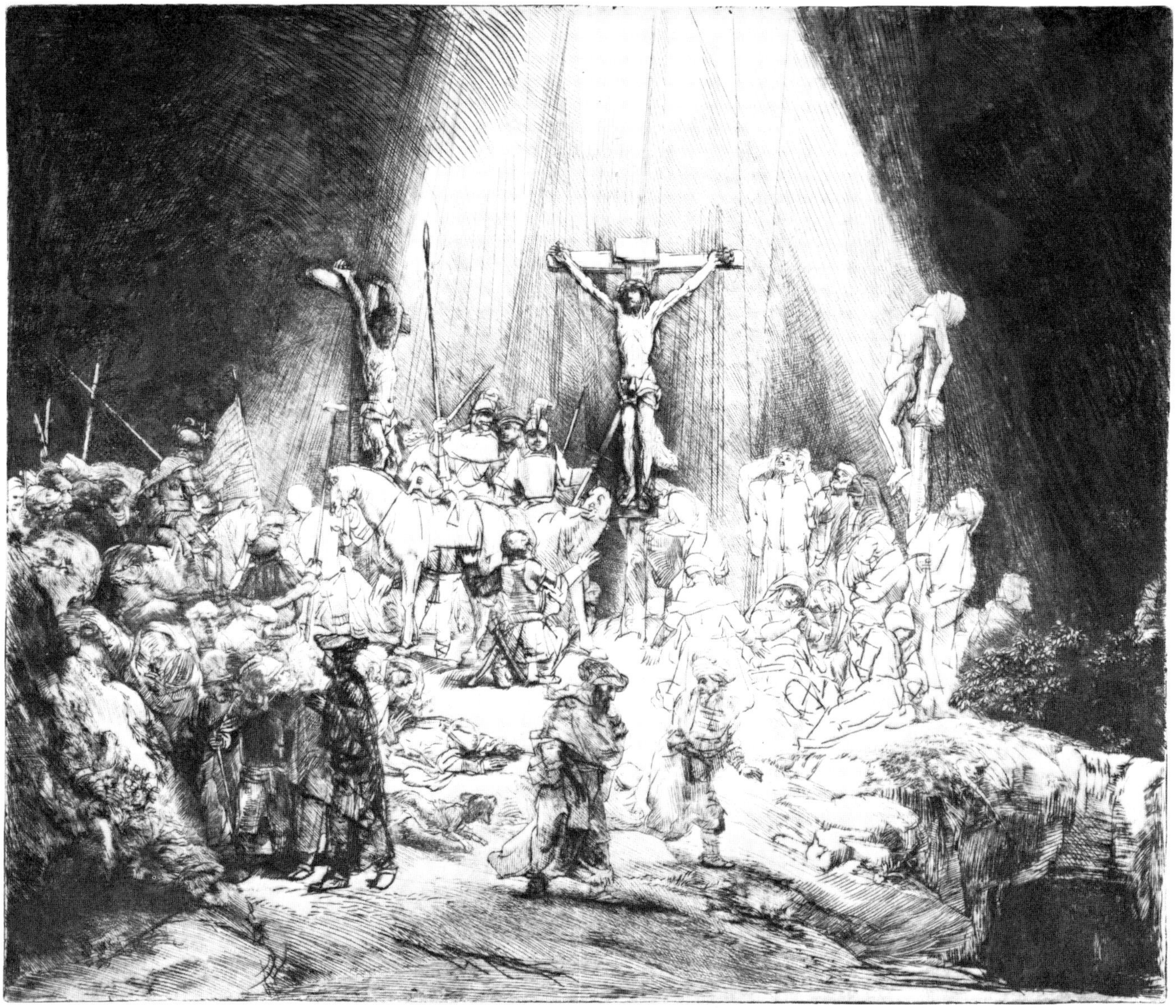

III. Zustand

daß in aller Finsternis, die dieses Golgotha-Drama überdeckt, die Helligkeit zu Bündeln gesammelt – wie vom Himmel herabfallend – sich auf Christus konzentriere. In den späteren Phasen wird besonders deutlich, wie Rembrandt alle Flächen außerhalb der Kreuze mit Schraffierungen überdeckt. Ähnlich wie bei den Veränderungen im Blatt „Ecce Homo" (B.76) – ein Werk, das Bartsch, obgleich im zeitlichen Abstand, doch als Gegenstück zu den drei Kreuzen erkannte – gehen die Zustandsveränderungen von der Vielfalt zur gewaltigen Vereinfachung, wobei sich das berühmte Gegensatzpaar Wölfflins von der Vielheit zur Einheit geradezu aufdrängt. In die Zeit dieses Golgatha-Themas fallen schwere Krisen in Rembrandts Leben: Jahre zunehmender Vereinsamung, aber auch finanzielle Mißerfolge. Dazu kam die schwelende Schwierigkeit mit kirchlichen Stellen wegen seines Zusammenlebens mit Hendrickje Stoffels. Alle Bemühungen, den Hausherrn durch Abstattung der Schulden zu befriedigen, schlugen fehl. So war Rembrandt gezwungen, seine von ihm so geliebten Kunstschätze zu verkaufen, 1658 schließlich sogar das Haus. Auch all dies muß sich in einem Kunstwerk niederschlagen.

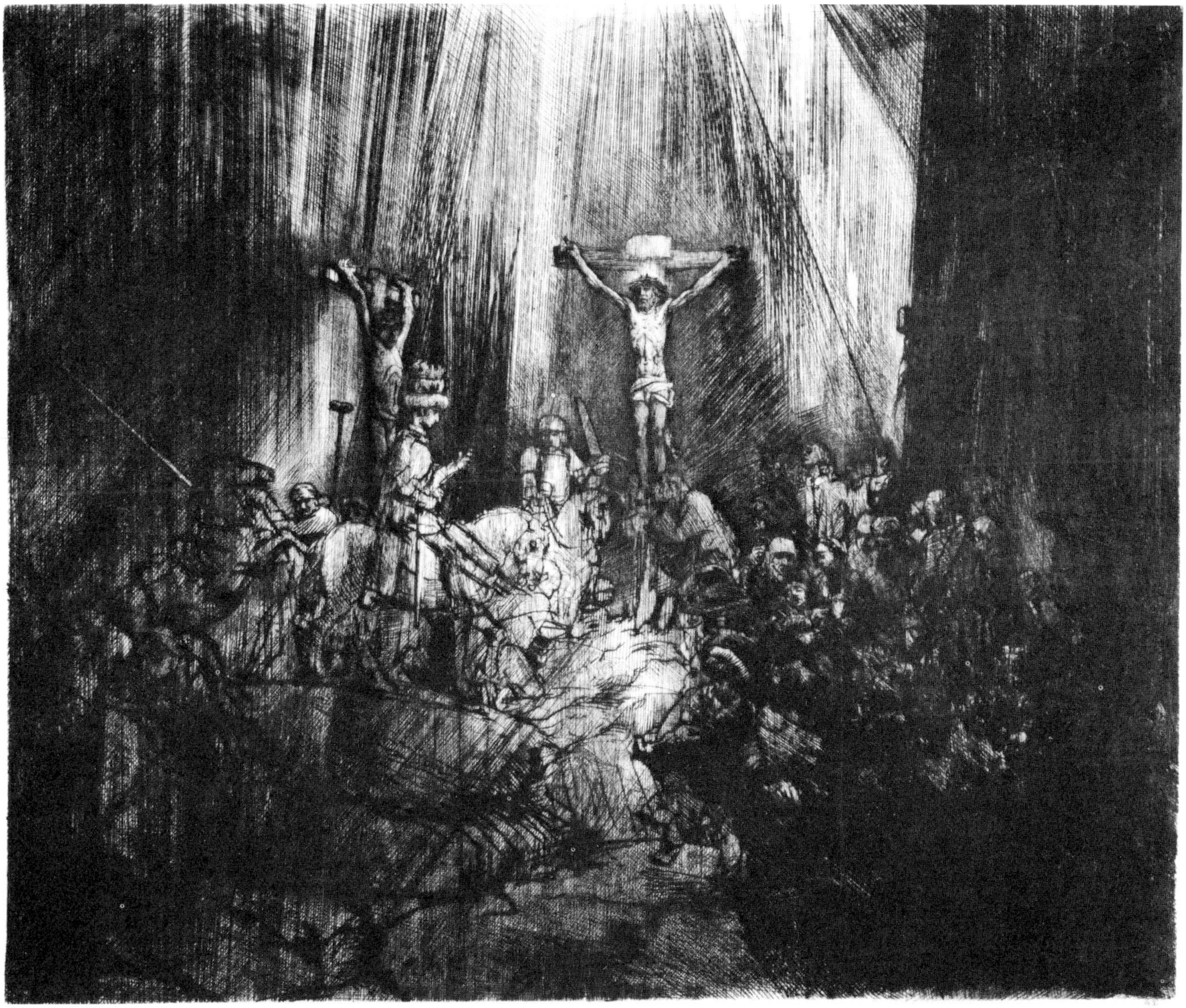

IV. Zustand

Die Darbringung im Tempel

Radierung und Kaltnadel, 208 x 160, um 1654
Albertina Inv. 1926/96, B.50, R.50, H.279, S.50, Mz.240, Hollst.50

Um die Mitte der Fünfzigerjahre, in denen dieses Werk entstanden zu sein scheint, beherrscht Rembrandt alle nur denkbaren Mittel völlig souverän. Man hat von „metallener Härte in der Zeichnung" gesprochen (Mitsch), einer Wirkung, die im besonderen seiner Beherrschung der Lichtführung entspringt. Jedes Detail, der Kopf des greisen Simeon, das verkürzt liegende Jesuskind, der Mantel des Hohen Priesters, zeigt andere – dem Gegenstand und seinem Licht entsprechende – Strichlagen.

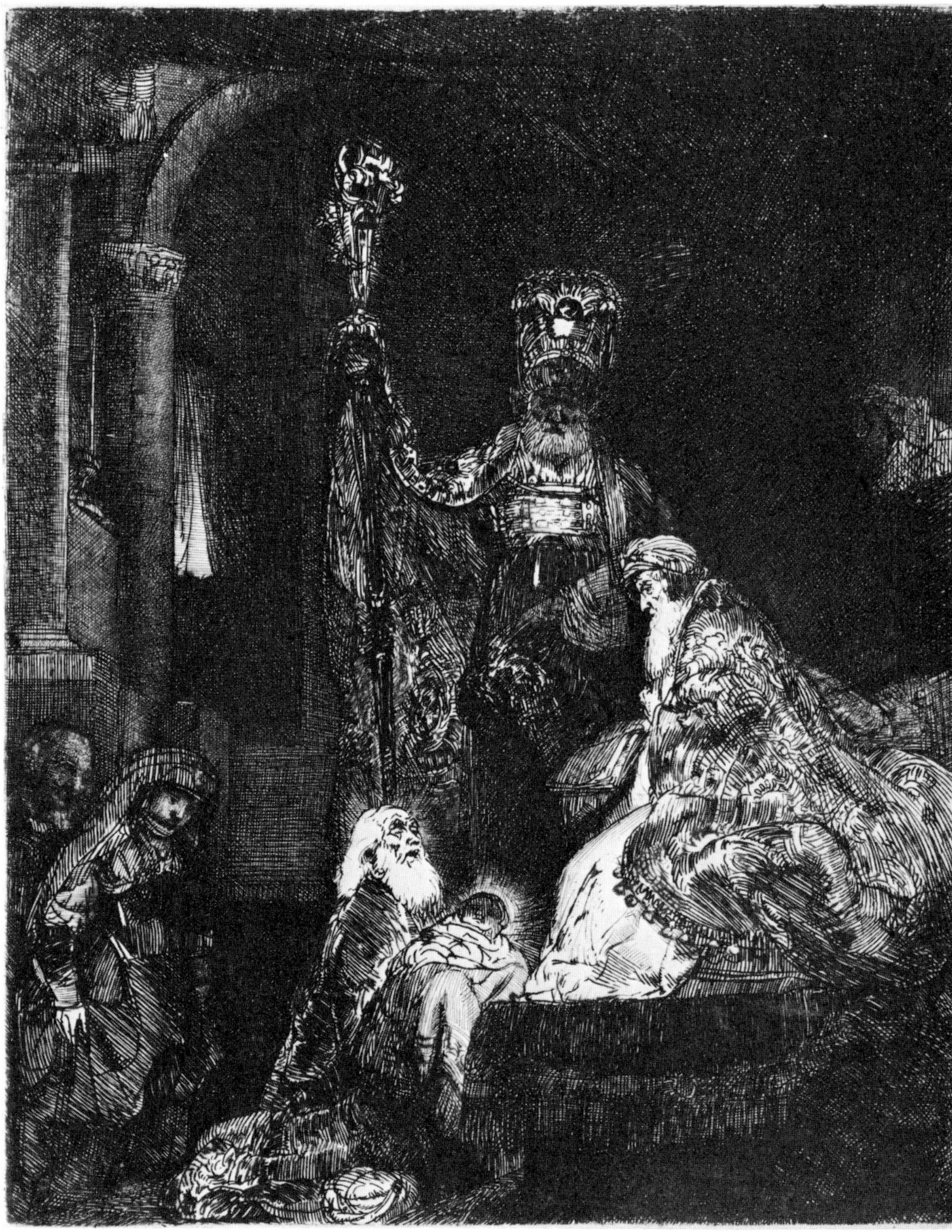

Der Heilige Franziskus

Kaltnadel, 180 x 242, bez. unt. re.: „Rembrandt f.1657", 1657
Albertina Inv. 1926/207, B.107, R.107, H.292, S.107, Mz.250, Hollst.107

Die Spätzeit Rembrandts zeigt eine weitere Stufe der Konzentration auf das Wesentliche. Von den fünf bekannten Drucken dieses Zustands gilt das Albertina-Blatt als das brillanteste. Eben dieses vermag so besonders die volle Schönheit und Kraft dieses Werks in seiner geradezu aggressiven Strichführung, den extremen Lichtgegensätzen und damit der Ausdeutung des Inhalts mit seiner dramatischen Konfrontation des Menschen mit der Natur erkennen zu lassen. Eines der größten Meisterwerke.

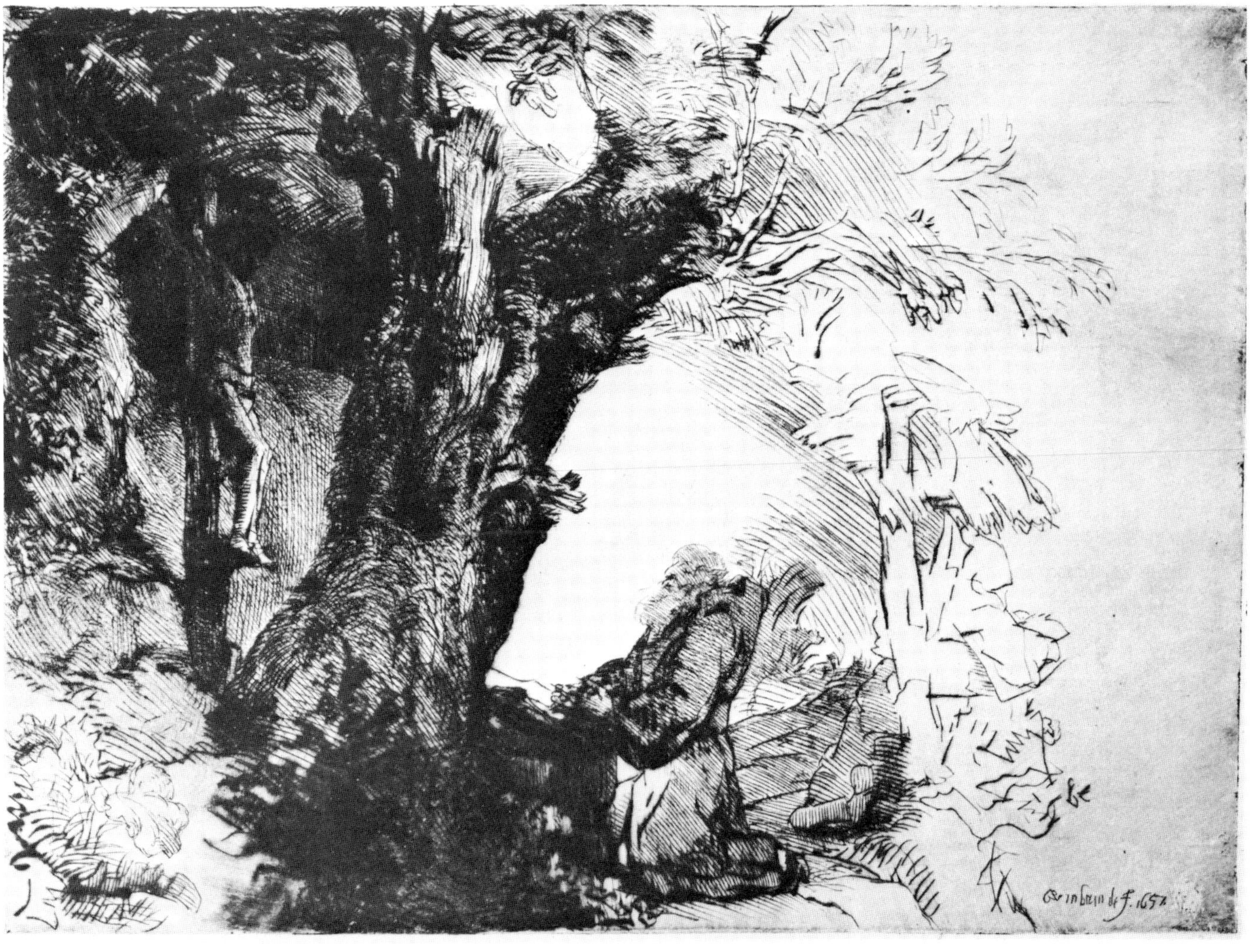

Ecce Homo

Kaltnadel, 355 x 450, 1655
a) II. Zustand, Albertina Inv. 1926/1646
b) VII. Zustand, bez. am Torbogen re.: „Rembrandt f. 1655", Albertina Inv. 1926/1651, B.76, R.76, H.271, S.76, Mz.235, Hollst.76

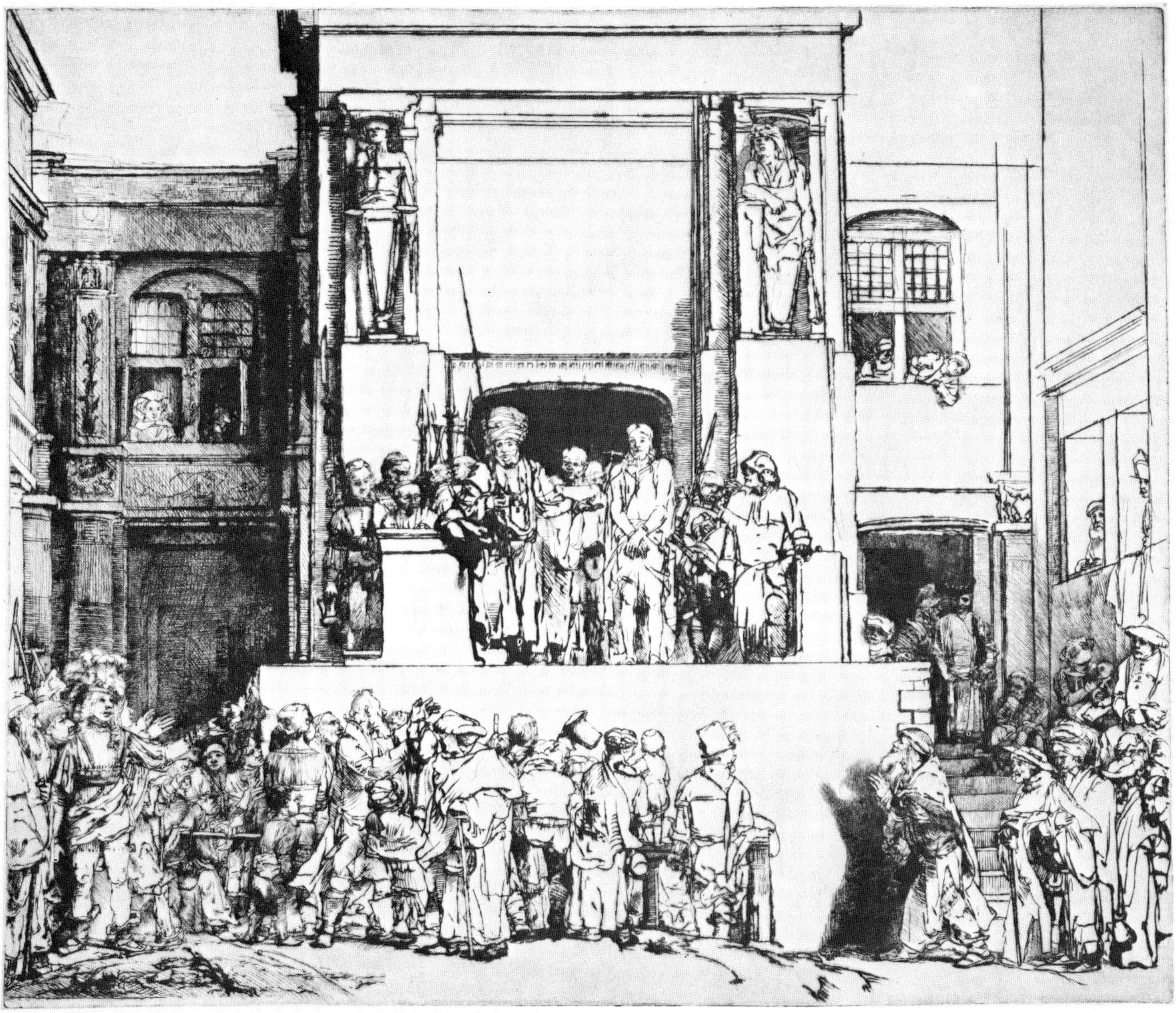

II. Zustand

Es ist bekannt, daß Rembrandt den Ecce Homo-Stich des Lucas van Leyden besessen hat, von dem diese Komposition zweifellos beeinflußt wurde (Mitsch). So umfaßt der erste der acht bekannten Zustände eine von vielen Figuren geprägte Komposition, demgegenüber im V. Zustand die mittleren Vordergrund-Figuren entfernt wurden. Nun ist die Bereicherung von Kupferplatten in späteren Zuständen einfach und häufig, das Ausschleifen, Nachhämmern und Neubezeichnen aber eine höchst seltene Ausnahme. Was der Künstler damit erzielt, ist deutlich: Die Konzentration auf die Gestalt Christi, „die unmittelbare Konfrontation mit dem Geschehen" – wie es Mitsch nannte. In allen Zuständen ist dieses Werk von größter Seltenheit und zweifellos hat man es auch zu den größten Meisterwerken der Radierkunst überhaupt zu zählen.

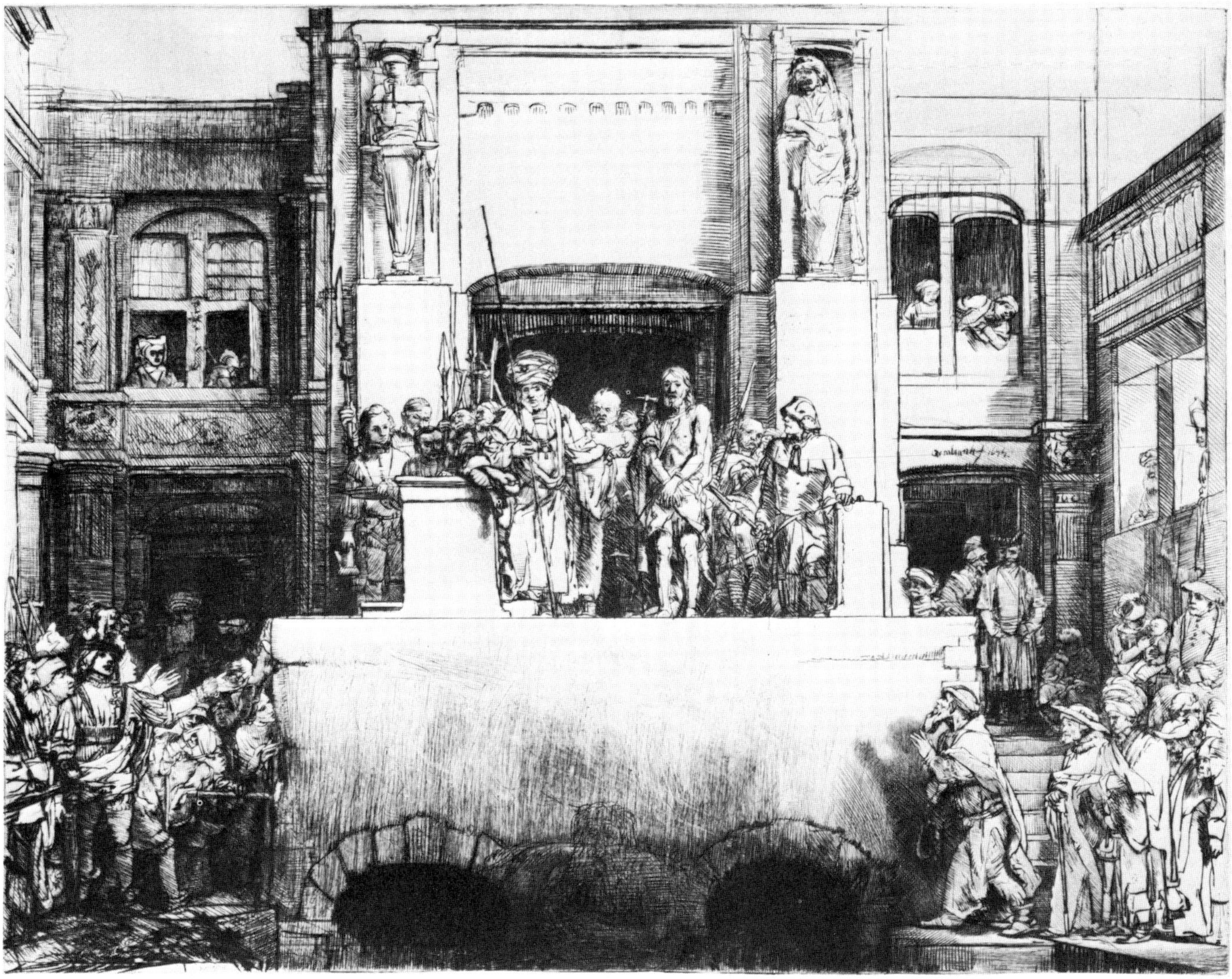

VII. Zustand

Rembrandt radierend

Radierung, 118 x 62, bez. unt.: „Rembrandt f.1658 Aet ... (unleserlich)", 1658
Albertina Inv. 1930/562, Gersaint 11, H.300, S.379, Mz.28, Hollst.379

Neben einem schwachen Druck in Paris ist dieses Blatt ein Unikat, dessen Eigenhändigkeit auch bezweifelt wurde. Die von Benesch bestätigte Zuschreibung hat inzwischen weite Anerkennung gefunden. Es zeigt den alt und resigniert gewordenen Künstler an der Arbeit. Es wirkt so recht wie ein Ausklang seines graphischen Schaffens, das bald danach völlig erlischt.

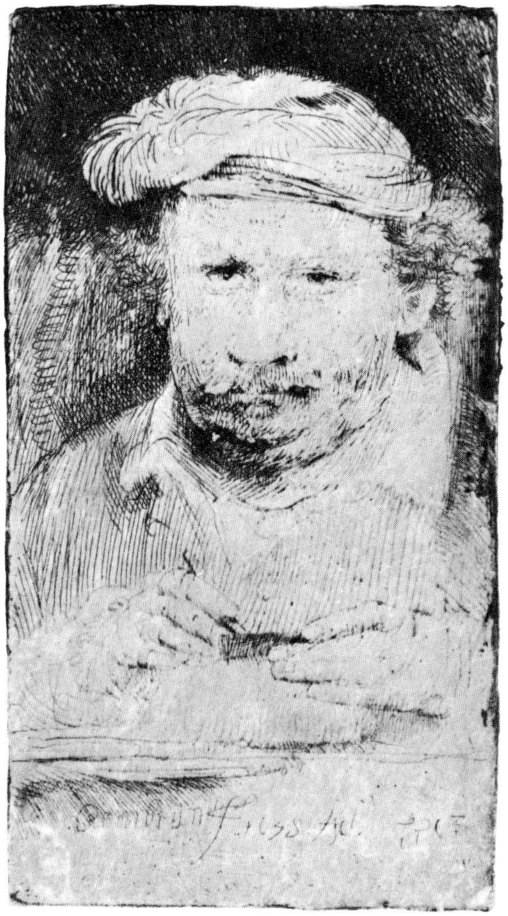

Jupiter und Antiope

Radierung, Grabstichel und Kaltnadel, 142 x 200, bez. unt. Mitte: „Rembrandt f. 1659", 1659
Albertina Inv. 1926/353, B.203, R.203, H.302, S.203, Mz.143, Hollst.203

Das Thema, den späten Aktstudien Rembrandts entsprechend, hat Vorläufer von der Antike an bis zum Stich von Annibale Carracci (B.17) und Nachfolgen bis zu Pablo Picasso und darüber hinaus, - handelt es sich doch um die Zeitlosigkeit erotischer Anziehung. Dieses Blatt bildet so gut wie den Abschluß des radierten Werkes Rembrandts. Uns bleibt unklar, warum Rembrandt sein graphisches Œuvre ein Jahrzehnt vor seinem Tod abgeschlossen hat, vielleicht waren alle Möglichkeiten ausgeschöpft, die ein Künstler in einem Medium überhaupt zu finden vermag. Wir wissen es nicht.

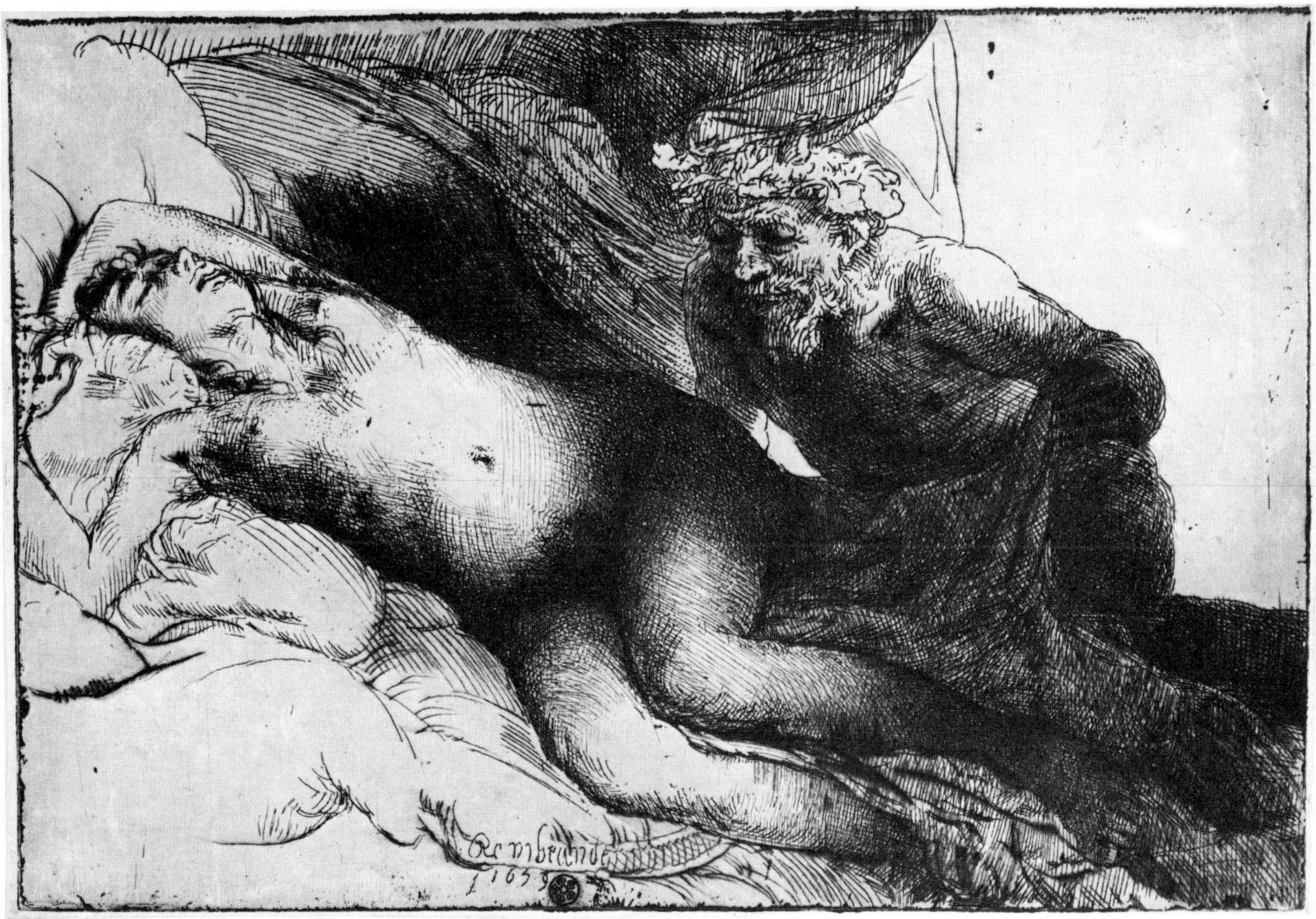

Anbetung der Könige

Radierung, 420x 285, bez. unt. li.: „Tiepolo", um 1743
Albertina Inv. It III 24, p.2, De Vesme 381, Rizzi 27

Dieses Blatt hat stets als Hauptwerk des Künstlers gegolten, wobei die Wissenschaft sich mit der Festlegung einer Datierung im Zeitraum von 1743 bis 1753 ausführlich beschäftigt hat. Die strichelnde Zeichenweise, die eine ungemein lebhafte Szenerie und Helligkeit hervorruft, charakterisiert den venezianischen Künstler mit dem weichen Licht seiner Malerei.

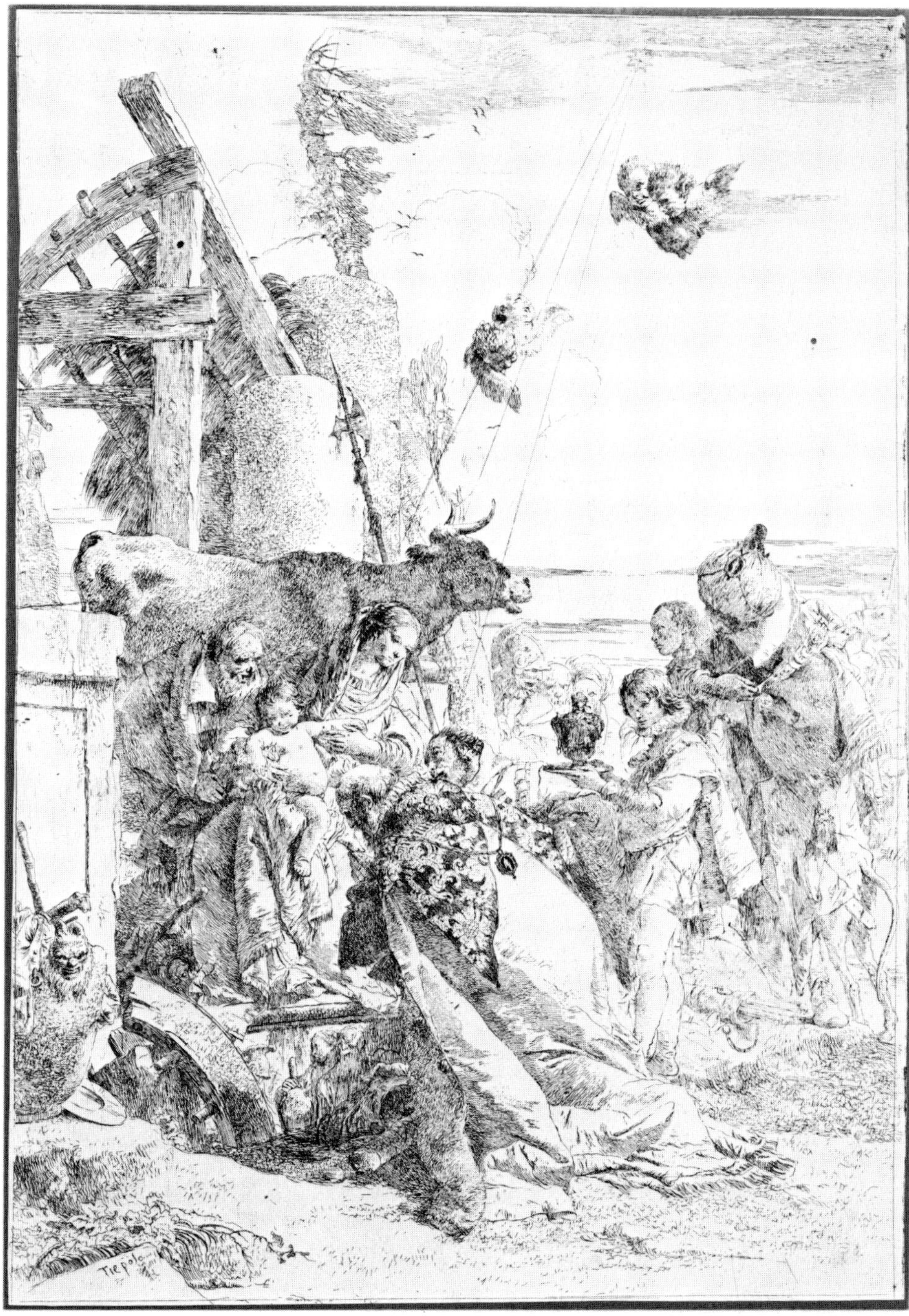

Die Vision des Heiligen Simon Stock am Monte Carmelo

Radierung, 570x 390, beschr. unt.: „Joanes Bapta Tiepolo inveniens ...“ etc., um 1749
Albertina Inv. It III 24, p.16, De Vesme 408, Rizzi 98

Zweifellos eine der schönsten Kompositionen Tiepolos. Die Gruppe um die Madonna zeigt die höchste Meisterschaft katholischer Deckenmalerei. Untersichten, Verkürzungen, Kontratie von Bewegung und Ruhe so wie die Einbettung in effektvolle Repoussoirs sind die Stärken dieses Werkes. Der Hl. Simon Stock (gest. 1265) war Generalsuperior des Karmeliter-Ordens. An der Ausführung dieses Werks war zweifellos schon Giovanni Domenico, Tiepolos Sohn, beteiligt.

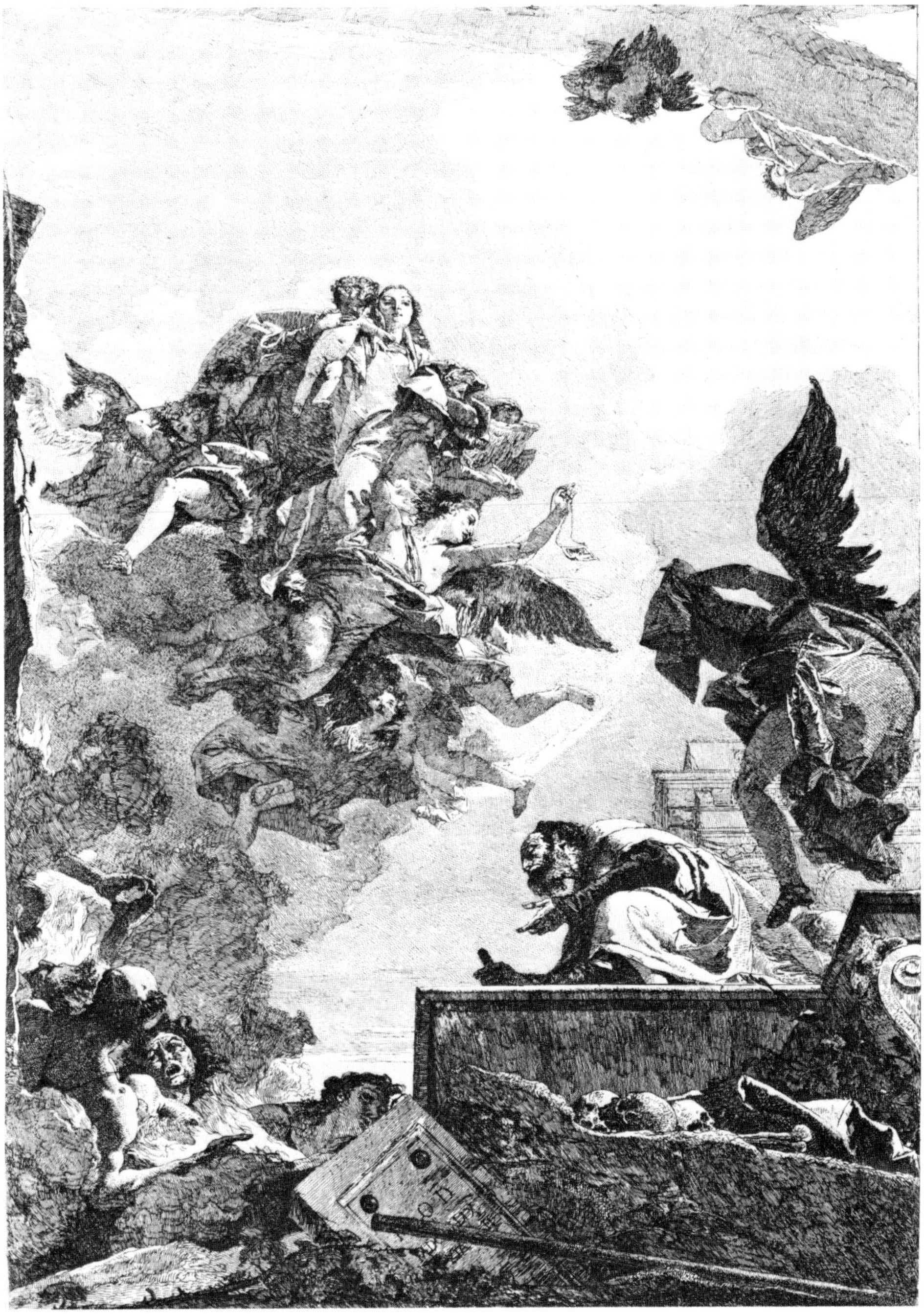

Allegorie

Radierung, 460x 290, bez. unt.: „Joannes Bapta Tiepolo inv: et pinx. Joannes Dominicus Filius del. et fecit“
Albertina Inv. It III 24, p.37 (nicht abgebildet)

Vier Tugenden

Radierung, 403x 480, beschr. unt.: „Joannes Bapta Tiepolo inv. et pinx. Jo Dominicus Filius del. et fecit“, um 1745
Albertina Inv. It III 24, p.34, De Vesme 426, Rizzi 111 (nicht abgebildet)

Vier Blätter (Nr. 5, 8, 15, 26) aus dem Zyklus „Flucht nach Ägypten“

Radierungen, 185x 245, numeriert und zum Teil bez.: „Do Tiepolo in: et fec.“, um 1750
Albertina Inv. XXIX (6), p.32, 34, 37, 43, De Vesme 397–400, Rizzi 71, 74, 81, 92

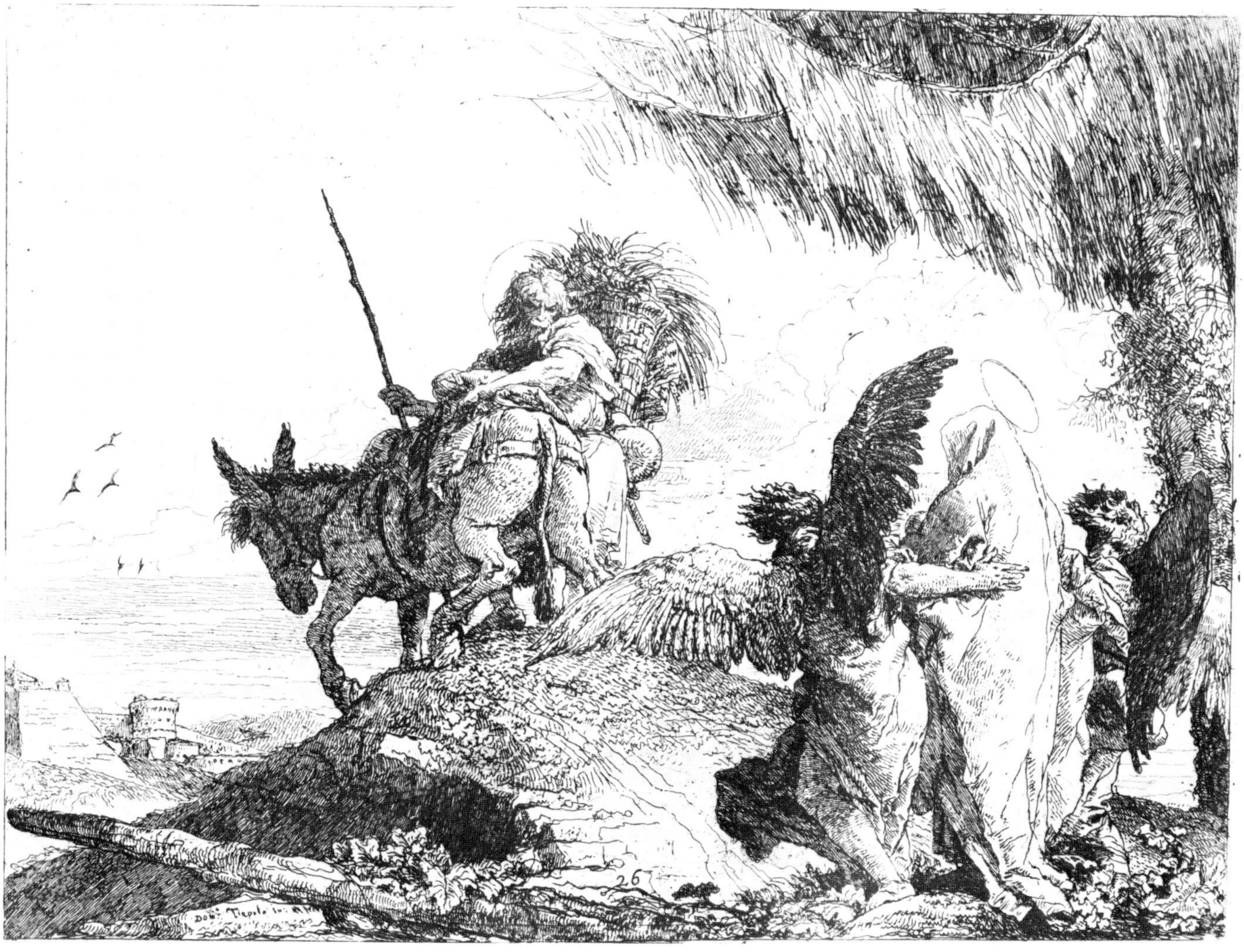

Carceri d'Invenzione VI (Phantastische Verliese)

Radierung, 550x410, bez. unt. li.: „Piranesi F.", ob. re.: „VI", 1756
Albertina Inv. K.S.F. 139, VI. Hind 6

Im Sommer 1743 hatte Piranesi begonnen, Ätzungen herzustellen. In dieser Technik hat er sein Meisterwerk, die „Carceri" (1756–1761) geschaffen. Abgesehen von der eingehenden Interpretation, der die Themen bedürfen („Metaphysik der Gefängnisse", A. Huxley), imponiert die technische Leistung der zehn bis zwölf unterschiedlichen Ätzvorgänge.

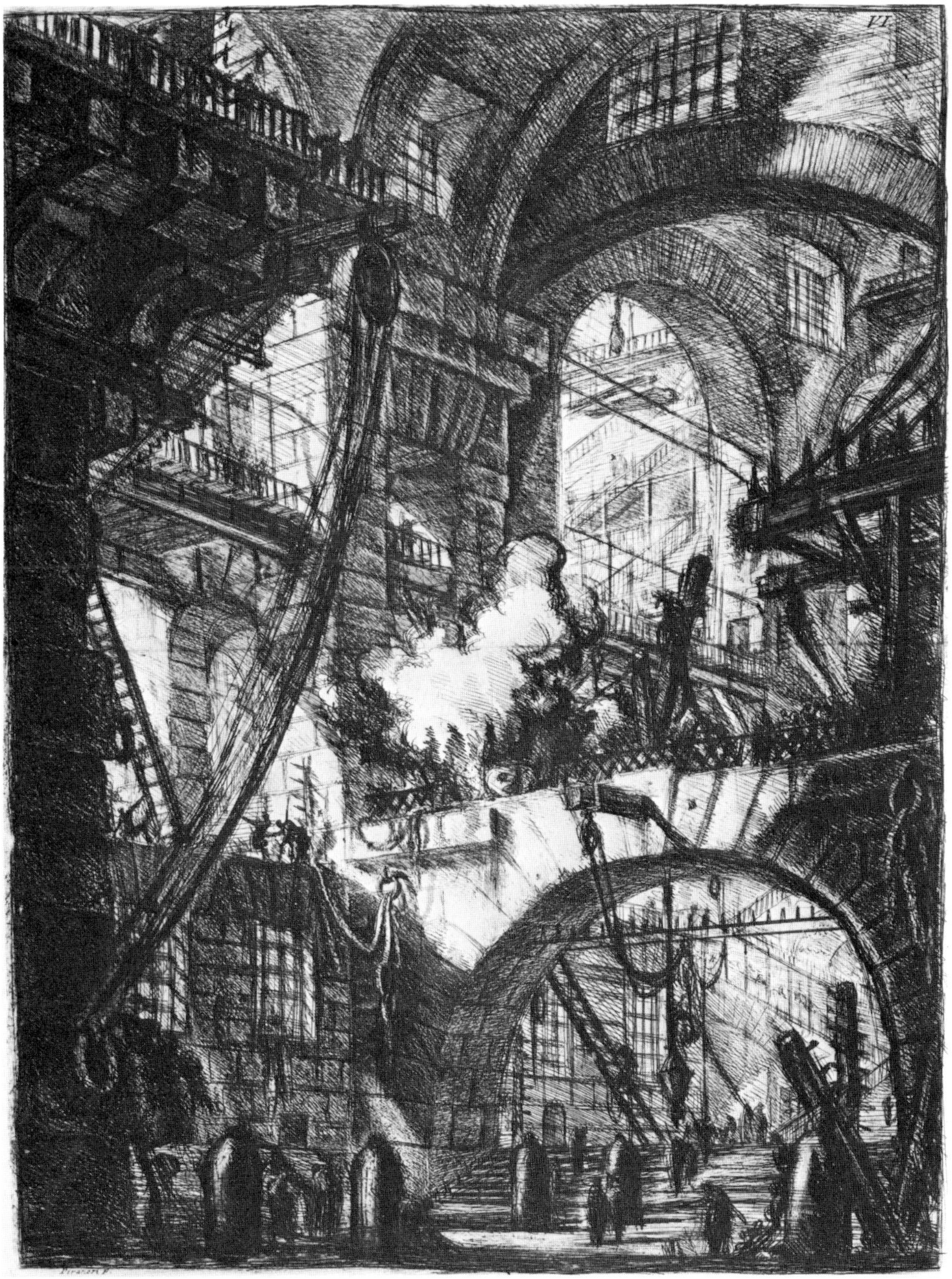

Le Porte del Dolo

Radierung, 298x428, bez. unt. li.: „A Canal f", unt. Mitte: „Le Porte del Dolo", um 1745
Albertina Inv. HB XXIX (7), p.15, De Vesme 6, Bromberg 6

Die „Vedute ideate" verbinden miteinander topographische Präzision und freie Komposition, wobei diese Serie knapp vor der Abreise des Künstlers nach England (1746–1755) entstand. Sie wurde zum Vorbild der europäischen Vedute.

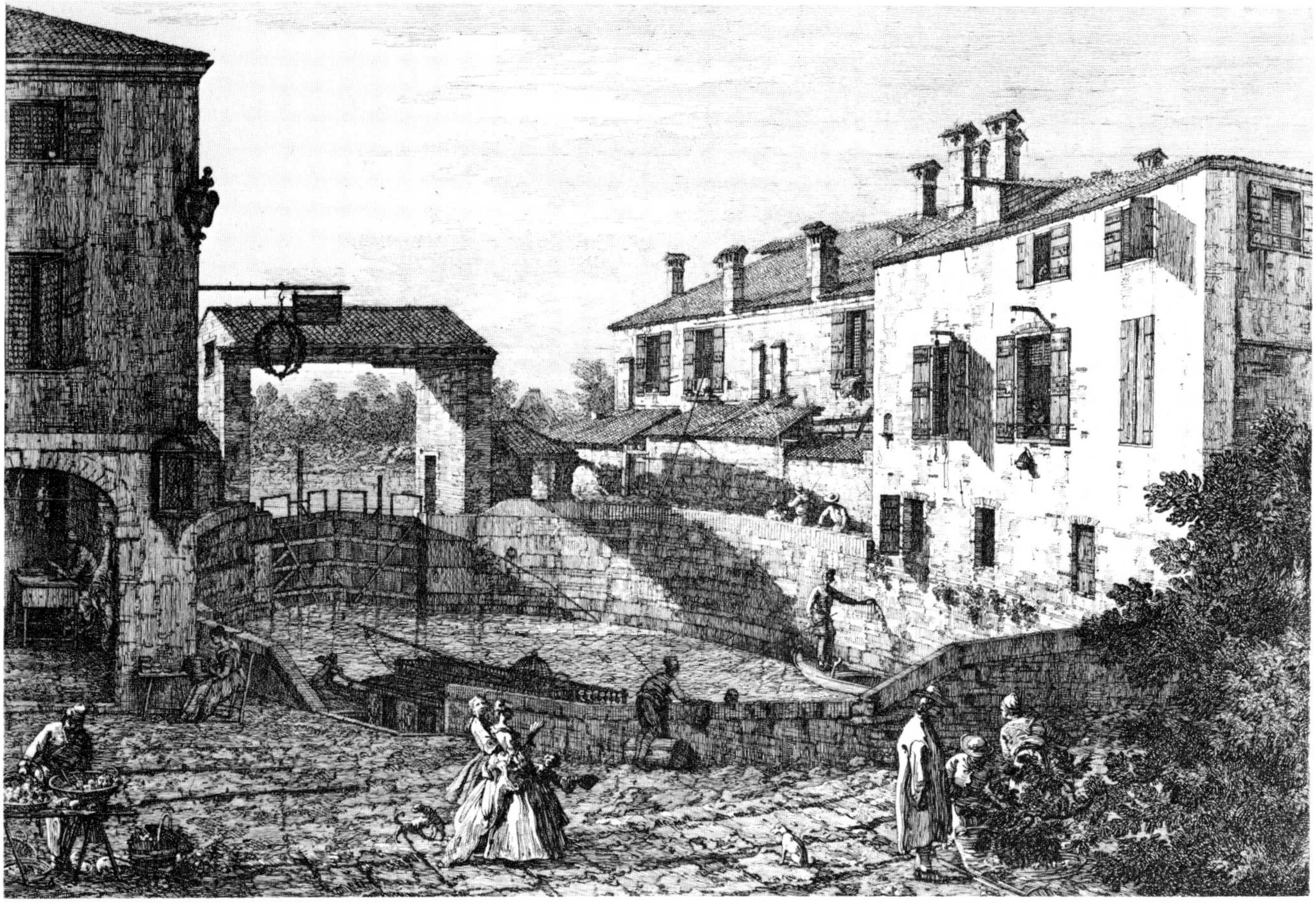

La Troupe Italienne

Radierung und Grabstichel nach A. Watteau, 325x 220, um 1725
Albertina Inv. F III (25), p.56, Jean-Richard 154

Boucher hat auch eine beträchtliche Zahl von Radierungen nach eigenen Entwürfen hergestellt, seine Meisterleistungen aber schuf er nach Watteau, wobei dieses Blatt wiederum zu den reizvollsten Werken des französischen Rokoko zu zählen ist.

Das Aufkommen der Opera comique und der italienischen Schauspielertruppen war ab 1714 und vor allem nach 1721 das große Ereignis in Paris. So wurde Watteaus Gemälde berühmt, beliebt, und die Radierung Bouchers nicht weniger.

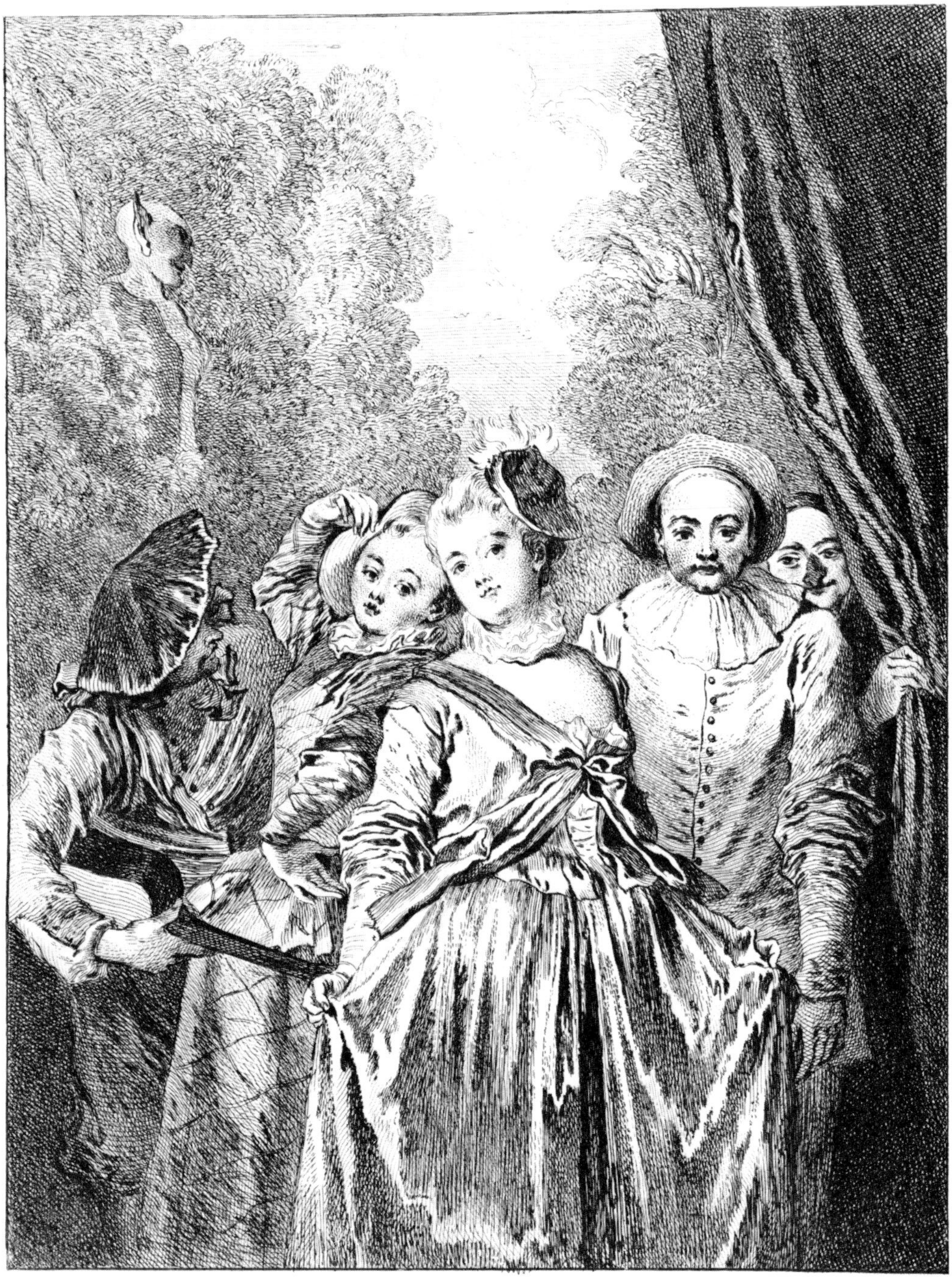

Mädchenkopf

Crayonstich von mehreren Platten nach F. Boucher, 310 x 215, beschr. unt. li.: „Boucher delin", unt. Mitte: „Tiré du cabinet . . ." etc., unt. re.: „L. Bonnet sculp.1767", 1767
Albertina Inv. 1930/1602, Hérold 10

Bonnet war einer der Hauptmeister der Crayonmanier. Er verstand es, die Kreidezeichnungen Bouchers mit neuartigen technischen Mitteln nahezu identisch wiederzugeben. Die Radiertechniken erhielten im französischen Rokoko neue Aufgaben. Das Nachbilden von Zeichnungen, die dadurch erst weite Verbreitung erfahren, ist manuell und meisterhaft.

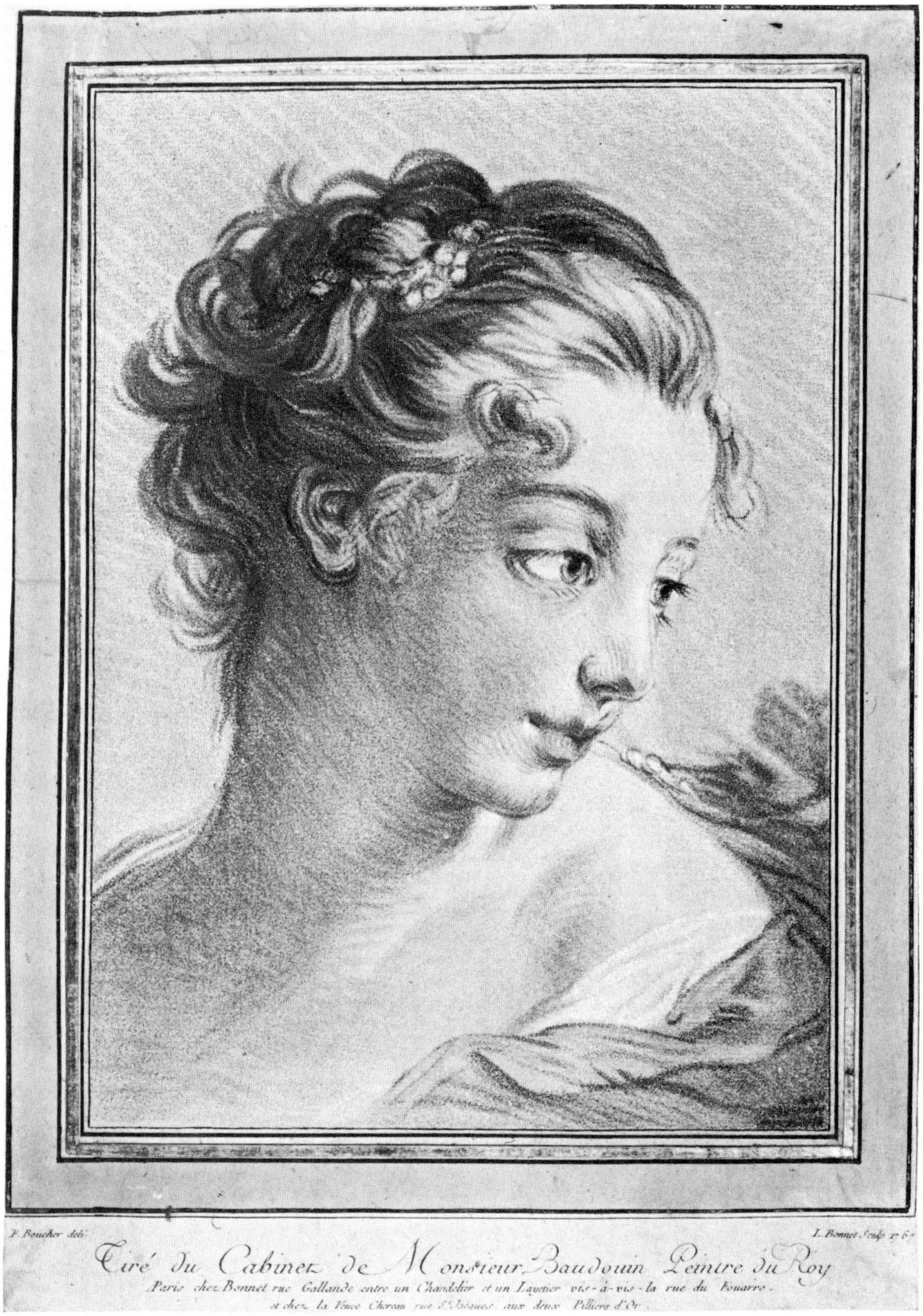
F. Boucher deli.
L. Bonnet Sculp 1767
Tiré du Cabinet de Monsieur Baudouin Peintre du Roy
Paris chez Bonnet rue Gallande entre un Chandelier et un Layetier vis-à-vis-la rue du Fouarre.

La Toilette de Vénus

Farbaquatinta in mehreren Platten nach F. Boucher, 284 x 297, beschr. unt. li.: „F. Boucher pinxit“, unt. re.: „F. Janinet sculpsit“, 1783
Albertina Inv. 1930/1781, Portalis 3

Die Erfindung der Aquatinta, durch welche es möglich wurde, Flächen im Tiefdruck zu schaffen, ermöglichte die Wiedergabe von Aquarellen in höchst subtiler Weise. Die Präzision des Mehrplattendruckes erscheint hier auf das Höchste gesteigert. Lange Zeit blieb dieses Verfahren ein gehütetes Geheimnis. Es bot der Radierung neue Wege.

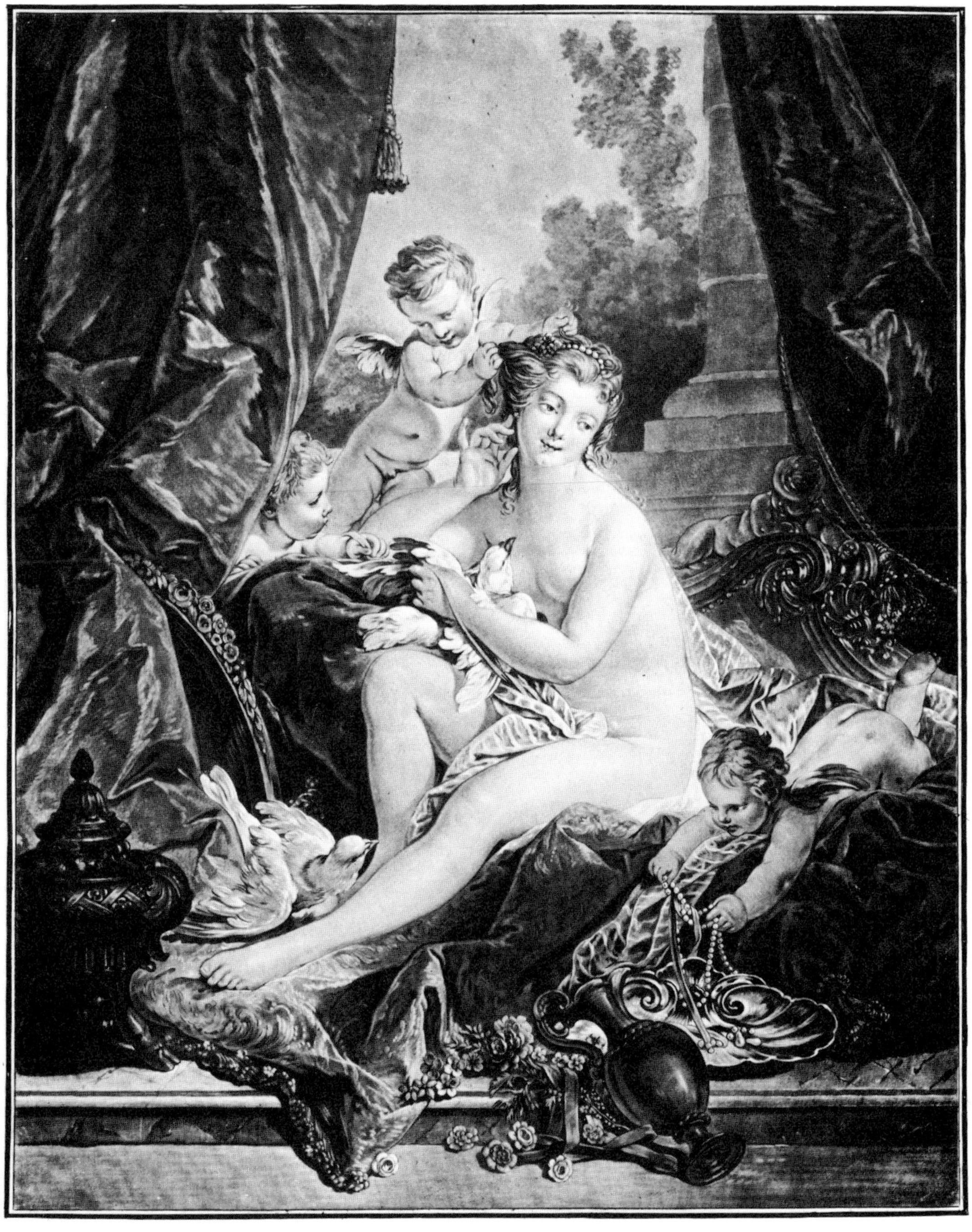

Le Chiffre d'Amour

Radierung nach J. H. Fragonard, 370x 280, beschr. unt. li.: „Peint par H. Fragonard, Peintre du Roi", unt. re.: „Gravé par N. DeLaunay, Graveur du Roi"
Albertina Inv. F II 58, p.7 Portalis 9

Das ausklingende französische Rokoko erblickte in der Radierung das ideale Instrument zur Wiedergabe und Verbreitung ihrer so reizvollen künstlerischen Meisterwerke. Die Nachstecher besaßen nun einen anderen, selbständigen Rang.

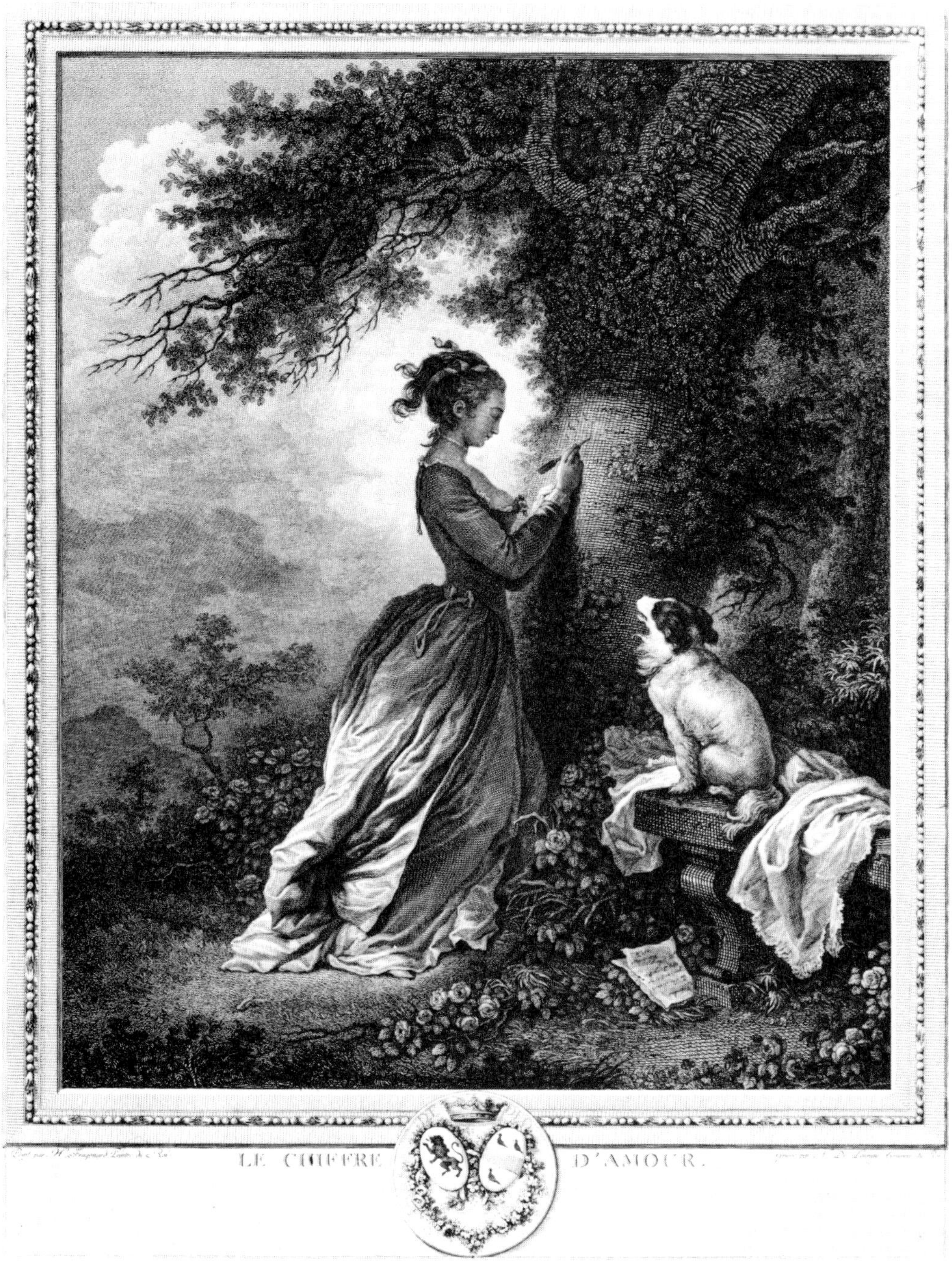

Le Tambourin

Farbaquatinta in mehreren Platten nach N. A. Taunay, 360 x 250, beschr. unt. li.: „Taunay pinxit“, unt. Mitte: „A Paris . . .“ etc., unt. re.: „Descourtis sculp.“, um 1790. Albertina Inv. 1930/1722, Portalis 1 (nicht abgebildet)

Noce de Village

Farbaquatinta in mehreren Platten nach N. A. Taunay, 335 x 239, beschr. unt. li.: „Taunay pinx.“, unt. Mitte: „Tiré du Cabinet . . .“ etc., unt. re.: „Descourtis sculp.“, 1790. Albertina Inv. 1930/1724, Portalis 2

In den beiden Gegenstücken, die ländliche Feste zeigen, hat Descourtis alle Meisterschaft der Staub-Aquatinta im Mehrplattendruck zur Verwendung gebracht. Die technische Finesse ist zu hervorragender Leistung gebracht.

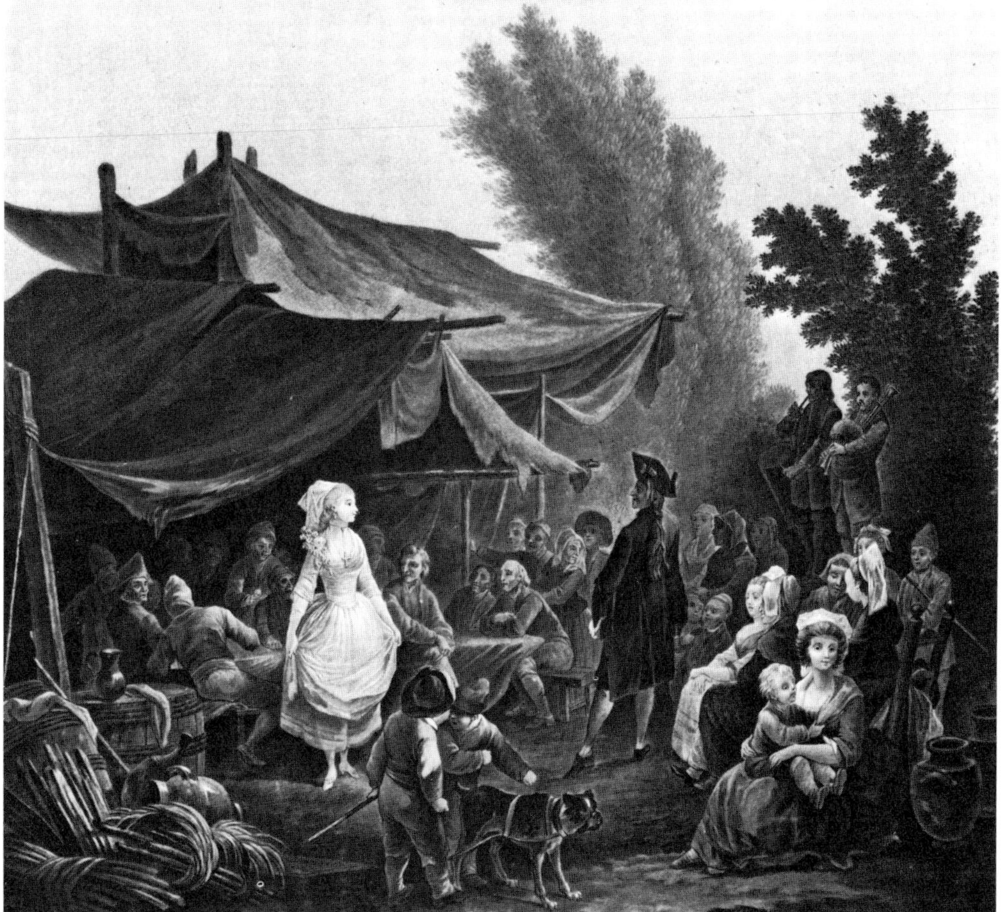

87 NICOLAS DE LAUNAY

Les Adieux

Radierung und Grabstichel nach J. M. Moreau le Jeune, 270 x 218, beschr. unt. li.: „Dessiné par J. M. Moreau le jeune", unt. re.: „Gravé par de Launay le jeune en 1777", 1777. Albertina Inv. F II 61, p.34, Bocher 1357 (nicht abgebildet)

88 GABRIEL DE SAINT-AUBIN

Salon du Louvre

Radierung, 145 x 179, bez. unt. li.: „Gabriel du Saint-Aubin", beschr. unt. Mitte: „VÜE DU SALON DU LOUVRE EN LANNÉE 1753", 1753. Albertina Inv. F III 29, p.112, Dacier 10

Im Salon du Louvre fanden eben um diese Zeit berühmte Ausstellungen statt. Oudry oder der Pastellmaler Maurice Quentin de la Tour feierten Triumphe. Die Radierung vermittelt ein lebhaftes Bild des damaligen Pariser Kulturlebens.

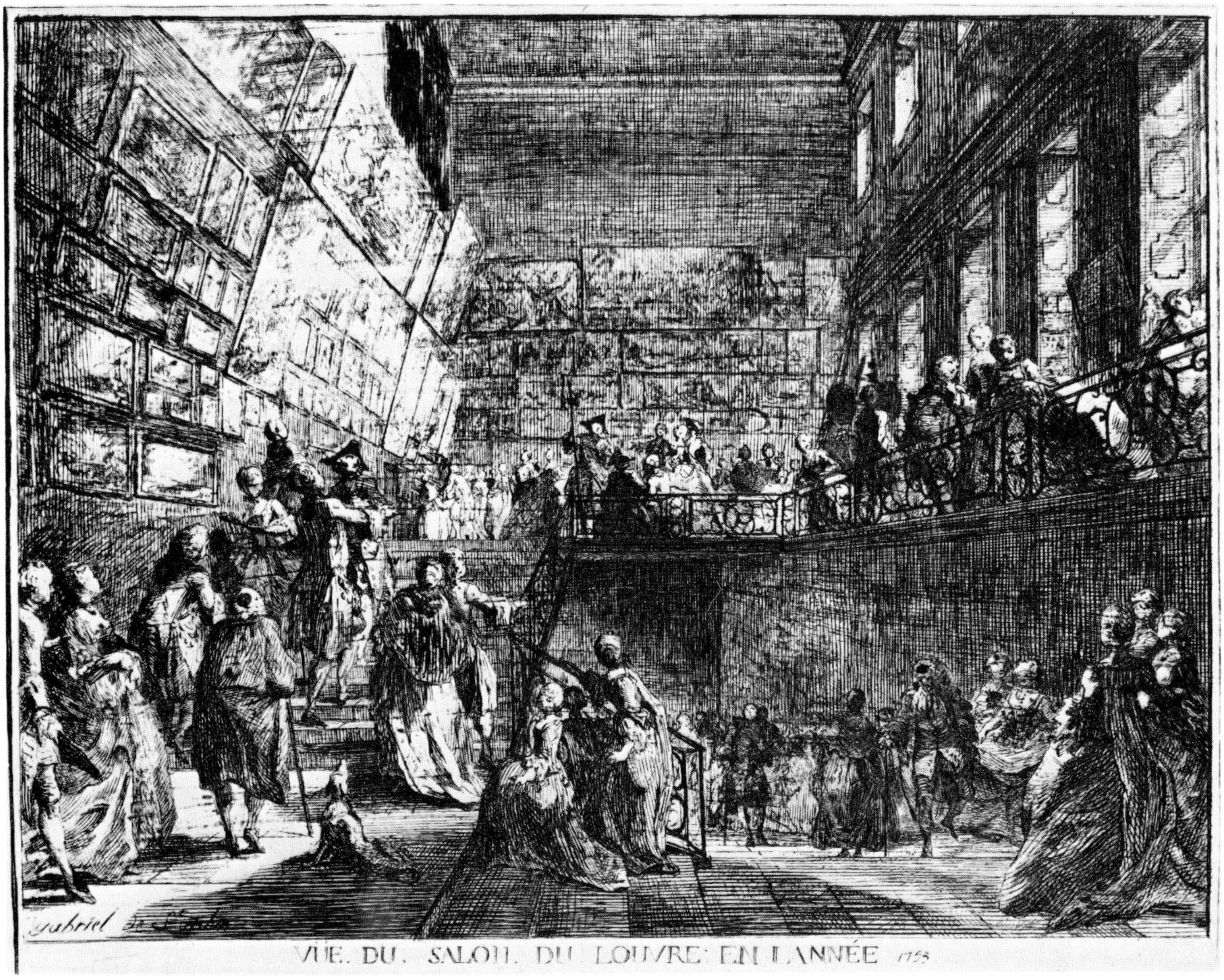

La Partie de Wisch

Radierung und Grabstichel nach J. M. Moreau le Jeune, 330 x 225, beschr. unt. li.: „J. M. Moreau le Jeune Inv.", unt. Mitte: „1783", unt. re.: „J. Dambrun Sculp.", 1783
Albertina Inv. F II 61, p.41, Portalis 4, Boucher 1365

Nach seinem Aufenthalt in St. Petersburg entwickelte sich Moreau zum beliebten Zeichner der höfischen Welt von Paris. Seine Arbeiten waren daher sehr verbreitet, wobei die besten Radierer Frankreichs zu diesem einzigartigen kulturhistorischen Panorama beitrugen. Wisch scheint ein Kartenspiel gewesen zu sein, das ähnlich Whist oder Bridge gespielt wurde.

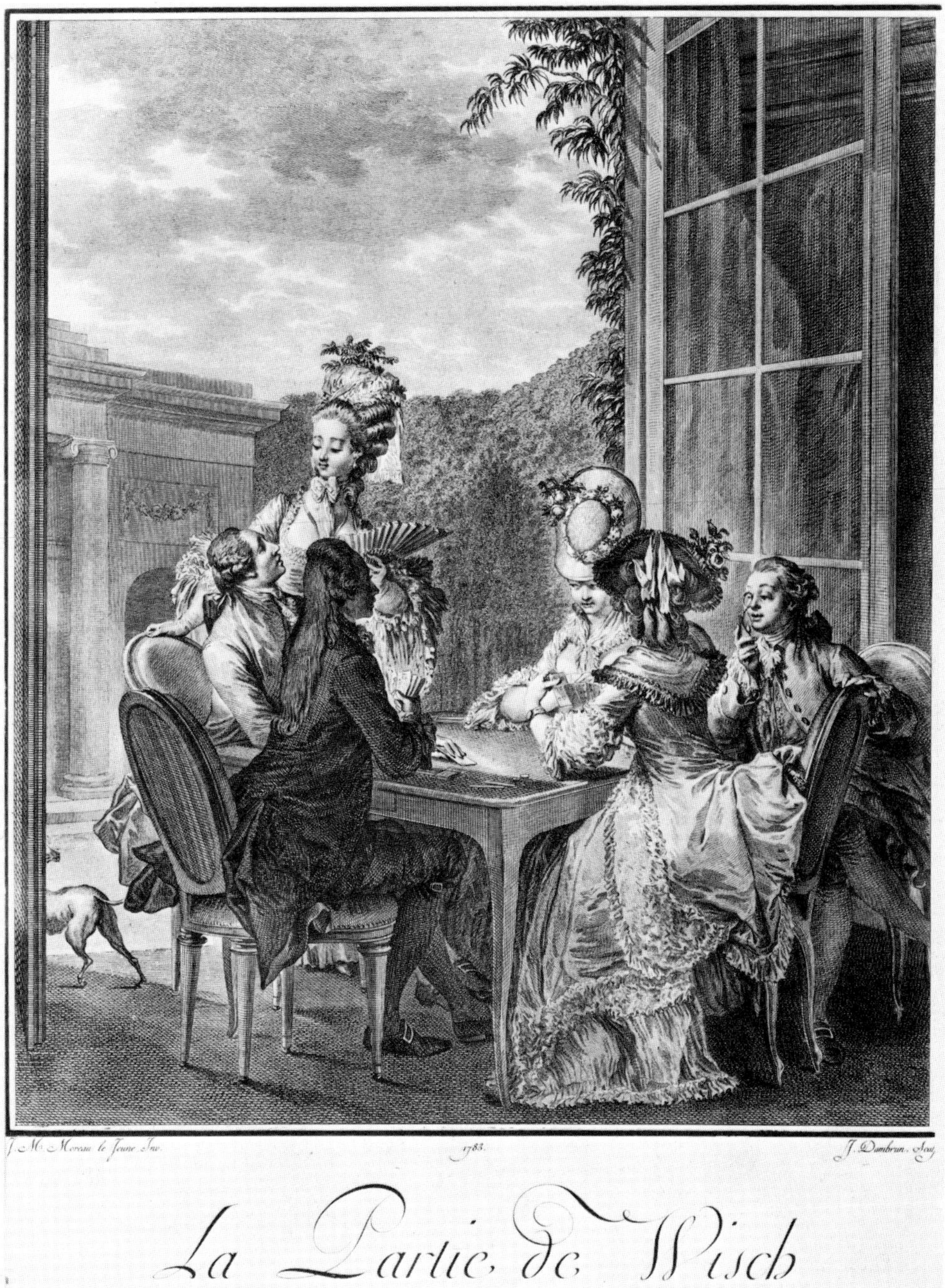

Mädchenbrustbild

Crayonstich und Radierung nach F. A. Vincent, 520 x 385, beschr. unt. li.: „Dessiné . . ." etc., unt. Mitte: „A Paris . . ." etc., unt. re.: „No 648 . . ." etc., 1786. Albertina Inv. 1930/1708, Leymarie 648

Das Ende der Rokoko-Epoche spiegelt sich auch in einer Veränderung des Menschenbildes. Die Ideale der Aufklärung mit der Vorstellung vom natürlichen Leben, der Wendung zur Vernunft und einer Welt der Wirklichkeiten prägen sich in einem solchen Spätwerk künstlerisch aus. Man meint bereits das höfische Leitbild durch das der Revolution verdrängt zu sehen.

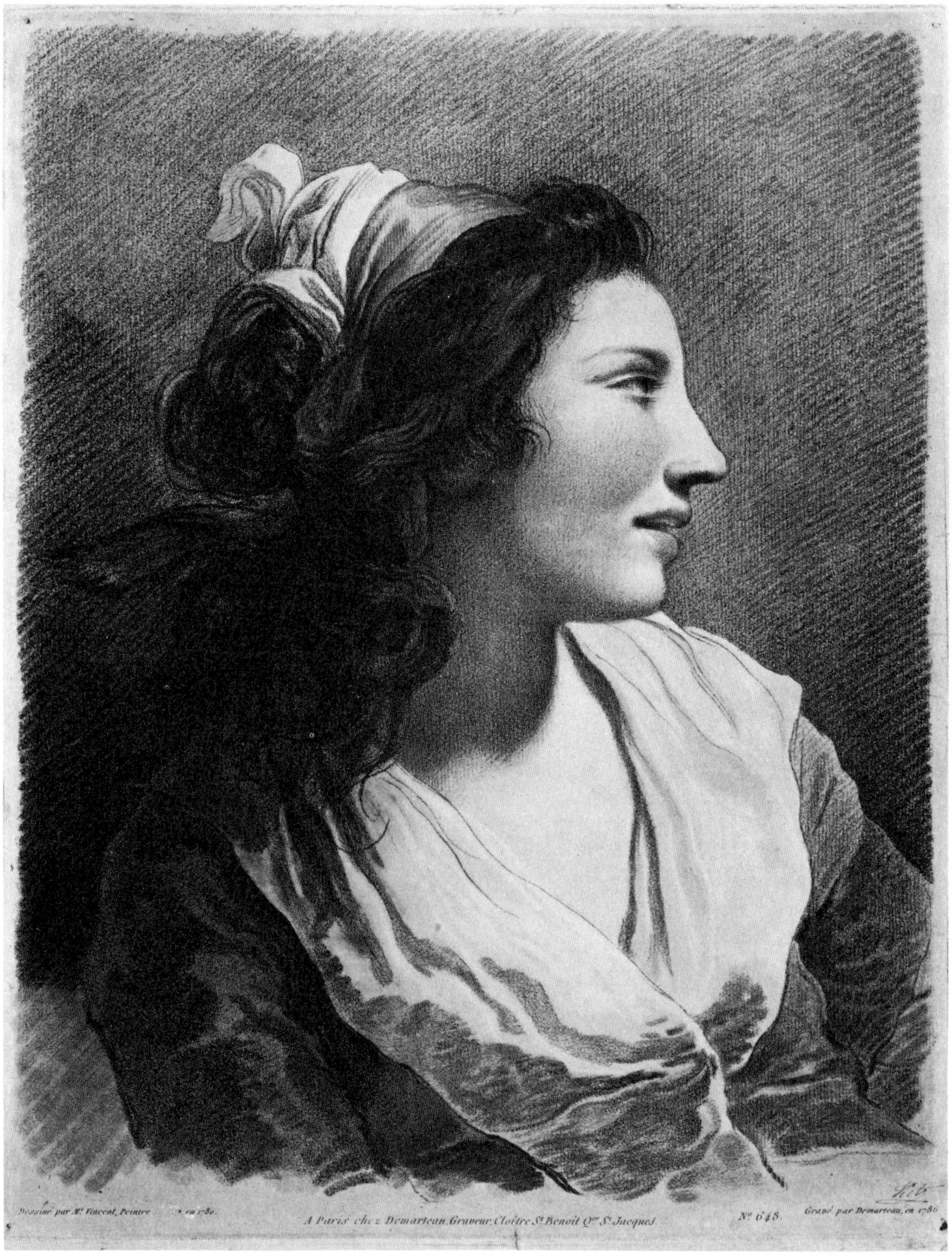
Dessiné par Mr Vincent, Peintre
A Paris chez Demarteau Graveur, Cloître St Benoit Qer St Jacques
No 648.
Gravé par Demarteau, en 1786

Bildnis Miss Farren

Farbpunktierstich und Radierung nach T. Lawrence, 560 x 355, beschr. unt. li.: „T. Lawrence pinxit", unt. Mitte: „published ..." etc., unt. re.: „F. Bartolozzi sculp. R.A. Engraver to his Majesty", 1792
Albertina Inv. 1930/567, Vesme 1075

Die sogenannte „englische" Punktiermanier unterscheidet sich von der französischen ganz wesentlich. Die Punkte formen nicht Linien, sondern ihre Dichte schafft Flächen. Technisch ist der frühe Farbendruck eine Meisterleistung. Bartolozzi wurde mit der Vielzahl seines Radierwerkes ein Schilderer der Blütezeit Englands im ausgehenden Jahrhundert wie keiner sonst.

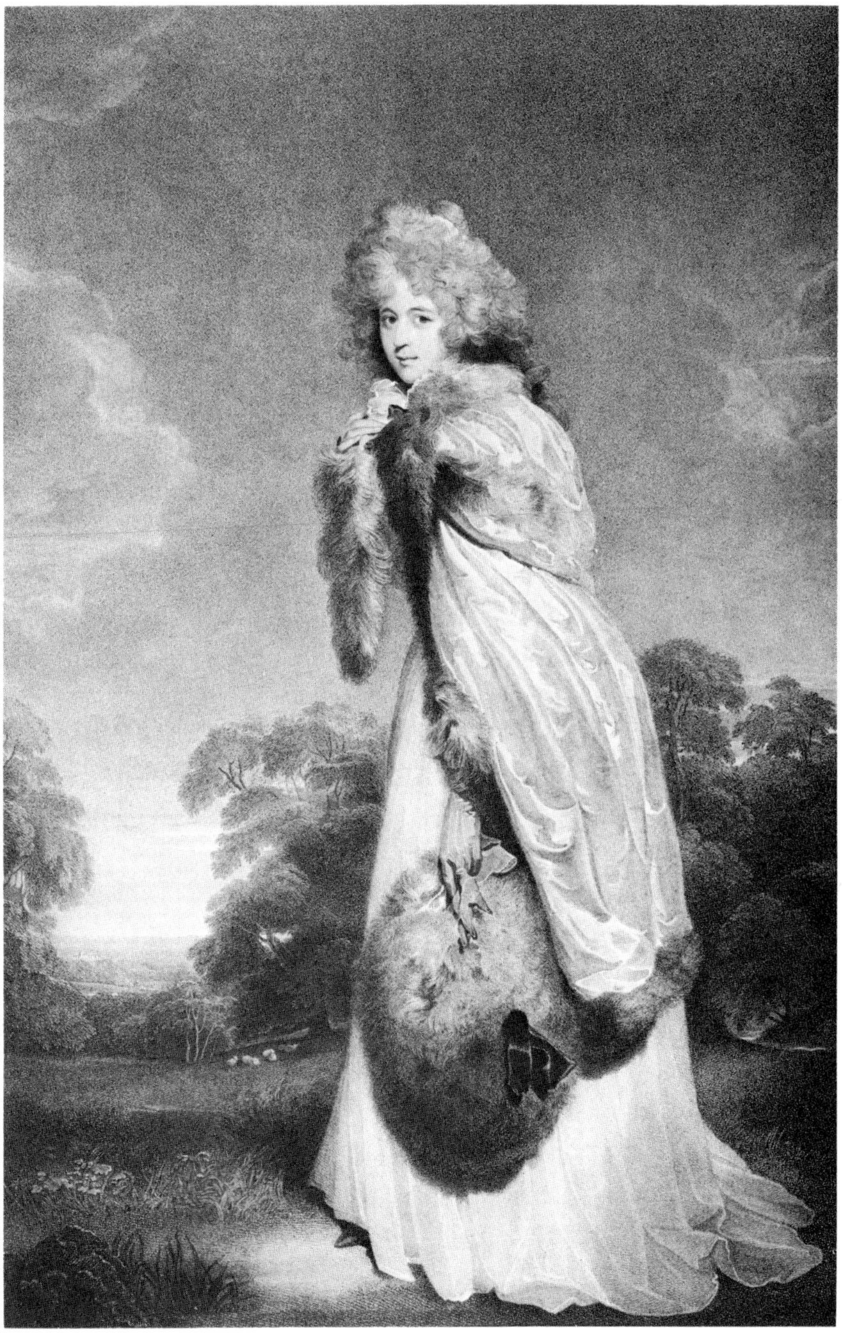

Promenade im Park des Palais Royal

Aquatinta in mehreren Platten, 375 x 570, beschr. unt.: „The Palais Royal Garden Walk – Promenade du Jardin Palais Royal", „A Paris . . ." etc., 1787
Albertina Inv. 1930/1653, Fenaille 11

Die Zeit des französischen Rokoko geht dem Ende zu. Noch promeniert eine lebenslustige Gesellschaft voll Charme und Eleganz im Park des Palais Royal. So ist diese reizvolle Schilderung eine der letzten ihrer Art.

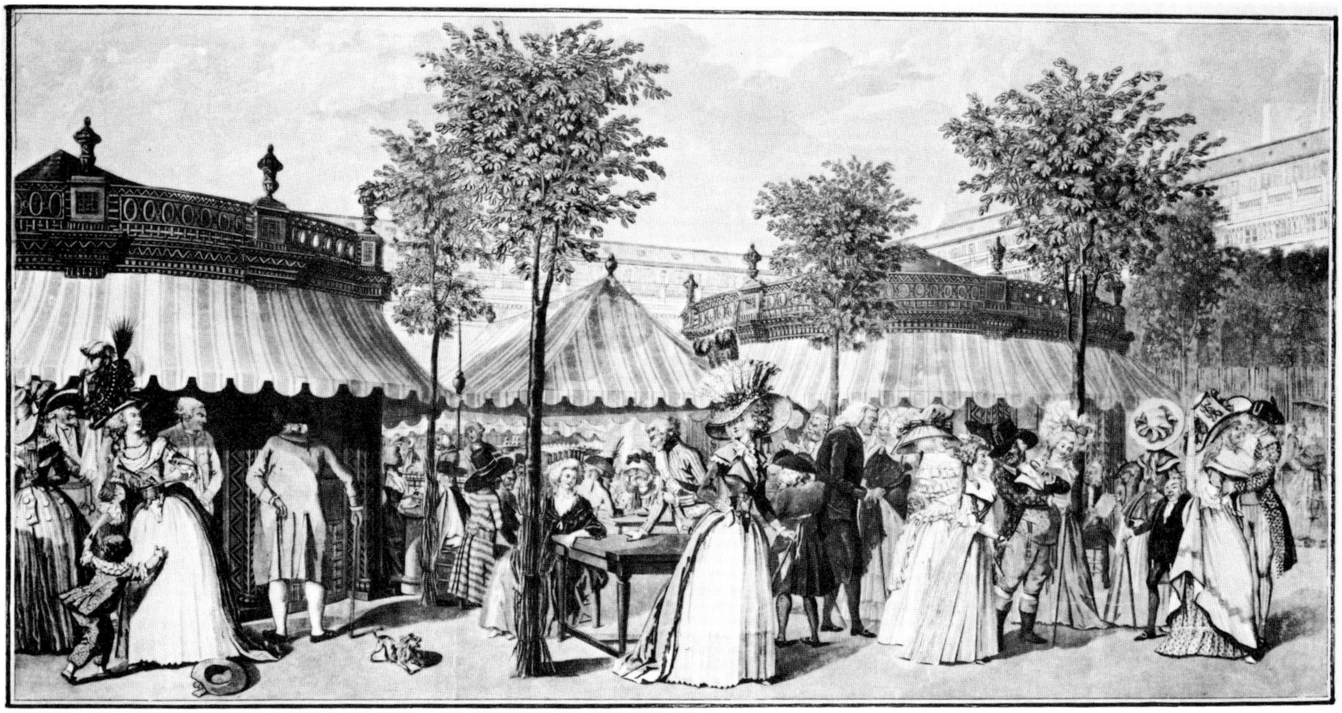

Deckblatt zur Serie: „Gemahlet und geetzed von S.K.H. Erz H. Maria Anna 1772."

Radierung, 156 x 226, 1772. Albertina Inv. D III 63, p.3a

Seesturm

Radierung, 155 x 224, 1772. Albertina Inv. D III 63, p.3b

Die Erzherzogin war künstlerisch sehr begabt und auch ausgebildet. Neben ihrem wissenschaftlichen Hauptwerk, der Publikation der „Schau- und Denkmünzen der Kaiserin Königin Maria Theresia" (Wien 1782), veröffentlichte sie 1772 sechzehn eigenhändig gezeichnete und radierte Blätter mit Landschaften, Seestücken und Stilleben, die ein für eine Dilettantin ganz erstaunliches Können belegen. Sie war Schülerin von J. Chr. Brand und Ehrenmitglied der Wiener Kunstakademie.

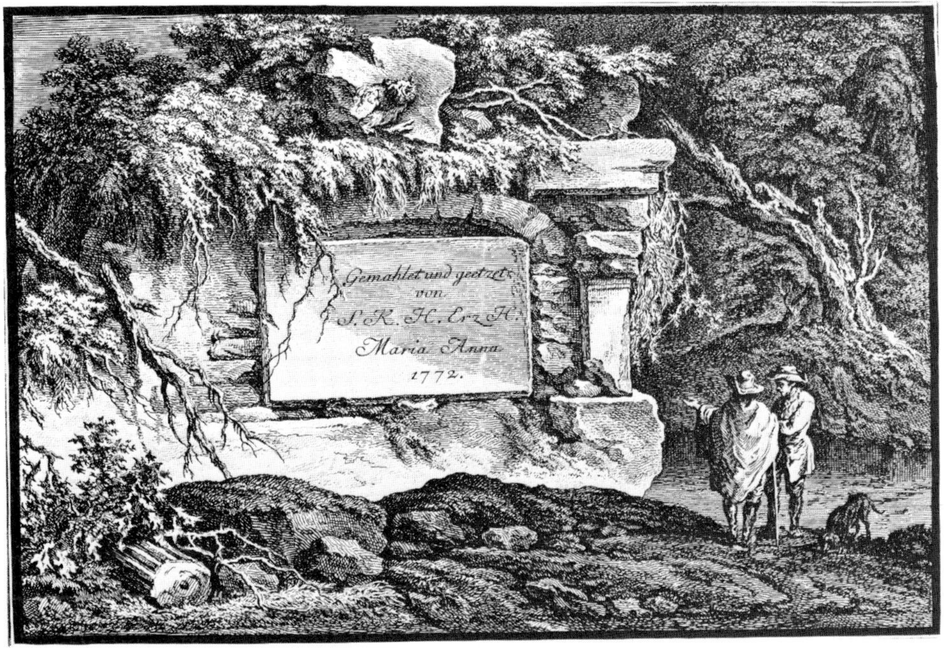

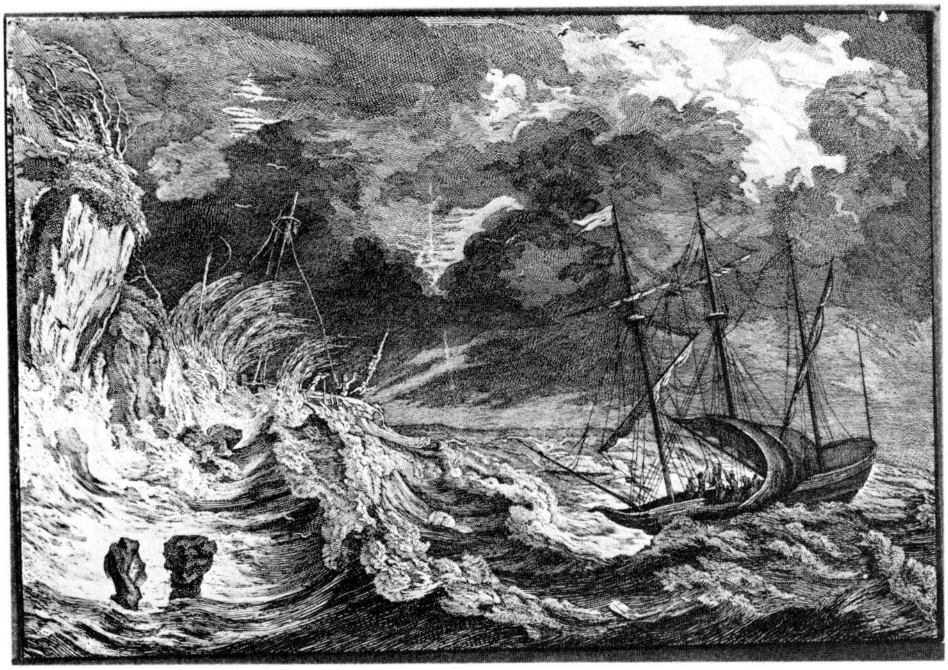

Der Kupferstichhändler

Kupferstich und Radierung, 365 x 250, beschr. unt. li.: „Kupferstichhändler", „Gezeichnet von v. C. Brand Prof.", unt. re.: „Vendeur d'Estampes", „Gestochen von v. C. Brand Pr.", 1775. Albertina Inv. ÖK Brand I, p.77

Angeregt von den „Cris de Paris" von Bouchardon, die in einer ersten Ausgabe 1737–1746 und einer zweiten 1768 erschienen waren, hat dieser wohl wichtigste Künstler der Wiener Malerei des Jahrzehnts den Wiener Kaufruf 1773 in Angriff genommen. Die verschiedenen Wiener Typen wurden in drei Folgen dargestellt, die 1776 abgeschlossen waren. Die meisten der Blätter waren nach Brands Vorzeichnungen von verschiedenen Stechern ausgeführt worden, – das vorliegende Blatt ist das einzige vom Künstler selbst ausgeführte. Die Serie der 24 Kaufrufe war gewiß die wichtigste Basis der späteren Genrekunst Wiens.

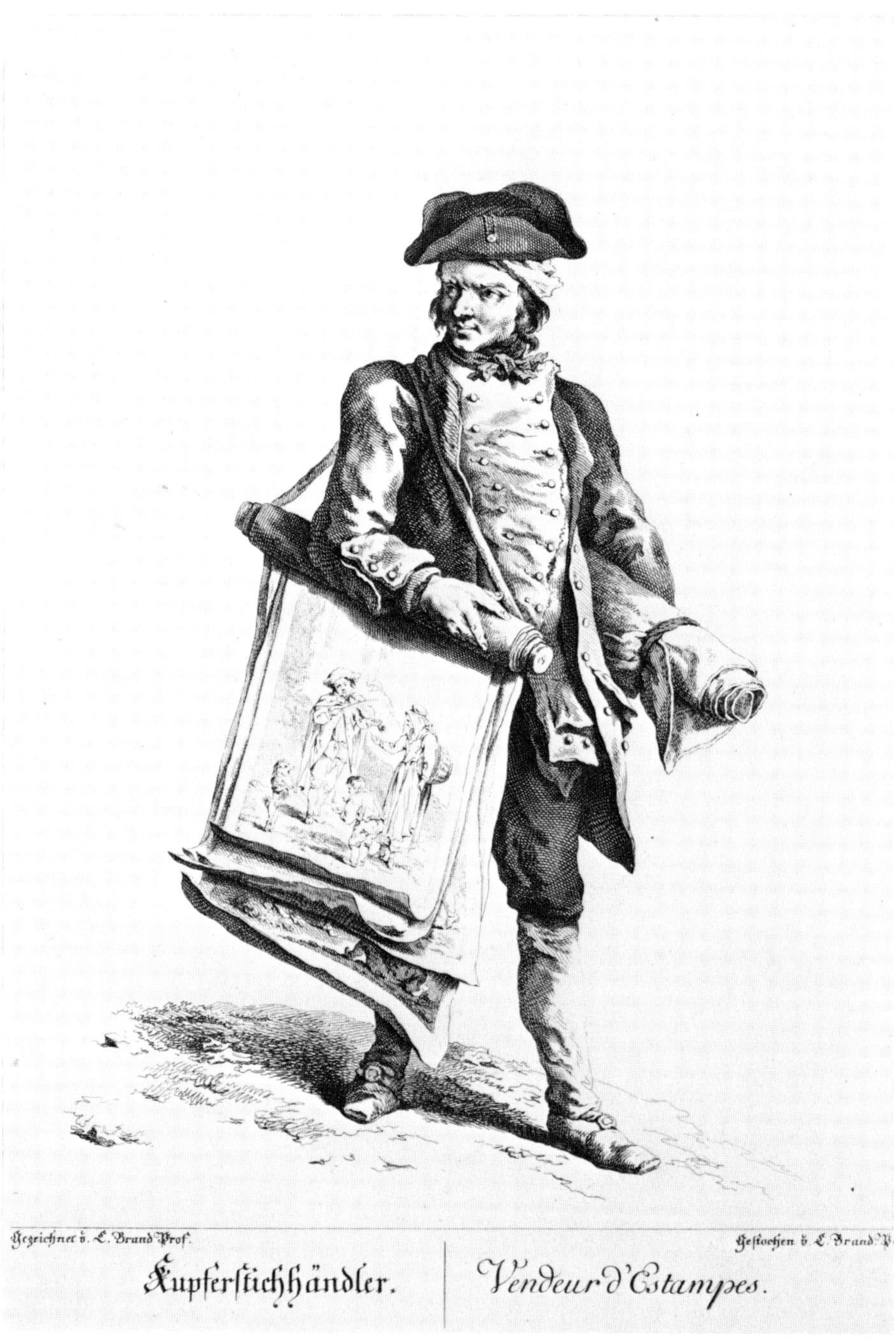

Himmelfahrt Mariae

Unvollendete Radierung und Kaltnadel, 429 x 324, bez. unt. li. (von fremder Hand): „Tiepolo", um 1772
Albertina Inv. ÖK Maulbertsch, p.6, Garas 161

Ursprünglich als Werk Tiepolos angesehen, wurde diese Radierung von O. Benesch als Blatt von Maulbertsch erkannt. Die Darstellung ist dem 1782 entstandenen Hochaltarbild der Prämonstratenser-Kirche in Obrowitz bei Brünn verwandt. Es zeigt, daß sich dieser bedeutende Maler auch als Radierer versucht hat und dabei seine Meisterschaft nicht weniger zu entfalten verstand. Eben dieser halbfertige Zustand gibt dem Blatt einen so besonderen Reiz.

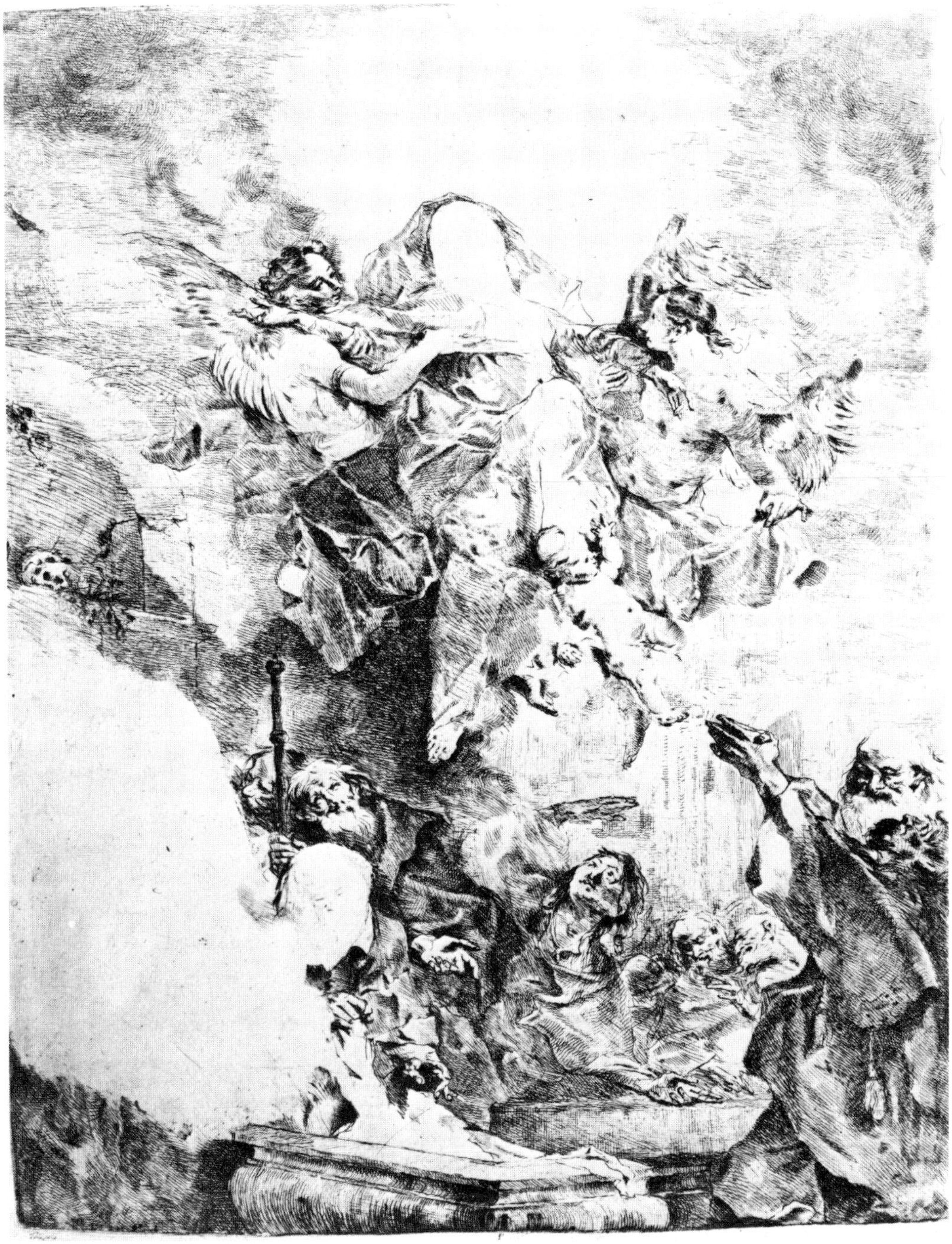

Salzburg

Aquatinta, 320 x 385, beschr. unt.: „W. F. Schlotterbeck del. et sc. à Vienne chez T. Mollo", 1803
Albertina Inv. ÖK Schlotterbeck, p.19

Dieser Künstler gehört zu jener Generation, von welcher die heimische Landschaft im Sinne der Schweizer Alpenvedute durchwandert, aufgenommen und in Serien veröffentlicht wurde. Er wußte eine sehr charakteristische Aquatintatechnik für diese Aufgabe einzusetzen und erzielte damit ein bemerkenswertes Werk in seinen „Voyages pittoresques". Er blieb mit ihm allerdings allein, weil sich die Entwicklung der Aberli'schen Manier, der kolorierten Umrißradierung, zuwandte.

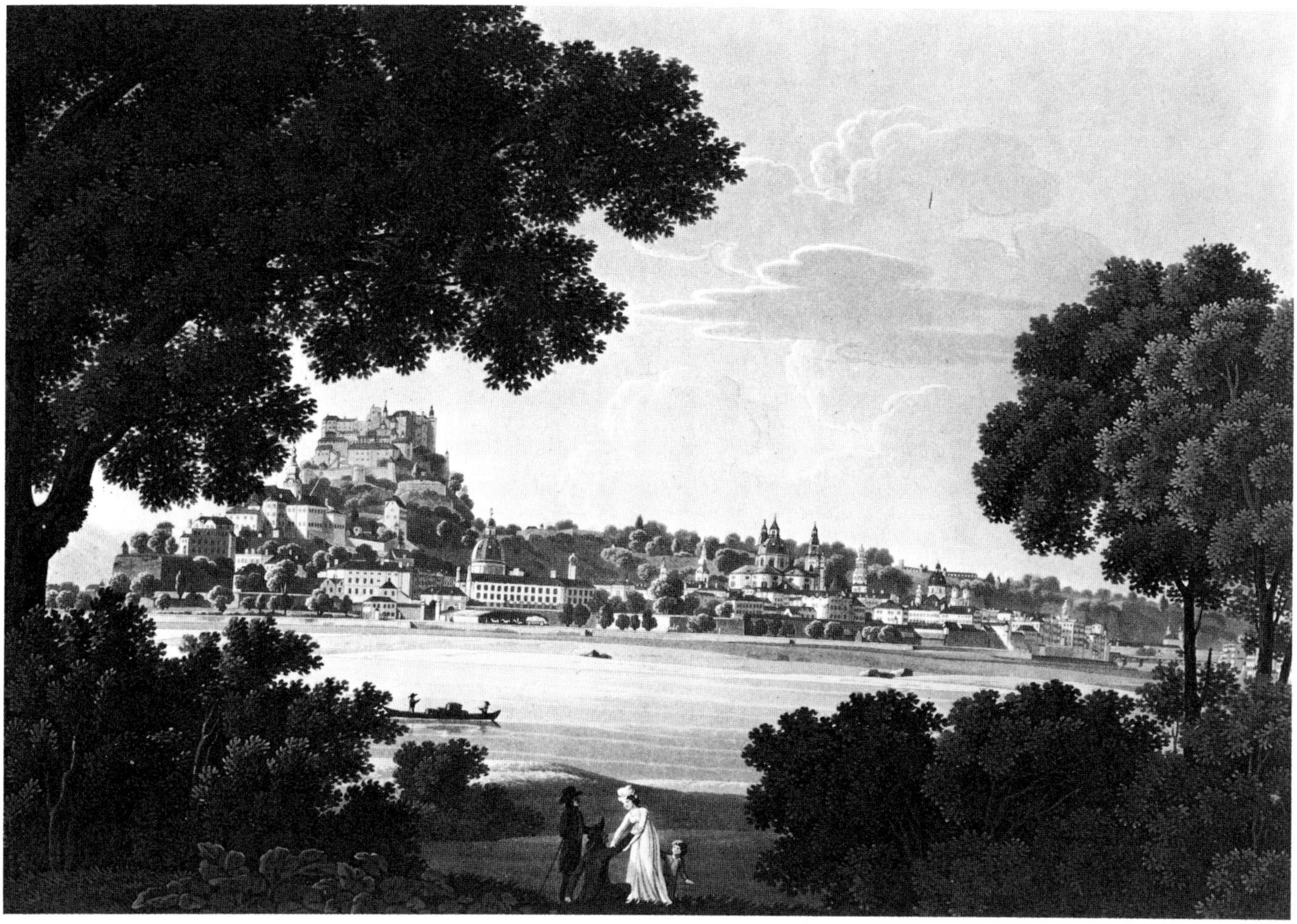

Luxury – Misery

Radierung, 330 x 228, Luxury bez. unt. li: „T. Rowlandson 1785", beschr. unt. Mitte: „Luxury, Pubd 1st October . . ." etc.; Misery bez. unt. re.: „T. Rowlandson 1785", beschr. unt. Mitte: „Misery, Pubd 1st October . . ." etc., 1785 Albertina Inv. E II 20, p.46

Die satirische Neigung und die frühen demokratischen Lebensverhältnisse liegen der so reichen Welle kritischer und belehrender Graphik in England zugrunde. Nicht wenig mag dies auch in den moralisierenden puritanischen Vorstellungen der Religion seinen Grund haben. Rowlandson war mit seinen Zyklen „The Comfort of Bath" 1798 und „Miseries of Human Life" 1808, der bekannteste dieser Künstler geworden, deren Karikaturen häufig die Grenzen solcher Gattung sprengten. Technisch ungemein variabel und geschickt, bezieht er seine Wirkungen – wie hier – oft aus dem Kontrast.

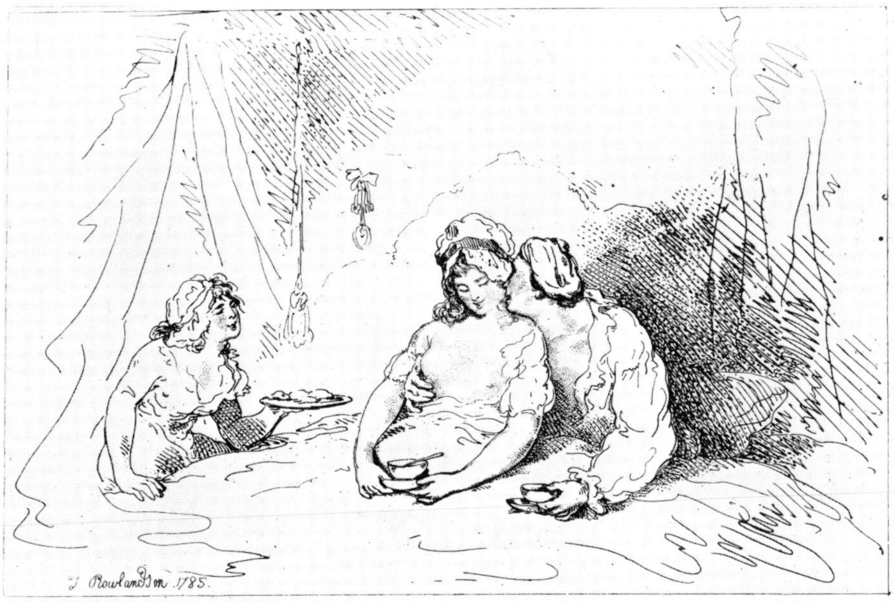

LUXURY,

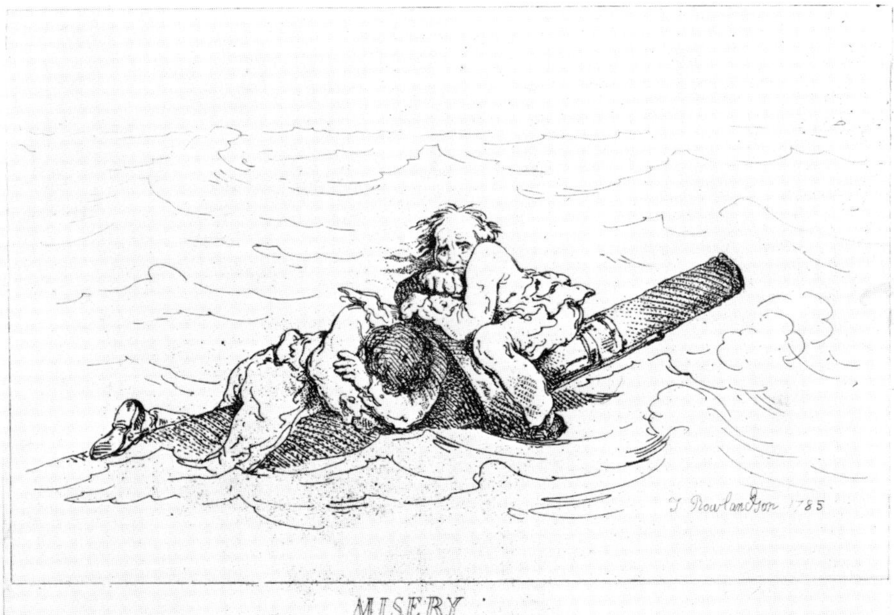

MISERY.

Analysis of Beauty II

Radierung und Kupferstich, 434 x 545, beschr. ob. Mitte: „Analysis of Beauty Plate II“, unt. re.: „Designed, Engraved and Published by Wm Hogarth ...“ etc., 1753
Albertina Inv. E II 4, Vol. 1, p.18, Shesgreen 85, Burke 234, Paulson 212 (nicht abgebildet)

Mariage à la Mode IV

Radierung und Kupferstich, 392 x 485, beschr. unt. li.: „Invented, Painted & Published by Wm Hogarth“, unt. Mi.: „Mariage à la Mode, Plate IV“, unt. re.: „Engraved by ...“ etc., 1745
Albertina Inv. E II 4, p.45, Shesgreen 54, Burke 196, Paulson 271 (nicht abgebildet)

Mariage à la Mode II

Radierung und Kupferstich, 392 x 485, beschr. unt. li.: „Invented, Painted & Published by Wm Hogarth“, unt. Mitte: „Mariage à la Mode Plate IV“, unt. re. “Engraved by B. Baron ...“ etc., 1745
Albertina Inv. E II 4, p.44, Shesgreen 52, Burke 194, Paulson 269

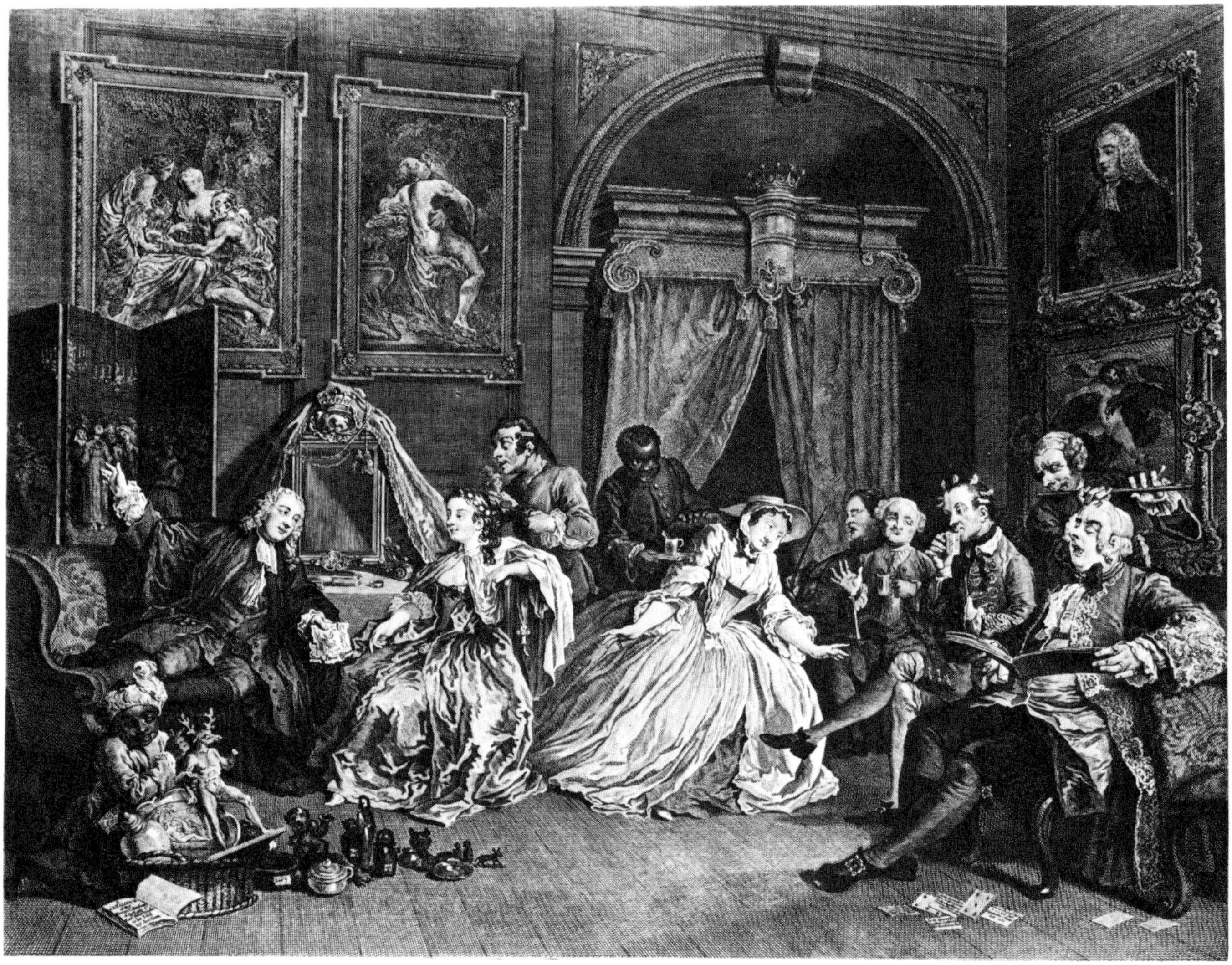

Strolling Actresses Dressing in a Barn (Wanderkomödiantinnen)

Radierung und Kupferstich, 452 x 568, beschr. unt. li.: „Invented, Painted, Engraved ...“ etc., 1738
Albertina Inv. E II 3, p.70, Shesgreen 46, Burke 181, Paulson 168

1737 war das Gesetz gegen fahrende Schauspieler erlassen worden (an der Krone links im Vordergrund sichtbar), durch welches das Auftreten von Theatertruppen mit weiblichen Kräften außerhalb Londons untersagt wurde. Hogarth zeigt, wie man dies umgeht, indem man nämlich weibliche Rollen von Männern spielen ließ. Allerdings, ohne daß dadurch die Frivolität sich gebessert hätte; im Gegenteil. Die ätzende Kritik Hogarth's an dieser lächerlichen Götterversammlung im niedersten Theatermilieu zeigt sich in zahlreichen Details. Sie führte auch dazu, daß Walpole von diesem Blatt sagte, es sei „wegen seines Humors und Einfallsreichtums unzweifelhaft das Beste“, was Hogarth je geschaffen habe.

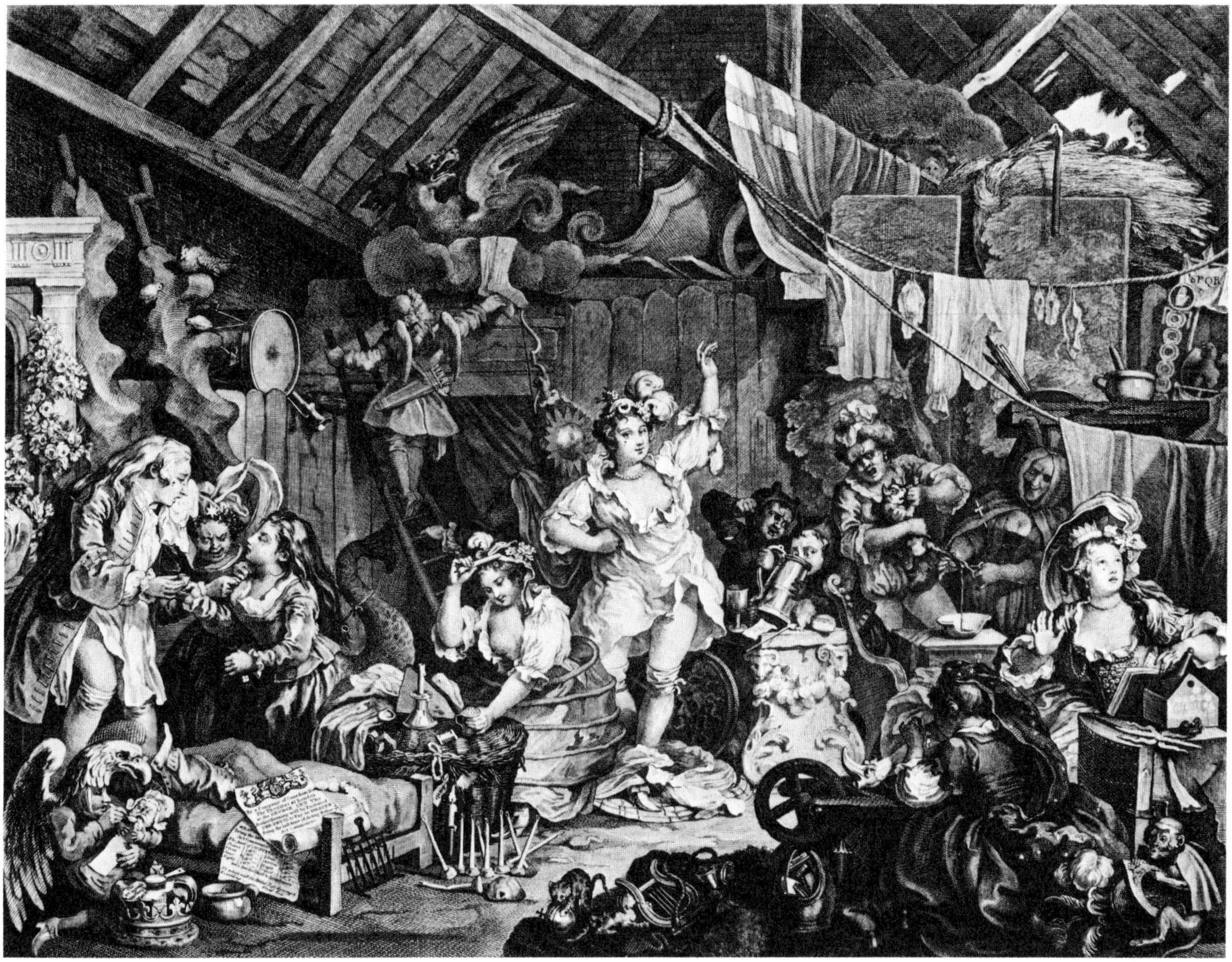

103 THOMAS ROWLANDSON

Englishmen in November – Frenchmen in November

Farbradierung, 435 x 625, bez. ob. li.: „T. Rowlandson Fecit", unt. re.: „Pub. Nov. 25, 1788 ..." etc., 1788
Albertina Inv. E II 20, p.77 (nicht abgebildet)

104 ROBERT CRUIKSHANK

The Political Champion

Farbradierung, 265 x 369, bez. unt. li.: „J. R. C. fecit", unt. Mitte: „Pub. Dec. 1819 ..." etc., 1819
Albertina Inv. 1911/420 (nicht abgebildet)

105 GEORGE CRUIKSHANK

Inconveniences of a Crowded Drawing Room

Farbradierung, 244 x 357, bez. unt. li.: „G. Cruikshank fect.", unt. re.: „Pub. May 6th ..." etc., 1818
Albertina Inv. 1911/386, Douglas 1087, Reid 774

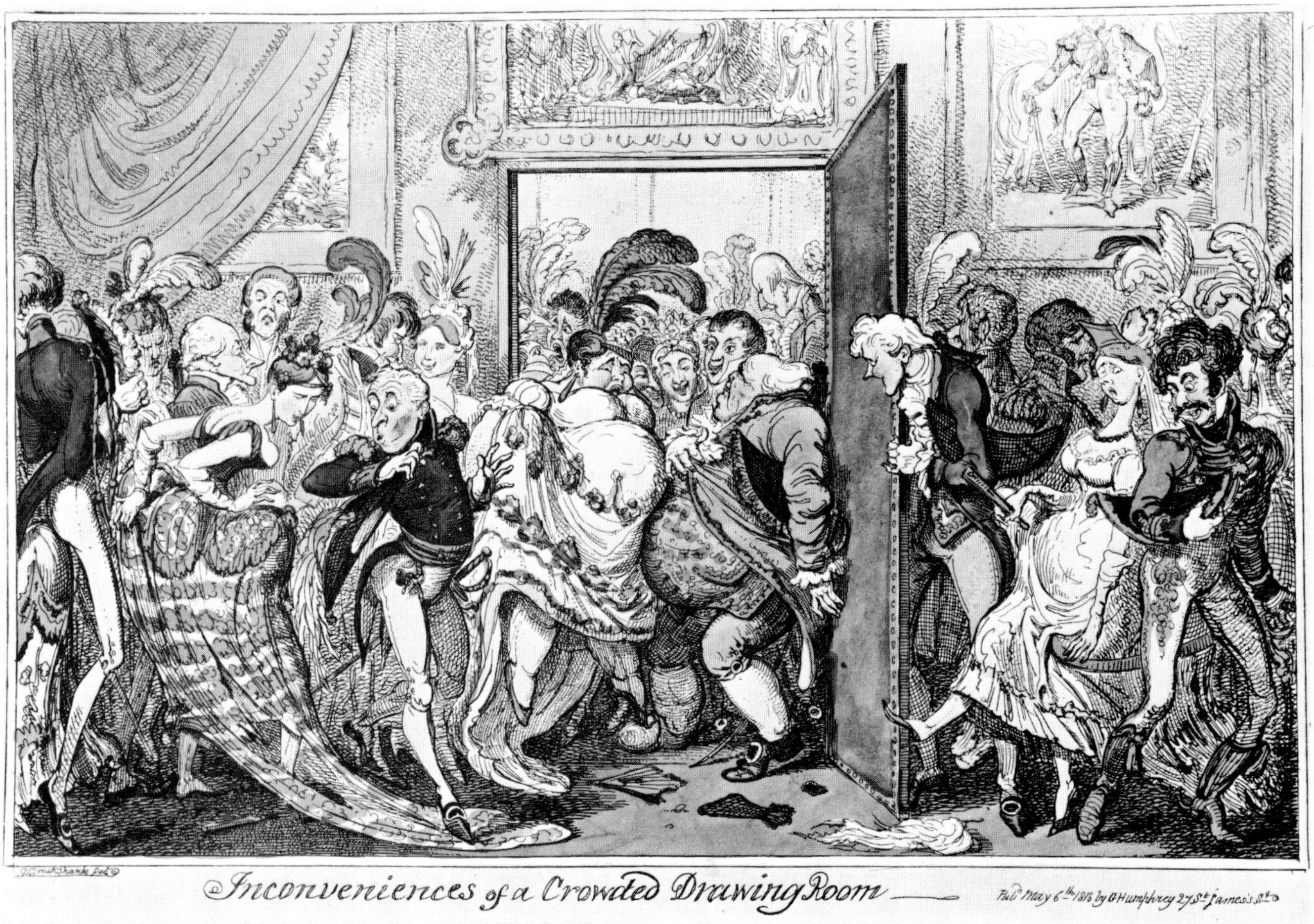

Bobalicón (Hanswurst), aus der Serie „Disparates" bzw. „Proverbios"

Radierung, Aquatinta und Kaltnadel, 245 x 355, bez. unt. li.: „Goya", 1810–1820
Albertina Inv. 1924/597, Hofmann 127, Harris 251

„Wenn es gilt, den Namen eines Künstlers zu nennen, der in der Kunst der Radierung an den großen Rembrandt heranreichte, so wird es zweifellos der Name Goya sein" (Benesch). Goyas Visionen („Io lo visto" schreibt er) enthüllen den Konflikt der menschlichen Vernunft, die an Brutalität, Laster, Leidenschaften, Lügen, soziale Ungerechtigkeiten ebenso ohnmächtig ausgeliefert ist, wie den Ängsten vor nicht meßbaren Gewalten. Mit Goya beginnt eine neue Funktion der Kunst.

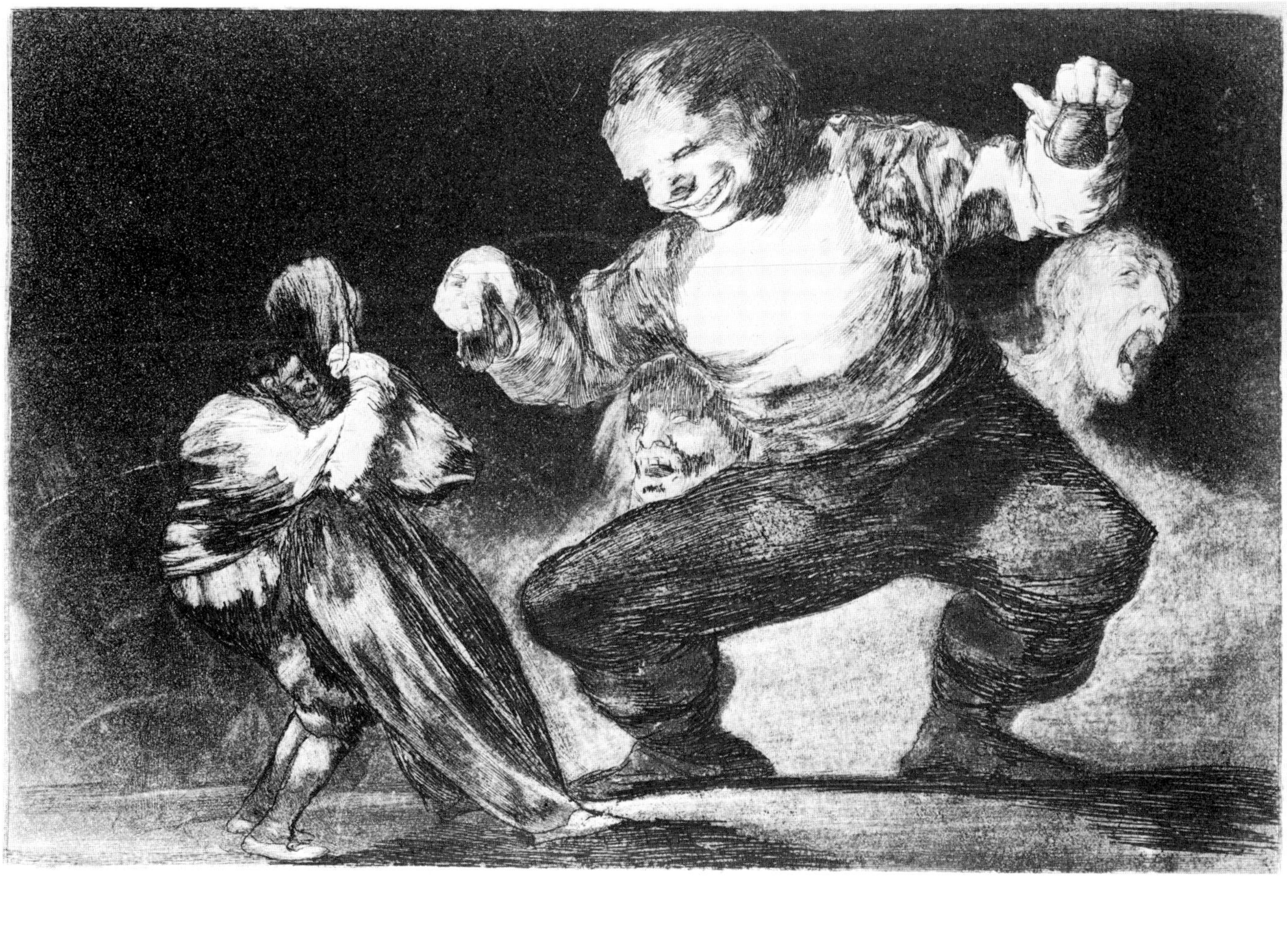

Das bockende Pferd, aus der Serie „Disparates" bzw. „Proverbios"

245 x 345, 1810–1820, Hofmann 133, Harris 257
a) Strichplatte, reiner Ätzdruck; Albertina Inv. H 133 I
b) Strichplatte mit Aquatinta; Albertina Inv. H 133 II

An diesem Beispiel ist der Einsatz der Aquatinta durch den Künstler besonders deutlich zu verfolgen; es läßt sich erkennen, welche Steigerung die an sich so großartige Darstellung der Ätzradierung durch die Flächentönung erhält, mit welcher der Künstler die Wirkung des Unheimlichen zustandebringt. Das Staubkorn gliedert die Fläche und läßt sie ätzen.

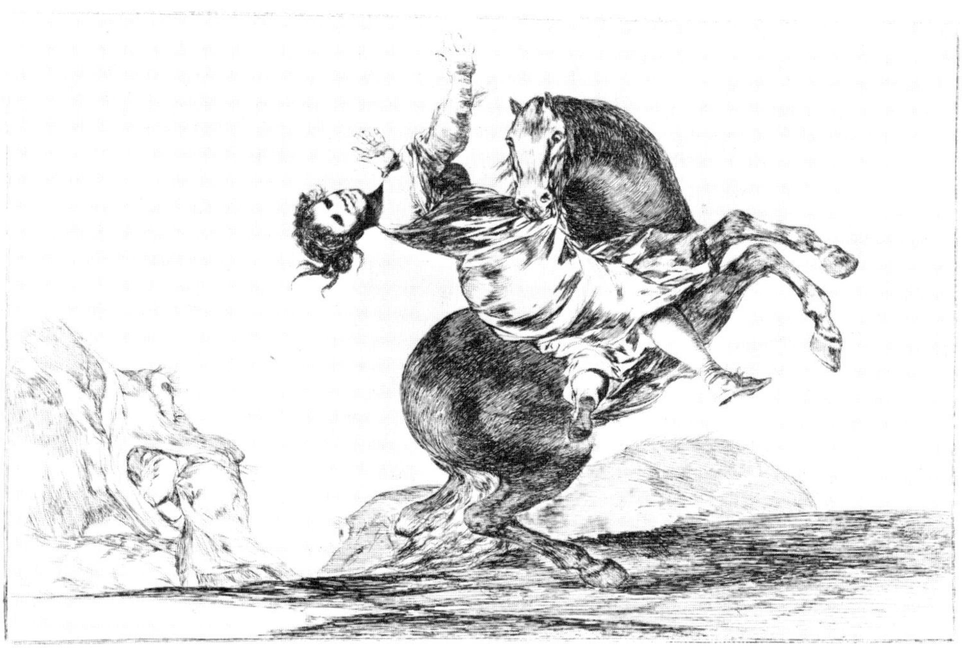

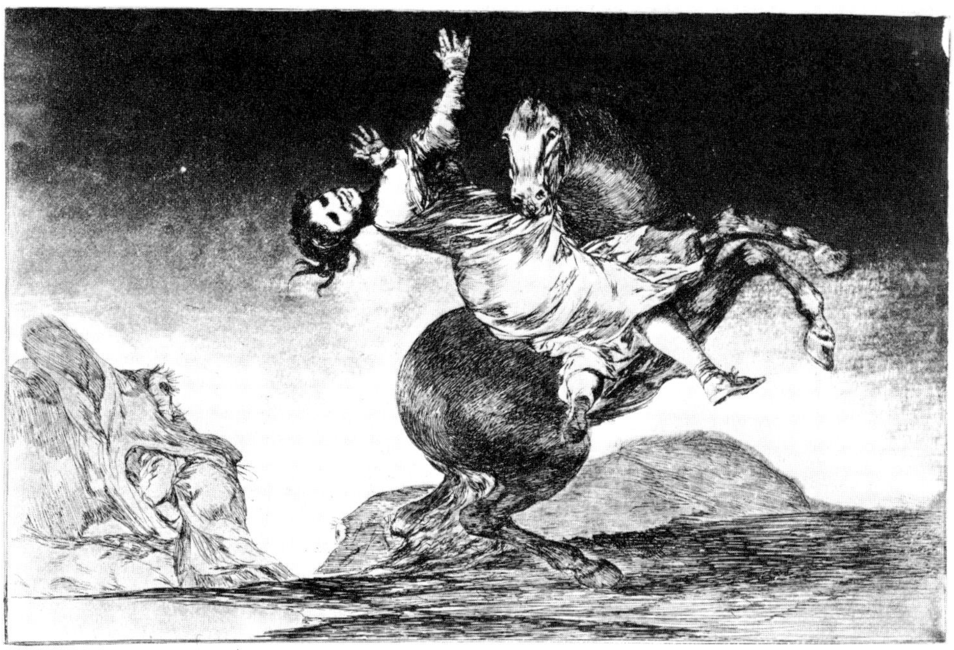

Que biene el Coco (hier kommt der schwarze Mann), aus der Serie „Caprichos“

Radierung und Aquatinta, 220 x 155, beschr. ob. li.: „P 3“, unt.: „Que biene el Coco“, 1794–1798
Albertina Inv. 1935/14, Hofmann 3, Harris 38

Goya klagt hier den unheilvollen Mißbrauch der Kindererziehung an, in welcher der Schrecken als Methode nur unglückliche Früchte trägt. „Der schwarze Mann“ steht hier für alle Angst des Menschen vor dem Unbekannten. Künstlerisch ist dies durch extreme Lichtführung und den daraus resultierenden Schatten auf das Höchste gesteigert.

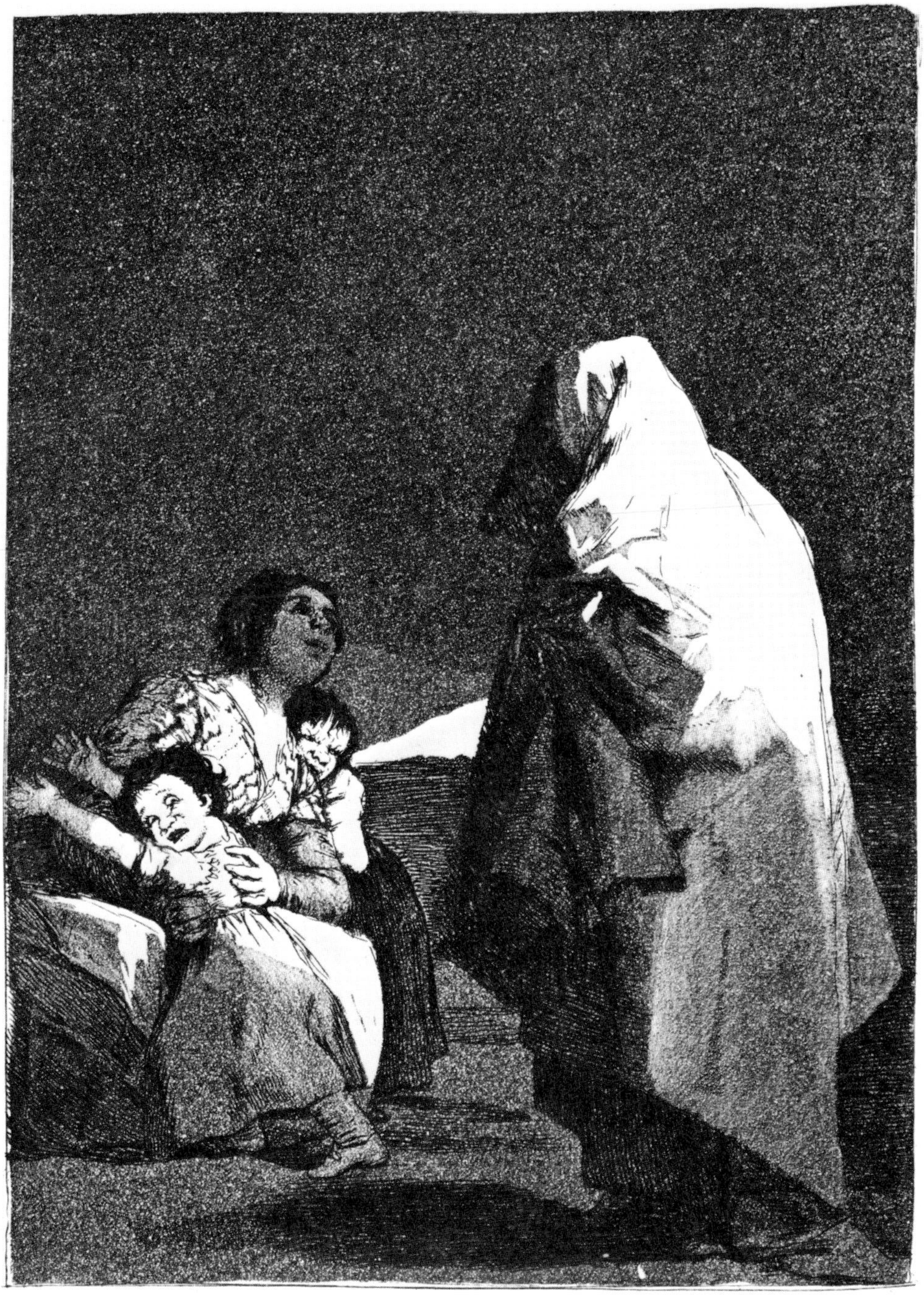

El si pronuncian y la mano alargan Al primero que llega. (Sie reichen ihre Hand dem Erstbesten), aus der Serie „Caprichos"

Radierung und Aquatinta, 215 x 152, beschr. ob. li.: „P 2", unt.: „El si pronuncian ..." etc., 1794–1798
Albertina Inv. 1935/15, Hofmann 2, Harris 37

Die 85 Platten waren 1799 fertiggestellt und wurden von Goya 1803 der königlichen Chalcographie in Madrid verkauft, von der 1806/7 eine zweite Auflage in tiefschwarzer Einfärbung hergestellt wurde. Weitere Auflagen erfolgten 1856, 1868 und 1892.

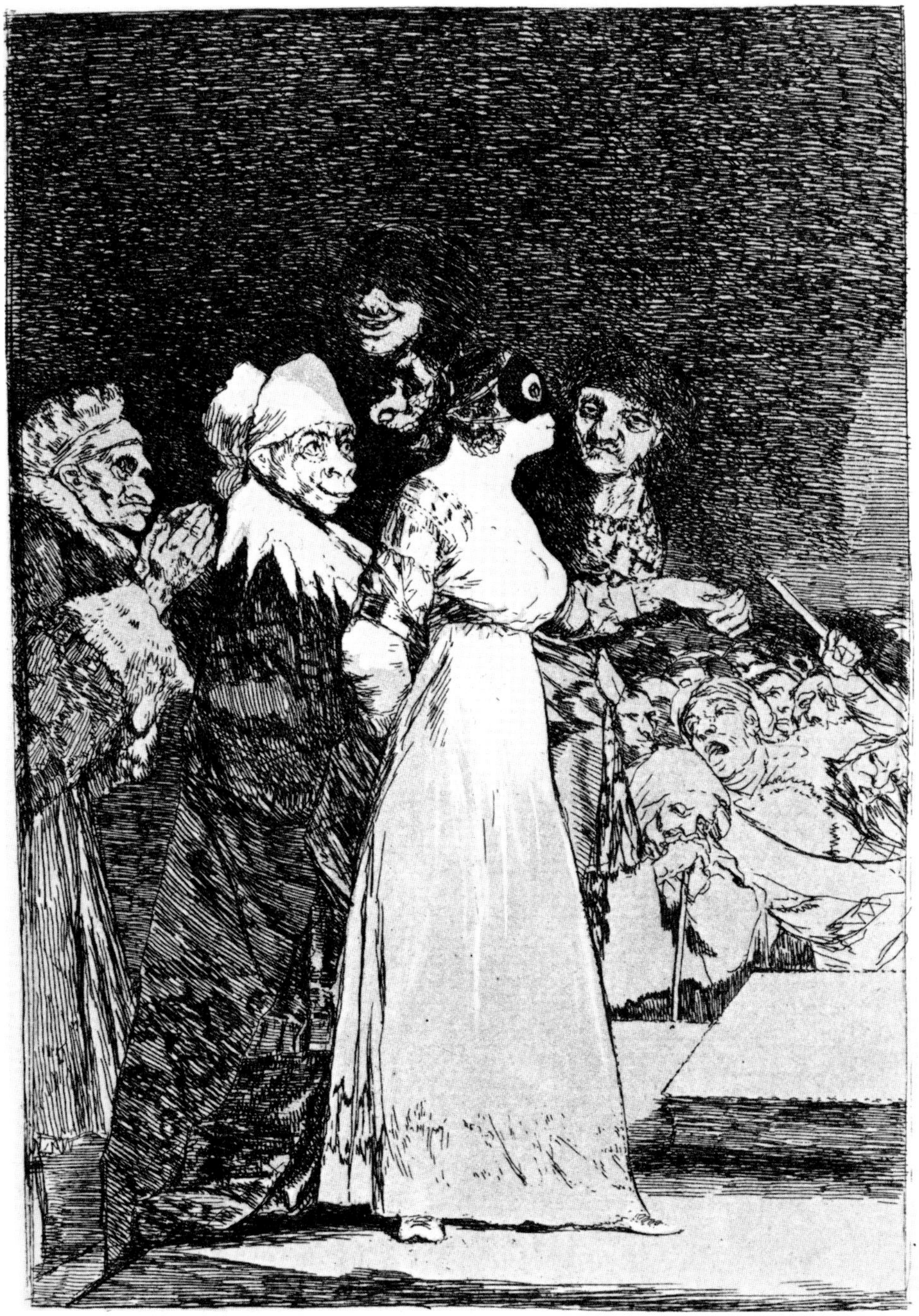

Disparate ridiculo, aus der Serie „Disparates" bzw. „Proverbios"

Radierung und Aquatinta, 243 x 357, 1810–1820
Albertina Inv. H 126, Hofmann 126, Harris 250

Die Folge der achtzehn Radierungen mit Aquatinta „Los Proverbios" hat Goya wahrscheinlich bald nach der „Tauromachie" von 1815 fertiggestellt, sie jedoch nicht selbst ediert. Die erste Ausgabe erschien 1850, also lange nach Goyas Tod.

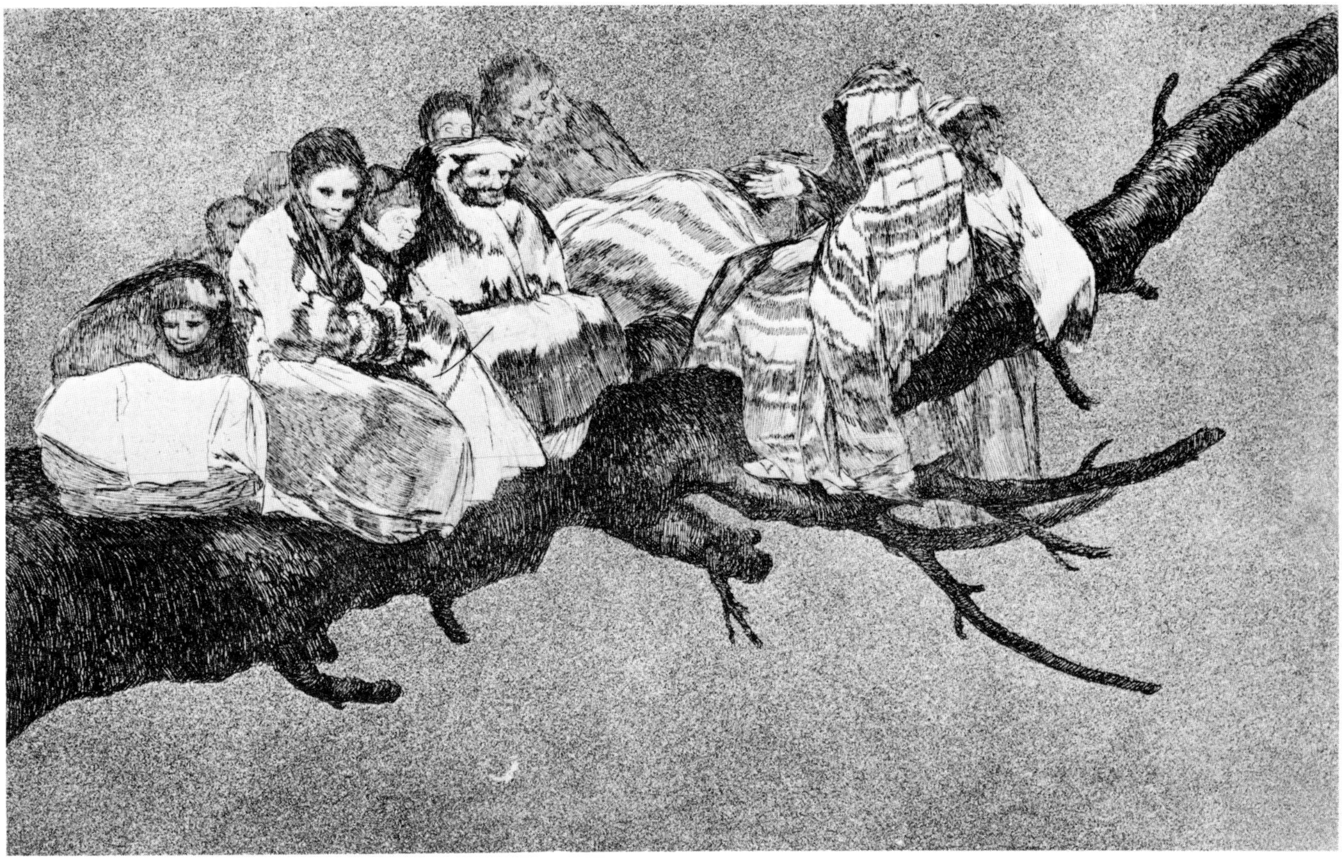

Bildnis Madame F. Villot

Radierung, 84 x 81, bez. unt. li.: „1833“, unt. re.: „Eug. Delacroix“, 1833
Albertina Inv. 1923/134, Delteil 13

Kopien nach Rembrandt und ein Aquatintablatt in Goyas Manier aus der Jugendzeit lassen erkennen, woran sich Delacroix (der sehr viel lithographiert hat) als Radierer zu schulen wußte. Seine ersten Versuche gehen auf das Jahr 1814 zurück, aber die meisten Arbeiten entstanden in den frühen dreißiger Jahren. Nach einer Algerienreise im Jahr 1832 hielt er einige Erinnerungen auch in Form von Radierungen fest. Die hier porträtierte Dame war die Frau des Konservators Villot im Louvre, die selbst ein wenig zeichnerisch tätig war. Das Blatt gilt als äußerst selten.

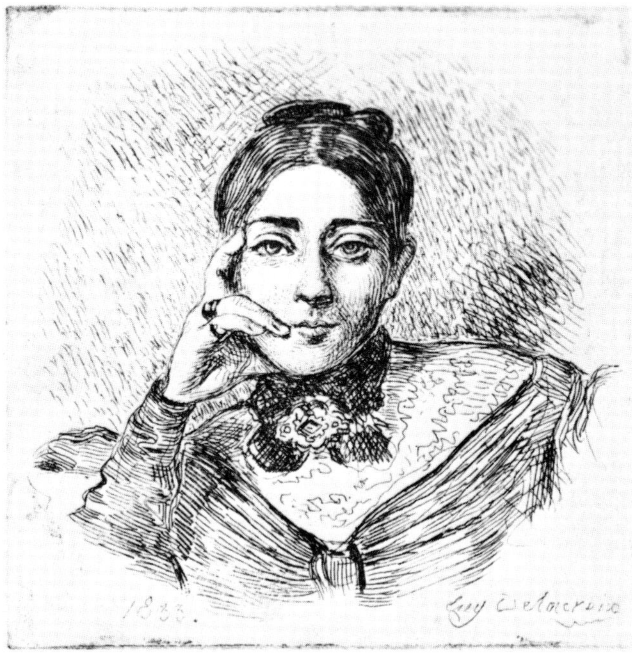

Paysage d'Italie

Radierung, 155 x 240, um 1865
Albertina Inv. 1923/471, Delteil 7

Ein rhythmisch gegliederter, Atmosphäre schaffender Raum kennzeichnet Corots von Bracquemond in Stufen geätzte Landschaftsradierungen und die Skala ihrer Schwarzweiß-Abstufungen. Seine von einem Gesamteindruck ausgehenden Radierungen entstanden während der sechziger Jahre, insgesamt sind es nicht mehr als vierzehn, die jedoch zu den schönsten Zeugnissen französischer Radierkunst des 19. Jahrhunderts mit einer Erinnerung an Claude Lorrain zählen.

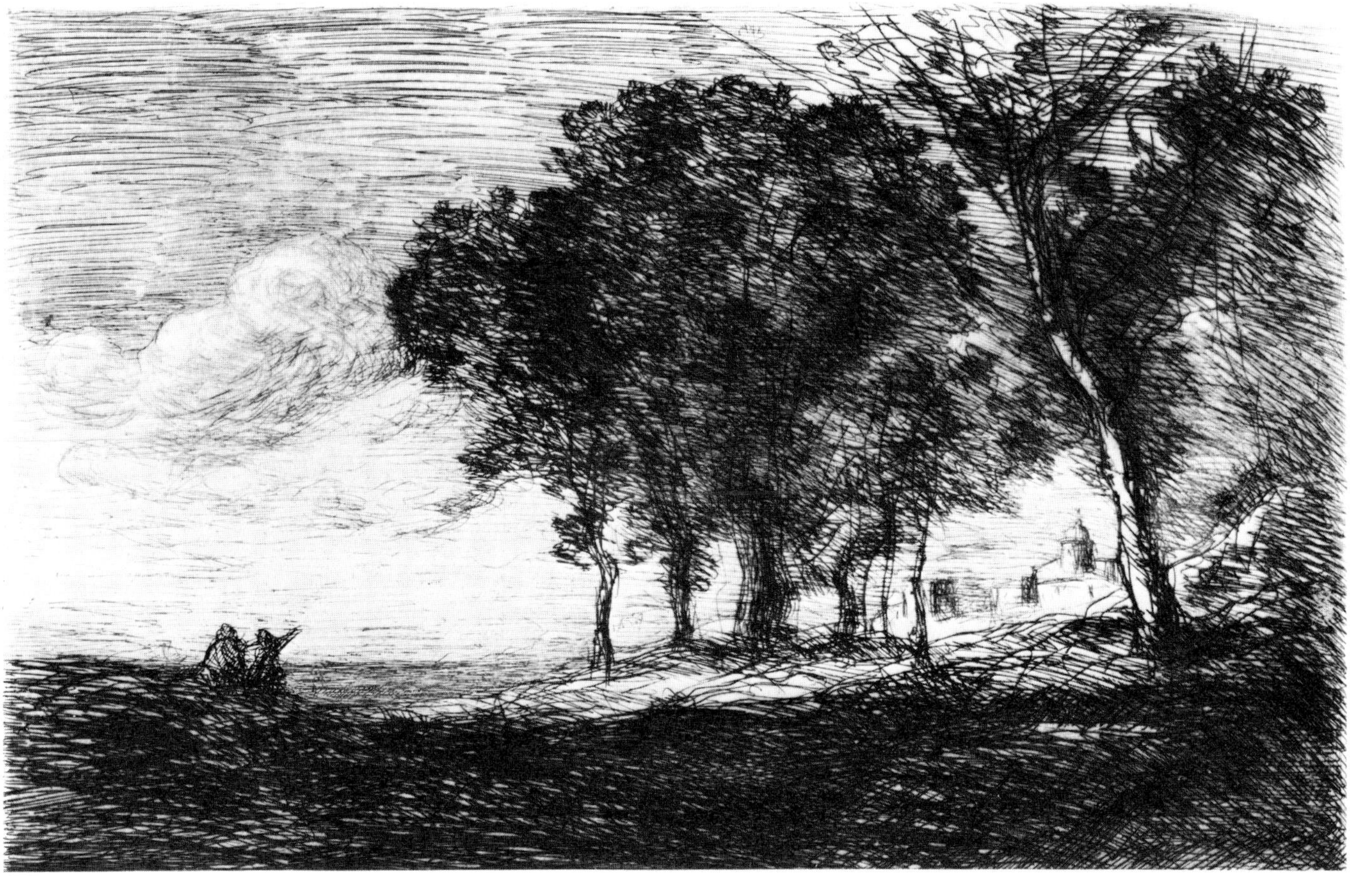

Le Grand Cavalier sous Bois (Der große Reiter im Wald)

Cliché verre, 276 x 218, bez. unt. li.: „COROT“ (spiegelverkehrt), um 1854
Albertina Inv. 1923/475, Delteil 46

Bei einem Freund hatte Corot zwei Photographen kennengelernt, die ihm dazu rieten, Zeichnungen mit der Nadel in die Kollodiumschicht einer präparierten Glasplatte zu ritzen, woraus ein Negativ entstand, wovon man Abdrucke auf lichtempfindlichem Papier herstellen konnte. Der Künstler bediente sich dieser Technik zur Vervielfältigung von Zeichnungen, die einen der Strichradierung ähnlichen Charakter aufweisen. Insgesamt schuf er auf diese Weise 65 Glasklischees. Die Technik erfreute sich auch bei anderen Malern der Schule von Barbizon einer gewissen Beliebtheit.

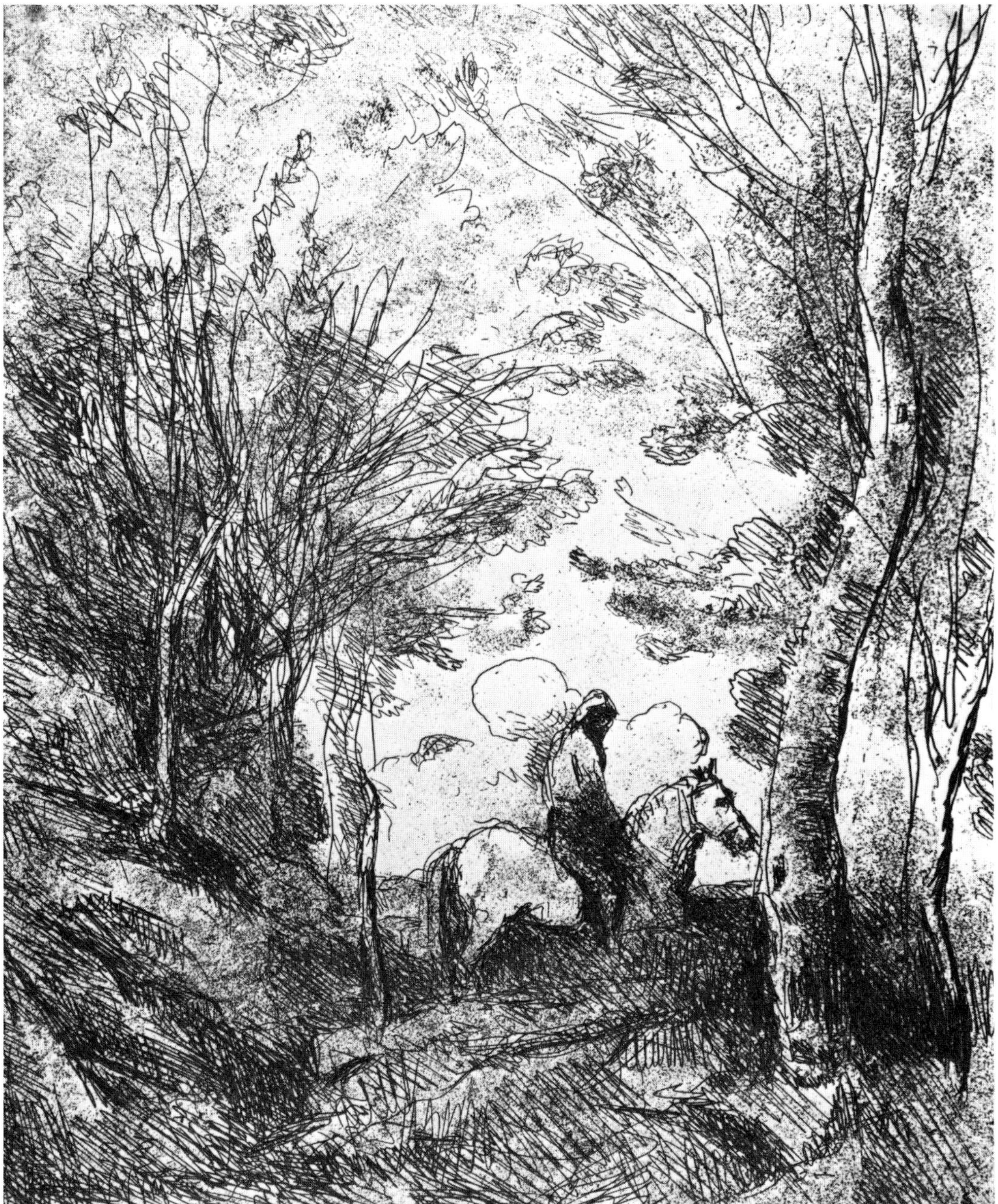

Die große Schäferin

Radierung, 315 x 240, bez. unt. li.: „J. F. Millet", 1862
Albertina Inv. 1923/817, Delteil 18

Millet hat sich der Radierung erst in den fünfziger Jahren zugewandt, wobei er sich mit einer einfachen Ätzung (in einem Vorgang, ohne Zustände) begnügte. Dabei gelang ihm jedoch eine feine plastische Modellierung seiner Figuren, deren Silhouette er vor hellem Grund hervorhob, eine statuarische und dennoch höchst differenzierte Wirkung erzielend. Sein Wirken innerhalb der Schule von Barbizon macht sich auch in seiner Graphik bemerkbar. Insgesamt schuf Millet 20 Radierungen.

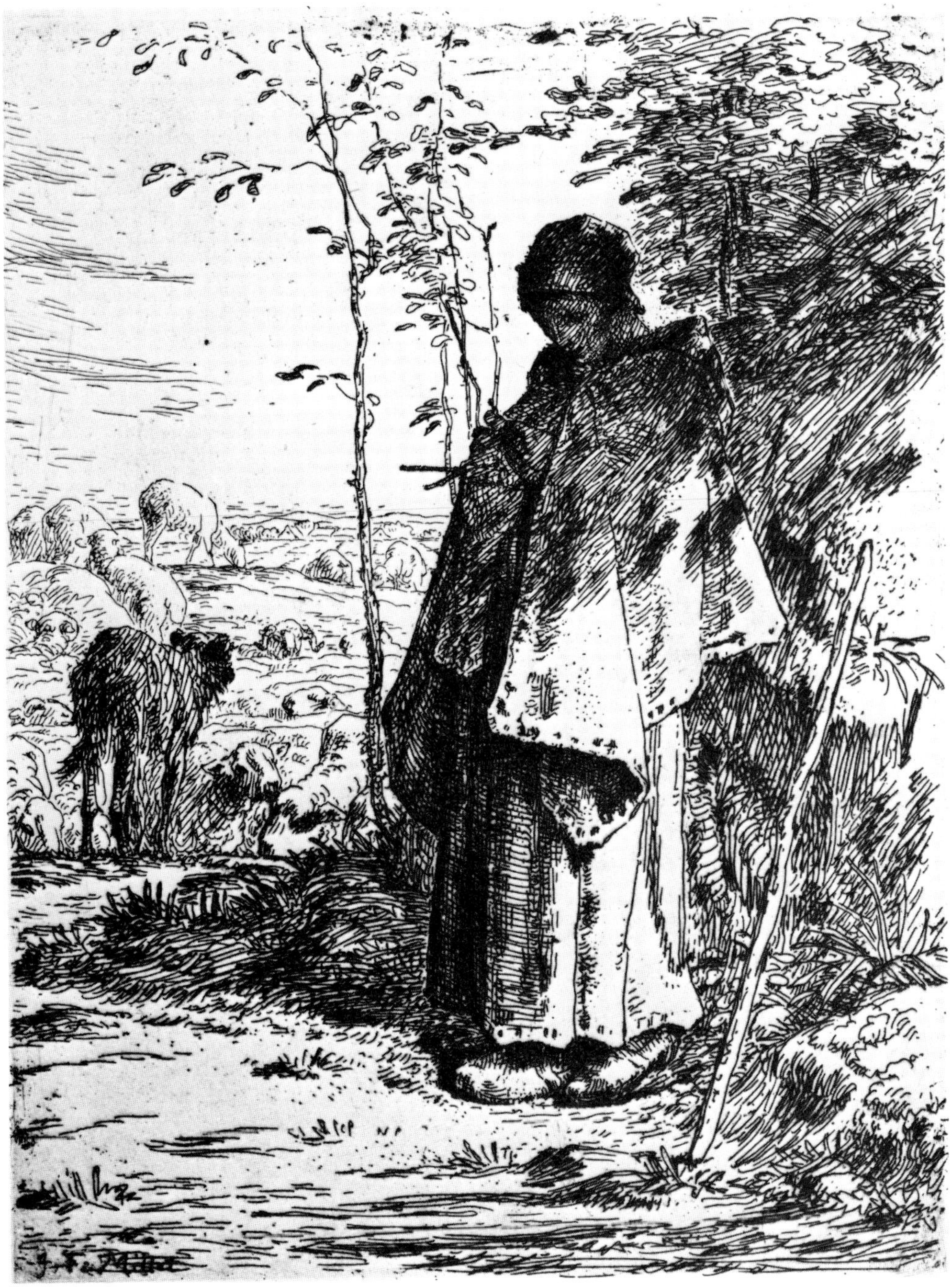

Bildnis Charles Meryon

Radierung, 200 x 148, bez. ob. li.: „à Ch. M.", B.1853, 1853
Albertina Inv. N. F. 6181

Bracquemond hatte die Kunst der Kupferradierung etwa um dieselbe Zeit wie Meryon neu für sich entdeckt. Damit war er von großem Einfluß auf viele Zeitgenossen von Corot bis Manet, denen er bei ihren Versuchen beistand. Er schuf insgesamt – seine Wiedergaben nach Werken von Delacroix bis Meissonier eingeschlossen – über achthundert Arbeiten.

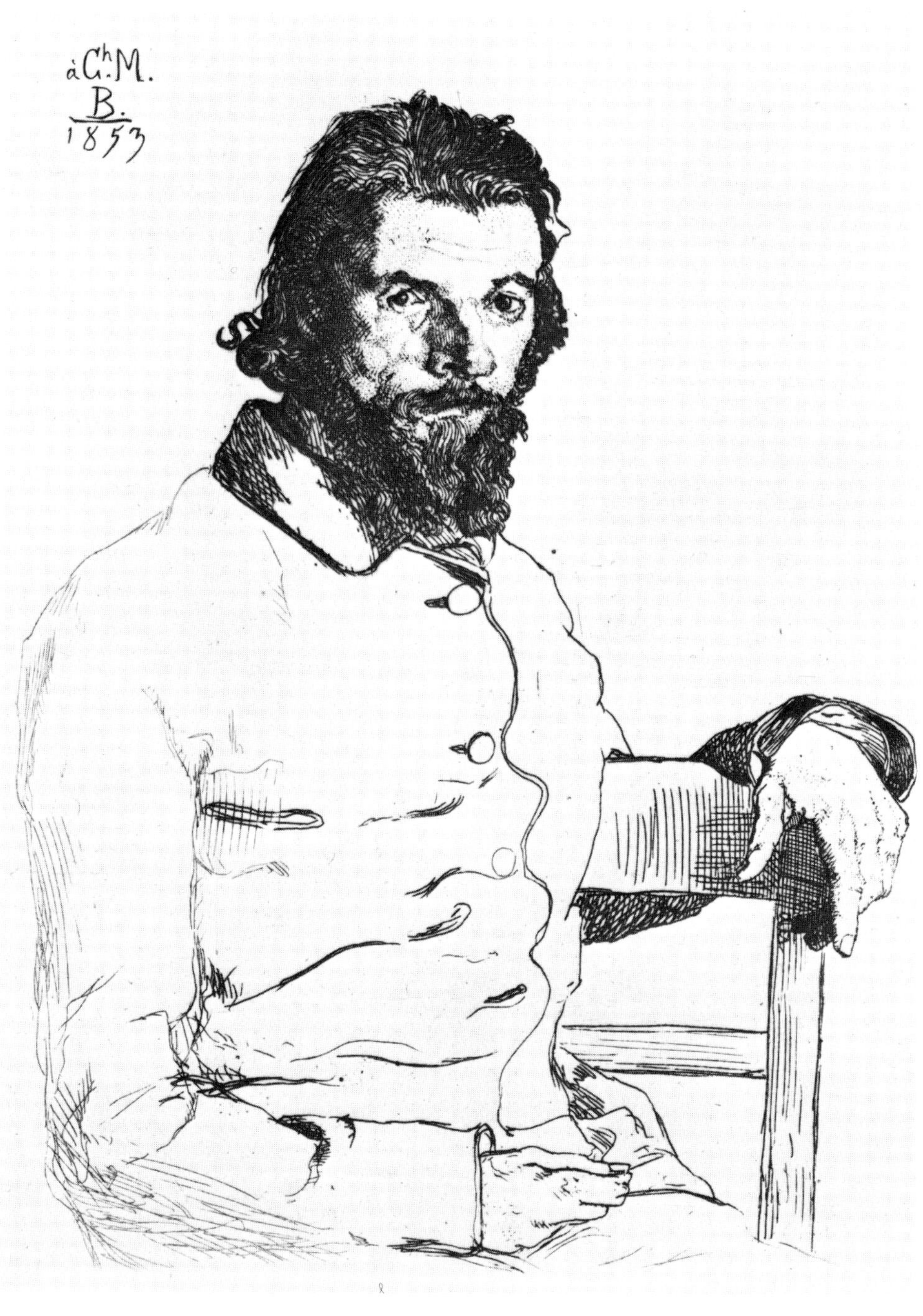

Le Petit Pont (Die kleine Brücke)

Radierung, 266 x 196, bez. am Plattenrand unt. re.: „Meryon", 1850
Albertina Inv. 1922/157, Delteil 24

Charles Meryon, Sohn eines englischen Arztes und einer französischen Tänzerin, symbolisiert durch sein Herkommen den Austausch zwischen beiden Ländern in den um 1850 auftretenden Bestrebungen, die graphischen Künste wiederzubeleben. „Le Petit Pont" entstand nur ein Jahr nach den ersten Radierversuchen des Künstlers und steht am Beginn einer Reihe von Blättern von größter Prägnanz und der Betonung von Valeurs ausschließlich durch die Linienätzung. Später – nach dem Einsetzen einer Gemütskrankheit – begann Meryon seine Kupferplatten zu überarbeiten und mit chimärenhaften Flugwesen zu bevölkern. Auch für zeitgenössische, sich mit der Radierung beschäftigende Künstler blieb er ein großer Anreger.

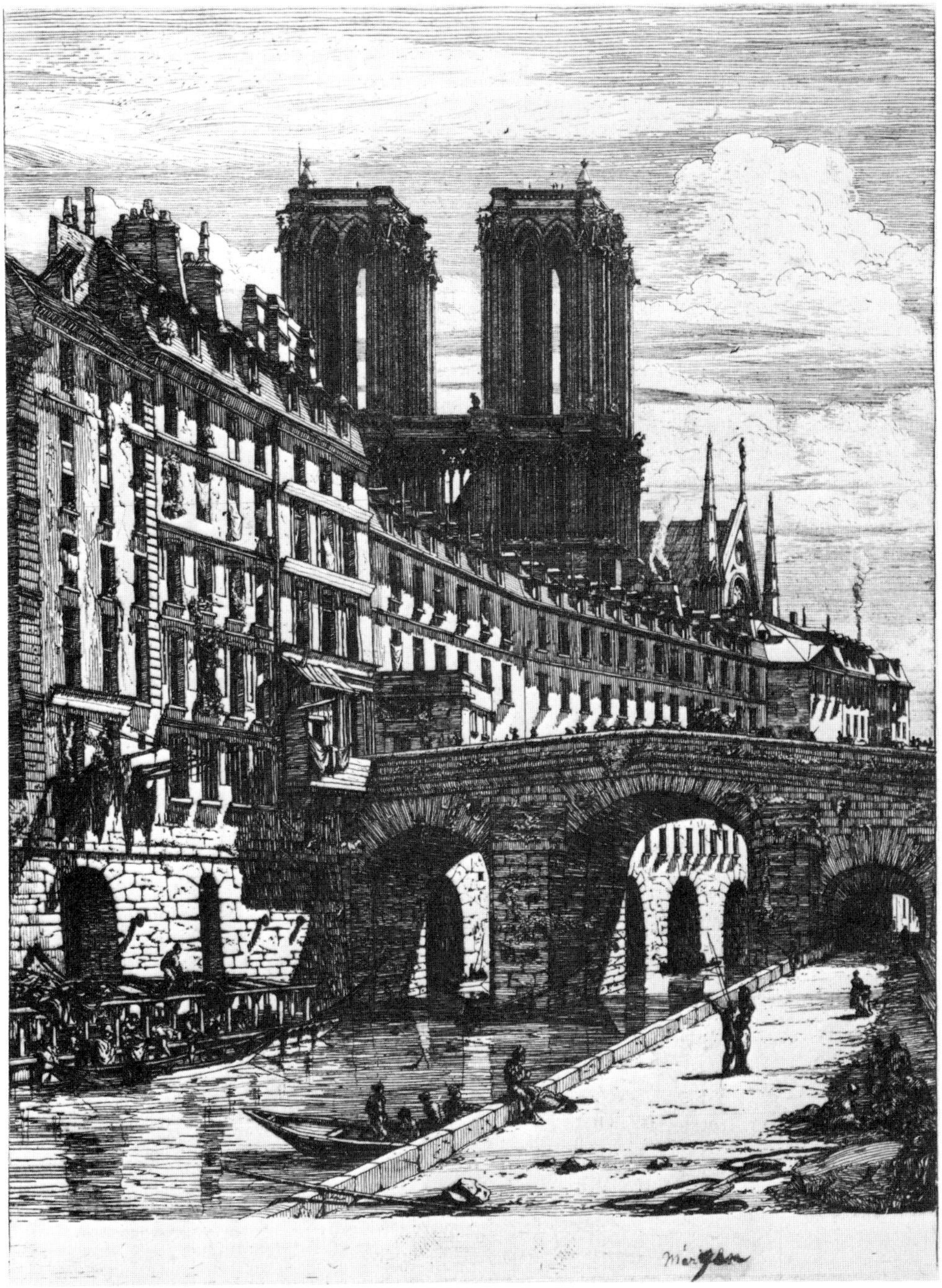

Vive le Tsar!

Radierung, 330 x 225, bez. ob. li.: „VIVE LE TSAR!“, unt. re.: „A mon ami Ch. Royer“, 1893
Albertina Inv. 1904/136

Das hier gezeigte Blatt „Vive de Tsar“ entstand sehr spät, 1893, nachdem Bracquemond schon eine ganze Typologie von Federvieh radiert hatte. Diese sehr frei konzipierte Arbeit enthält einen politischen Hintersinn.

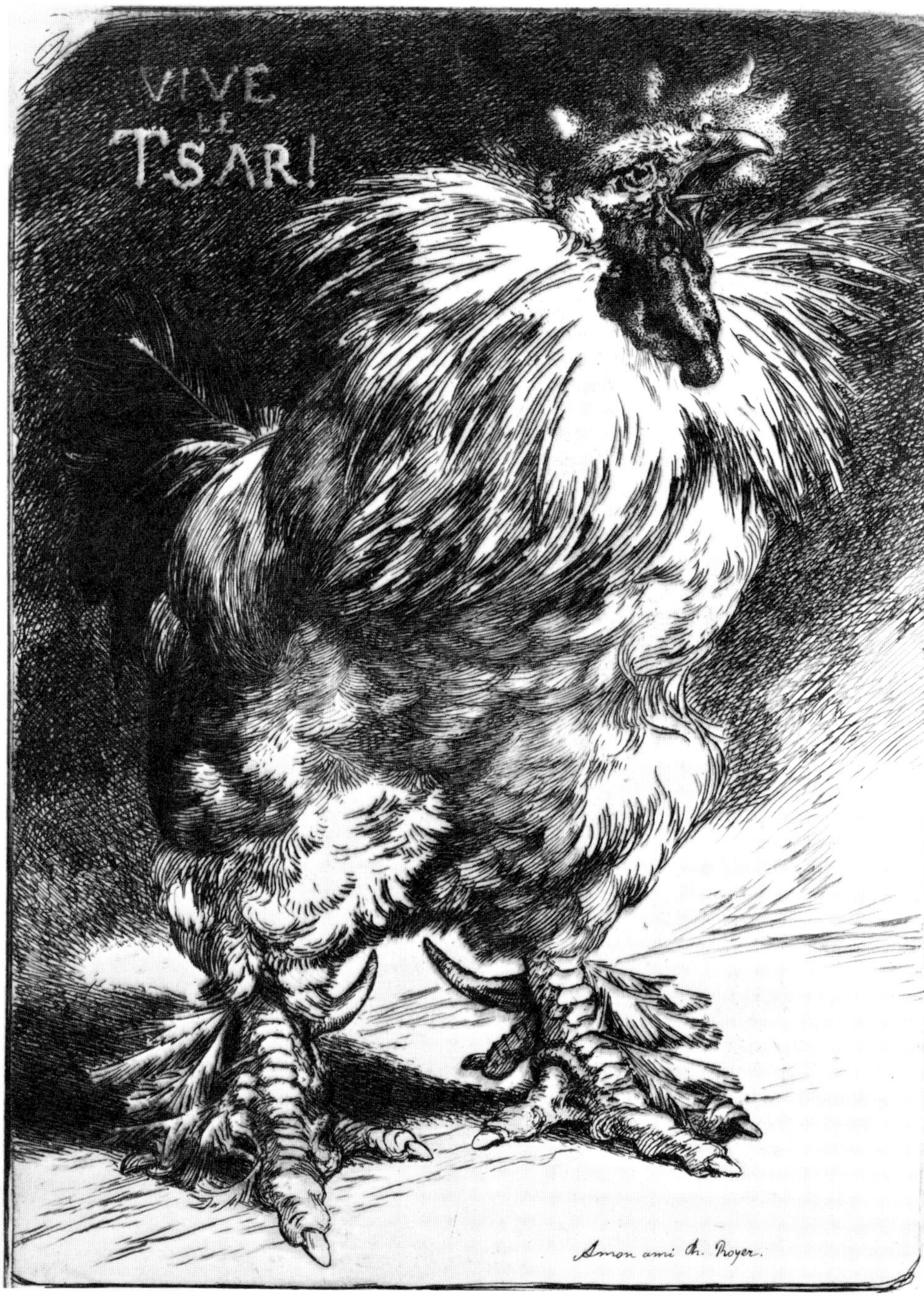

Mytton Hall

Radierung und Kaltnadel, 120 x 262, bez. unt. re.: „Seymour Haden 1859", 1859
Albertina Inv. 1904/214/28, Harrington 14 I

Fulham

Radierung und Kaltnadel, 110 x 276, bez. unt. li.: „Seymour Haden", unt. re.: „Fulham", 1859
Albertina Inv. 1904/214/29, Harrington 19 I

Seymour Haden, ein Arzt, Sammler und Kenner, hatte sich als Autodidakt bereits in jungen Jahren zur Radierung hingezogen gefühlt und sich dabei vor allem an Rembrandt orientiert. Aber erst den Vierzigjährigen konnte sein jüngerer Schwager Whistler nochmals dazu animieren, sich der Radierung in gemeinsamer Arbeit zwischen 1858 und 1860 zuzuwenden.

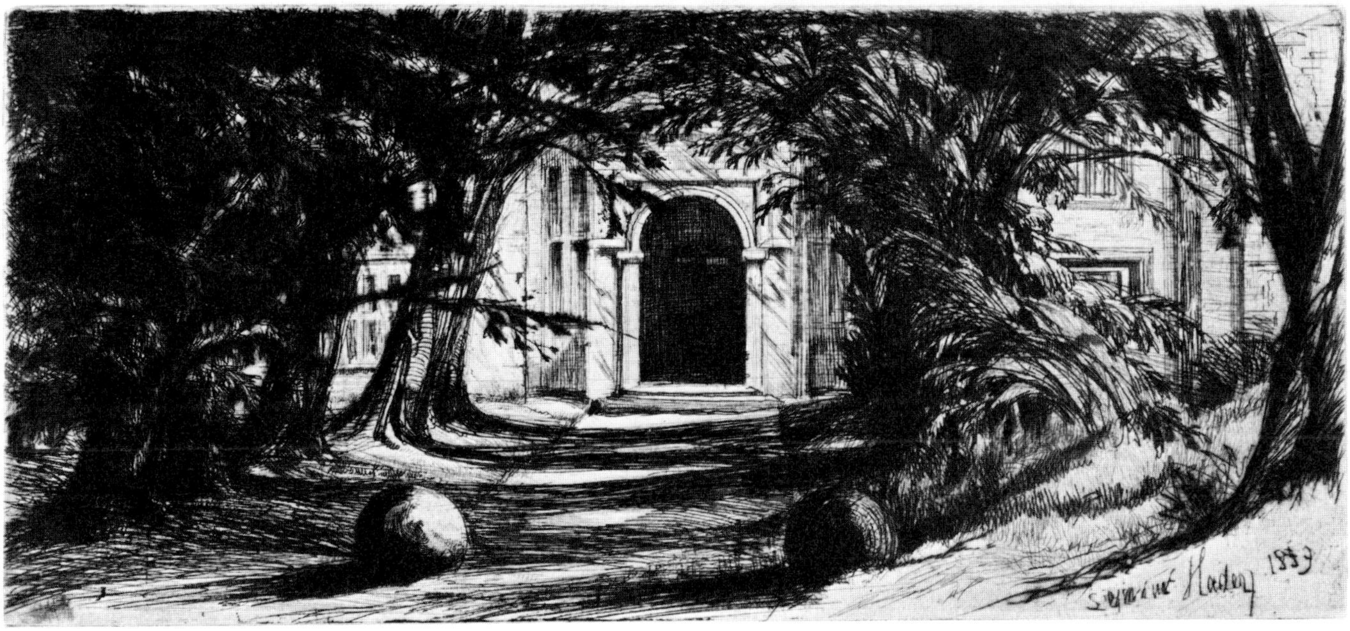

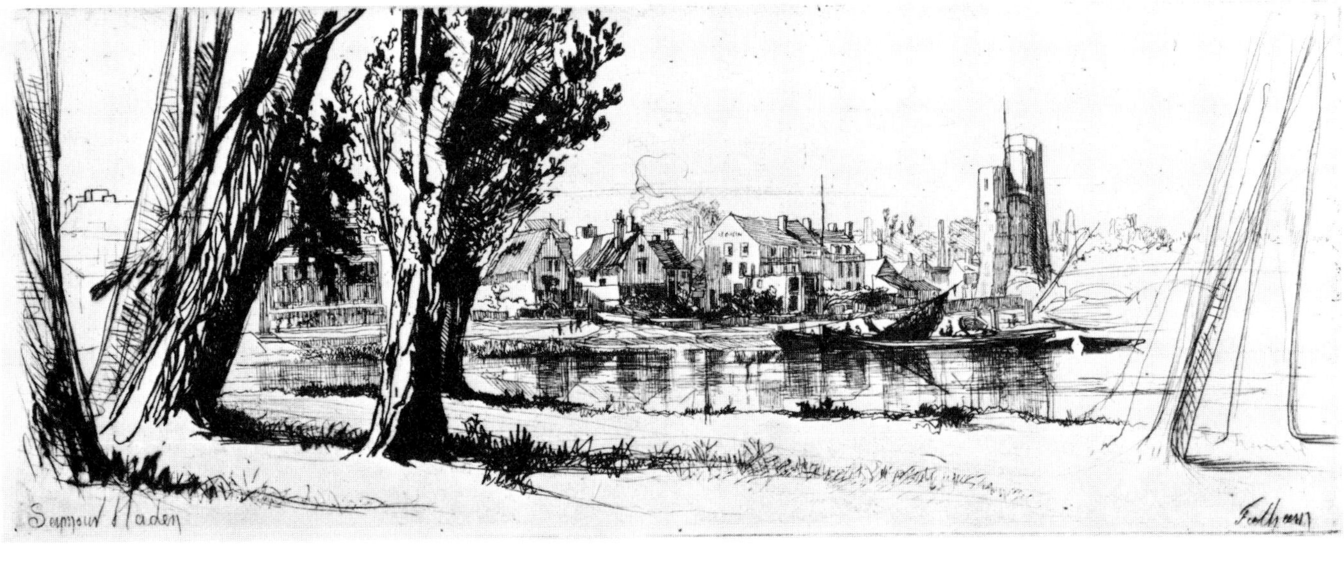

Das Haus Whistlers in Old Chelsea

Radierung, 175 x 332, bez. unt. li.: „Whistler's House at Old Chelsea Seymour Haden ft. an: 1863", 1863
Albertina Inv. 1904/214/22, Harrington 54 II

Weiherlandschaft

Radierung, 175 x 332, bez. unt. re.: „Seymour Haden 1860", 1860
Albertina Inv. 1904/214/23, Harrington 38 II

Für die Pariser Kollegen, die Seymour Hadens Radierungen 1866 in Form einer Mappe mit 25 Blättern kennenlernten, bedeutete seine Verwendung der Kaltnadel – und das Nützen der samtenen Wirkung des Grates – eine Entdeckung.

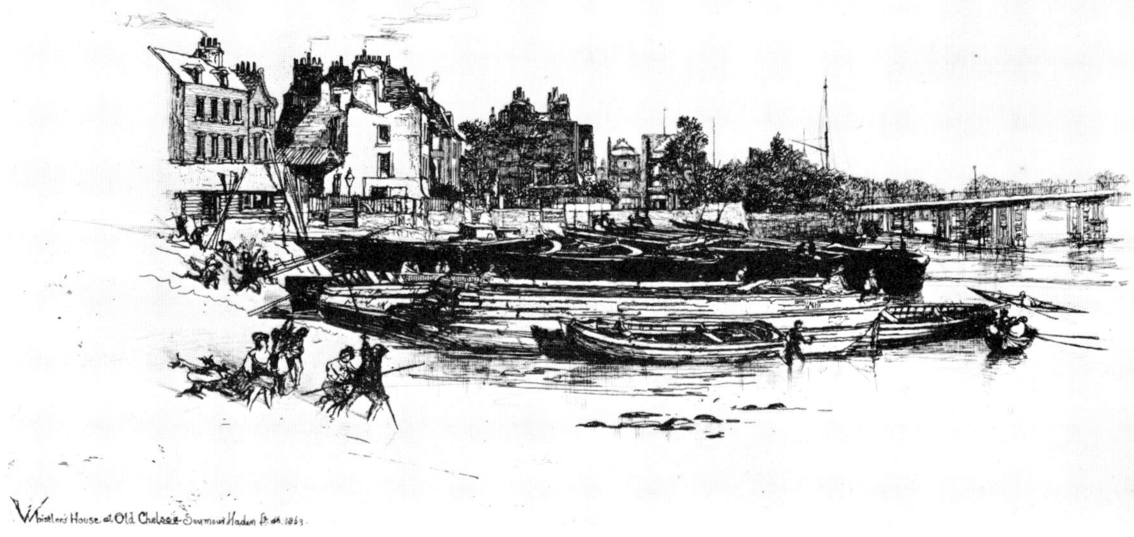

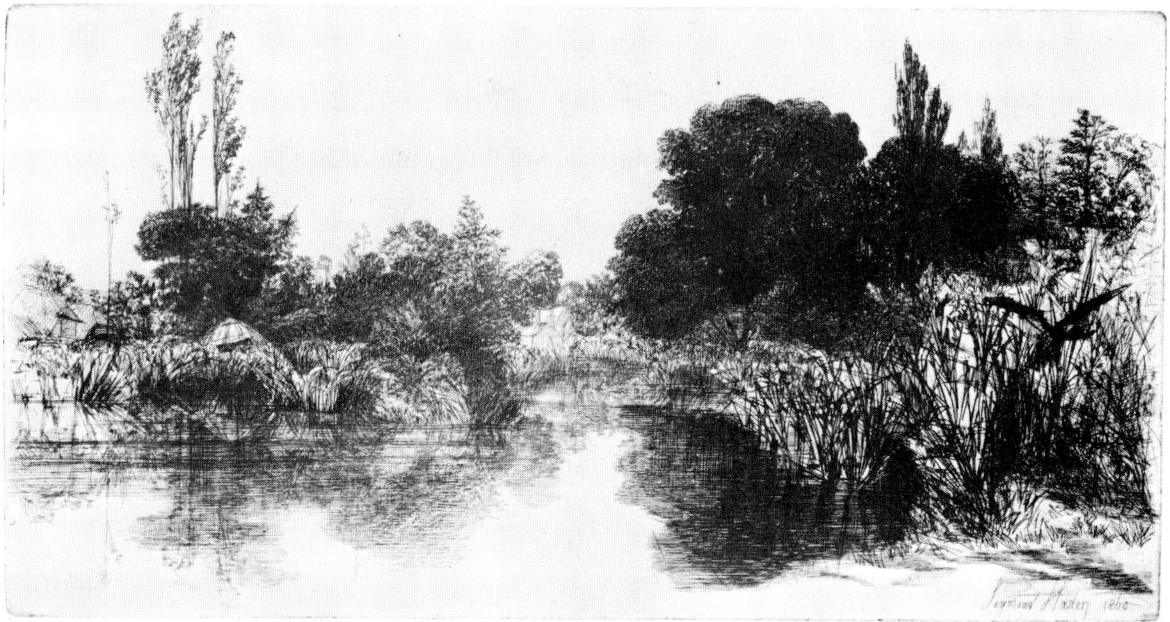

Rotherhithe

Radierung und Kaltnadel, 275 x 198, bez. unt. li.: „Whistler 1860", 1860
Albertina Inv. 1908/350, Kennedy 66 III

Die Zeitspanne zwischen 1859 und 1864, als Whistler abwechselnd in London und Paris lebte oder sich auf Reisen nach Spanien und Holland begab, bedeutete für ihn eine besonders reiche Schaffensperiode. Im Gegensatz zu späteren Arbeiten mit malerischer Wirkung suchte er hier seinem Strich die größtmögliche Prägnanz zu geben. Nach 1864 pausierte er sechs Jahre lang, erst 1870 entstanden neue, stilistisch veränderte Arbeiten. Das Blatt ist eine von sechzehn Radierungen mit dem Titel „A Series of Sixteen Etchings of Scene on the Thames", die zwischen 1860 und 1870 entstanden sind.

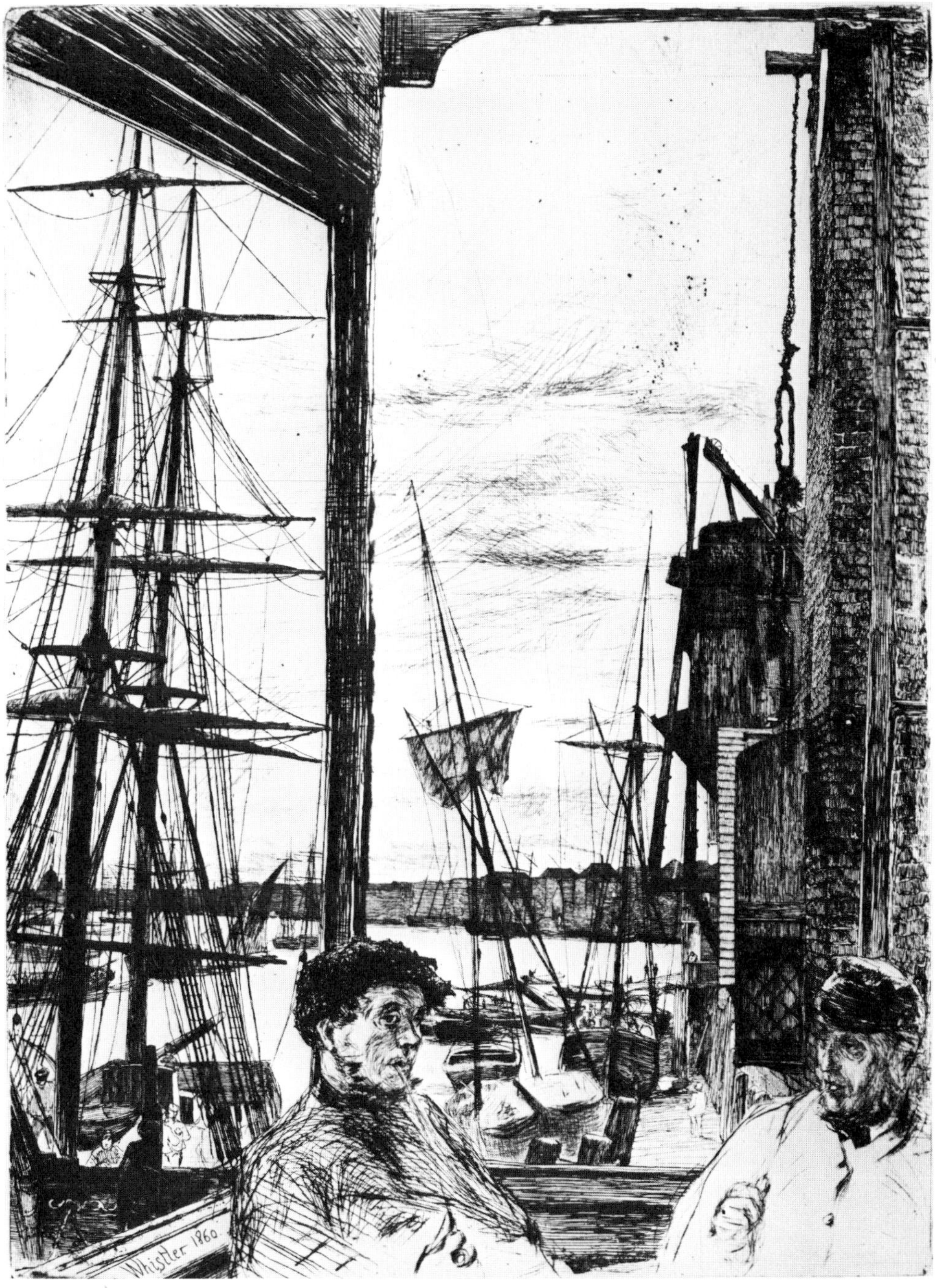

The Doorway (Der Eingang)

Radierung und Kaltnadel, 290 x 200, 1880
Albertina Inv. N. F. 8257, Kennedy 188 VI

Im November 1880 ist Whistler mit vierzig Radierungen von einem etwa einjährigen Venedig-Aufenthalt nach London zurückgekehrt. Noch im selben Jahr gab die Fine Art Society, in deren Auftrag er unterwegs war, zwölf Blätter als „Erste Venedig-Folge“ heraus, die von Whistler selbst gedruckt und mit der kennzeichnenden Schmetterlingssignatur versehen worden waren. Die neue Radiertechnik erregte bei der Kritik großen Widerspruch auch der ungewöhnlichen Ansichten wegen.

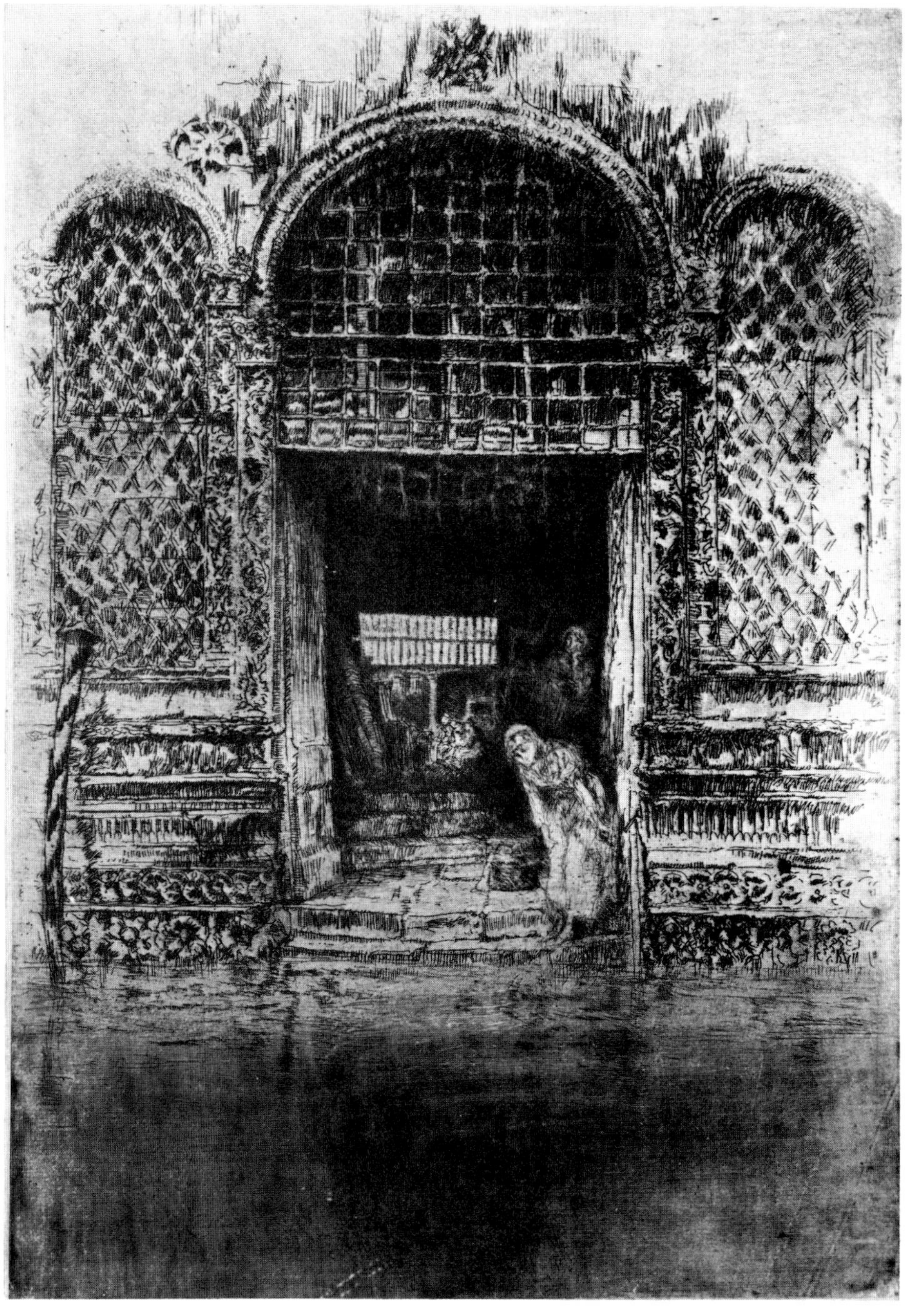

The Storm

Kaltnadel, 155 x 284, bez. unt. re.: „Whistler 184", 1884
Albertina Inv. 1922/49, Kennedy 81

Die direkte, malerische Wirkungen entfaltende Bearbeitung einer Platte durch die Kaltnadel charakterisiert die Spätphase in Whistlers Werk. Von diesem Blatt sind nur vier – die samtene Wirkung des Grats ausspielende – Abzüge bekannt.

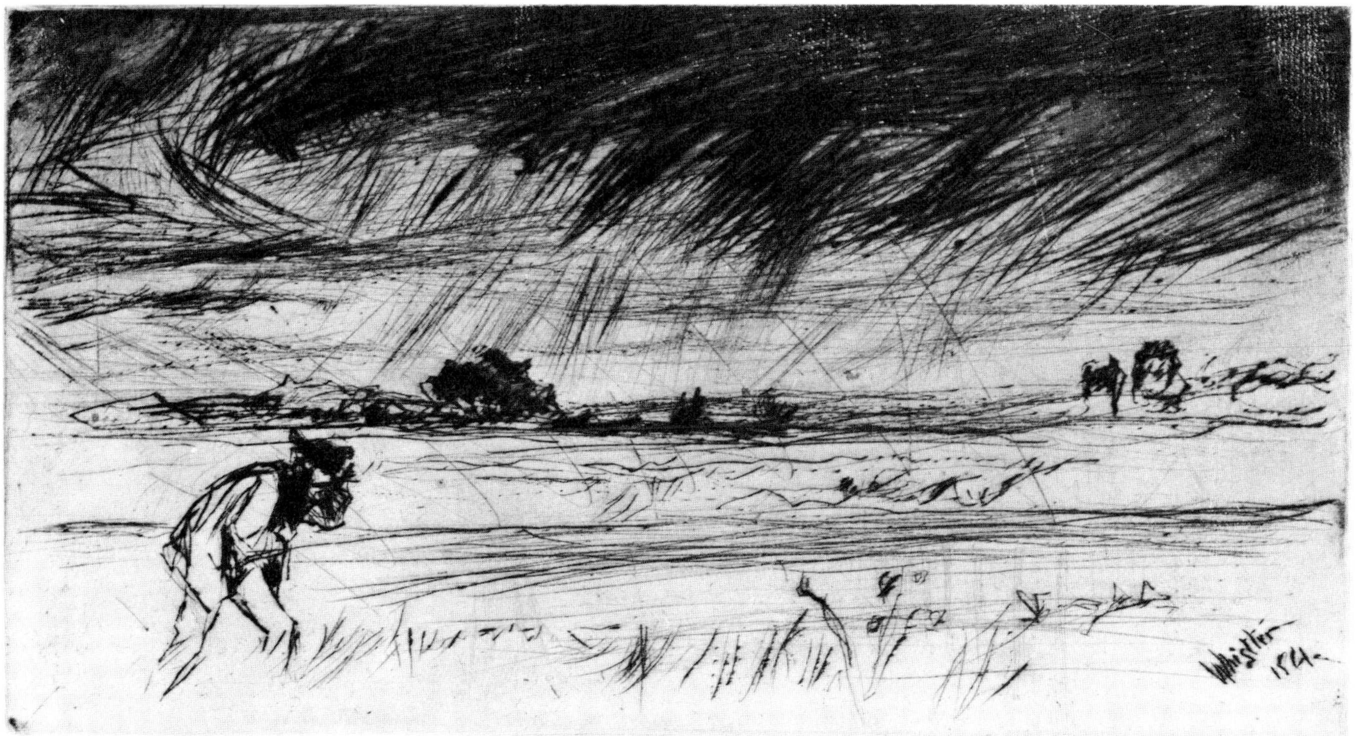

Titelblatt zur Serie „Eaux-fortes par Edouard Manet“

Radierung, 268 x 186, bez. unt. re.: „éd M“, 1862
Albertina Inv. 1923/290, Guérin 28

Als Erneuerer der Graphik hat Fantin-Latour 1864 Manet neben Schriftstellern und Künstlern auf einer „Hommage à Delacroix“ gemeinsam mit seinen damals besten Freunden auf einem Bild dargestellt. Das waren Baudelaire, Bracquemond, Legros und Whistler. Vier Jahre zuvor hatte Manet zu radieren begonnen und 1862 nahezu die Hälfte seiner insgesamt 65 Radierungen in einer unmittelbaren und eher spröden Ausdruckskraft geschaffen. Seine Mappe mit Radierungen wurde von Cadart verlegt. Sie enthält neun von ursprünglich vierzehn vorgesehenen Blättern.

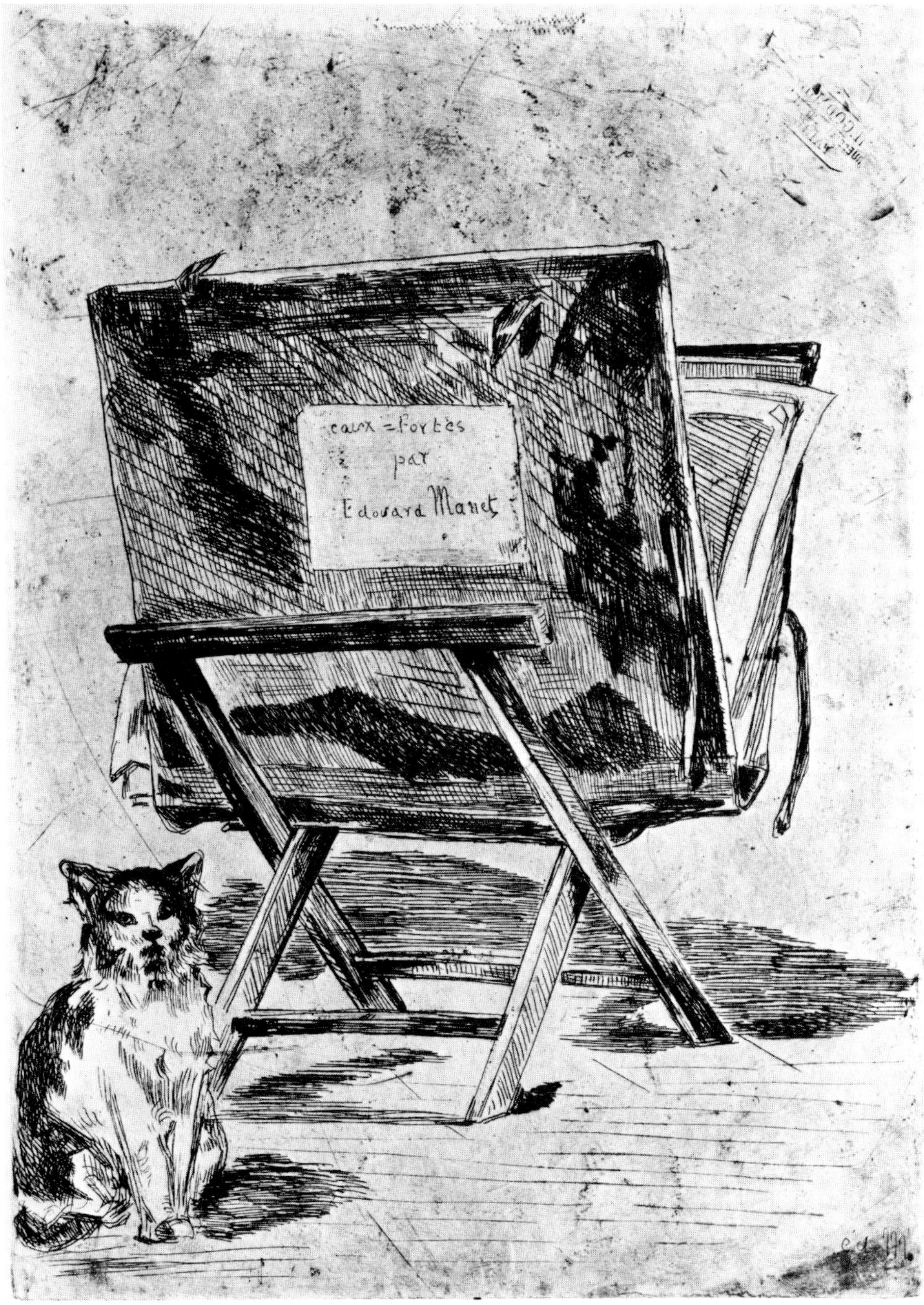

Jeanne

Kaltnadel und leichtes Aquatintakorn, 230 x 180, bez. am Plattenrand unt. li.: „Manet“, 1882
Albertina Inv. 1923/875, Guérin 66

Studien nach Velazquez und der Einfluß von Goya prägten Manets Radierstil. Häufig schuf er auch Blätter nach eigenen Bildern wie im Fall des Bildnisses der Schauspielerin Jeanne de Marsy, das er 1882 im Salon ausstellte. Zunächst schuf er nach der Photographie des Gemäldes eine Zeichnung, die er dann zur Grundlage für seine letzte Radierung nahm. Geätzt wurde sie von Guérard. Erst nach Manets Tod gaben seine Erben im Jahr 1890 einen Band mit 23 Radierungen heraus.

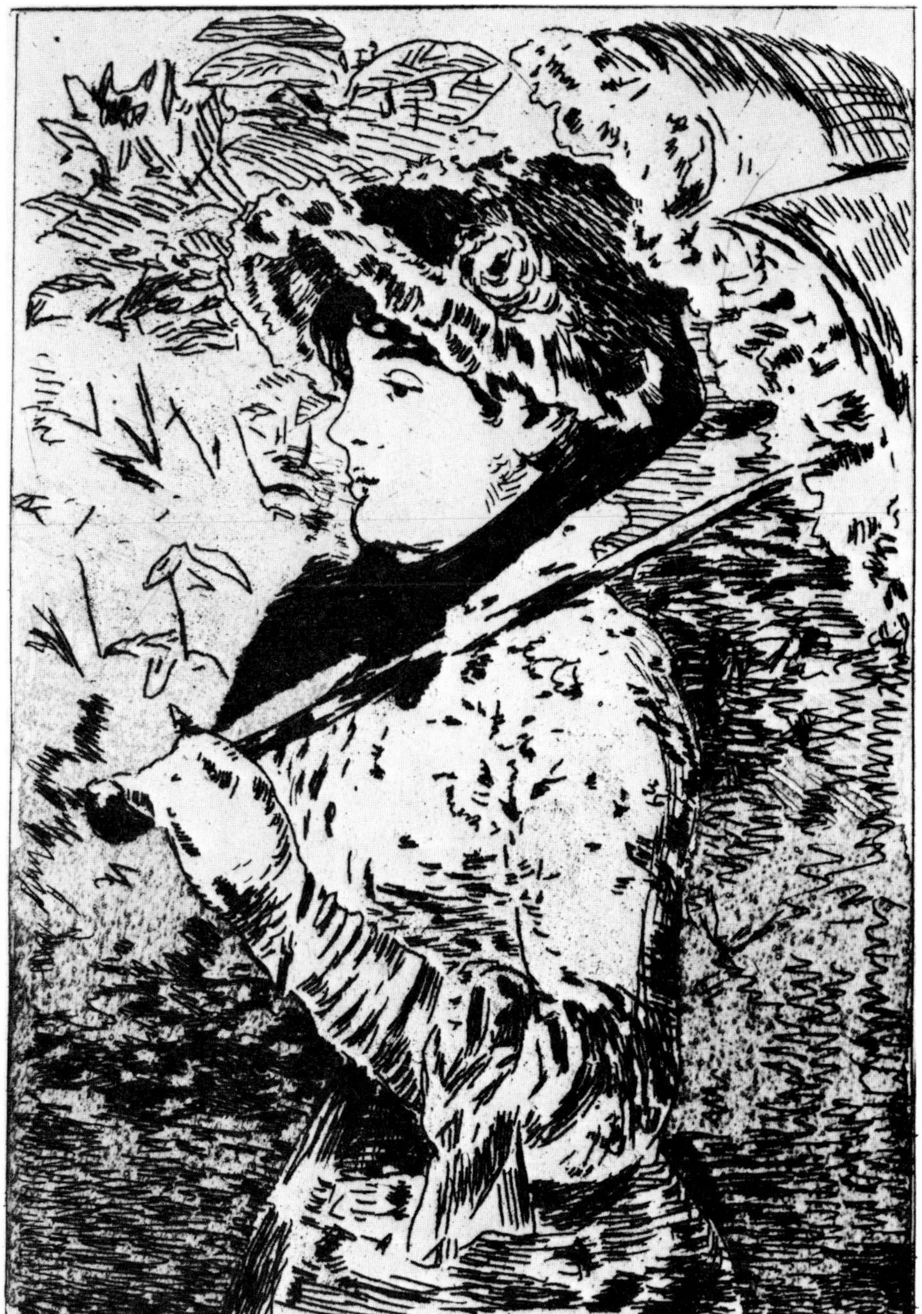

Paysage à Osny

Radierung, 130 x 170, bez. am Plattenrand unt. li.: „n°18“, unt. re.: „C. Pissarro“, 1887
Albertina Inv. 1921/100, Delteil 70

Etwa zehn Jahre vor dem Entstehen dieses Blattes begann Pissarros Freundschaft mit Degas im „schwarzen Jahr“ 1878 und seine von da an nicht mehr abreißende Tätigkeit als Radierer, häufig unter Verwendung der Kaltnadel, seltener der Aquatinta. An seinen Sohn Lucien schrieb er 1891: „Ich glaube, es wird Dir schwerfallen, den Leuten begreiflich zu machen, daß ich kein Graphiker bin, daß das alles nur gestochene Impressionen sind.“ So gilt er auch als der „impressionistische“ Radierer schlechthin, obwohl es ihm – wie auch dieses Blatt beweist – auf größtmögliche Präzision ankam.

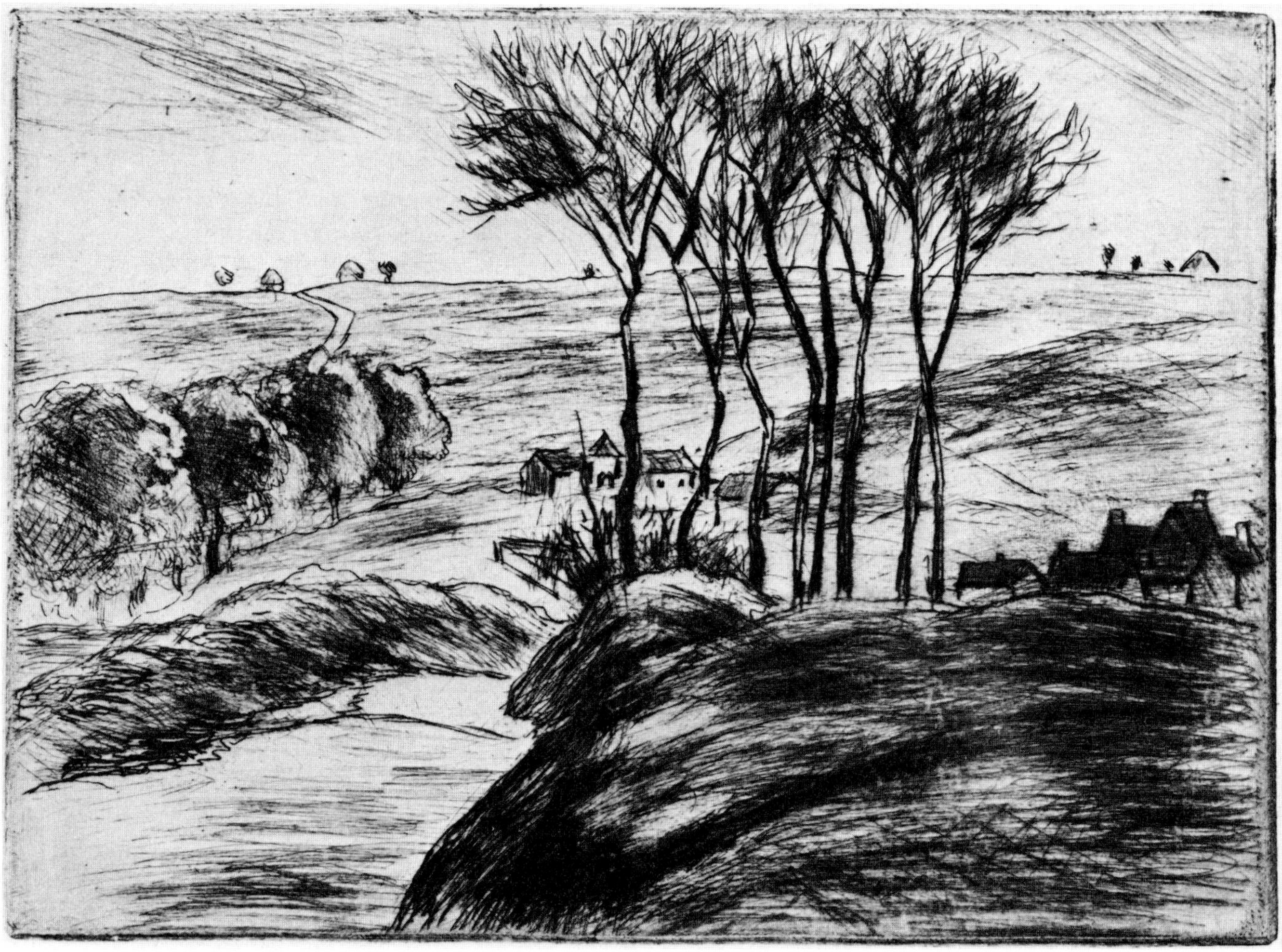

Loges d'Actrices (Theatergarderobe)

Radierung und Aquatinta, 5. Zustand, 175 x 225, um 1879–1880
Albertina Inv. 1923/453, Delteil 28, Adhémar-Cachin 31

Eines der Hauptwerke von Degas, das in etwa fünf Zuständen existiert, ist seine „Theatergarderobe". Schwarzweiß, so meinte er, reiche aus, um ein Meisterwerk hervorzubringen. Seit 1852 war er eifriger Besucher des Cabinet des Estampes in Paris. Auf Anregung von Bracquemond radierte er zwischen 1861 und 1862 zehn Blätter. Außerdem betätigte er sich als Sammler etwa von Blättern seiner Kollegen Manet, Legros, Millet und Pissarro; schließlich kommentierte er Haden. Nach 1873 suchte er die Aquatinta-Technik zu erlernen und bat Bracquemond vergeblich um Hilfe. 1892 hörte Degas auf, zu radieren.

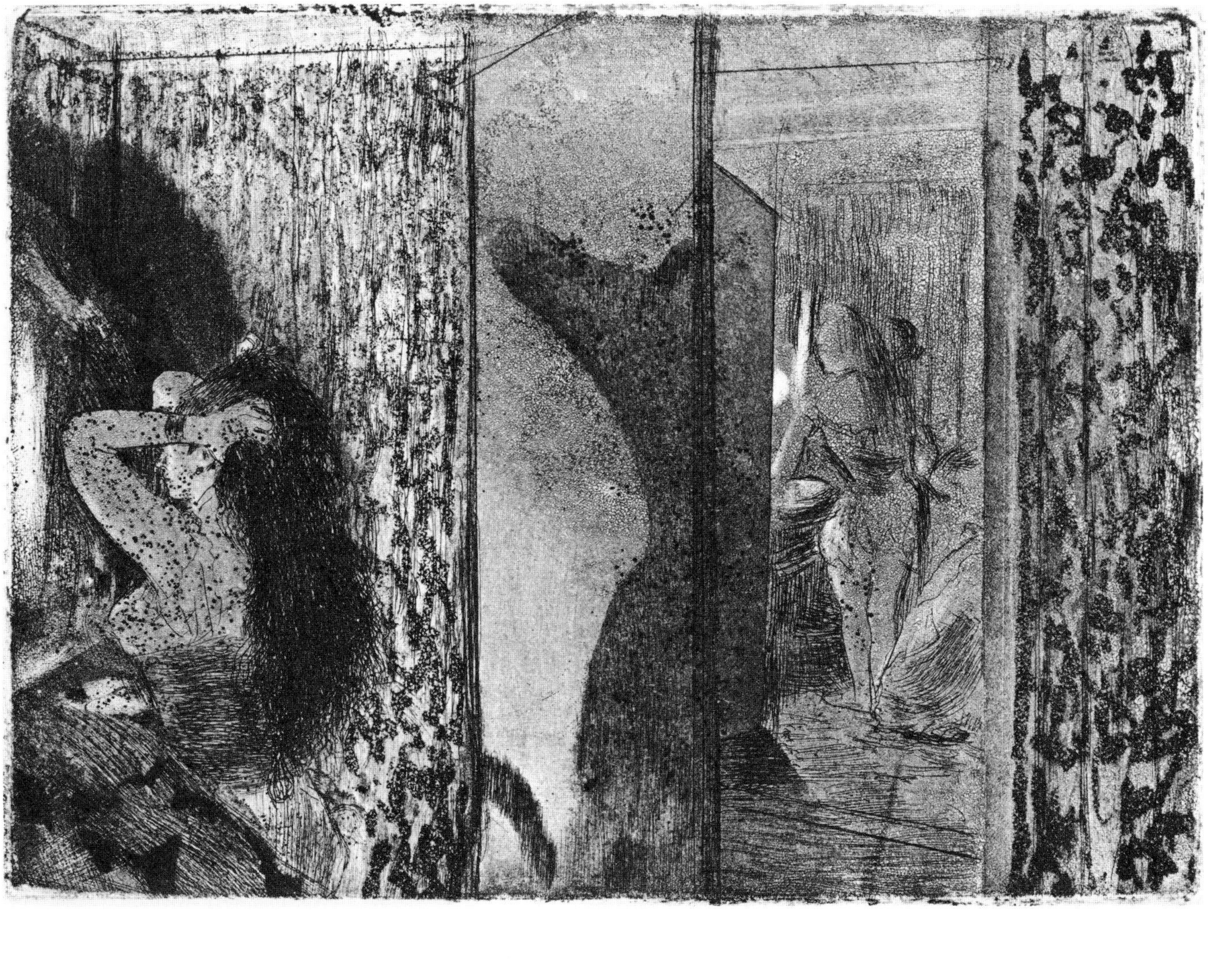

Le Port de Veere

Radierung und Kaltnadel in zwei Farben, 237 x 327, um 1896
Albertina Inv. N. F. 9608, Kornfeld 16 I

Pissarro war der erste unter den Impressionisten, der eine Platte mit mehreren Farben einzufärben begann. Dennoch blieben Farbradierungen, wie sie um 1890 von verschiedenen Künstlern erprobt worden waren, eine Rarität. Auch Signac bediente sich dazu vornehmlich der Lithographie und benutzte die Farbe in einer Radierung wie der vom Hafen von Veere nur dazu, dem Blatt einen betont hervorgehobenen Vordergrund zu verleihen. Signacs Interesse an der Druckgraphik wurde durch die Vereinigung „L'Estampe Originale" um 1890 geweckt. Sein Drucker war Eugène Delâtre.

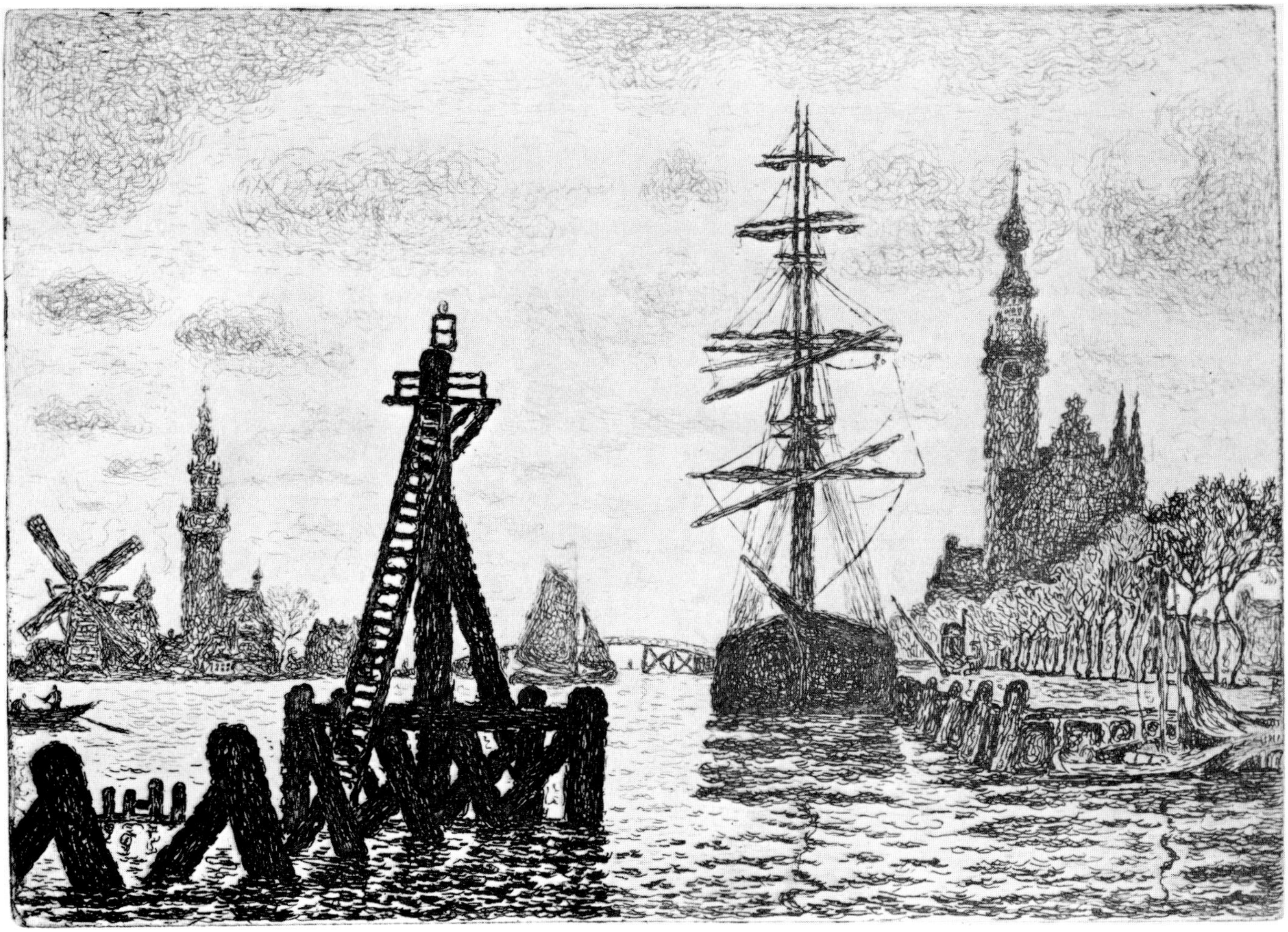

Loch Ranza

Radierung, 150 x 226, bez. unt. re.: „D. Y. Cameron Lochranza Arran", 1889
Albertina Inv. N. F. 8359, Rinder 44

Cameron hatte Hadens und Whistlers Arbeiten studiert und ging mit großem technischen Können vor, blieb jedoch dem sachlich-vedutenhaften Charakter treu, wo Whistler einfallsreich und unorthodoxe Ausschnitte wählend verfremdete. Seine ersten Versuche unternahmen der Maler von Landschafts- und Architekturbildern in den späten achtziger Jahren, als Whistler – dessen Spuren Cameron 1895 nach Venedig folgte – bereits eine formauflösende Tendenz erkennen ließ.

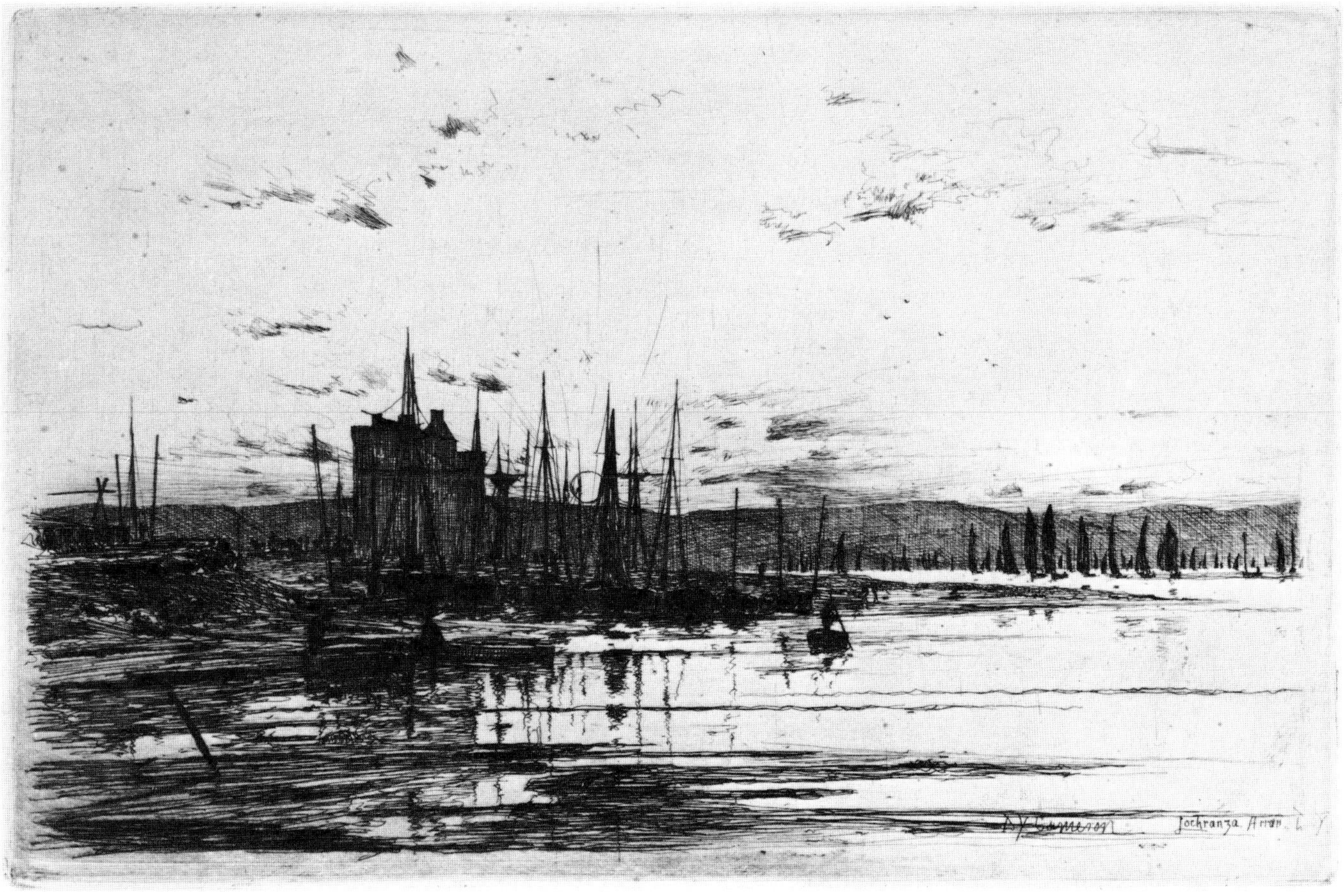

The Rialto, Venice (Die Rialto-Brücke in Venedig)

Radierung und Kaltnadel, 567 x 455, bez. am Plattenrand unt. re.: „Frank Brangwyn“, 1906
Albertina Inv. 1914/370, Gaunt 72 (nicht abgebildet)

Unloading Wine, Venice (Löschen einer Ladung Weinfässer)

Radierung auf Zink, 465 x 585, bez. am Plattenrand unt. re.: „Frank Brangwyn“, 1907
Albertina Inv. 1914/389, Gaunt 109

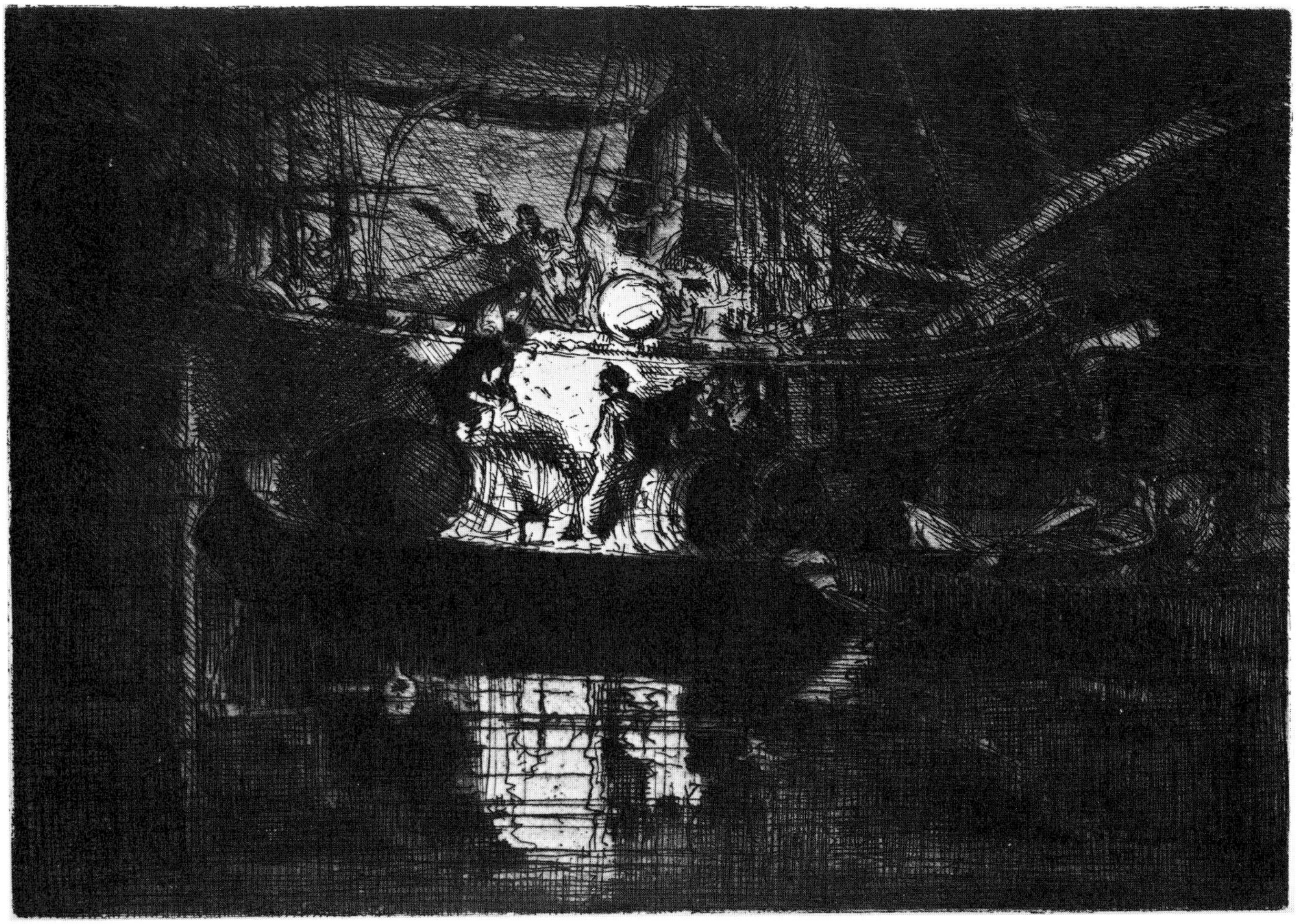

Beggars (Bettler)

Radierung und Kaltnadel, 417 x 295, bez. am Plattenrand unt. li.: „Frank Brangwyn", 1907
Albertina Inv. 1914/383, Gaunt 101

Während zu Zeiten Hadens und Whistlers relativ intime Formate für die Sammelmappen der Liebhaber entstanden waren, entwickelten andere Radierer nach der Jahrhundertwende auf Fernwirkung an der Wand berechnete Arbeiten. Zu ihnen zählte Brangwyn, der zu einem großzügigen Stil gelangte und sich vor allem für das Arbeitermilieu interessierte. Seine Blätter wirken effektvoll und nützen die Möglichkeit der Berücksichtigung des Plattentons.

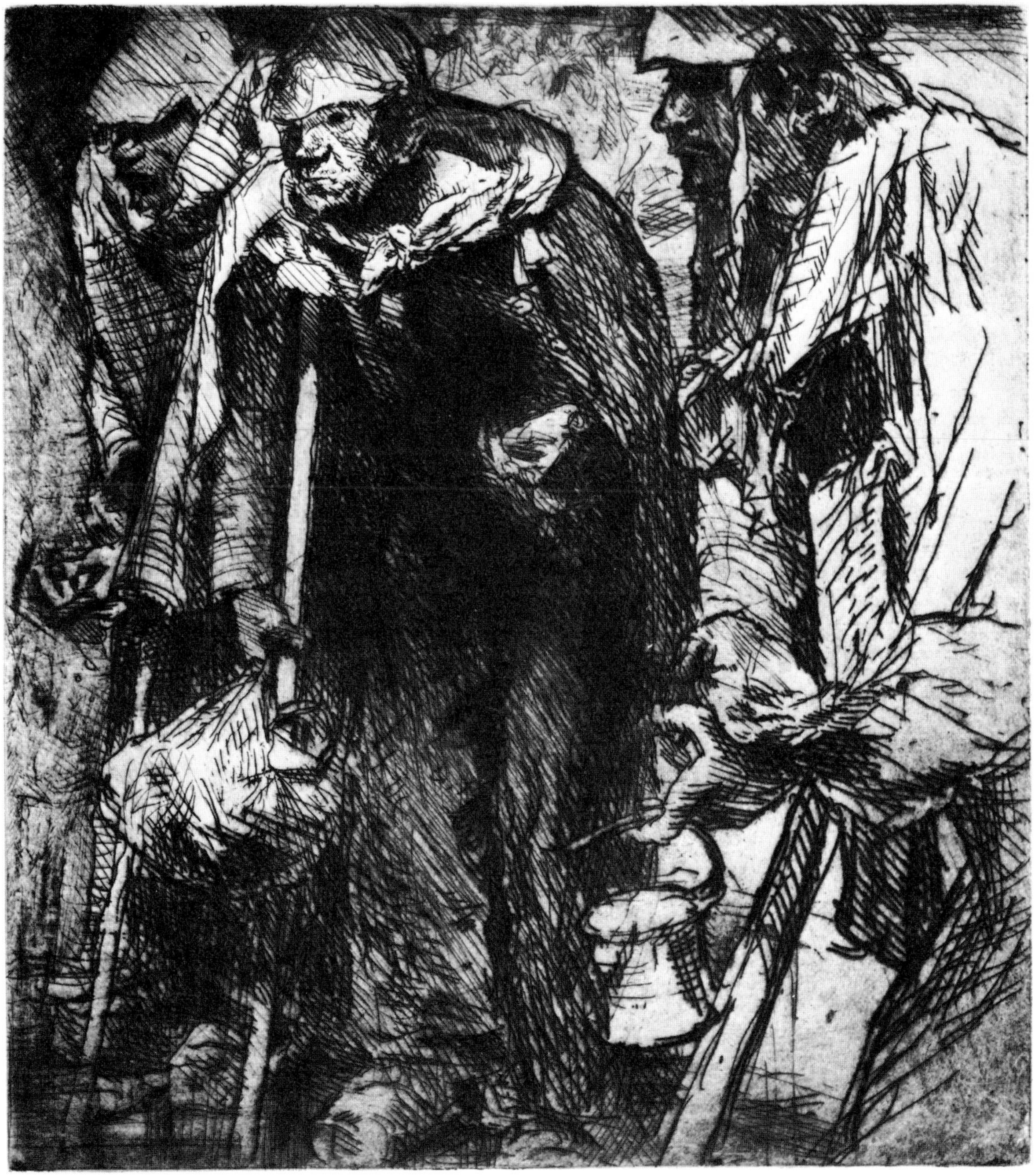

Muirhead Bone an der Presse

Radierung, 525 x 395, bez. am Plattenrand unt. re.: „Francis Dodd", um 1910
Albertina Inv. 1909/397

Die Darstellung zeigt den Schwager des Künstlers, der ihm das Radieren beibrachte, an der Presse.

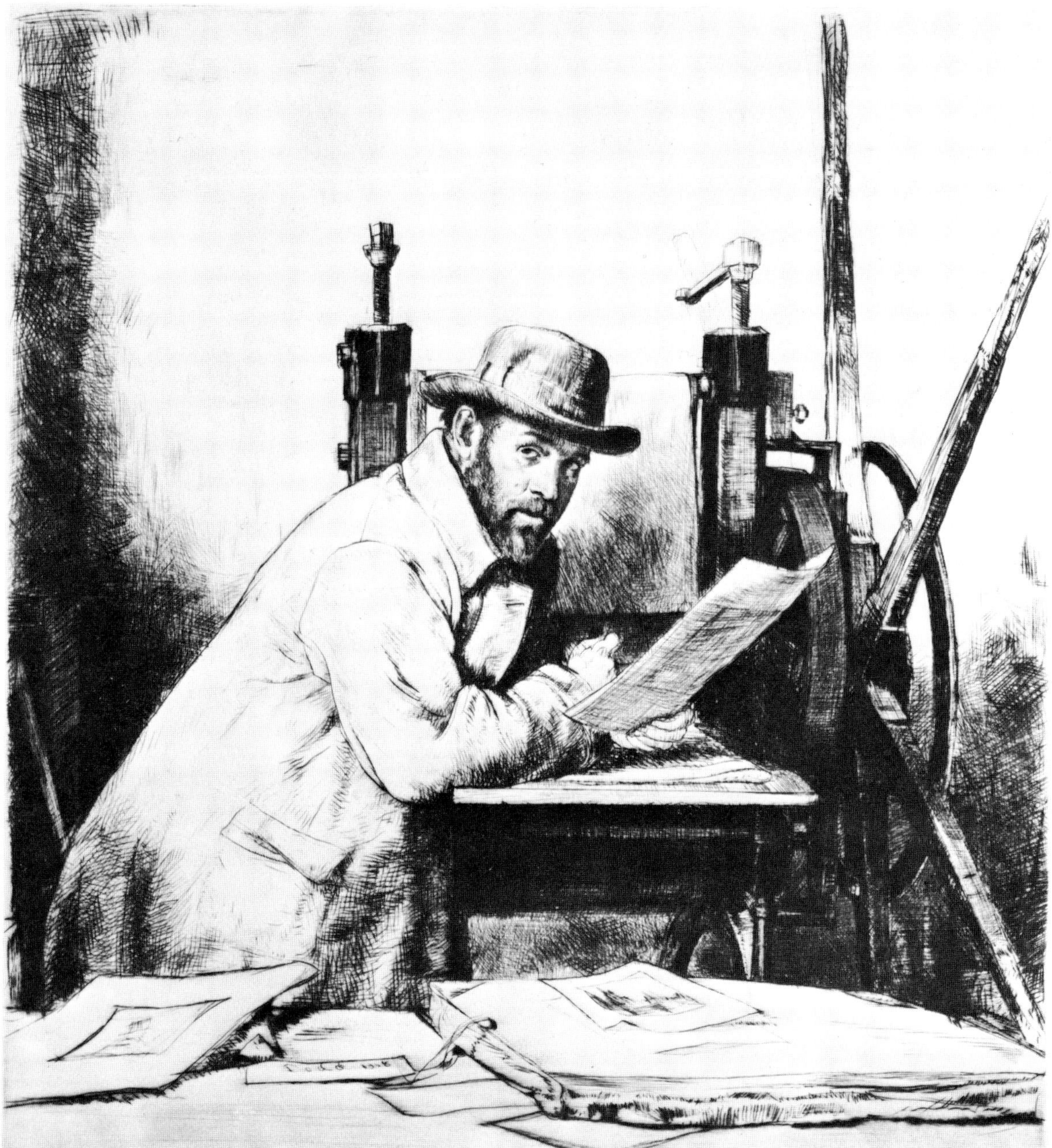

Das Joachim-Quartett

Radierung, Feile, Roulette und Schabeisen, 884 x 1227, bez. unt. re.: „F. Schmutzer", 1904
Albertina Inv. 1909/424, Weixlgärtner 77

Schmutzers hohe technische Fertigkeiten, die ihm vor allem die Möglichkeiten gaben, als gesuchter Porträt-Radierer zu wirken, waren von großem Einfluß auf eine ganze Schule österreichischer Radierer, die jedoch auf die künstlerische Entwicklung wenig Einfluß nahmen. Der Künstler hat Studien zu diesem Hauptwerk in Berlin geschaffen, wo Josef Joachim – der berühmteste Geiger der Berliner Philharmonie – dieses Quartett um sich versammelt hatte. Von den zahlreichen Zustandsdrucken dieses Werks, das in der Literatur häufig als bis dahin größte bekannte Radierung genannt wird, ist dies der zweite.

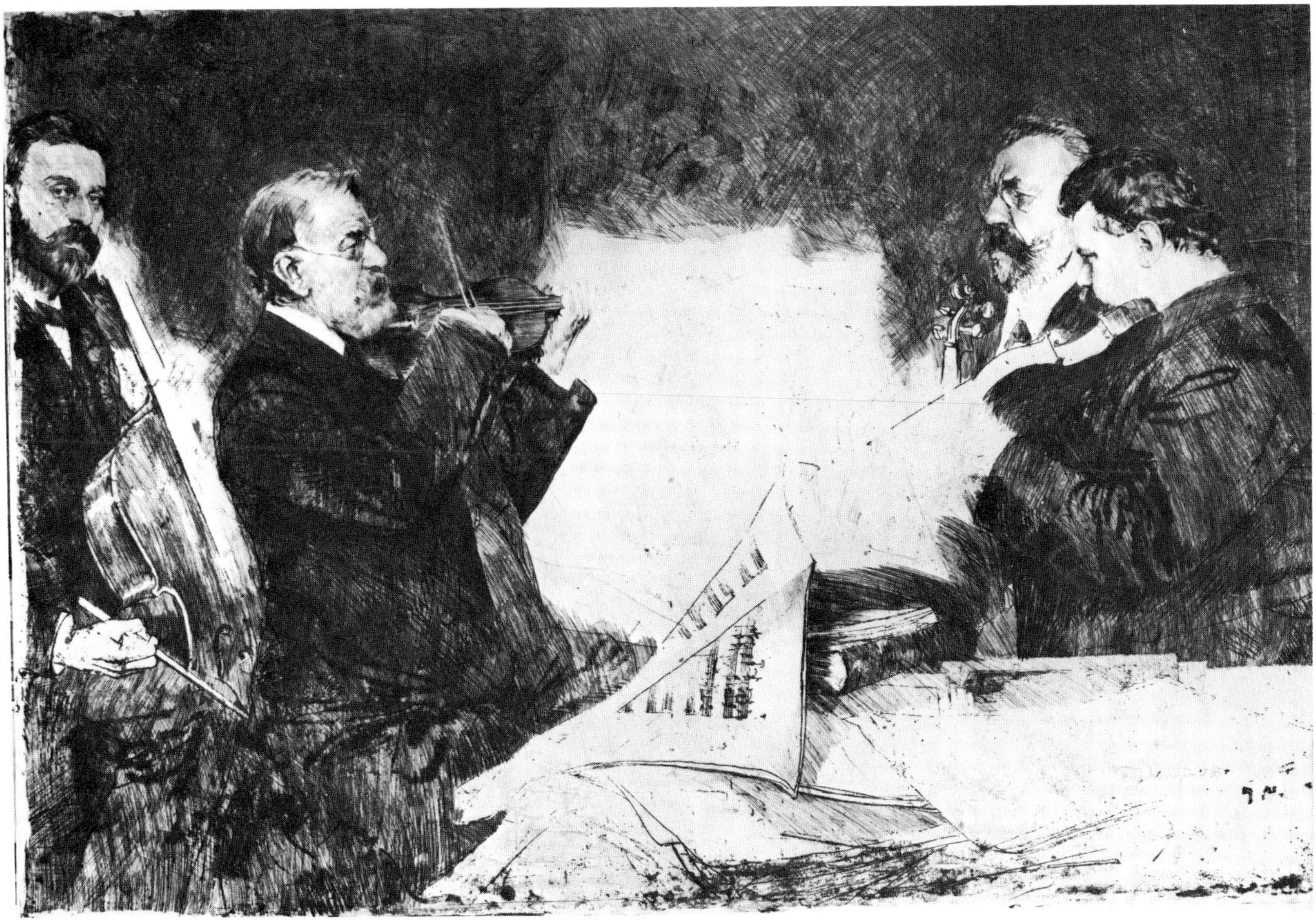

Altmännerhaus

Radierung, 220 x 166, 1890
Albertina Inv. N. F. 6137/6, Schiefler 10 II

Abgesehen von einigen wenigen vorangegangenen Versuchen begann Liebermann 1887, angeregt von in Holland empfangenen Eindrücken, zu radieren. Im Entstehungsjahr des „Altmännerhauses“ zeigt er sich seiner Mittel bereits sicher. Später bediente er sich vorzugsweise der Kaltnadel. Zeitgenössische Veröffentlichungen fanden zunächst kein Echo. Zwischen 1896 und 1906 gab es eine Pause. Was Liebermann danach radierte, war vor allem auf Corinth und Slevogt von größtem Einfluß.

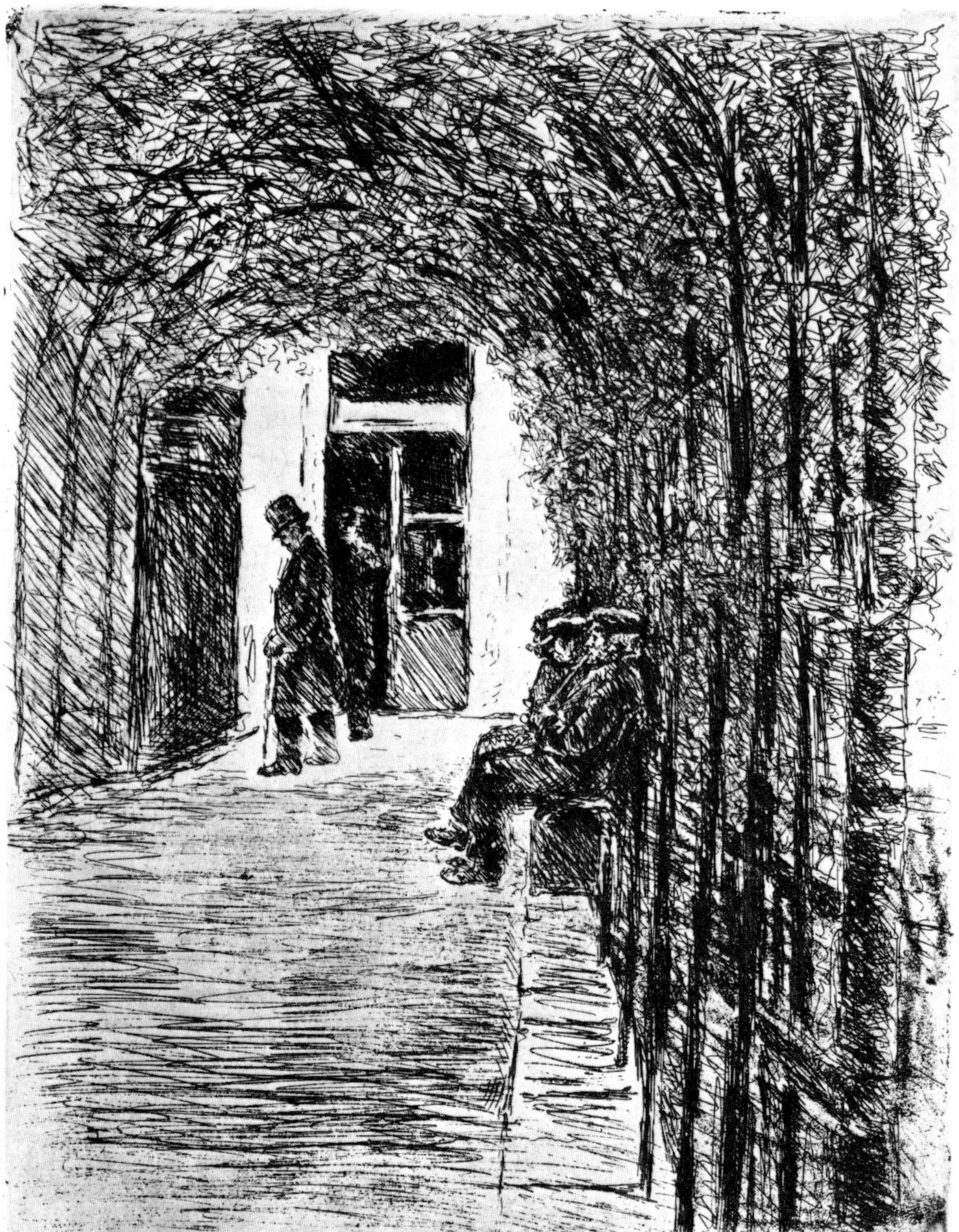

Bildnis Ernest Renan

Radierung, 347 x 505, bez. unt. li.: „ZORN 1892", darüber „d'après nature", am Plattenrand unt. re.: „Zorn", 1892
Albertina Inv. 1904/21, Delteil 72

Zorn hat einen wie mit der Schreibfeder geführten Strich in die Radierkunst eingeführt und die räumliche Wirkung seiner Figuren in erster Linie durch ein scharf voneinander abgesetztes Hell-Dunkel erreicht. Mit seiner Schraffiertechnik erwarb er sich rasch eine große Virtuosität, ohne deswegen gleich flach und gehaltlos zu werden. Anders als mit seinen Strichätzungen hat er nie gearbeitet. So führte die Tatsache, daß er dreißig Jahre hindurch an ein- und derselben Manier festhielt, zu Einförmigkeit und Eintönigkeit. Schon als Dreißigjähriger hatte er sich festgelegt.

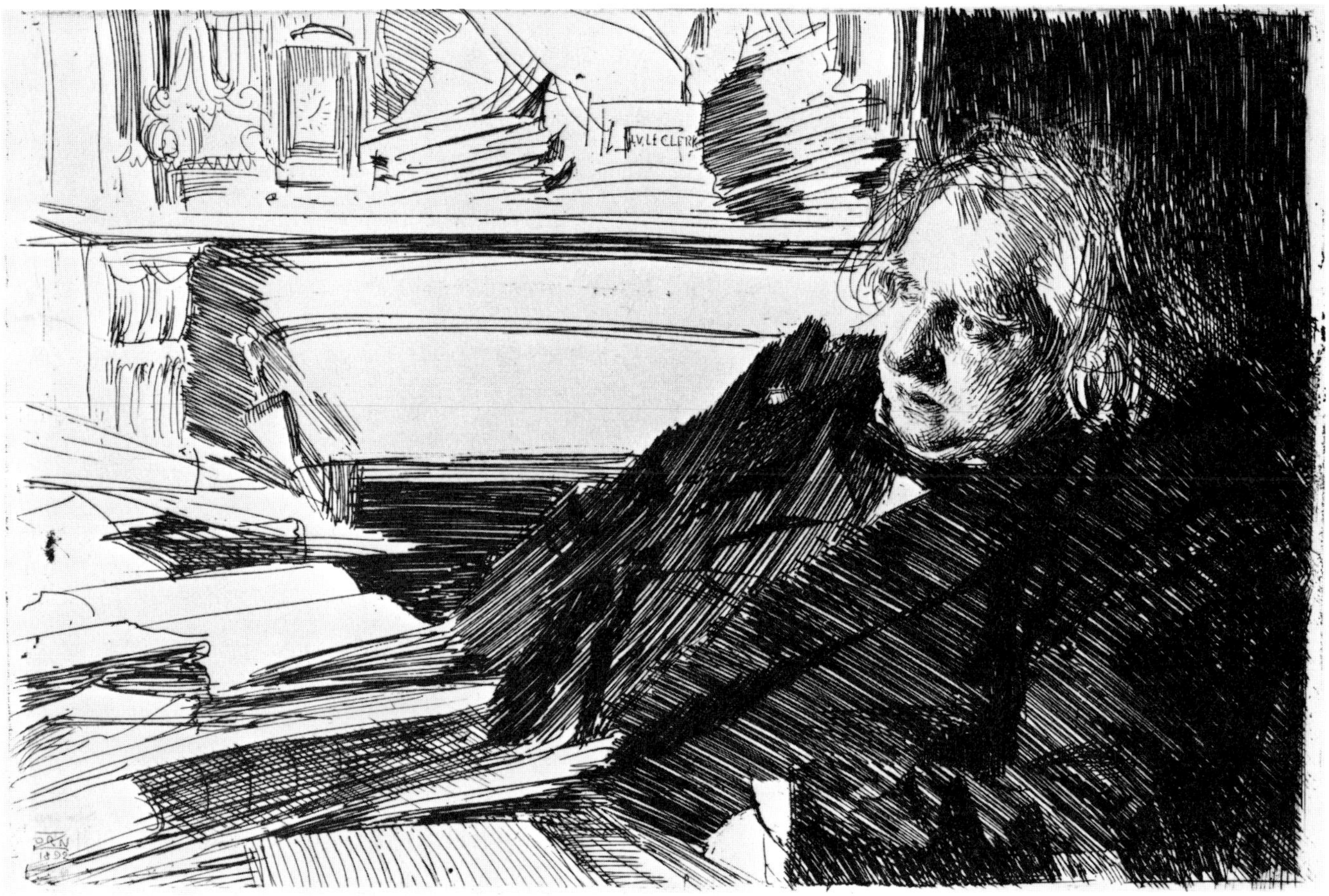

Felslandschaft mit Laubbäumen

Radierung, 283 x 396, bez. am Plattenrand unt. li.: „Rudolf Jettmar", beschr. unt. Mitte: „Mit kais. Subvention radiert", 1902
Albertina Inv. N. F. 9347/4, Weixlgärtner 50

1897 von einem Romaufenthalt nach Wien zurückgekehrt, besuchte Jettmar die Radierschule Ungers und entwickelte aus einem nicht mehr zeitgemäßen, jedenfalls mit dem tonangebenden Secessionismus nicht vergleichbaren Stil im Kielwasser symbolistischer Bestrebungen Bilder, in denen er alten Mythen nachgeht. Die Felslandschaft steht in engem Zusammenhang mit vergleichbaren Motiven. Der Gedanke an Klinger und Böcklin liegt nahe. Jettmar entwickelte dennoch eine eigene Note und dachte meist nicht an den Druck von Auflagen sondern schliff seine Platten nach einigen Drucken vielfach wieder ab.

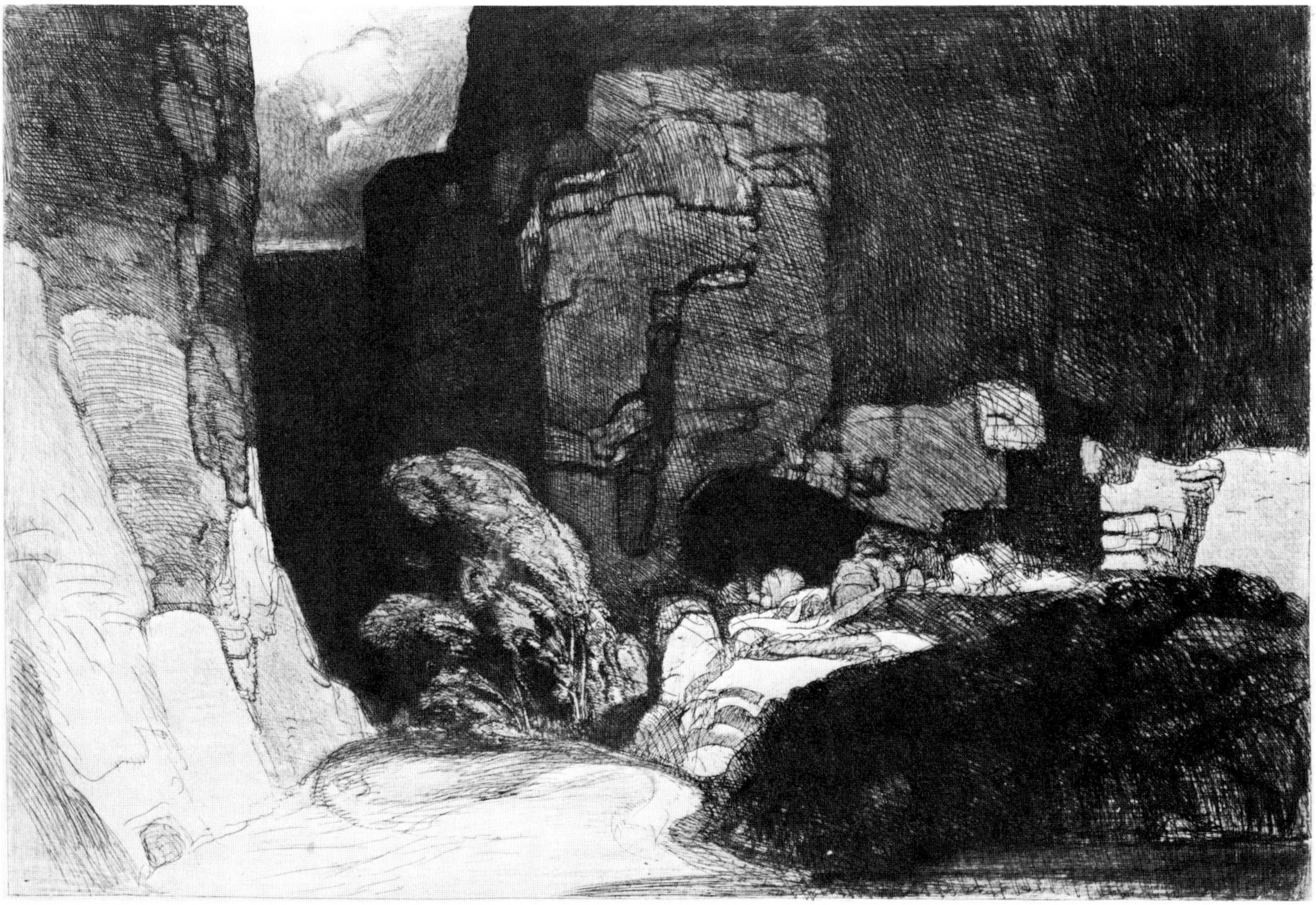

Die Kathedrale

Zinkätzung, koloriert, 240 x 188, bez. ob. re.: „Ensor 1886", 1886
Albertina Inv. 1942/161, Taevernier 7, Croquez 7

1886 befand sich Ensor auf dem Höhepunkt seiner künstlerischen Möglichkeiten. In diesem Jahr entstanden seine ersten Radierungen, darunter auch „Christus auf dem Meer" – insgesamt acht Blätter. Häufig hat er seine Radierungen koloriert. Während seine Malerei an Kraft und Originalität nachzulassen begann, bewahrte er sich seine Frische und Erfindungskraft als Radierer bis um 1900. Von manchen wird er mit seinen halluzinativ-phantastischen Arbeiten als der größte Radierer des 19. Jahrhunderts angesehen. Die über allem „Andrang rüder Gegenwart" stehende „Kathedrale" zählt zu seinen Hauptwerken.

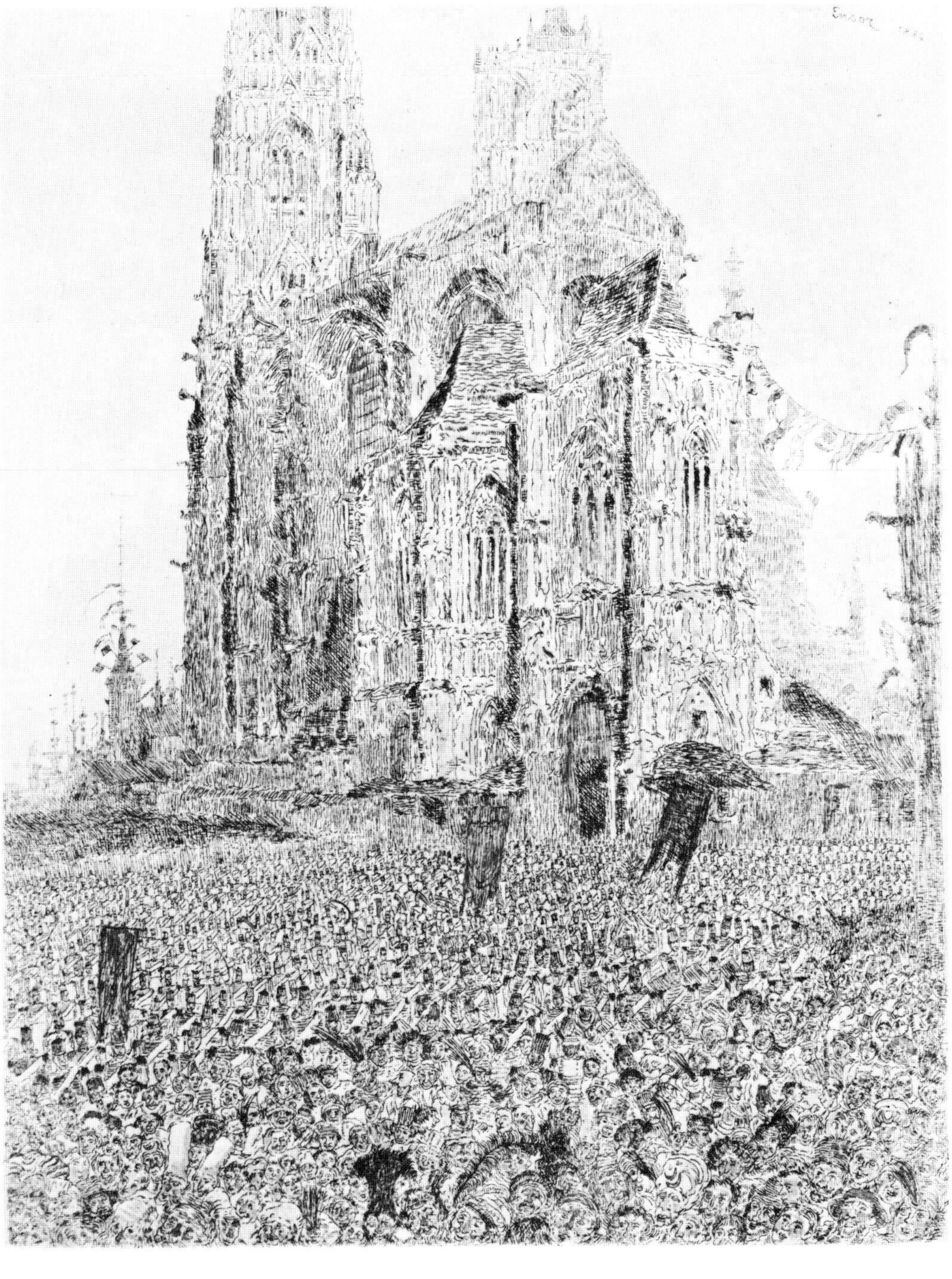

Erste Zukunft, Blatt 2 aus dem Zyklus „Eva und die Zukunft", Op. III

Radierung und Aquatinta, 397 x 269, bez. unt. re.: „M. Klinger", 1879
Albertina Inv. N. F. 3209, Singer 44

„Eva, an die sich die Versuchung speciell richtete, ist damit die Mutter der Zukunft. – Die Versuchung – also auch Zukunft – drängt sich Eva erst als Denken daran, dann als Versuchung, selbst auf und trägt dann die bekannten Folgen" (Klinger an L. Pietsch, 1880). Die Folge von sechs Radierungen erschien 1880 in München, weitere Ausgaben folgten bis 1898. Die Drucker waren Friedrich und Wilhelm Felsing in München und Berlin. Das Blatt gilt als eine der Klinger'schen Vorwegnahmen surrealer Manifestationen, wie sie Giorgio de Chirico faszinieren sollten.

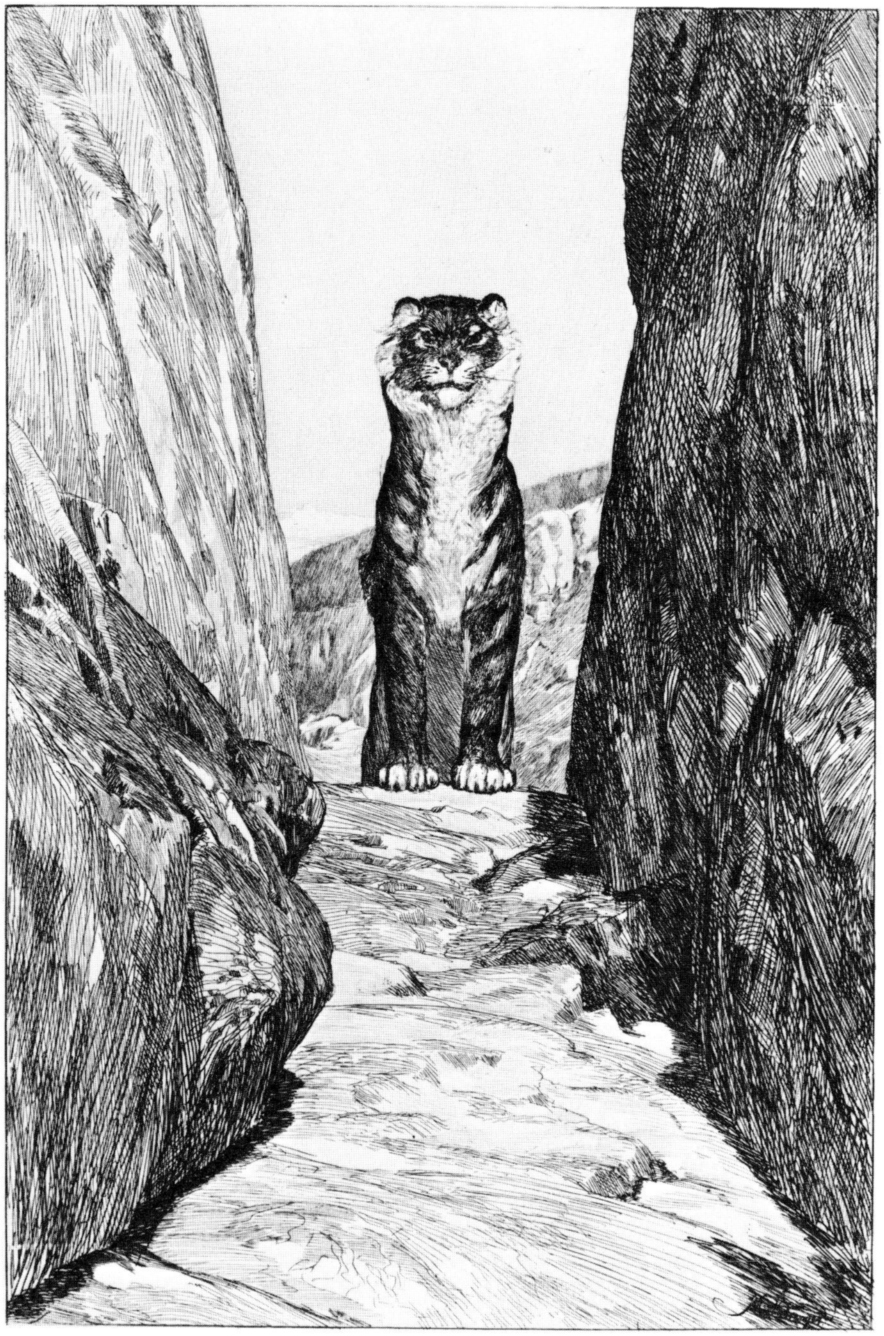

Ängste, Blatt 7 aus dem Zyklus „Ein Handschuh", Op. VI

Radierung und Aquatinta, 143 x 268, 1880
Albertina Inv. N. F. 6175-7, Singer 119

Klingers bedeutendste Folge von zehn Radierungen, 1881 erstmals erschienen und ein Jahr darauf mit dem Titel „Paraphrase ueber den Fund eines Handschuhes ..." bezeichnet, geht auf eine Folge von 1878 entstandenen Federzeichnungen zurück. Die verschiedenen zum Ausdruck kommenden Stimmungen bewegen sich um den Handschuh der geliebten Frau, den der Künstler auf einer Berliner Rollschuhbahn findet und zum Ausgangspunkt der Darstellung phantastischer Träume – dem Spiegelbild seiner Wünsche und Ängste – nimmt. Erschienen sind vier Ausgaben, wieder in München und Berlin gedruckt.

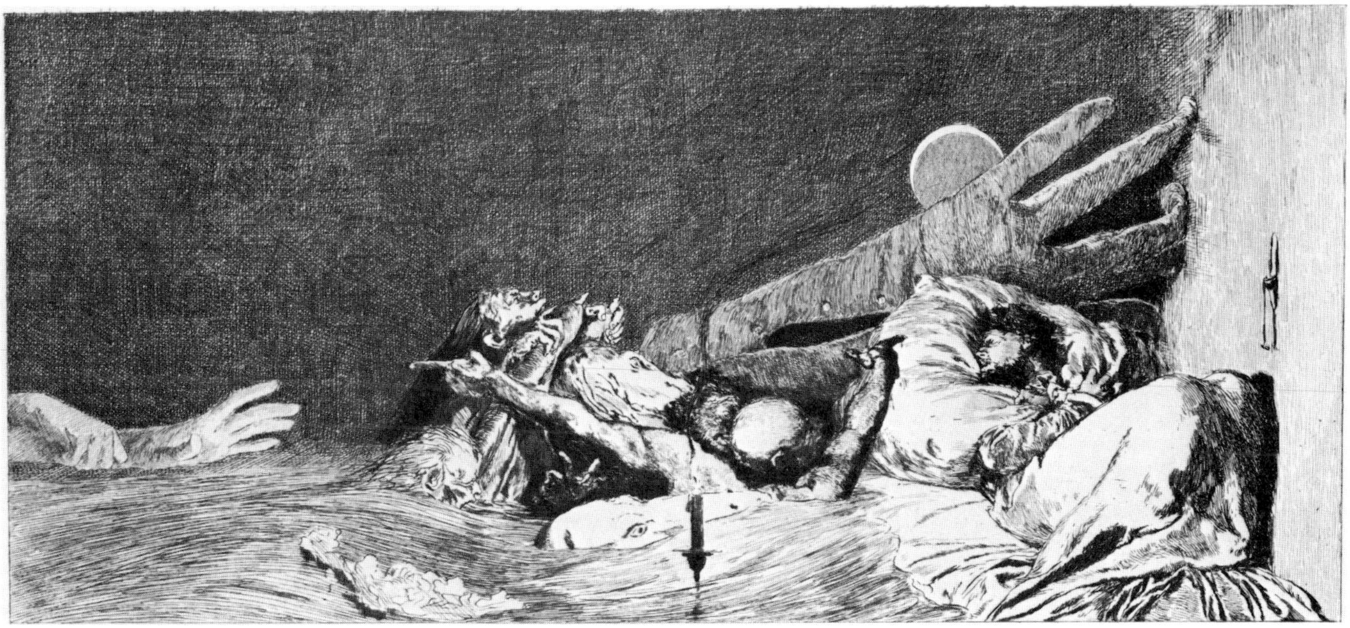

Der Philosoph, Blatt 4 aus dem Zyklus „Vom Tode II", Op. XIII

Radierung, Grabstichel und Aquatinta, 615 x 465, 1910
Albertina Inv. 1910/422, Singer 232 III

Der Zyklus „Vom Tode" geht auf die Lektüre von Schopenhauers „Parerga und Paralipomena" zurück und sucht den Tod in einem Zusammenhang zu begreifen, „in dem den kleinen Zufällen die großen Prinzipien, dem äußeren Schrecken die innere Auflösung derselben entgegengesetzt werden, so daß ein harmonischer Abschluß ermöglicht ist." Klinger beschäftigte sich mit der zwölf Radierungen umfassenden Folge seit 1879; die erste Veröffentlichung erfolgte 1898 mit sechs Blättern, denen drei weitere 1904 folgten, während die restlichen Arbeiten, darunter auch der „Philosoph", erst 1910 herausgekommen sind.

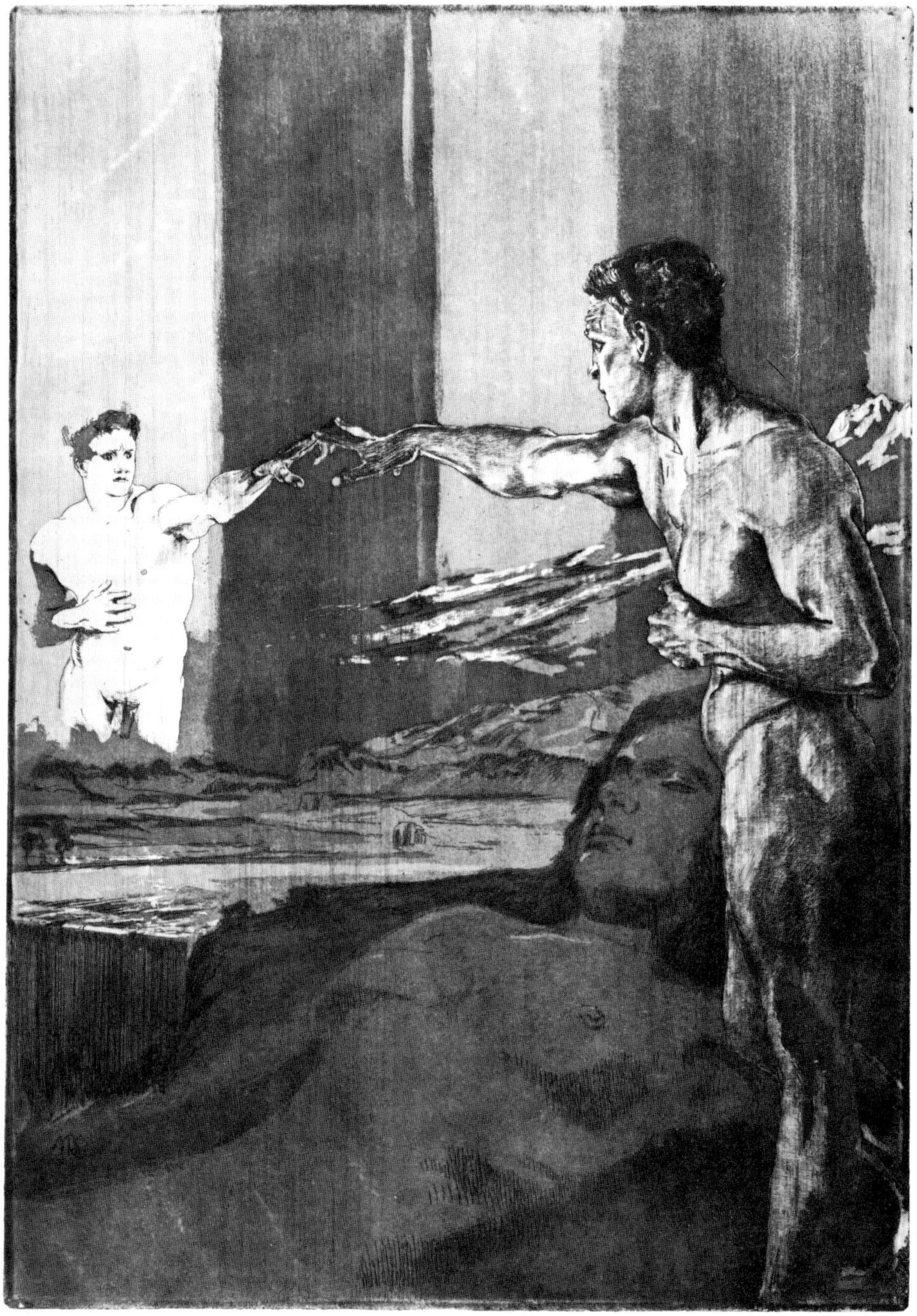

Das kranke Mädchen

Kaltnadel, 569 x 385, bez. am Plattenrand unt. re.: „Edv Munch 95“, 1894
Albertina Inv. 1917/514, Schiefler 7

Zu den ersten Kaltnadelarbeiten Munchs zählt dieses nach einem vorangegangenen Gemälde konzipierte Blatt. Mit ihm bahnte er sich nach eigenen Worten „neue Wege – es wurde zum Durchbruch in meiner Kunst. Die meisten meiner späteren Werke verdanken diesem Bild ihre Entstehung“. Bis 1927 entstanden vom Gemälde fünf weitere Fassungen. Zum Thema selbst bemerkte der Künstler: „Nichts als Krankheit und Todesfälle in unserer Familie! Wir sind einfach damit geboren.“ Auch als Graphiker nahm Munch das Thema nochmals 1896 in einer Radierung und einer Farblithographie auf.

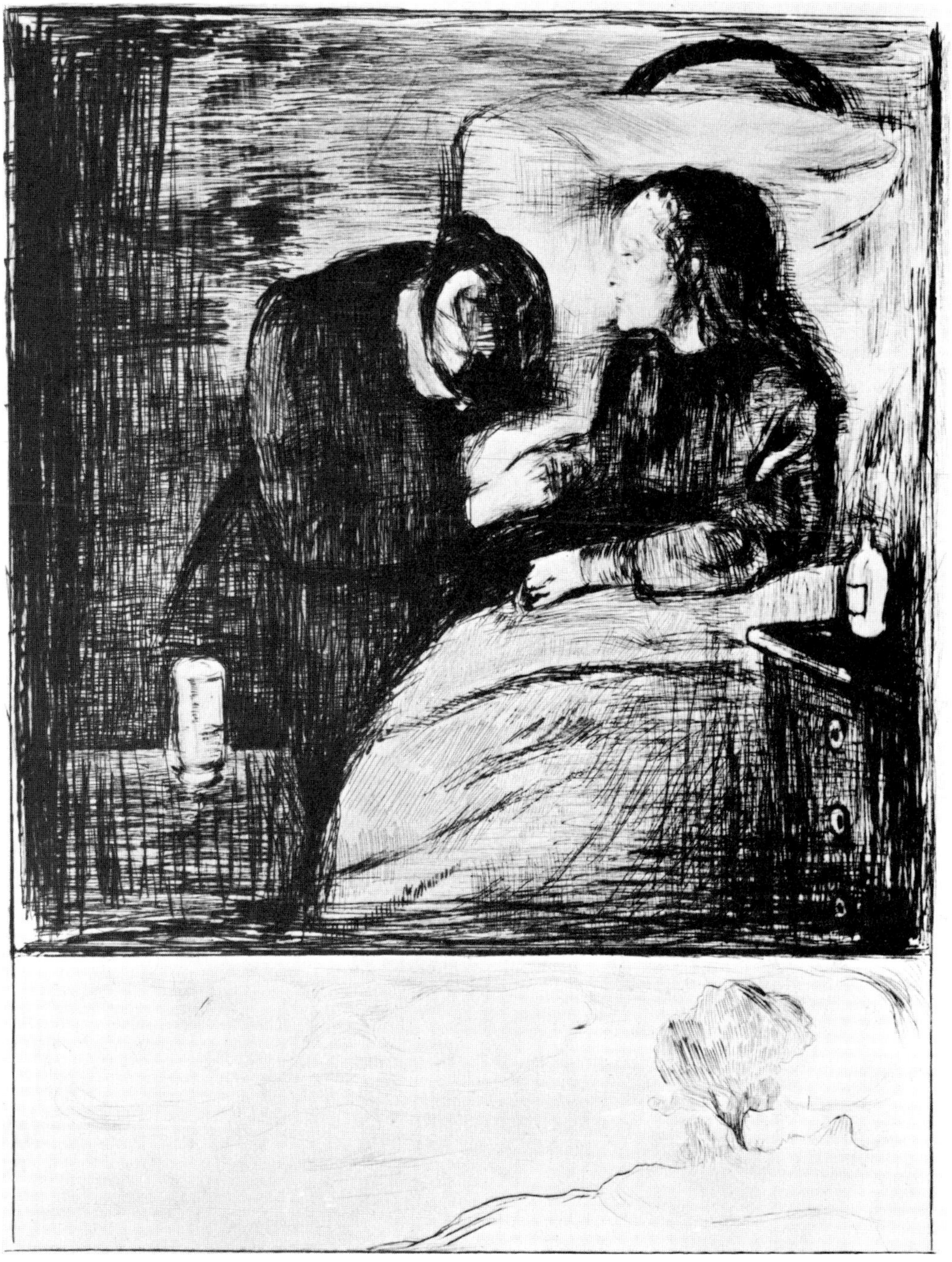

Der Tag danach

Kaltnadel und Aquatinta, 271 x 375, bez. am Plattenrand unt. li.: „Edv Munch", 1895
Albertina Inv. 1912/280, Schiefler 15

Munchs erste graphische Versuche erfolgten Anfang 1894 in Berlin mit der Kaltnadel. Möglicherweise lernte er bei Hermann Struck, der ein Handbuch des Radierens veröffentlicht hatte. Gedruckt haben seine ersten Platten die Berliner Drucker Sabo und Angerer. 1895 traten Ätzung und Aquatinta hinzu wie im „Tag danach". Wieder ein Jahr später entdeckte er für sich auch die Schabkunst. Sicherlich hat ein Mann wie Klinger auf Munchs Entwicklung als Radierer eingewirkt.

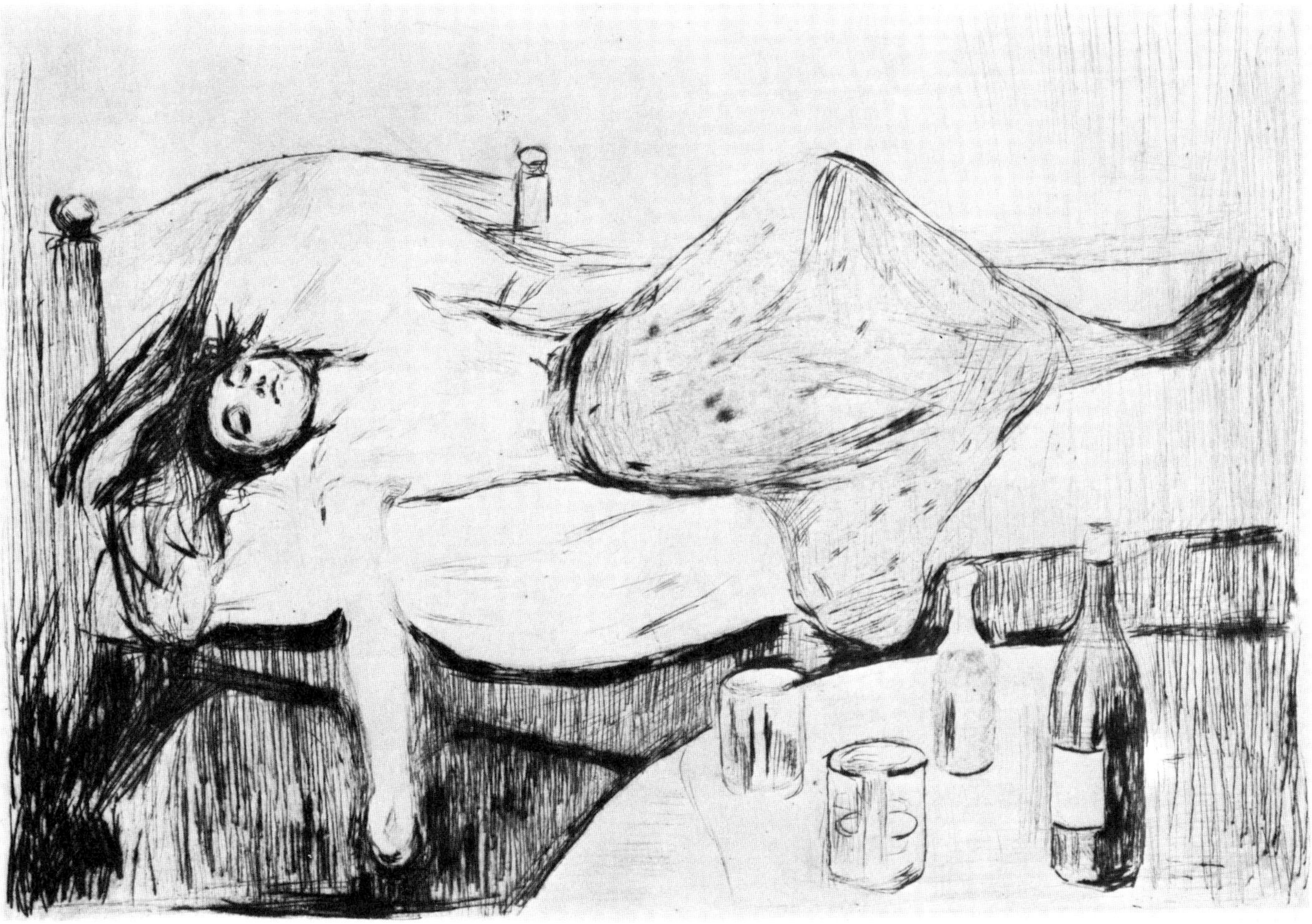

Mondschein

Aquatinta und Kaltnadel, 588 x 435, bez. am Plattenrand unt. re.: „Edv Munch“, 1895
Albertina Inv. 1911/450, Schiefler 13

Was Munch zur Schabkunst etwa für ein 1896 entstandenes Farbblatt „Junges Mädchen am Strande (Die Einsame)“ greifen ließ, erklärt diese tendenziell schon die tonige Wirkung der Technik vorwegnehmende, seinen Möglichkeiten als Radierer sehr früh schon neue Facetten hinzufügende Arbeit. Munchs graphische Produktivität in den frühen Jahren war eine sehr große. 1895 entstanden 29, ein Jahr darauf 45, 1897 insgesamt 56 Blätter. Von ihm wurden 188 Radierungen gezählt.

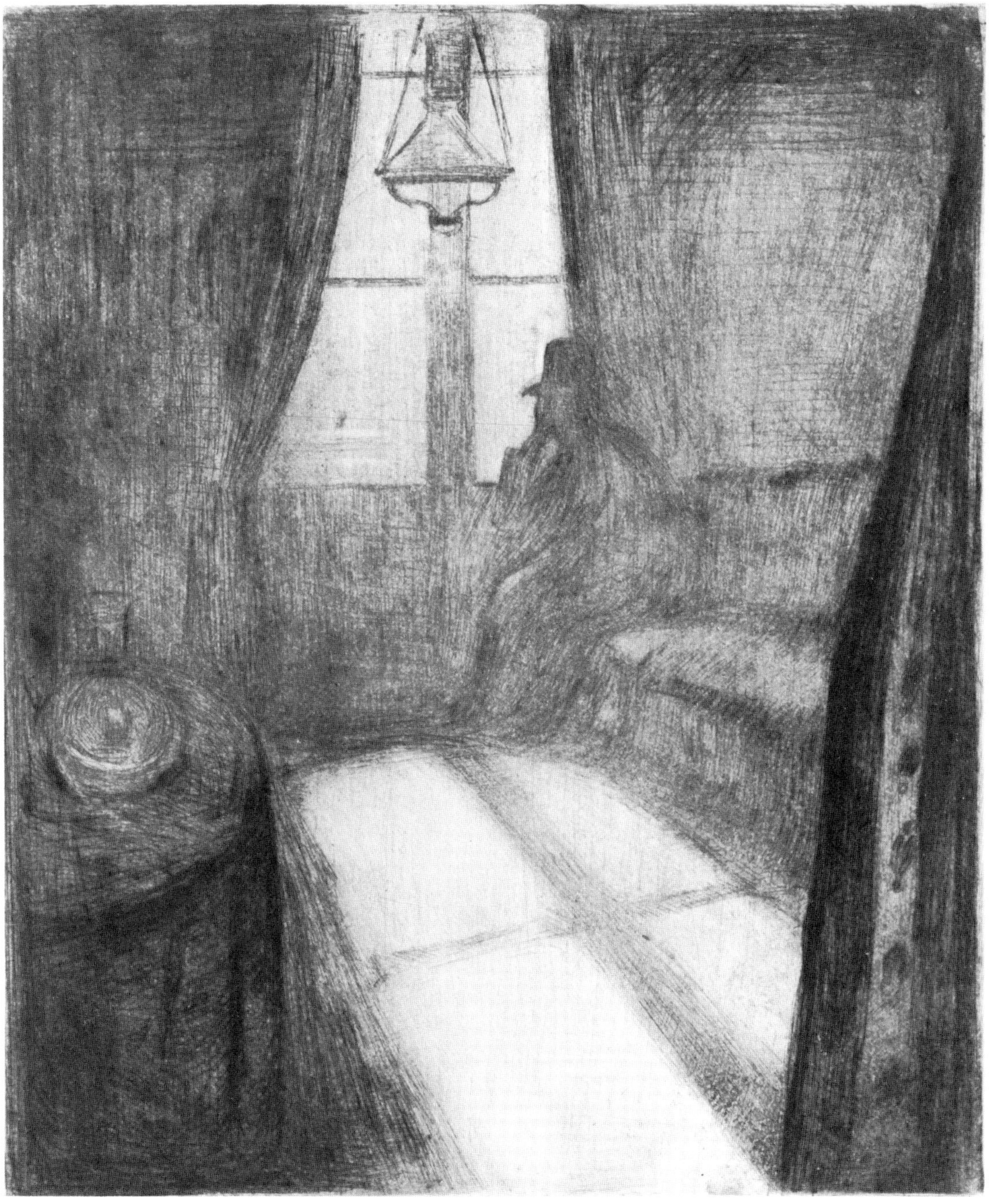

Frau mit totem Kind

Radierung, 500 x 675, bez. unt. re.: „Käthe Kollwitz", 1903
Albertina Inv. 1907/57, Sievers 72 VIII

Der Ruhm der Künstlerin, die um 1893 die Malerei zugunsten der Graphik aufgegeben hatte, gründet sich auf ihre Folge dreier Radierungen und dreier Lithographien zu G. Hauptmanns „Die Weber" (1897). Dort tritt der „Tod" als Gestalt erstmals auf. Tod, Sterben und die Trauer der Hinterbliebenen sind ihre Themen. Erste Eindrücke verdankt sie den Radierungen Klingers, nachdem die Schülerin Stauffer-Berns 1884 die Blütezeit der Radierung in Berlin erlebt hatte.

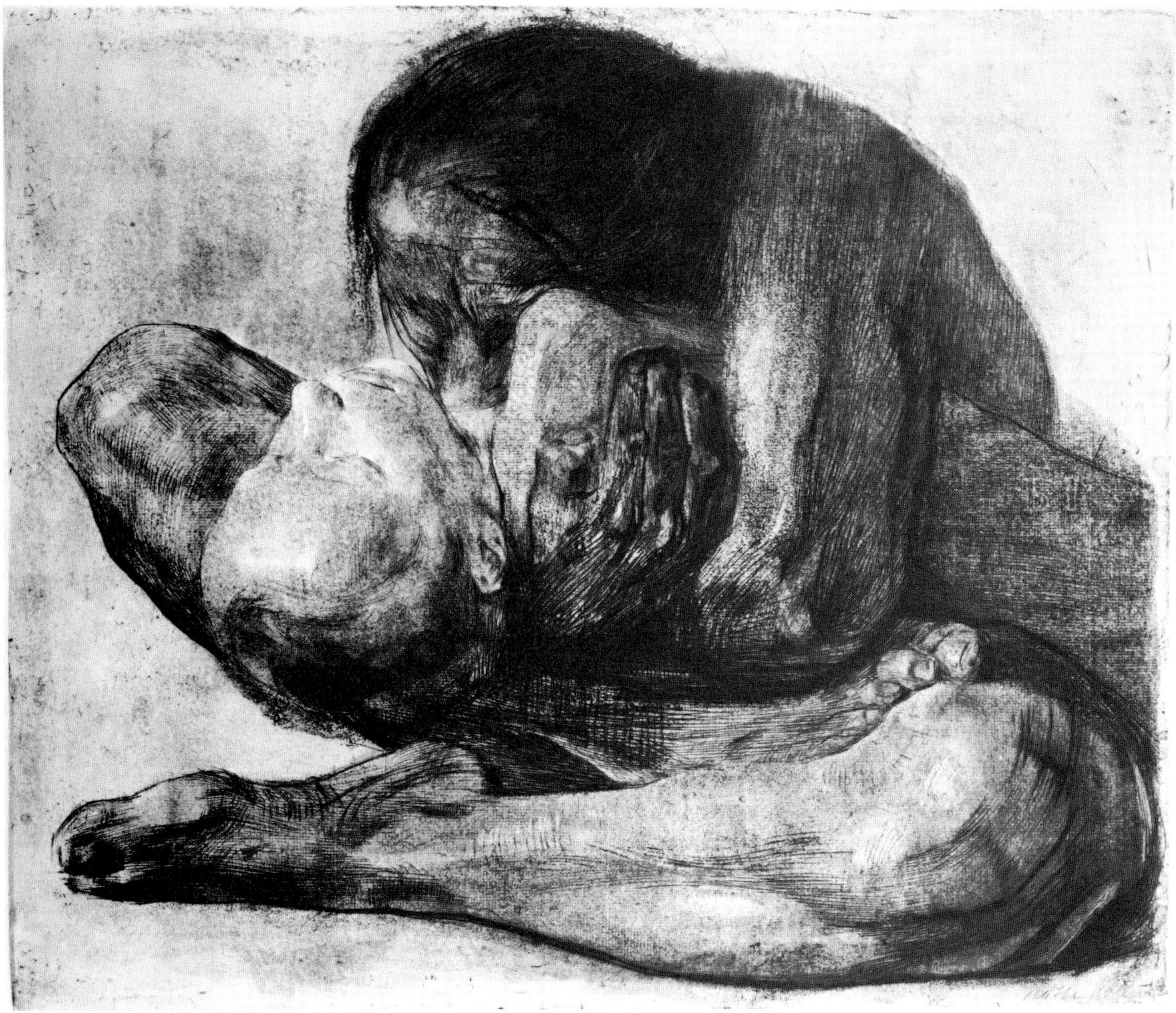

Tod, Frau und Kind

Durchdruckverfahren und Radierung, 404 x 407, bez. am Plattenrand unt. re.: „Käthe Kollwitz, unfertige Arbeit", 1910
Albertina Inv. 1948/213, Sievers 113 XI

Häufig findet sich in den Darstellungen von Käthe Kollwitz zum Thema Tod auch ihr eigenes Antlitz wieder, das sie in zahlreichen Selbstporträts festhielt. Nach 1903 bereicherte sie ihre technischen Mittel durch Vernis mou, Aquatinta und das Aussprengverfahren. „. . . das bittere und verwüstete Gesicht des alten Goya scheint aus der Ferne auf sie hinzuweisen; er steht schließlich vor ihrem Bild . . ." (Christoph Meckel). Von Klinger ausgehend fand sie zu einem ihre Arbeit kennzeichnenden Stil.

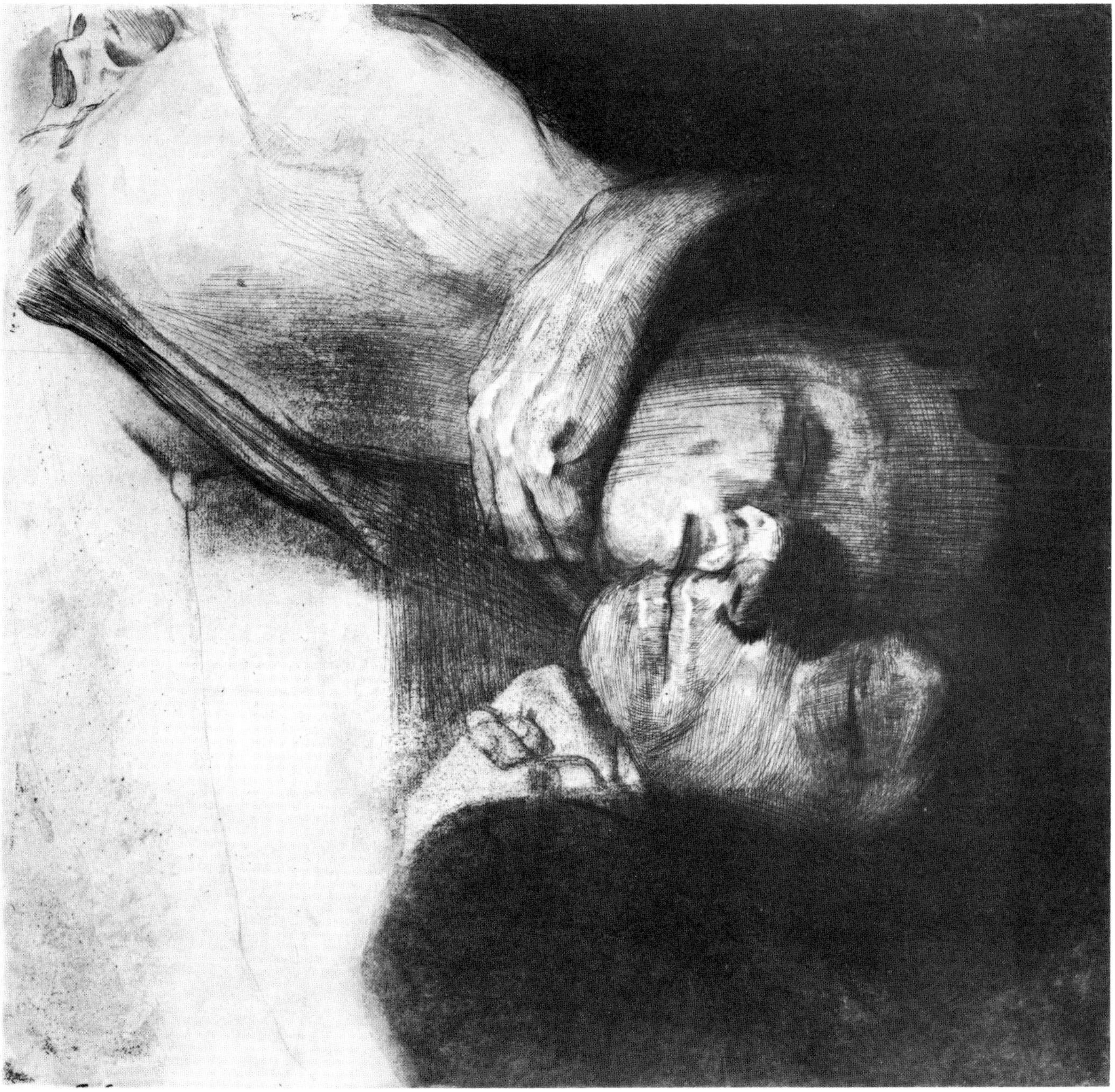

Niedergedrückte

Kaltnadel, II. Zustand, 200 x 245, 1912, Am Plattenrand bez. unt. li.: „Niedergedrückte", unt. re.: „W. Lehmbruck"
Albertina Inv. 1920/116, Petermann 37

Das Blatt entstand ein Jahr nach der Bronze einer „Knienden" und steht in direkter Beziehung zu den geneigten Frauenköpfen und Frauentorsi, die das bildhauerische Werk des Künstlers zu jener Zeit kennzeichnen. Lehmbrucks 1911 in Paris beginnenden Versuche mit der Radierung schließen auch das Studium der frühen italienischen Malerei von Cimabue bis Giotto ein, woraus sich ein „gotisches" Element erklärt. Er bevorzugte Kaltnadelradierungen auf Zink. Paul Westheim, Lehmbrucks erster Biograph, sah in ihnen dessen Reliefs, da er als Plastiker immer vollrunde Figuren modelliert habe. „Kaum ein anderes Werk ist so abseits von Gedanken an Öffentlichkeit, Drucklegung, Verwertbarkeit geschaffen worden" (Petermann).

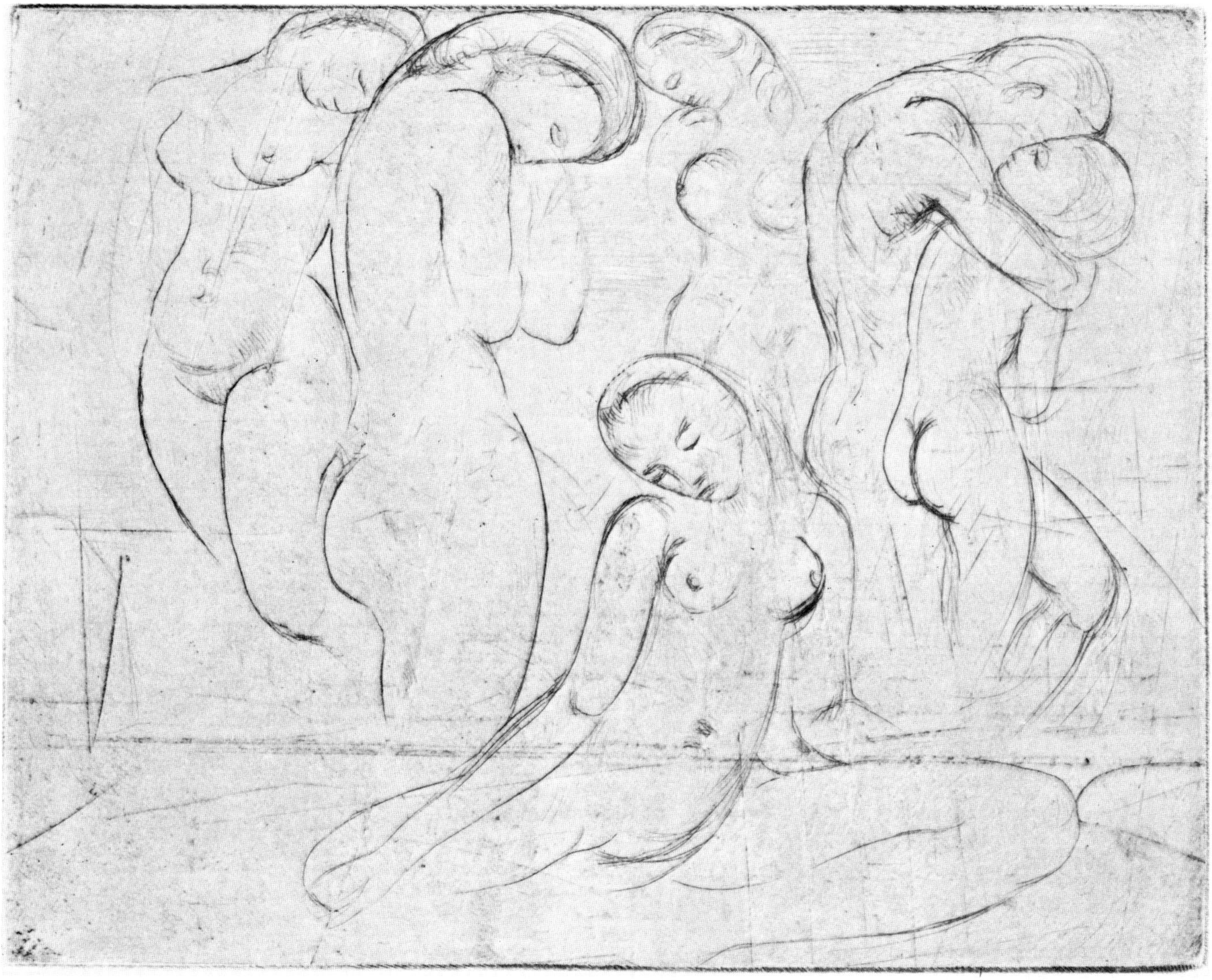

Kranke Frau

Kaltnadel, IV. Zustand, 91 x 118, 1914
Albertina Inv. 1934/619, Schwarz 146 IV

Erst ab 1911, nach seinem 50. Lebensjahr, begann Corinth sich in verstärktem Maß der Radierung zuzuwenden, wobei er den Umgang mit der Kaltnadel bevorzugte. „Kein anderer", schrieb Curt Glaser über ihn, „beherrscht so das bewegte Modell und die gewagte Verkürzung. Die scharf schneidende Linie umreißt in eleganter Kurve die Form, und durchsichtig geführte Schraffuren schaffen lichte Schatten." Das Jahr 1914 war das fruchtbarste in Corinths graphischem Schaffen.

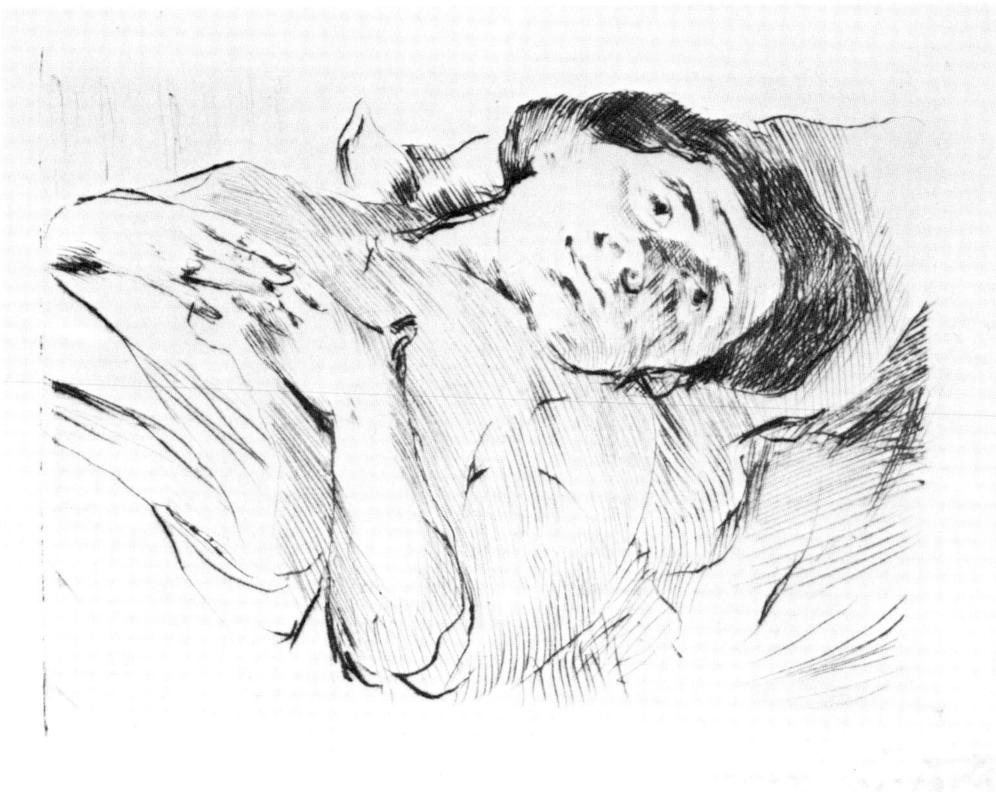

Zwei nackte Mädchen am Waldesrand

Radierung, II. Zustand, 251 x 314, 1921
Albertina Inv. 1931/37, Dube 396 II

Allein als Radierer schuf Kirchner an die sechshundert Arbeiten. „Die Radierung ist eine raffinierte Technik", bemerkte er selbst. „Gerade der schwerste Druck erzeugt diese feinen Linien. Leicht erhaben sitzen sie auf dem sammetglänzenden Grunde." Im Jahr des Entstehens von „Gewecke und Erna" löste sich die Künstlergemeinschaft „Brücke", deren profiliertestes Mitglied er war, auf. Als er die „Mädchen am Waldesrand" radierte, lebte er (seit 1917) bereits in der Schweiz, wo sich sein ursprünglich zupackender, elementarer Stil ändern sollte. Gegenüber einem „neuen Ästhetizismus", einer neuen „Kargheit der Form" (Donald E. Gordon) kündigt sich eine Stilwandlung an, von der die folgenden Jahre geprägt werden sollten.

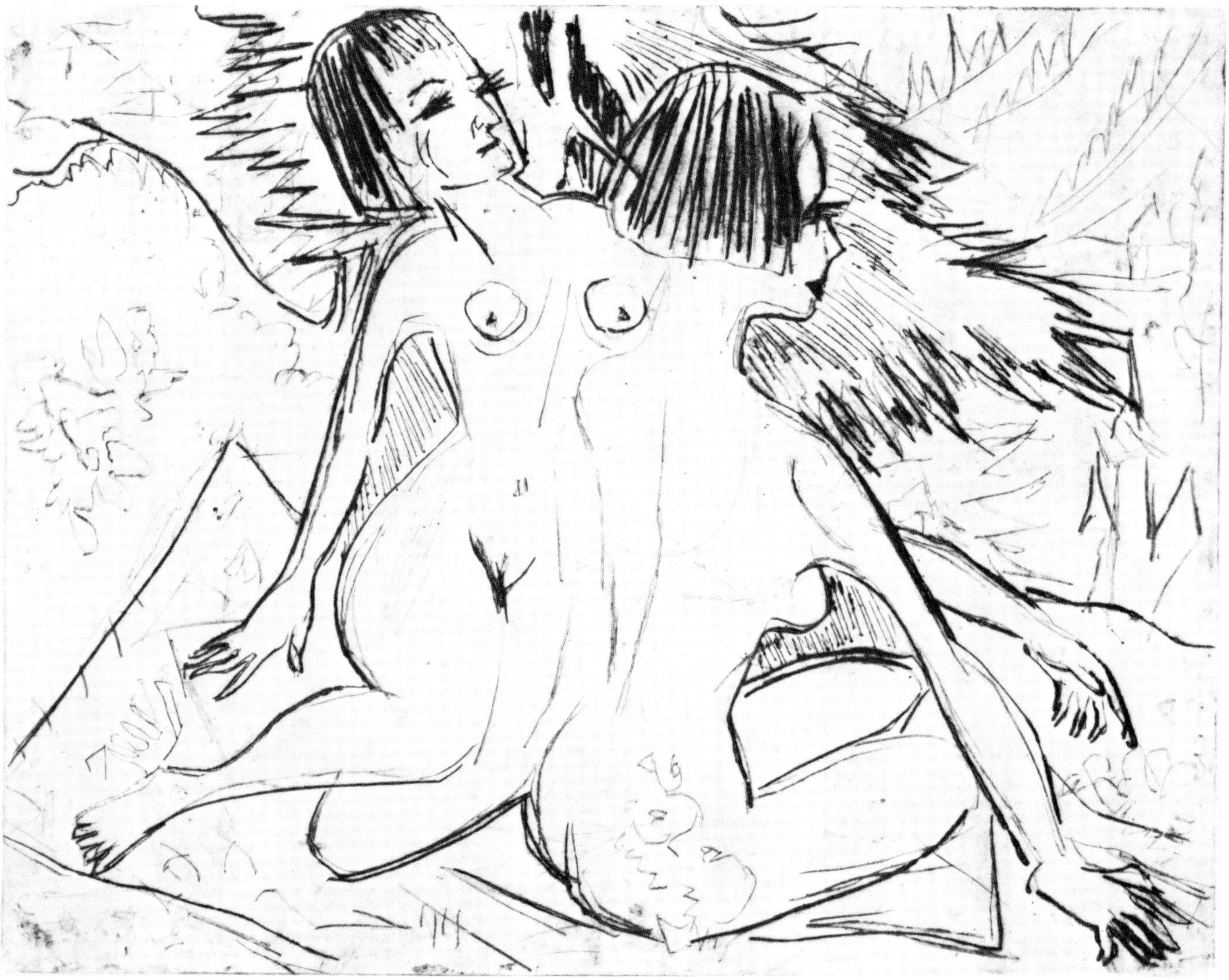

Gewecke und Erna 1913

Kaltnadel auf Zink, 250 x 208, 1913
Albertina Inv. 1920/133, Dube 169

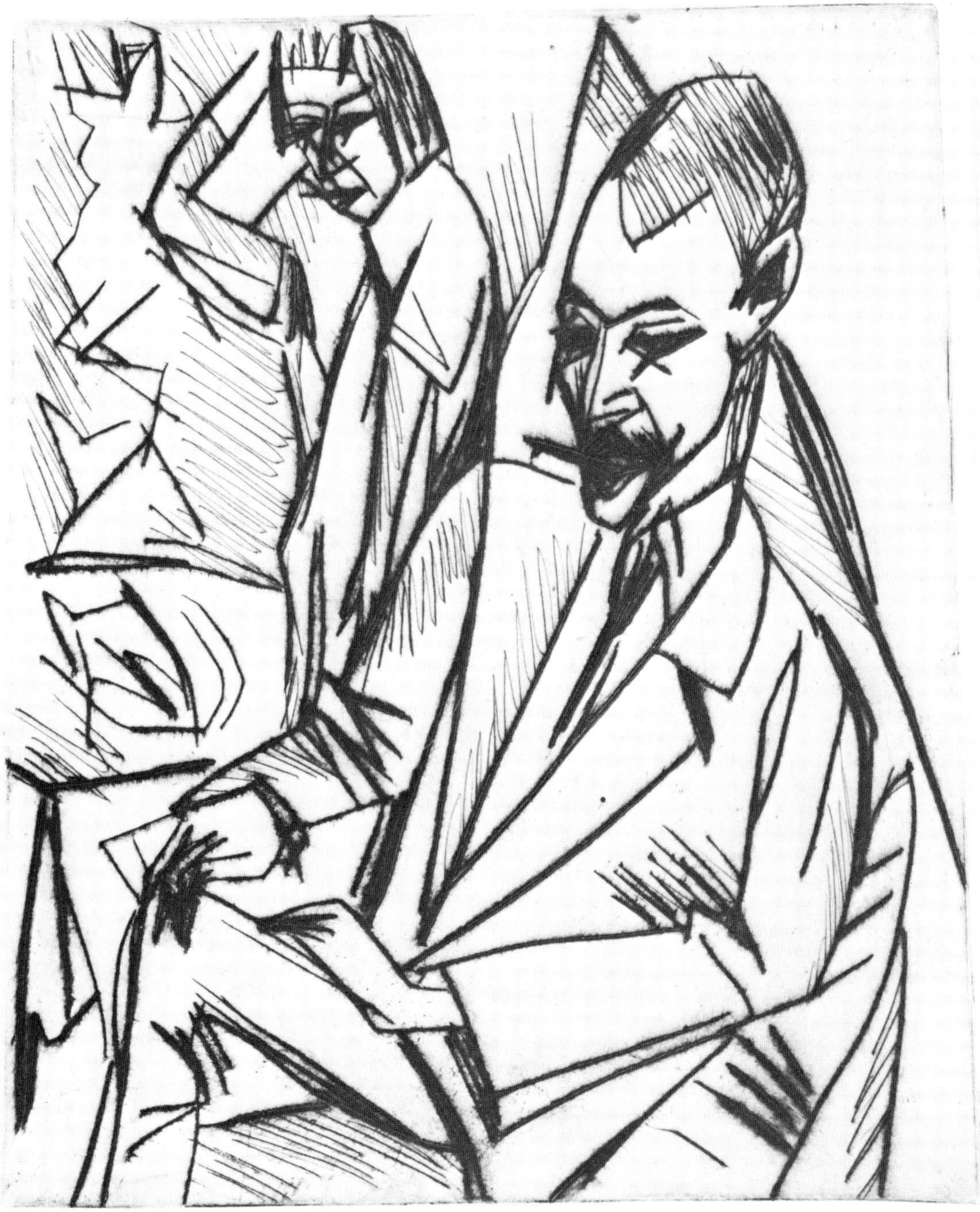

a) Bummler, Blatt 6, 4 Blätter aus der Mappe „Phantasien"

Radierung, Aquatinta und Kaltnadel, IV. Zustand, 178 x 130, bez. am Plattenrand u. li.: „Bl. 6", u. re.: „Emil Nolde", 1905. Albertina Inv. 1926/1428

b) Werbung, Blatt 7

VI. Zustand, 179 x 120, bez. am Plattenrand u. li.: „Bl. 7", u. re.: „Emil Nolde", 1905. Albertina Inv. 1926/1430

c) Der kleine Hampelmann, Blatt 5

IV. Zustand, 168 x 110, bez. am Plattenrand u. li.: „Bl. 5", u. re.: „Emil Nolde", 1905. Albertina Inv. 1926/1427

d) Brutale Kraft, Blatt 8

V. Zustand, 179 x 126, bez. am Plattenrand u. li.: „Bl. 8", u. re.: „Emil Nolde", 1905
Albertina Inv. 1926/1429, Schiefler, G./Mosel, Ch. 10 IV, 13 VI, 15 IV, 12 V

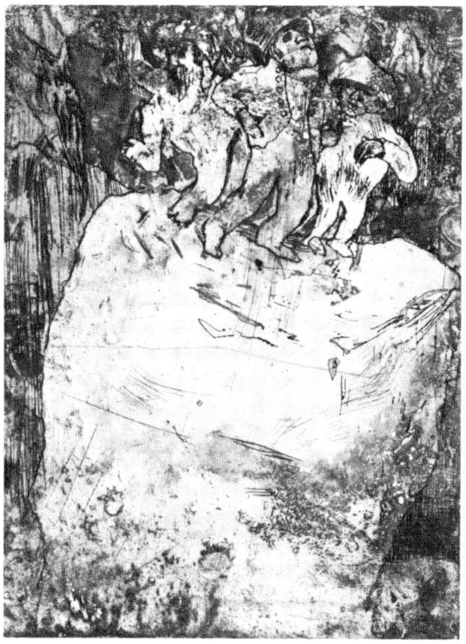

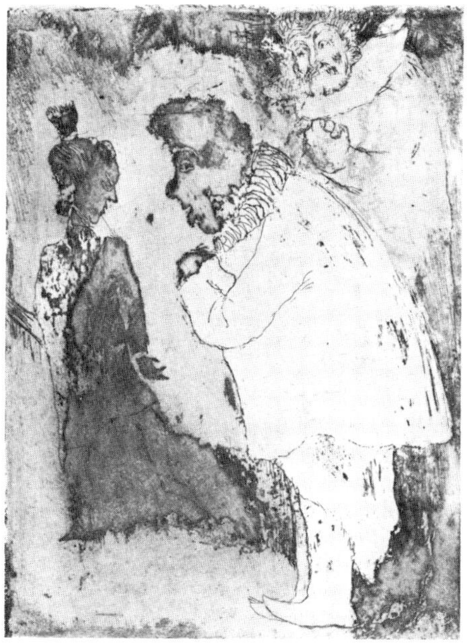

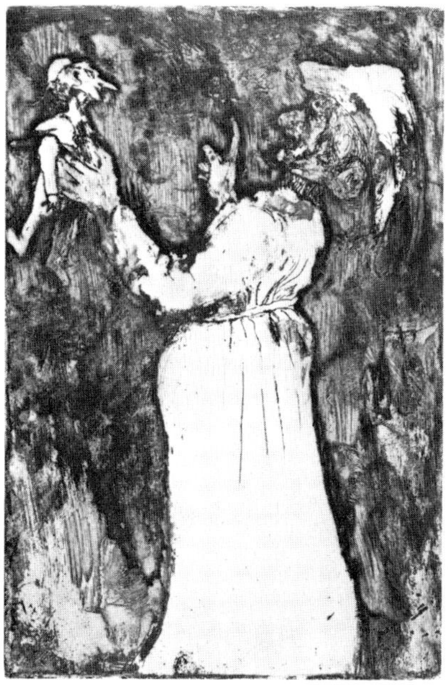

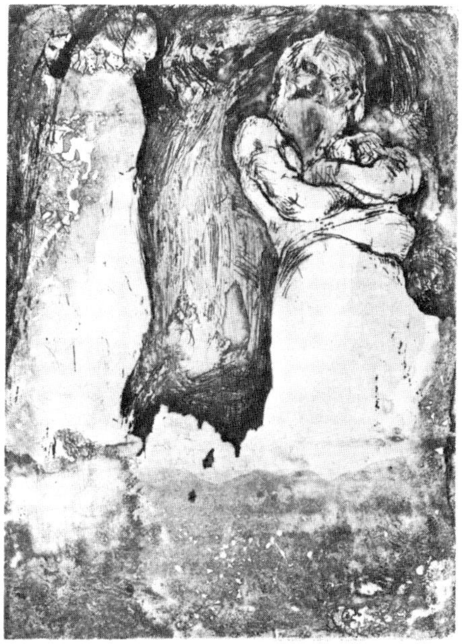

Hamburg, Binnenhafen

Radierung auf Eisen, II. Zustand, 310 x 410, 1910
Albertina Inv. 1912/147, Schiefler, G./Mosel, Ch. 144 II

Seine Radierungen, so sagte der Künstler selbst, seien „nicht gedanklich konstruiert. Sie entstehen." Die tonigen Blätter ätzte er in vielen Zuständen, gelegentlich bis zur Zerstörung der Platte. Die wichtigsten und elementarsten Arbeiten entstanden während der Frühzeit und im Zusammenhang mit seinem zeitweisen Nahverhältnis zur Künstlergemeinschaft „Brücke". Noldes Anfänge stehen auch im Zusammenhang mit Kopien Goyas als einem gegeneinander abgewogenen Ensemble von hellen und dunklen Partien. Insgesamt hinterließ Nolde 231 Radierungen.

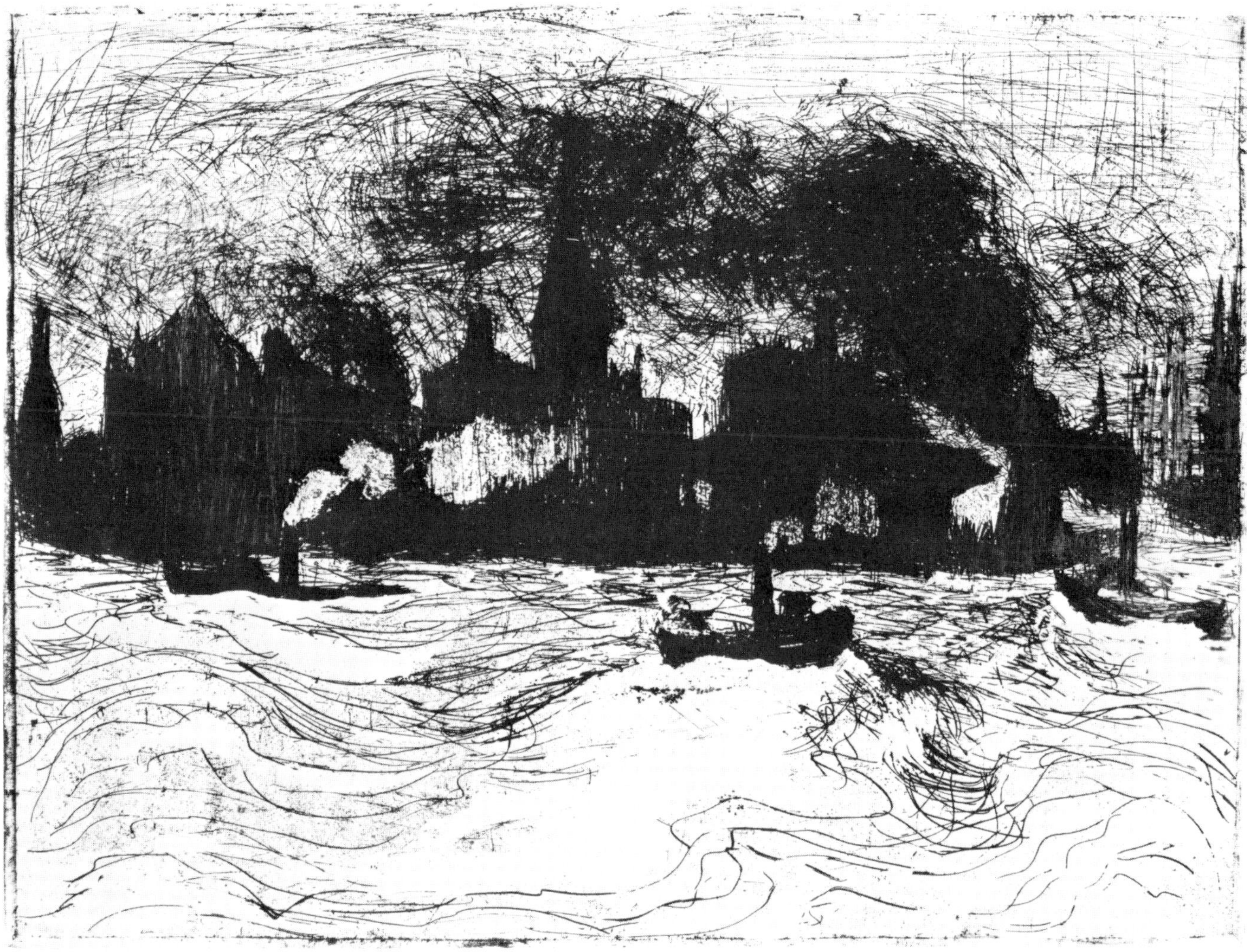

157 OTTO DIX

Straße

Kaltnadel, 248 x 223, bez. unt. li.: „Dix“, am Plattenrand unt. li.: „Kaltnadel 7/10 I.“, unt. re.: „Dix“, 1920
Leihgabe Staatliche Graphische Sammlung München, Inv. 1970/190, Karsch 5

Dada, Heartfield und Grosz waren die Leitbilder von Otto Dix während der ersten Nachkriegsjahre. Die Themen: Kriegskrüppel, Dirnen, Matrosen und Arbeiter. Dix hatte damals, ehe er 1922 nach Düsseldorf zog, sein Studium an der Dresdner Akademie wieder aufgenommen. Der Krieg war dann auch das Thema seiner Radierfolge von 50 Blättern, die zwischen 1923 und 1924 entstanden waren und die eines der zentralen Werke eines der bedeutendsten Chronisten der Zeit werden sollten.

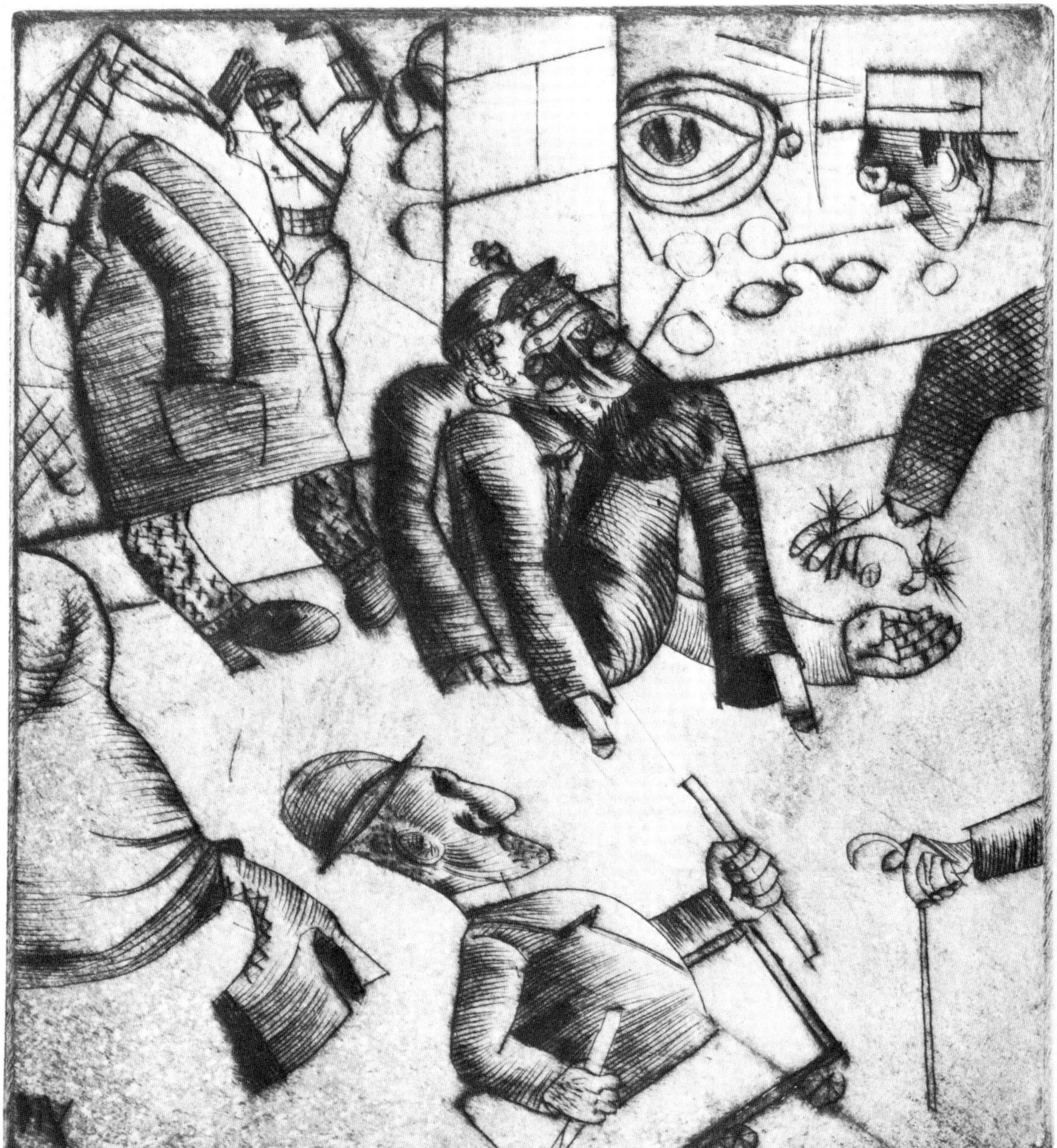

Bildnis I. B. Neumann

Radierung und Kaltnadel, 498 x 350, bez. unt. li.: „Dix", am Plattenrand unt. re.: „Dix", 1922
Leihgabe Staatliche Graphische Sammlung München, Inv. 1970/129, Karsch 49

Das Blatt entstand während des Studiums von Otto Dix in Düsseldorf und charakterisiert in einem veristischen, ein Element der „Neuen Sachlichkeit" bereits vorwegnehmenden Stil einen jener Kunsthändler, die für die Verbreitung expressionistischer Graphik während der zwanziger Jahre eine entscheidende Rolle spielten.

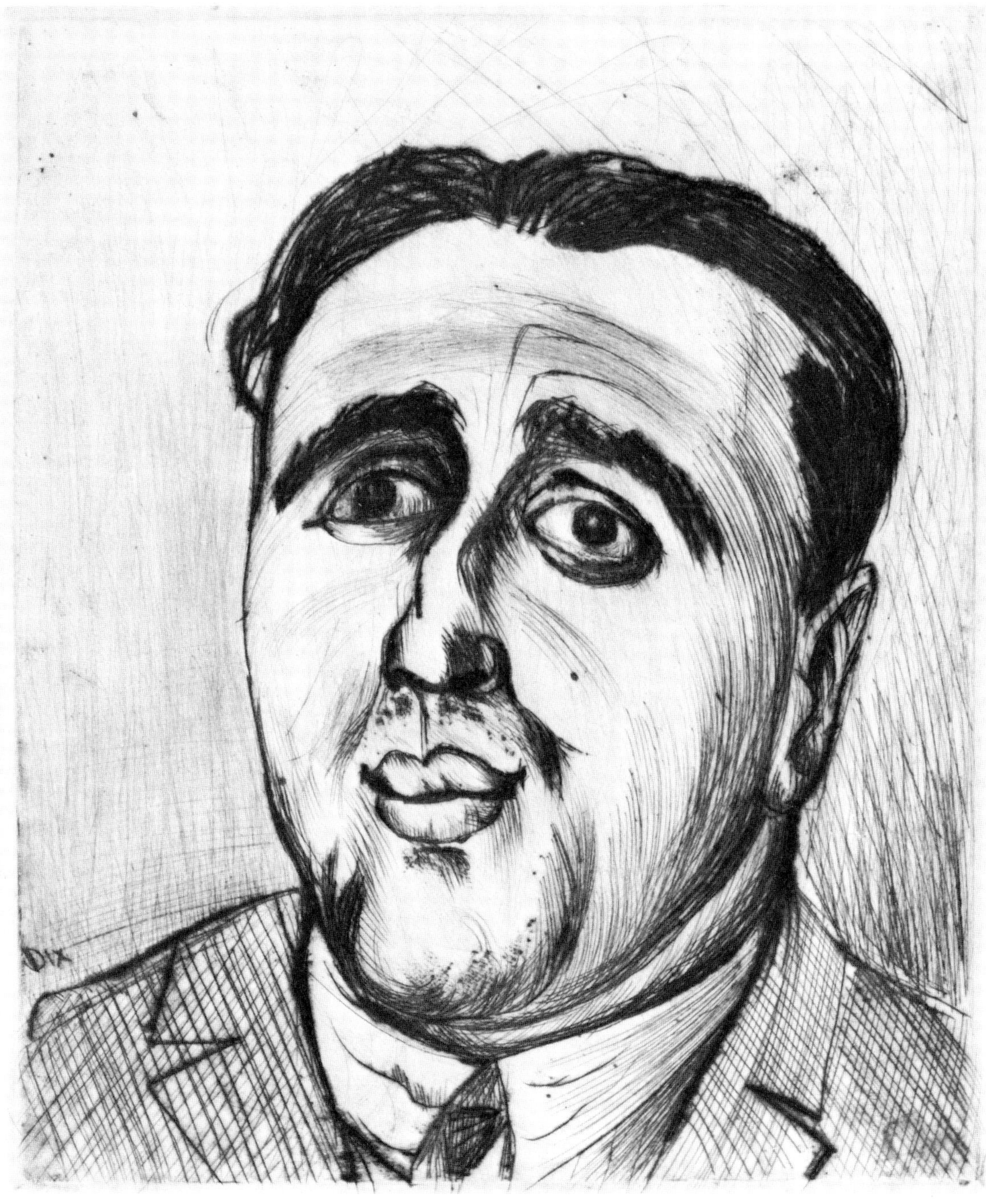

Le Repas Frugal (Die bescheidene Mahlzeit)

Radierung auf Zink, 462 x 376, 1904
Albertina Inv. 1923/570, Bloch 1

Diese frühe Radierung Picassos wurde erst nach Vollards Tod bekannt, der die Zinkplatte erworben hatte und von der verstählten Platte einige Abzüge herstellen ließ, die er kaum jemandem zeigte. Das Blatt charakterisiert Picassos Stil während seiner „blauen Periode“ sehr augenscheinlich. Der Umgang mit der Technik schien ihm von Anfang an keine Schwierigkeiten zu bereiten, so meisterlich nimmt sich diese Arbeit aus, die heute zu den größten Raritäten zählt.

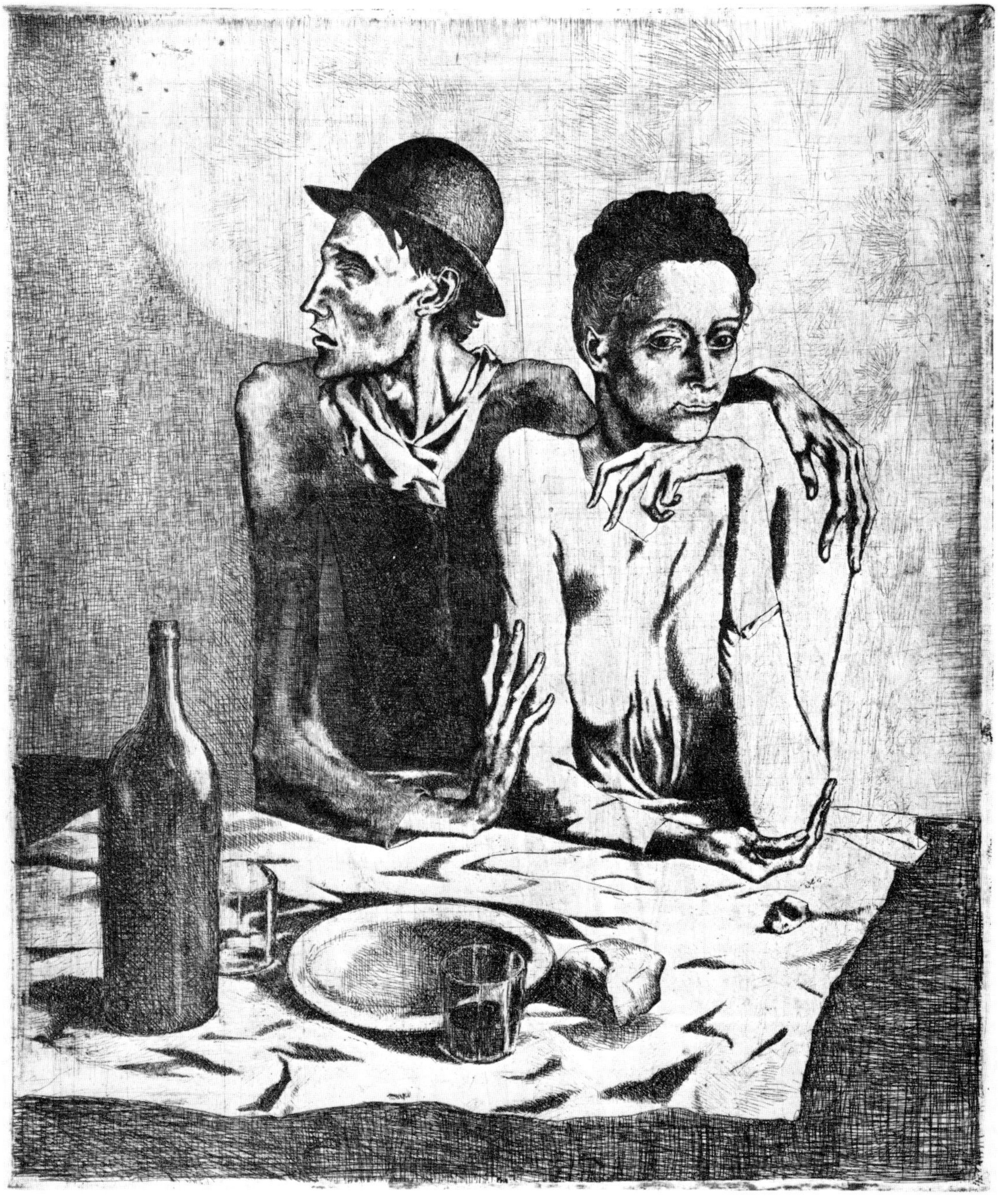

Sueno y Mentira de Franco

Radierung und Aquatinta, 310 x 420, bez. ob. Mitte: „8 fevrier 1937" (spiegelverk.), unt. re.: „Sueno y Mentira de Franco" (spiegelverk.), am Plattenrand unt. li.: „27/150", unt. re.: „Picasso", 1937
Albertina Inv. 1956/45/1, Bloch 298

„Traum und Lüge Francos", bestehend aus zwei gleichformatigen Platten, enthält den Schlüssel zu Picassos „Guernica". Der Stier symbolisiert in zahlreichen Metamorphosen den Gegner Francos. Ursprünglich waren die einzelnen Bilder der Folge dazu gedacht, als Postkarten vervielfältigt und verbreitet zu werden. Damit wäre wieder aufgenommen worden, was mit ein Zweck der Druckkunst von Anfang an war: Ideen auch politischer Art ein entsprechend breites Echo zu verschaffen. Das war auch Goyas Absicht, mit dessen Zyklen diese beiden Radierungen am ehesten verglichen werden können.

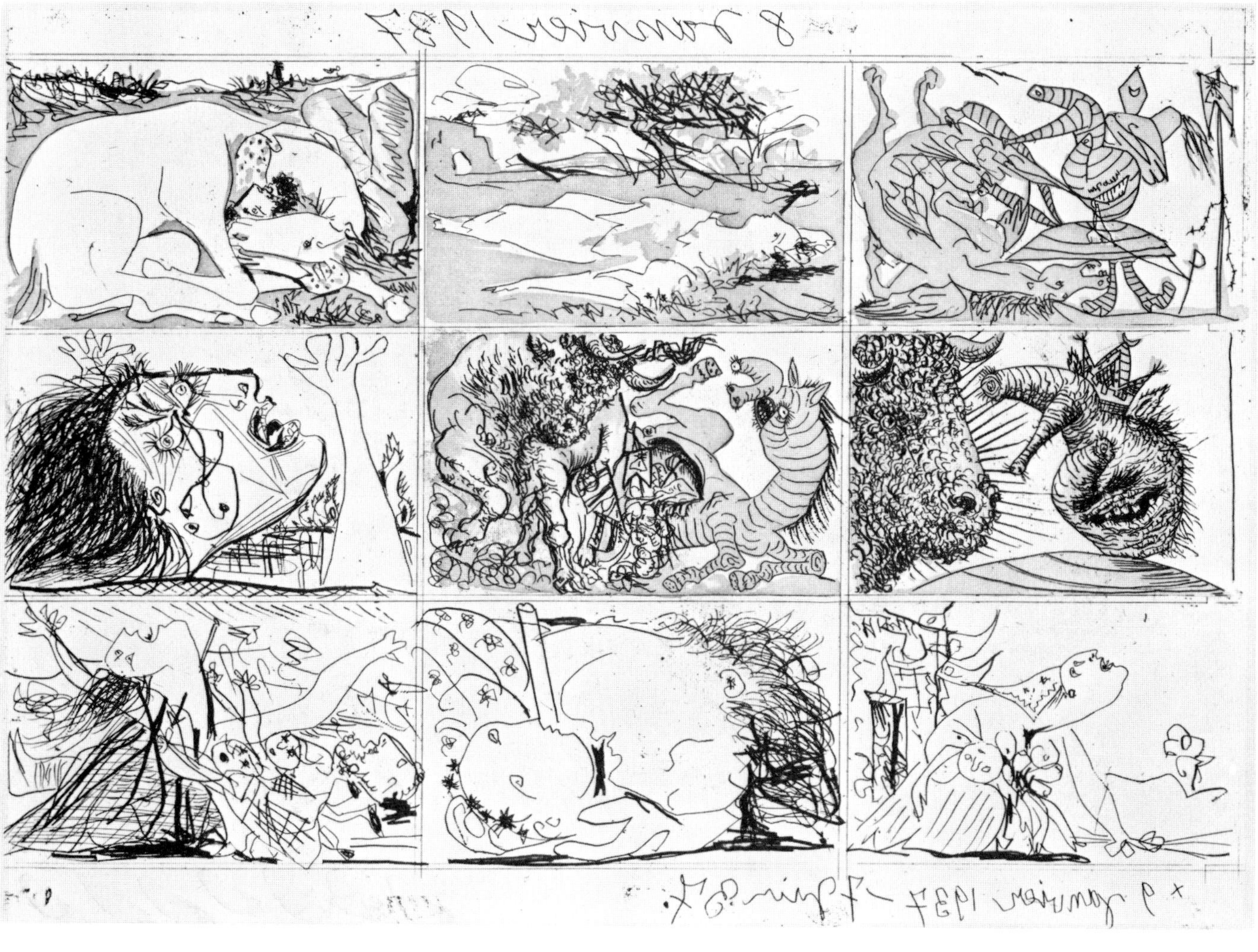

Maler und Modell

Radierung und Aquatinta, 320 x 470, bez. ob. re.: „5. 2. 64" (spiegelverkehrt), am Plattenrand unt. li.: „38/50", unt. re.: „Picasso", 1964
Albertina Inv. 1966/518, Bloch 1158

Zum Thema „Maler und Modell" zeichnete und radierte Picasso ganze Suiten innerhalb sehr kurzer Zeiträume. Es hat ihn im Grunde sein ganzes Leben hindurch beschäftigt. Das hier wiedergegebene, technisch besonders reizvolle, weil vier Methoden (Radierung, Aquatinta, Aussprengverfahren und die Verwendung des Polierstahls für mezzotintoartige Wirkungen) in sich vereinende Blatt ist Teil einer Folge, die Anfang 1964 entstanden ist und im März 1965 fortgesetzt werden sollte.

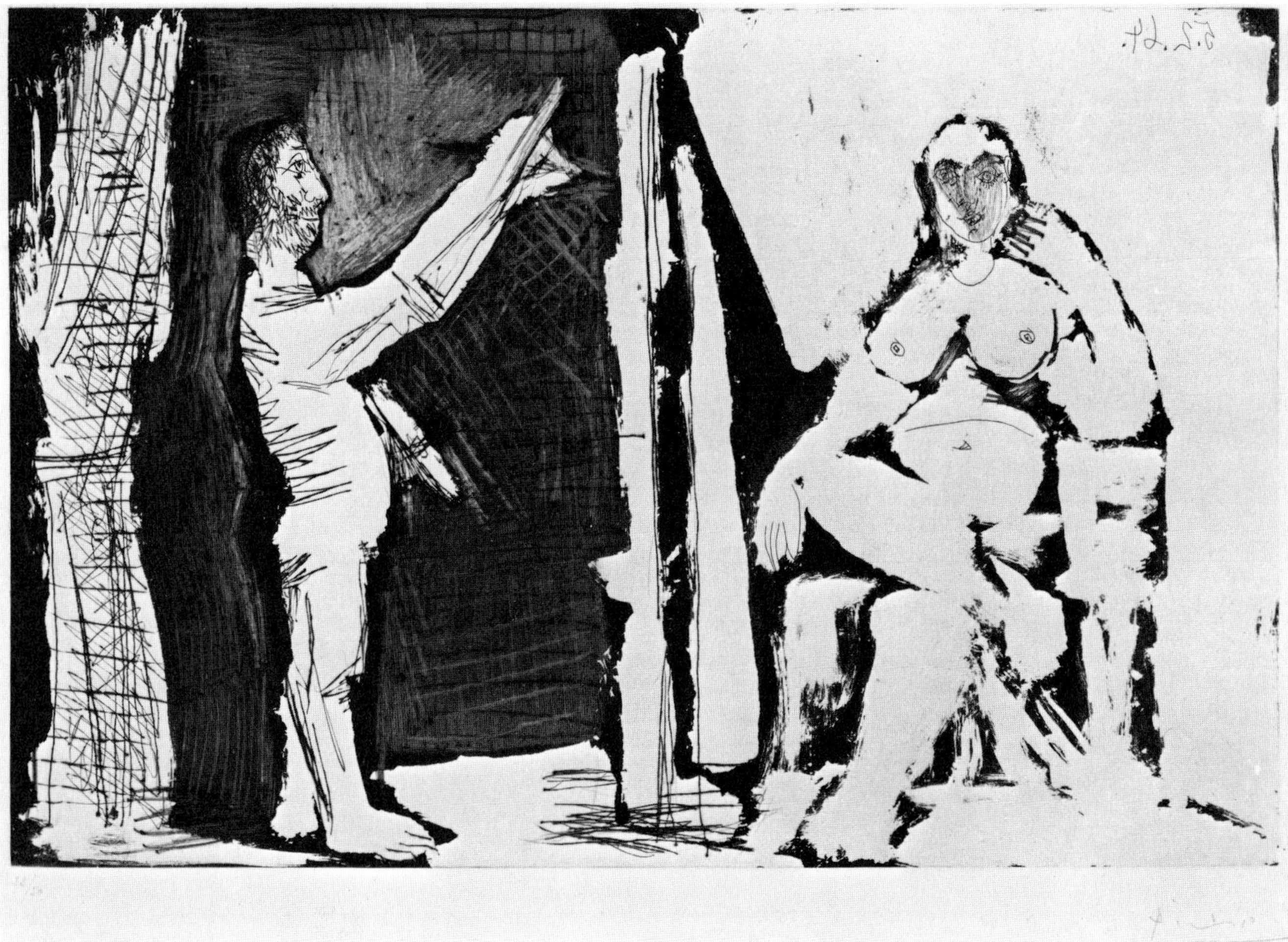

Porträt Ambroise Vollard III

Aquatinta, 347 x 247, um 1937
Albertina Inv. 1956/236, Bloch 232

Picasso schuf von Vollard um 1937 vier Porträts, davon zwei mit Zuckertusche, wobei er mit dem Pinsel ohne jede Form der Linienätzung feine, malerisch wirkende Touchierungen erreichte. Die beiden anderen Köpfe bestehen in einem Fall aus einer reinen Umrißzeichnung, im anderen aus dichten, ein Helldunkel herausarbeitenden Strichlagen. Die Serie demonstriert Picassos Experimentierlust sowohl formaler wie technischer Natur. Sein Hauptwerk, die „Suite Vollard", umfaßt in dieser Hinsicht alle Möglichkeiten, deren sich Picasso immer wieder zu bedienen verstand.

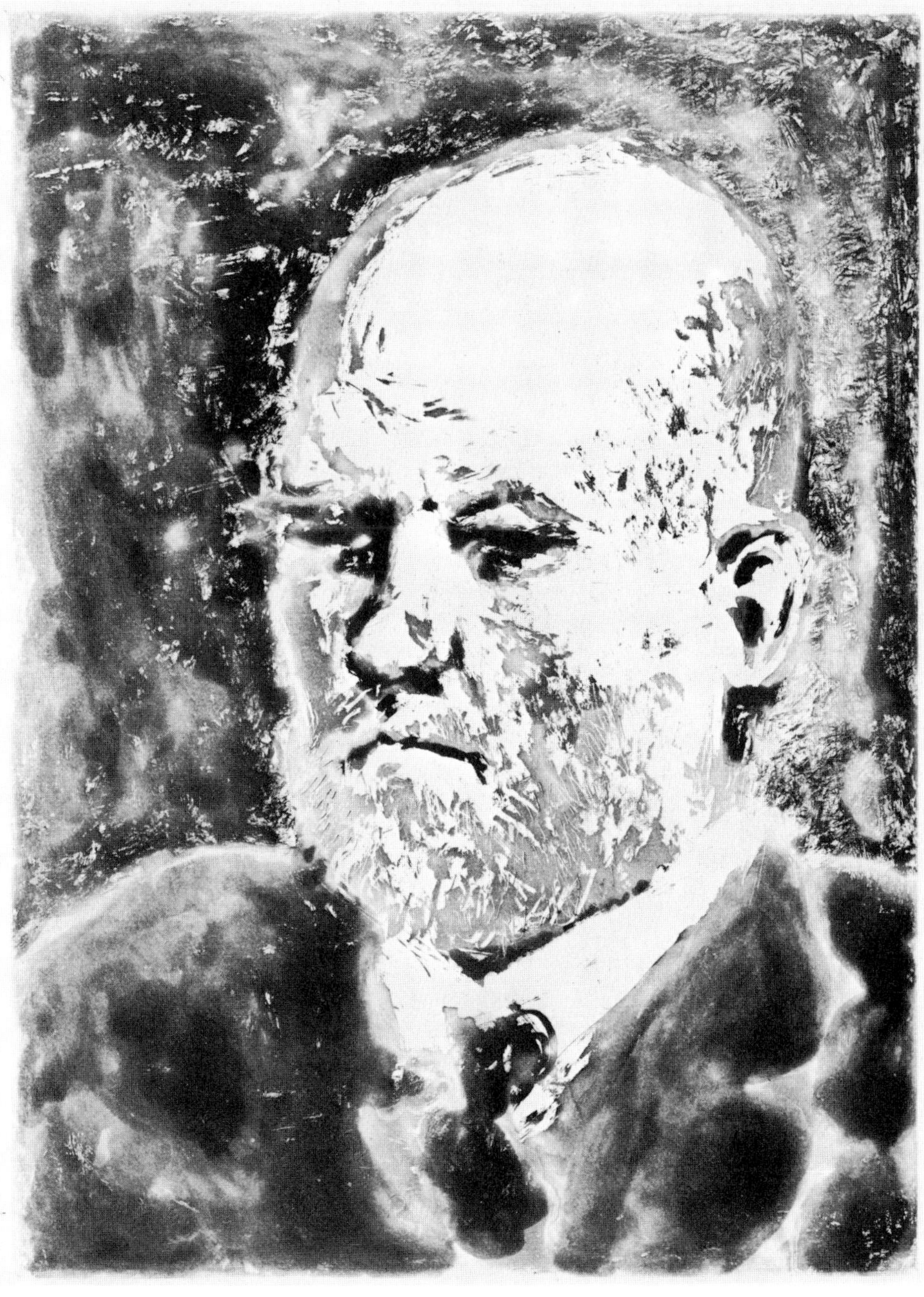

Knaben am Fenster

Kaltnadel, 310 x 225, bez. unt. re.: „Beckmann“, 1922
Albertina Inv. 1961/392, Glaser 211, Gallwitz 207

Seine „gotisierenden“ Hochformate hat Beckmann bereits in vorangegangenen Radierzyklen wie den „Gesichten“ (1919) und dem „Jahrmarkt“ (1921) anklingen lassen. Was er in spannungsgeladener Energie auf die Platte ritzte, verschloß sich den Reizen der geätzten Radierung und wurde zunächst auf der eigenen Presse gedruckt. Der direkte und entsprechend genützte Umgang mit seinen Materialien war für den Künstler von entscheidender Bedeutung.

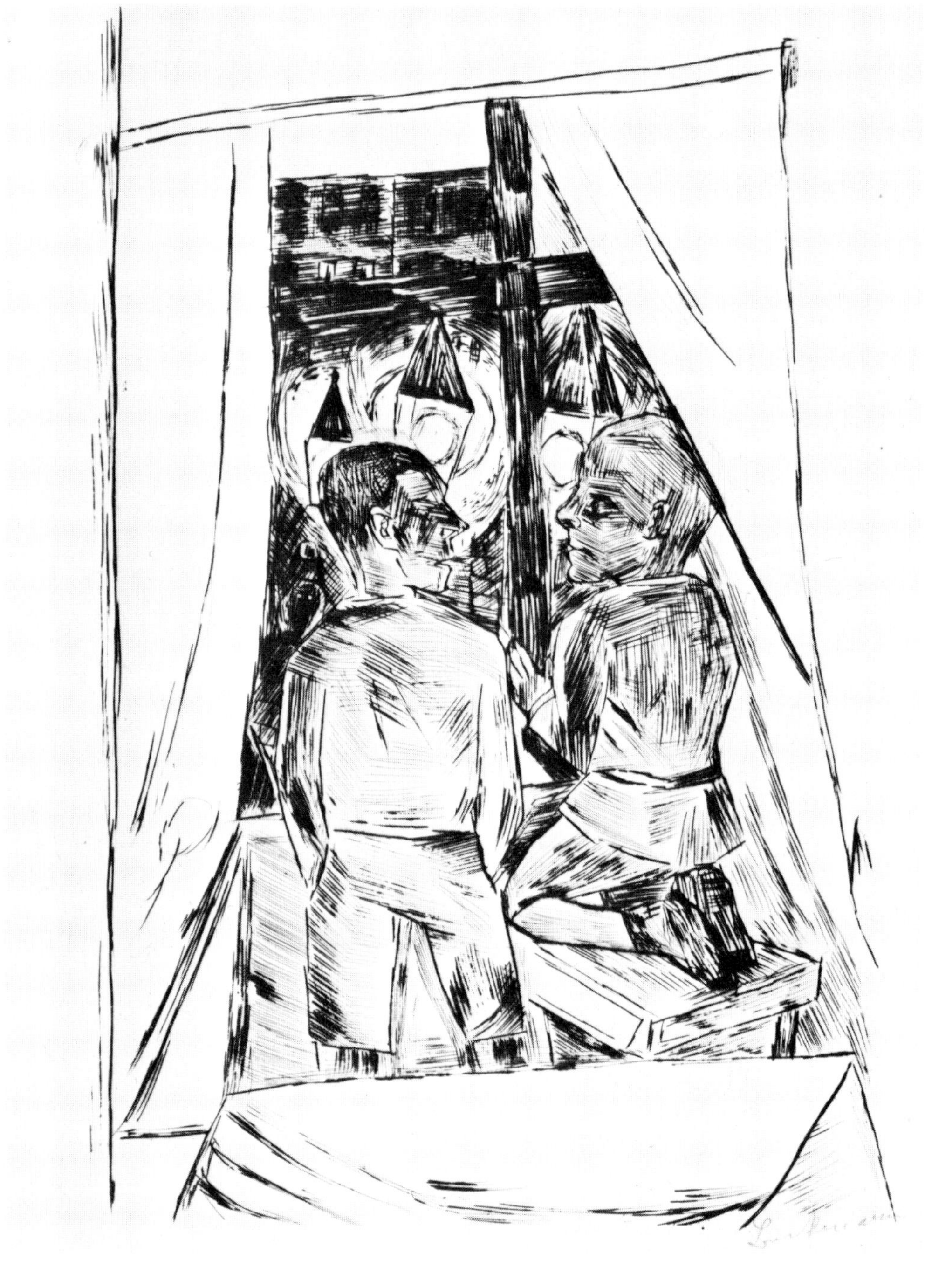

Selbstbildnis mit steifem Hut

Kaltnadel, 323 x 247, bez. unt. re.: „Beckmann", 1921
Albertina Inv. 1923/61, Glaser 157, Gallwitz 153 d)

Etwa die Hälfte des radierten Werks von Max Beckmann entstand zwischen 1920 und 1923. Die Direktheit der Kaltnadelradierung war für ihn von großer Bedeutung. Sie ermöglicht – wie in seinen zahlreichen Selbstbildnissen – einen harten Zugriff, fördert das kritische, fragende Element. „Beckmann will jede Linie sehen. Auge in Auge mit sich selbst kratzt er mit der Radiernadel kurze, schroff geführte Striche, die graphischen Chiffren für Wange, Jochbogen, Kinn, Mund, Nase und Augen in die Kupferplatte. Und dann ... reißt er die Formen der statuarischen Katze ins Metall und die schroffen Striche, welche den Glaszylinder und den Fuß der Petroleumlampe umschreiben." (L.-G. Buchheim, M. B., 1959)

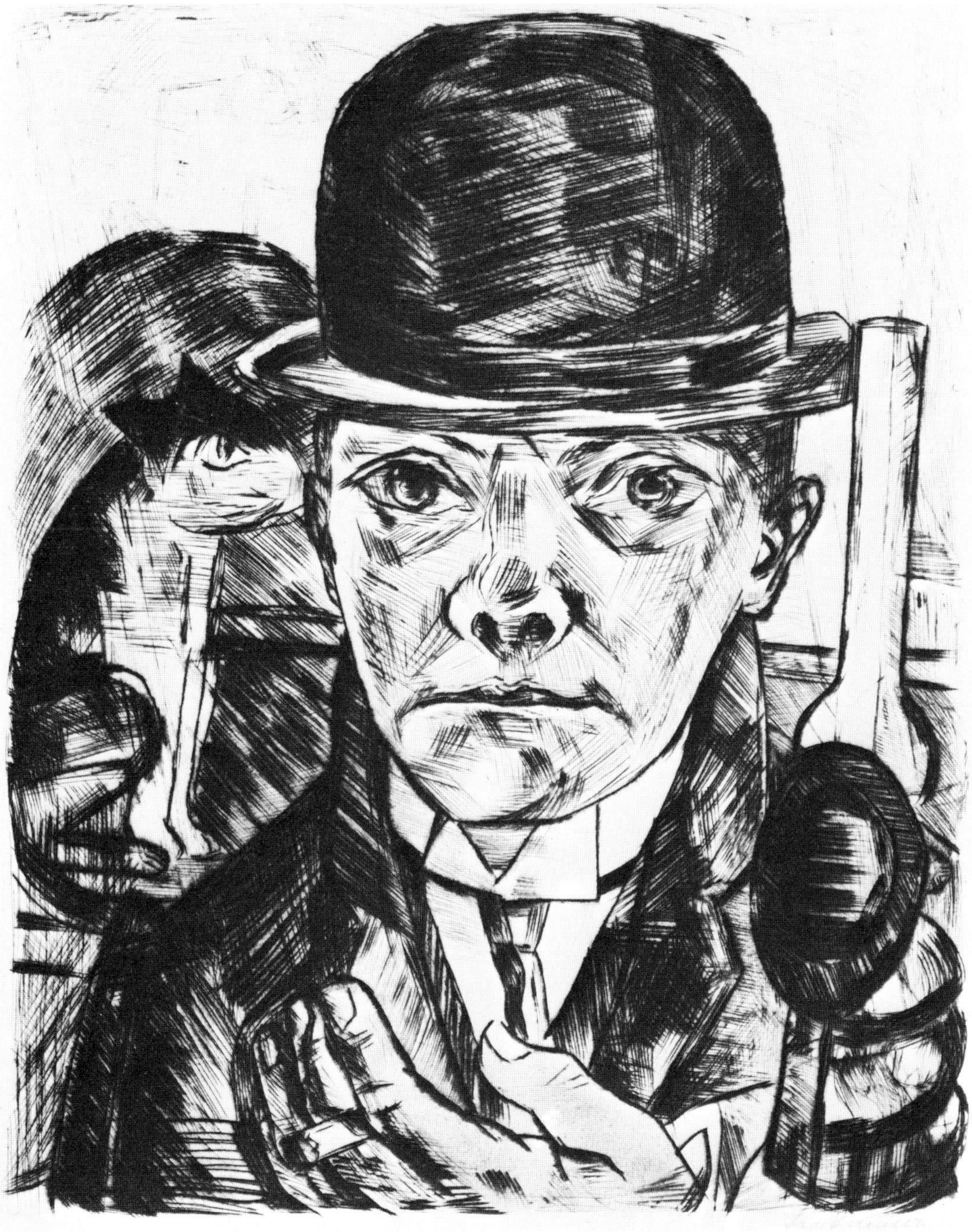

165 EGON SCHIELE

Kauernde

Kaltnadelradierung, 483 x 322, bez. unt. Mitte: „Egon Schiele 1914“, 1914
Albertina Inv. 1919/11, Kallir 6a

Obwohl sich Schiele mit der Radierung nur am Rand auseinandergesetzt hat, gelangen ihm einige exemplarische Arbeiten in einem auf die Linie bezogenen formalen Ausdruck, der sie auch von den Zeichnungen unterscheidet. Seine mit der Kaltnadel in die Platte stichartig eingegrabenen Strichgefüge schaffen eine akzentuierte Ordnung, die das Expressive zugunsten eines Volumen bildenden Ausdrucks zurückstellt. Der Plattenton erscheint in die Arbeit einbezogen.

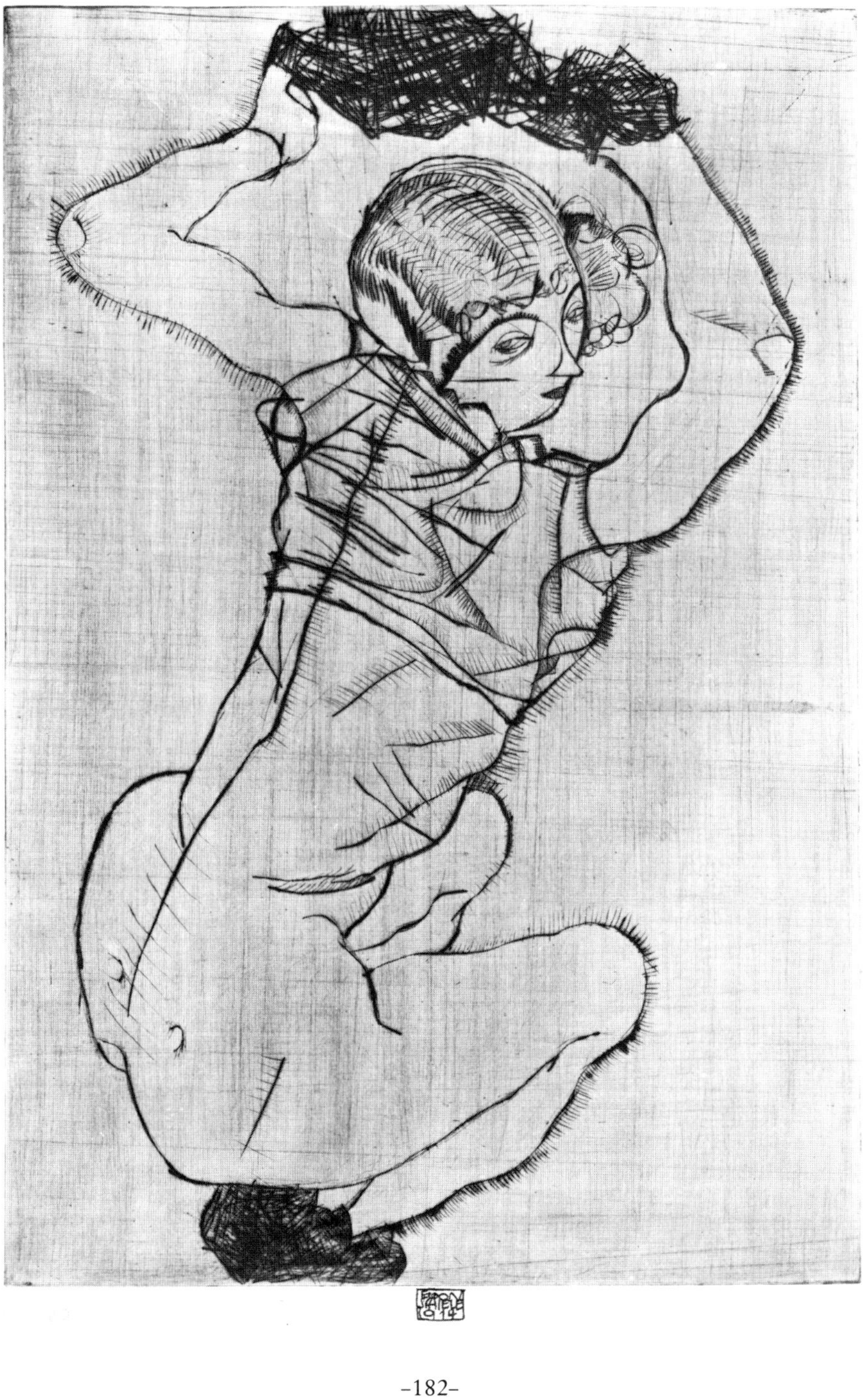

Vor dem Spiegel

Kaltnadel, 226 x 170, bez. am Plattenrand unt. li.: „3/50", unt. re.: „Beckmann", um 1923
Albertina Inv. 1961/394, Gallwitz 264

Die erste bekannt gewordene Radierung Beckmanns hatte der noch nicht ganz achtzehnjährige Künstler 1901 von sich selbst geschaffen. Bis 1909 entstand jedoch keine Graphik mehr. Erst ab 1912 wurde die Kupferplatte „für Jahre sein wesentlichstes künstlerisches Element. Sie wird der Hauptträger für ein leidenschaftliches Ringen bis zum Gewinn der notwendigen Präzision, die der Maler für sein späteres Werk benötigt" (Peter Beckmann). Wie es sich zu immer größerer Klarheit und Entschiedenheit entwickelte, zeigt diese rein auf der Linie aufbauende Arbeit.

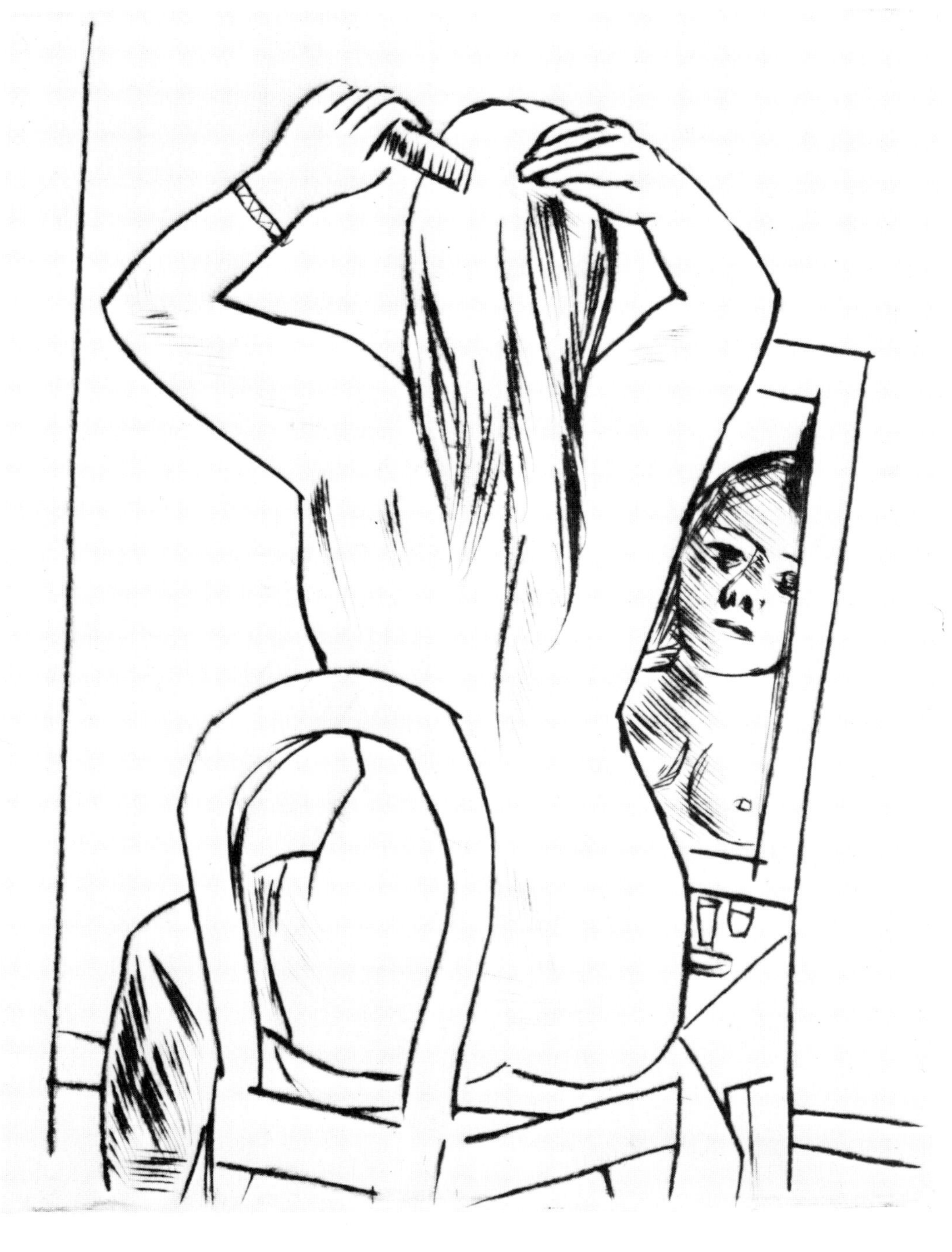

Solitaire en cette vie d'embuches et de malices, Blatt 5 aus dem Zyklus „Miserere"

Radierung, 579 x 417, bez. unt. li.: „1922 G. R.", 1922
Albertina Inv. 1951/415/8, Wofsy 112 (Nicht abgebildet)

Qui ne se grime pas? Blatt 8 aus dem Zyklus „Miserere"

Radierung, 567 x 429, bez. unt. li.: „1922 G. R.", 1922
Albertina Inv. 1951/415/7, Wofsy 115 (Nicht abgebildet)

Nous croyant rois, Blatt 7 aus dem Zyklus „Miserere"

Radierung, 588 x 420, bez. unt. li.: „G. R. 1923", 1923
Albertina Inv. 1951/415/5, Wofsy 114

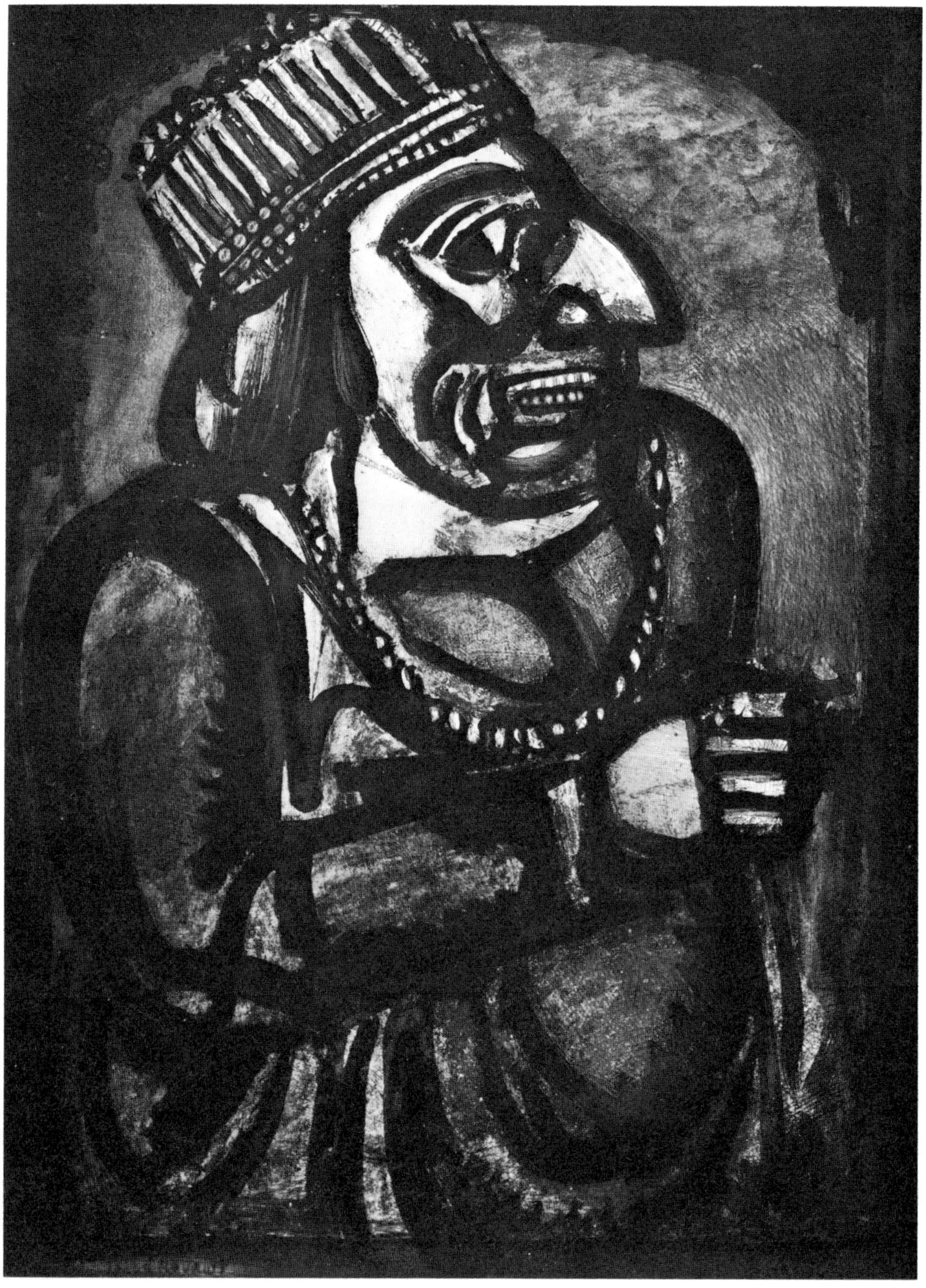

Toujours flagellé . . . Blatt 3 aus dem Zyklus „Miserere"

Radierung, 489 x 369, bez. unt. re.: „1922 G. R.", 1922
Albertina Inv. 1951/415/3, Wofsy 110

Um 1916 begann Rouault mit der Arbeit an seinen Platten zur Folge „Miserere et guerre", aus der das Erlebnis des Ersten Weltkriegs, Ergriffenheit und ein Mitleiden sprechen, das – im mystischen Helldunkel ikonenhaft verdichtet – Symbolkraft erhält. Rouault übertrug seine Gouache-Entwürfe photomechanisch auf Kupferplatten und bearbeitete die so entstandenen Heliogravüren mit den verschiedensten Werkzeugen in einem sich lange hinziehenden Prozeß. „Unbefriedigt nahm ich die Arbeit an einem Entwurf unzählige Male wieder auf, indem ich zwölf oder fünfzehn Zustände herstellte", schrieb der Künstler selbst. Bis 1927 entstanden 58 Aquatintaradierungen, die dann 1948 unter dem Titel „Miserere" erschienen sind.

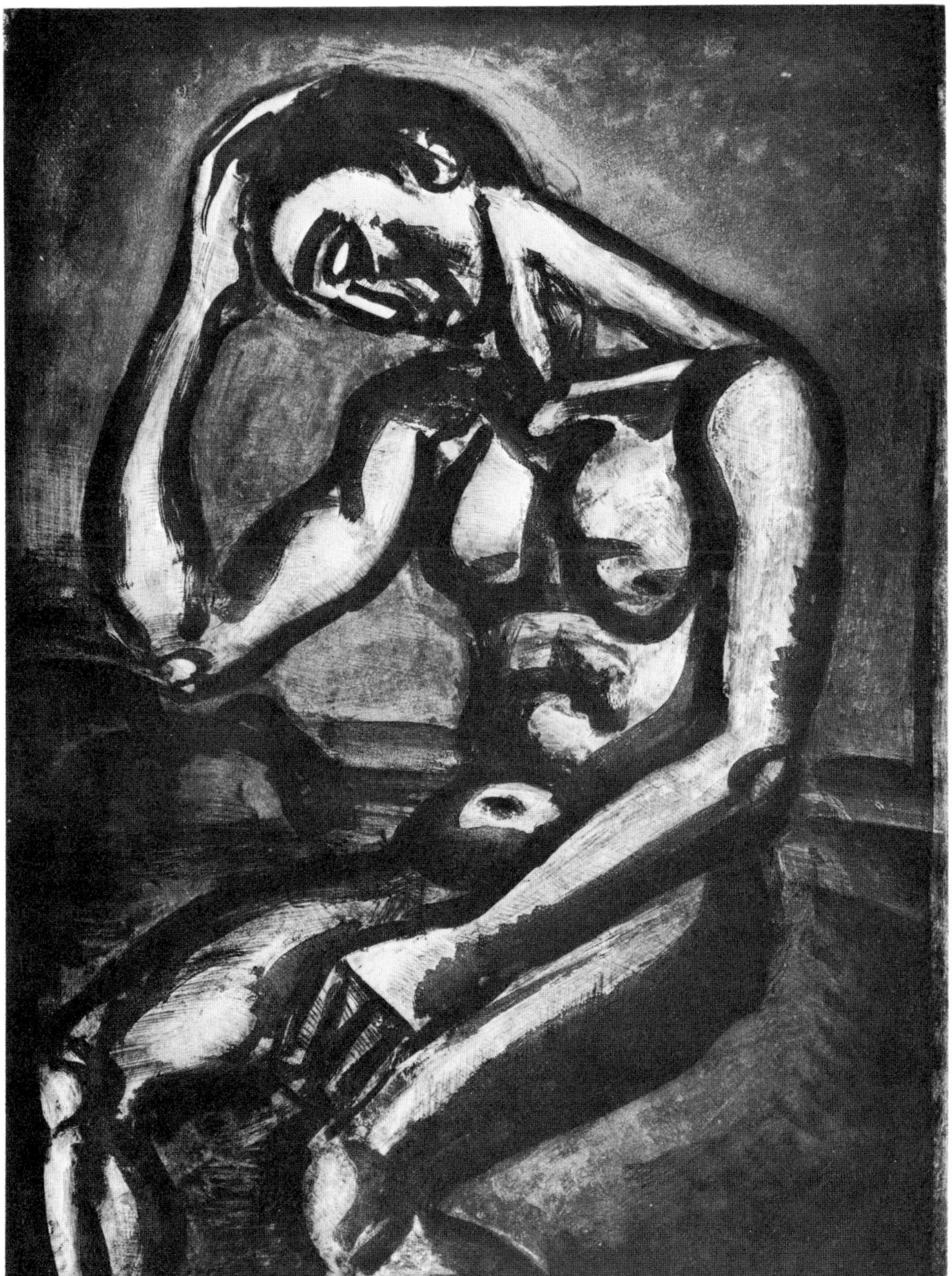

La chambre de Pliouchkine, aus dem Zyklus „Gogol – die toten Seelen“

Radierung, 275 x 215, 1923–1927 (veröffentlicht 1948)
Albertina Inv. 1952/475–40/41

Zu den „Toten Seelen“ schuf Chagall im Auftrag Ambroise Vollards 96 Radierungen zwischen 1923 und 1927 in Paris. Zuvor hatte ihn Hermann Struck in Berlin in die Technik des Radierens eingeweiht; dort entstanden im Auftrag Paul Cassirers auch die ersten Blätter als Illustrationen zu „Mein Leben“. Der Künstler bediente sich – ausgenommen seine Anfänge mit der Kaltnadel – stets der reinen Ätzradierung, die ihm jedoch die Möglichkeit gab, sein ganzes Ideen- und Formen-Repertoire in zyklischen Folgen und als Ausdruck eines aufnahmebereiten Geistes auszubreiten. Seine expressive

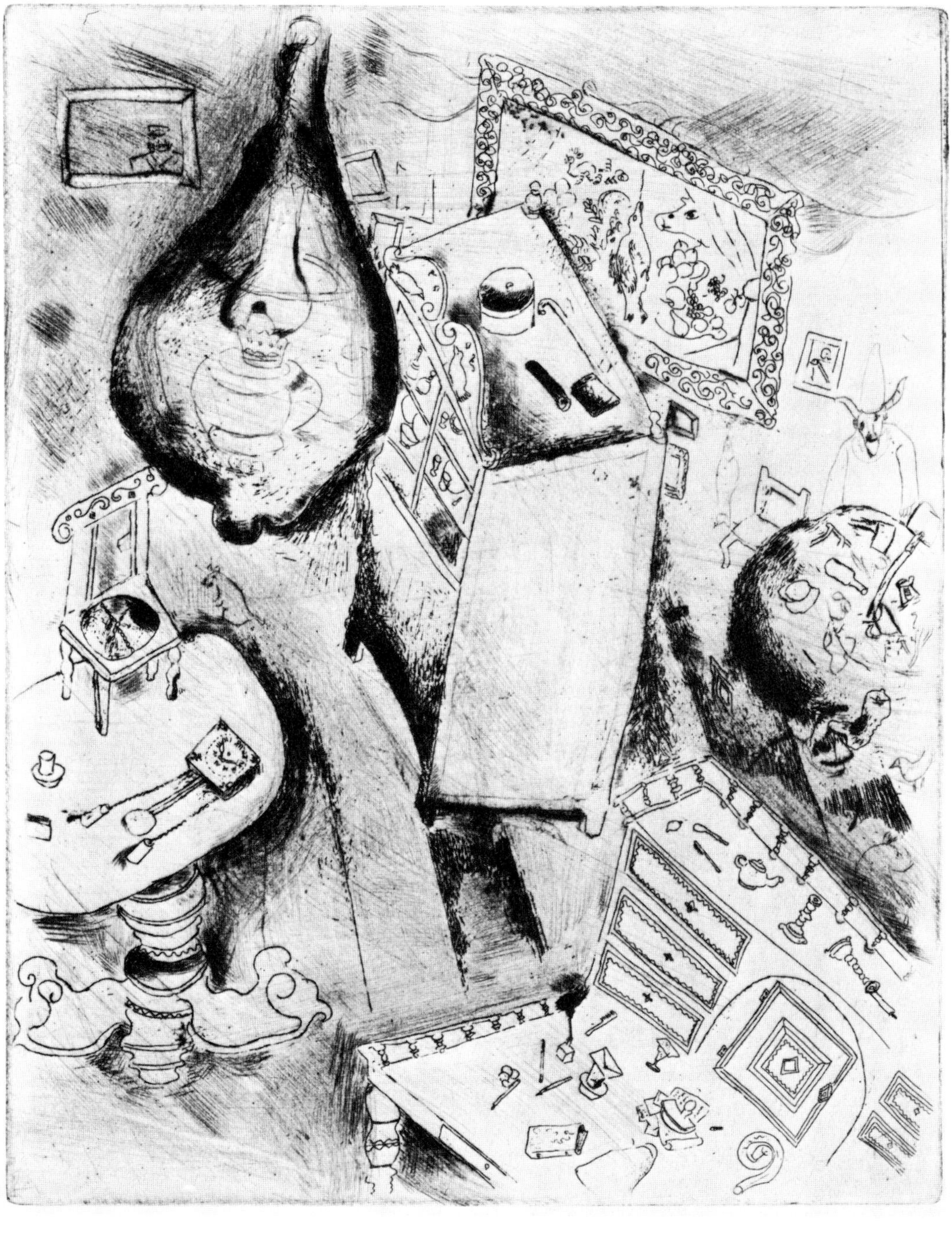

Pliouchkine à la porte, Blatt 42 aus dem Zyklus „Gogol – die toten Seelen"

Radierung, 275 x 215, bez. unt. re.: „Chagall", 1923–1927
Albertina Inv. 1952/40/475-40

Art, die Platten zu behandeln, erinnert an Martin Bubers Übermittlung chassidischer Vorstellungen: „Alles, was der Menschenperson zum Gebrauch zugeteilt ist – von Vieh und Baum zu Acker und Gerät – birgt Funken, die durch diesen Menschen erhoben werden wollen ... und noch Begegnungen mit fremden Dingen meinen eine heilige Tat" (Die chassidische Botschaft, 1952). Chagall schuf ab 1927 noch die hundert Radierungen zu den Fabeln von La Fontaine, danach beschäftigte er sich mit den Radierungen zur Bibel. Damit hatte er den wichtigsten Teil seines radierten Werks abgeschlossen.

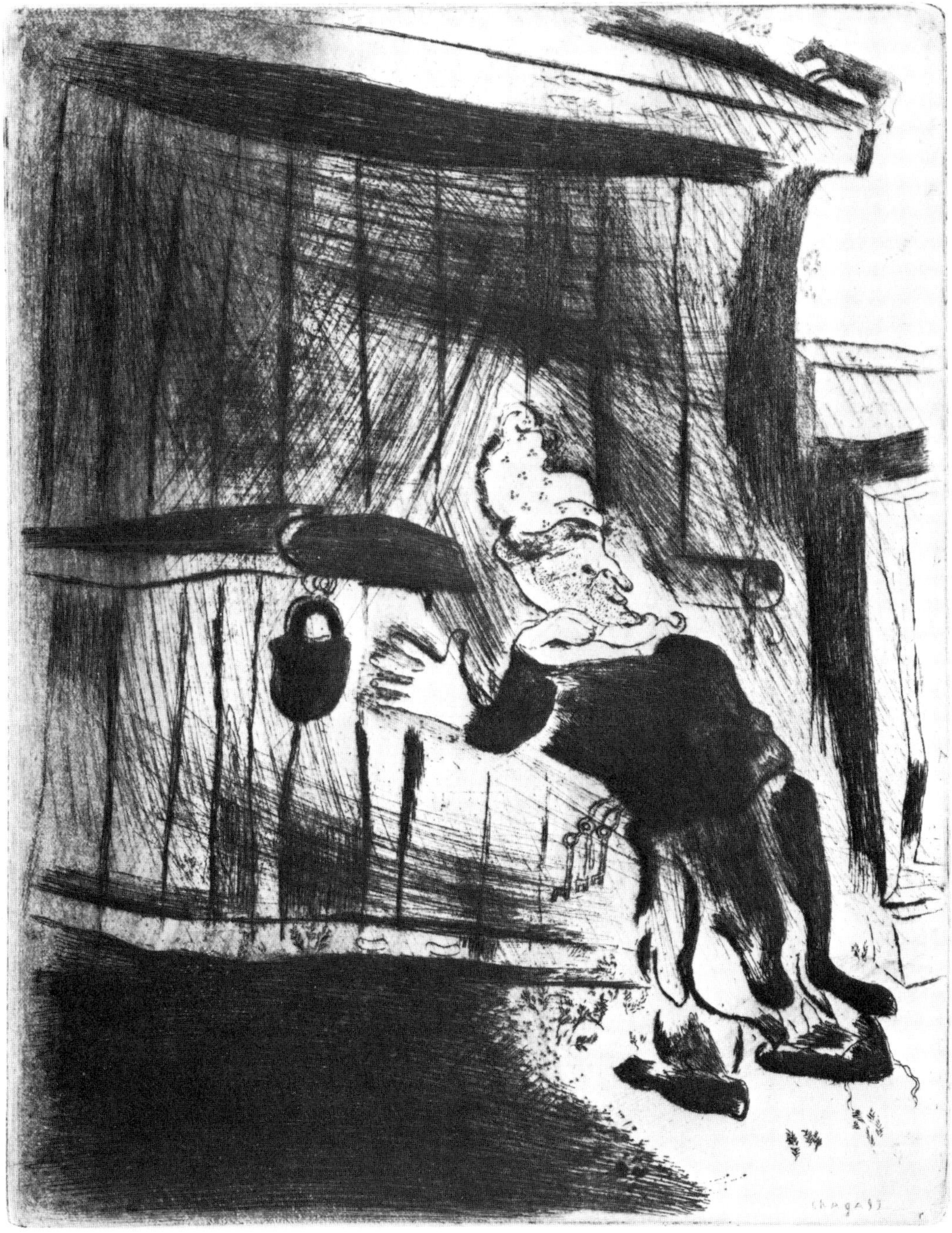

Monti di Grizzana

Radierung auf Zink, 184 x 138, bez. am Plattenrand unt. li.: „prima prova", unt. Mitte: „Morandi 929", 1929
Albertina Inv. 1943/183, Tempesti 58

Morandis „graphisches und malerisches Werk schreiten im gleichen Takt nebeneinander fort, dank des Gleichgewichtes und der natürlichen Identität der Probleme" (Lamberto Vitali). Die ersten (verlorengegangenen oder zerstörten) Platten entstanden 1911, die letzten 1961. Morandi hat somit fünfzig Jahre lang radiert und die Technik der Druckgraphik von 1930 bis 1957 in Bologna auch unterrichtet. Mit einem begrenzten Repertoire schuf er die reinsten und maßvollsten Blätter in dünnen, geradlinigen Strichen, die „in ihrem Netzwerk (das sich, wie es gerade kommt, erweitert oder zusammenzieht) totale Zonen unterschiedlichen Valeurs schaffen" (Vitali). Was ihm vertraut war, regte ihn an.

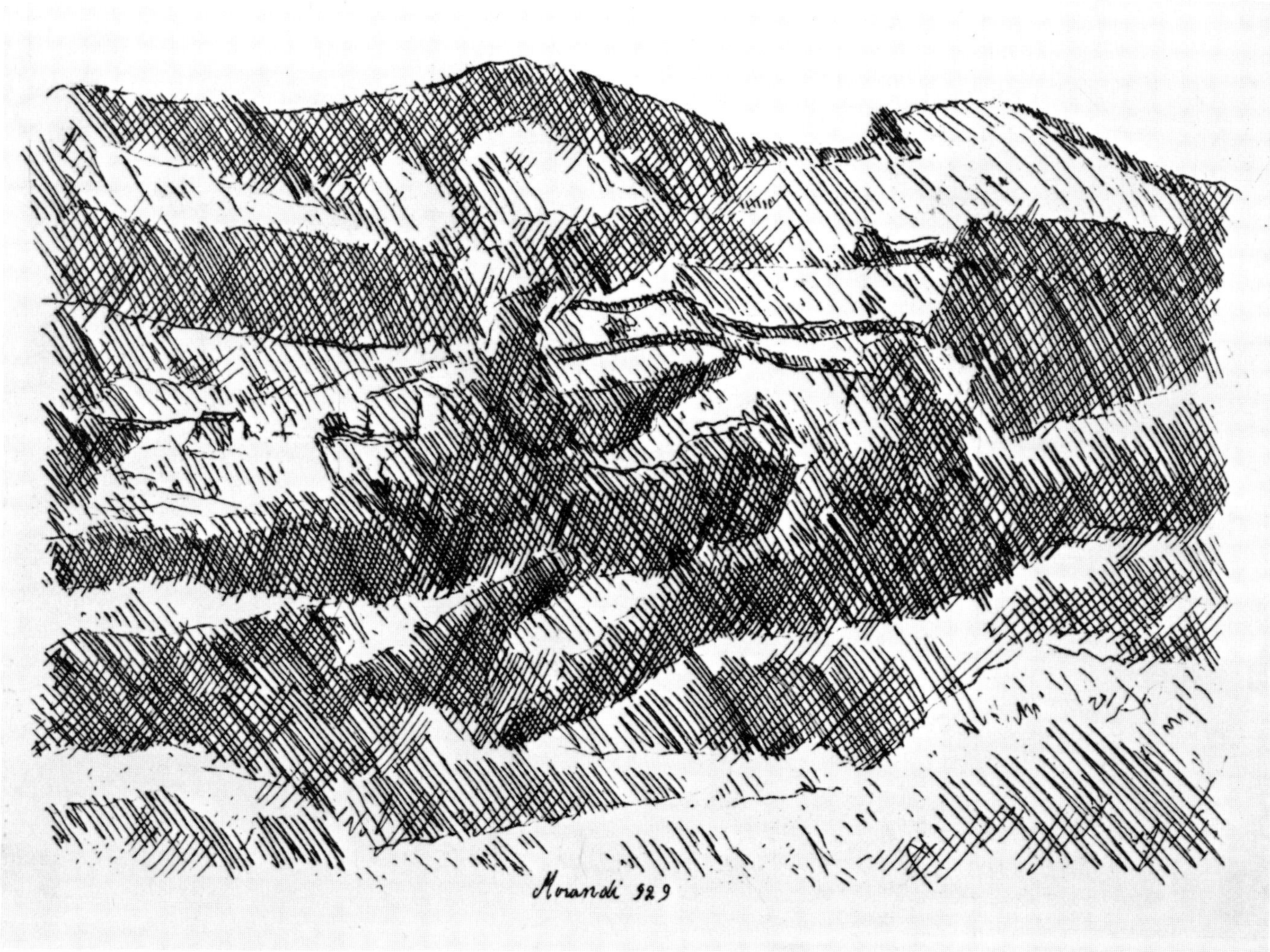

Petite Vase de Fleurs

Radierung und Kaltnadel, 198 x 136, bez. unt. li.: „JV"
Albertina Inv. 1951/303, Ginestet E 154

Villon arbeitete die Umrisse und das Ineinander seiner Gegenstände ähnlich wie Morandi aus einem Geflecht von strengen Strichlagen heraus. Sein enormes technisches Können und Einfühlungsvermögen befähigte ihn im übrigen auch dazu, Arbeiten etwa von Modigliani, Picasso, Léger und Braque für den Verleger Bernheim-Jeune in Radierungen umzusetzen, ohne dabei (im Sinn der alten Handwerker-Radierer) bloß zu reproduzieren. Derartige Blätter wurden von Villon in der Platte, von den jeweiligen Künstlern handschriftlich signiert. Der Künstler hatte ab 1891 als Reproduktionsgraphiker begonnen.

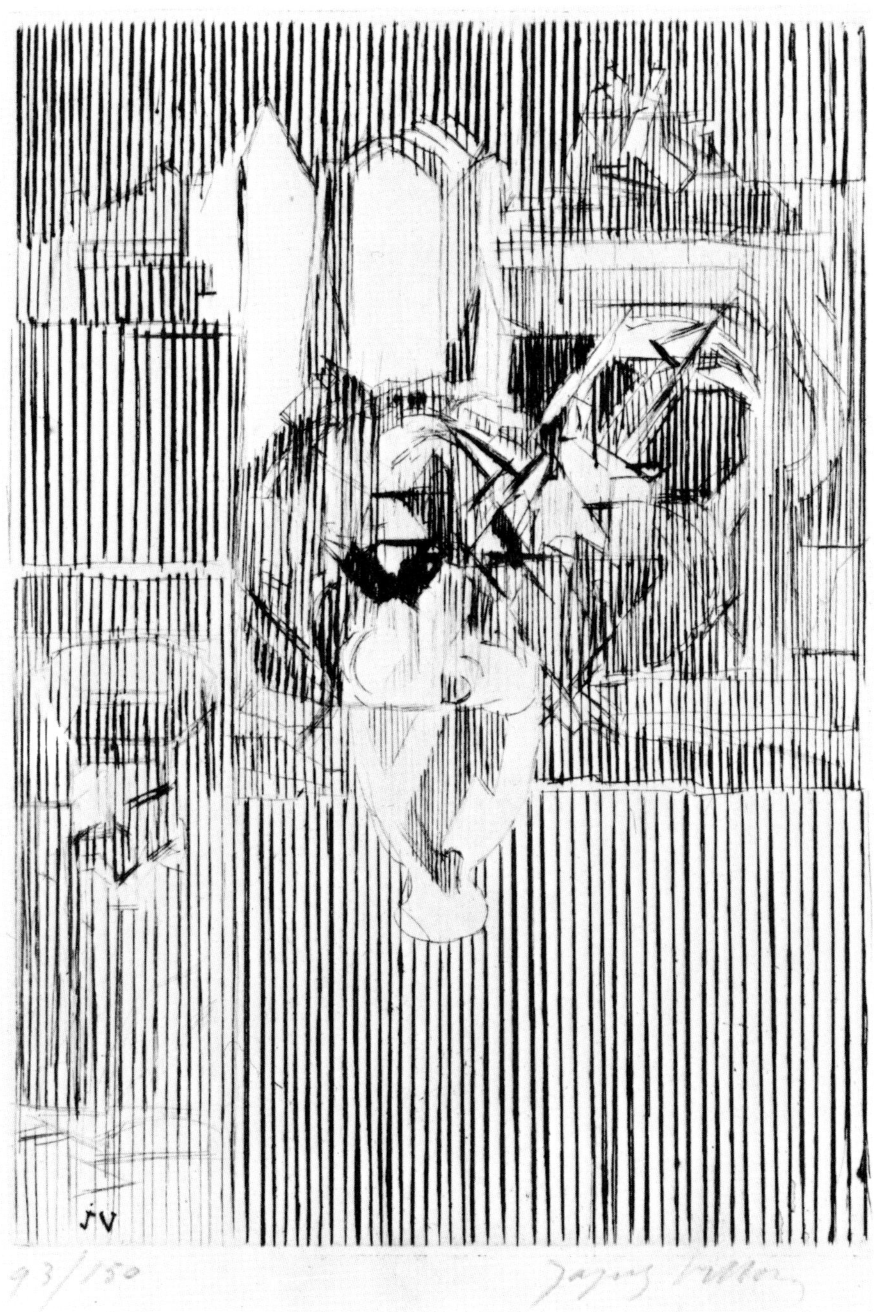

Die Fliegenwaage

Radierung, Aquatinta, Vernis mou in Farben, 662 x 503, bez. unt. li.: „18/50", unt. re.: „Miró", 1975
Leihgabe Galerie Gabriel, Wien (nicht abgebildet)

Les Saltimbanques, Blatt Nr. V

Radierung und Vernis mou, 240 x 177, bez. am Plattenrand unt. li.: „15/30", unt. re.: „Miró", 1975
Leihgabe Galerie Gabriel, Wien

Miró versuchte sich gelegentlich in der Methode des Direktätzens oder des langen Belassens einer Platte im Säurebad, wobei er die Zufälligkeiten von Kratzern und Flecken (von den französischen Radierern „crevés" genannt) nützte. Nahm er die Hilfe von Druckern in Anspruch, glättete sich die Struktur seiner Platten, vor allem bei Farbblättern.

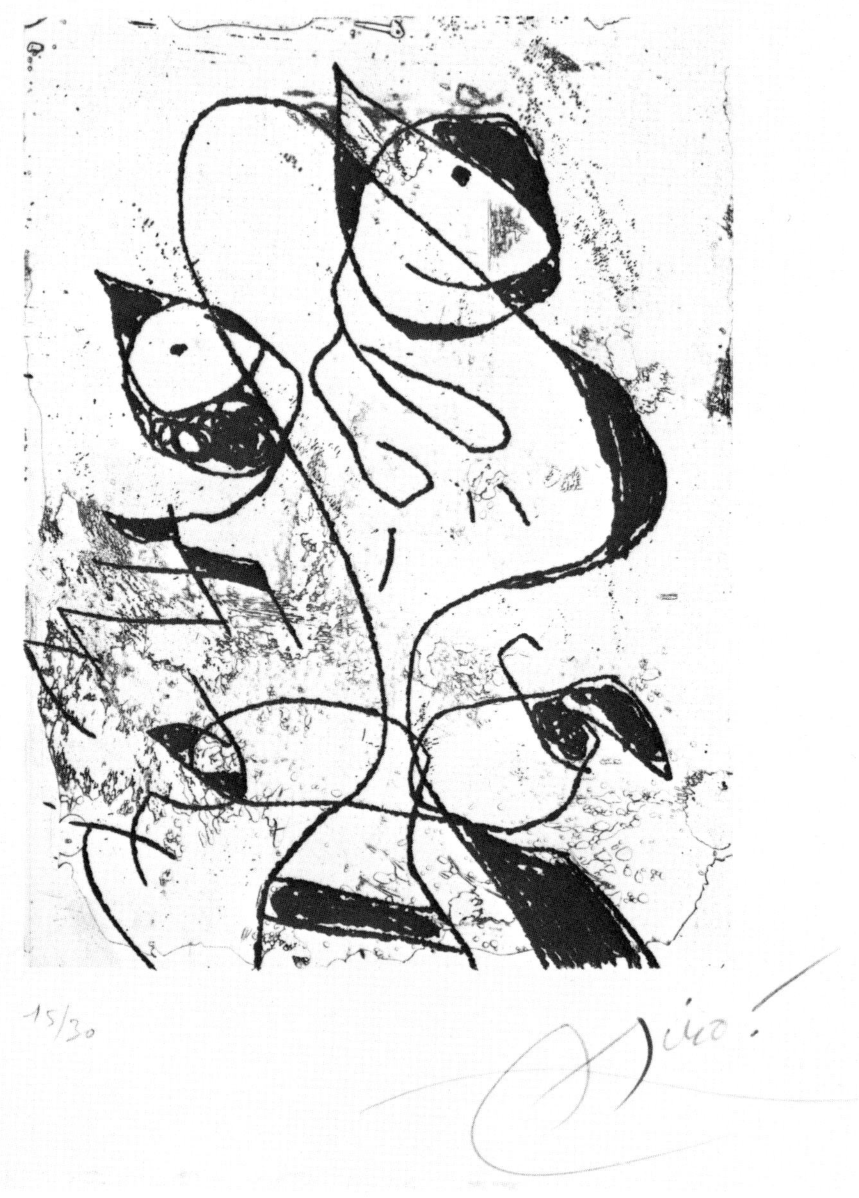

Le char blanc (Der weiße Wagen)

Radierung und Aquatinta, 240 x 297, bez. am Plattenrand unt. li.: „55/75", unt. re.: „G. Braque", 1958
Albertina Inv. 1959/153, Hofm. 73

Wie viele andere französische Maler-Radierer nahm Braque für seine Radierungen die Hilfe von Druckkünstlern in Anspruch, die ihm die Möglichkeit gaben, zu experimentieren wie auch in diesem Fall. Die Platte wurde mit eingefärbter Zeichnung auch für eine Farbradierung mit braunem Ton um das Oval (gedruckt in einem Vorgang) verwendet. Die auf dem hier wiedergegebenen Zustand negativ erscheinende (weil wie ein Holzschnitt mit einer Walze eingefärbte) Zeichnung tritt in jener Version schwarz - also mit Farbe ausgefüllt und nicht als Papierrelief - hervor.

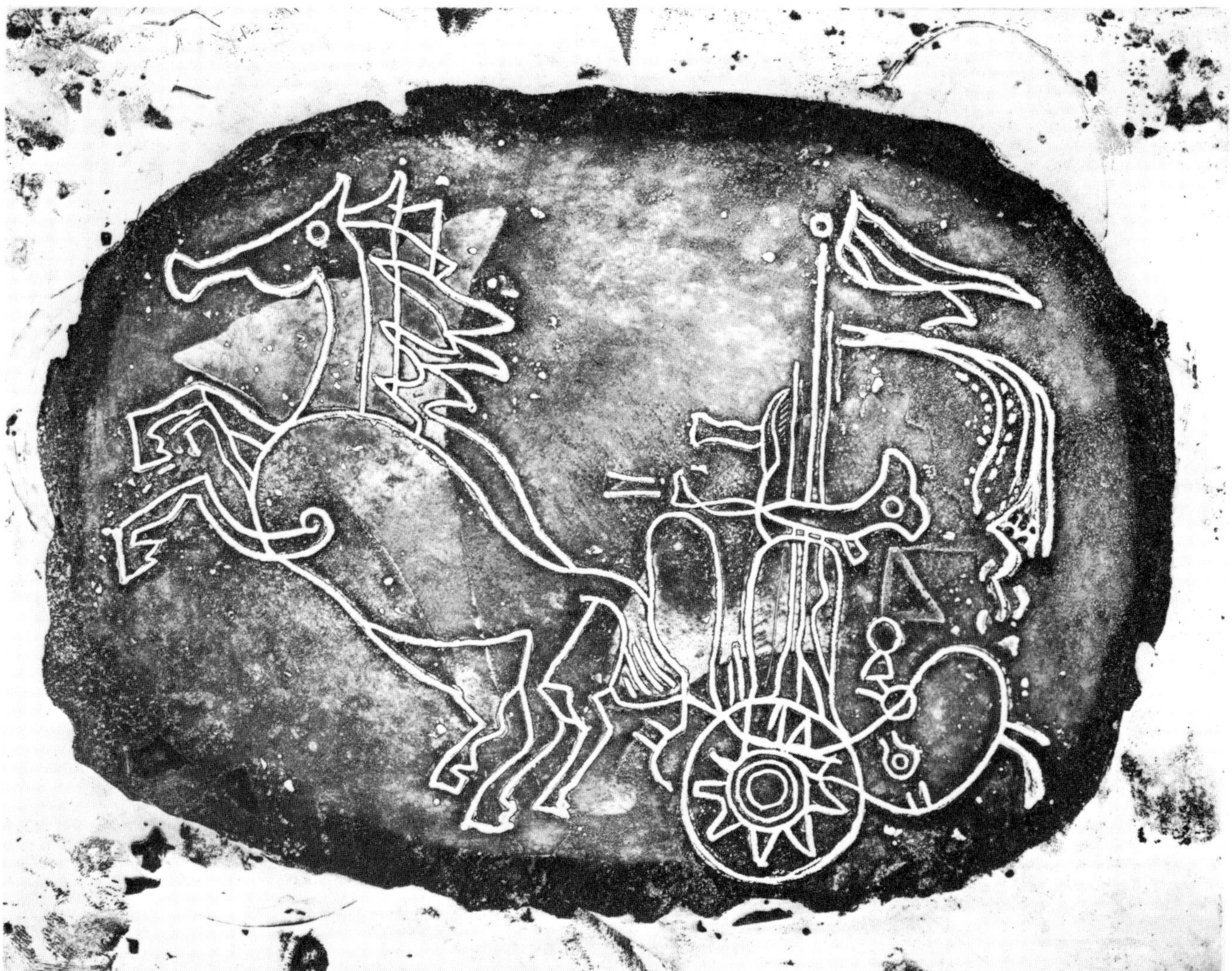

Ohne Titel

Radierung, Vernis mou und Kaltnadel in Farben, 390 x 240, bez. am Plattenrand unt. li.: „74/200", unt. re.: „S. W. Hayter", 1952
Albertina Inv. 1953/267

Hayters Atelier 17 in Paris galt seit den späten zwanziger Jahren als die erfindungsreichste, produktivste und einflußreichste Werkstatt. Er experimentierte mit Weichgrund, durch andere Substanzen angereicherte Zuckertusche, Reliefätzungen, bevorzugte das verglichen mit Kupfer weniger ebenmäßige und weichere Zink und war bahnbrechend für neue Wege der Radierung, wie er eines seiner Bücher nannte. Sein Einfluß war größer als der künstlerische Wert seiner eigenen Arbeiten, die in erster Linie Technik demonstrieren, dafür aber eine Vielfalt an technischen Anregungen bieten.

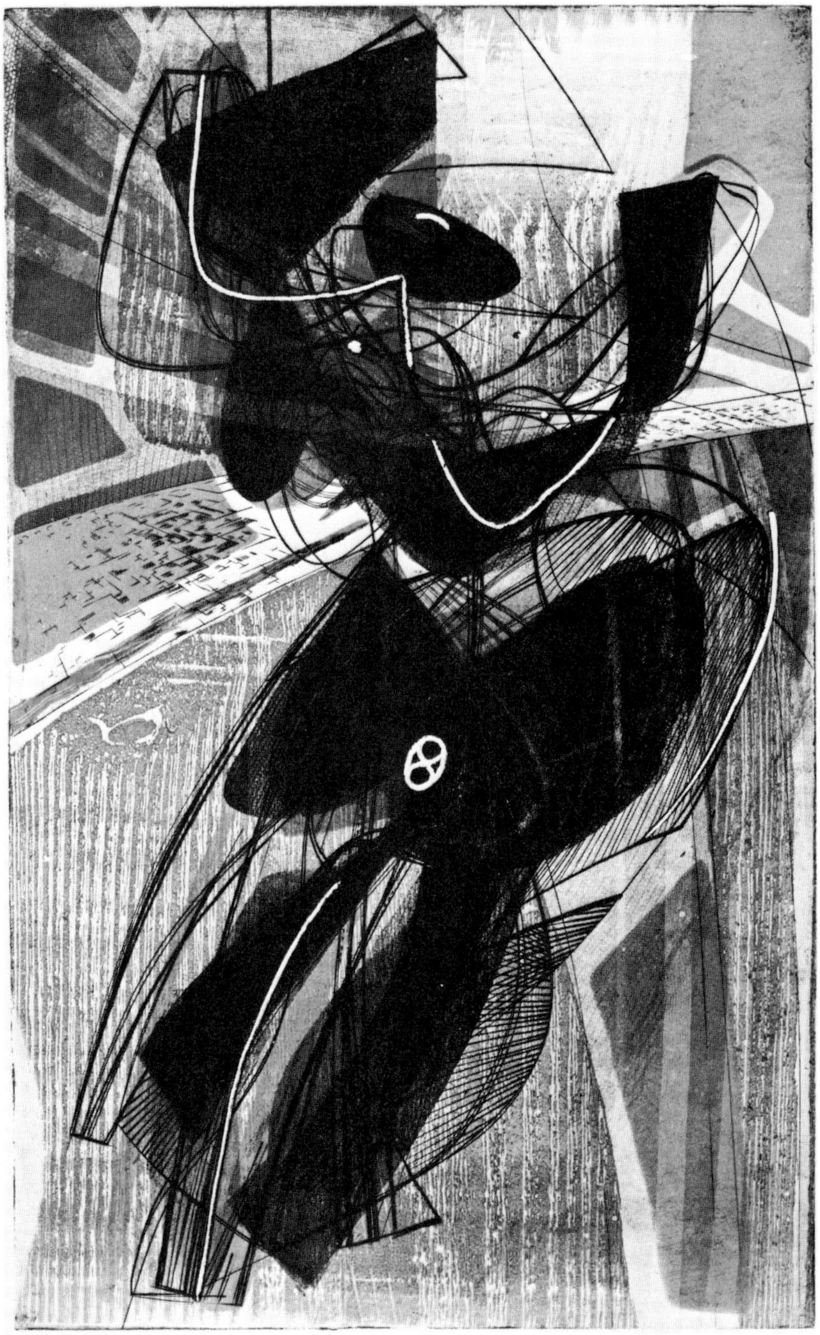

Zu Samuel Beckett: „Aus einem aufgegebenen Werk“

Radierung und Vernis mou in Farben, 210 x 173, bez. am Plattenrand unt. li.: „2/45“, unt. re.: „Max Ernst“, 1964/65 (erschienen 1967)
Leihgabe Manus-Presse Edition und Galerie, Stuttgart, Brusberg-Dokumente 1972/115, Spies 112

Die Vernis mou-Technik, wie sie Ernst von Hayter in seinem Pariser Atelier erlernte, ermöglichte ihm ein Vorgehen, das ihn den von ihm erfundenen Möglichkeiten der Collage und Grattage annäherte. Die späten Arbeiten in dieser Technik, wie diese in drei Farbvarianten hergestellte, erreichten die zuvor ausgearbeiteten Möglichkeiten allerdings nur noch partiell.

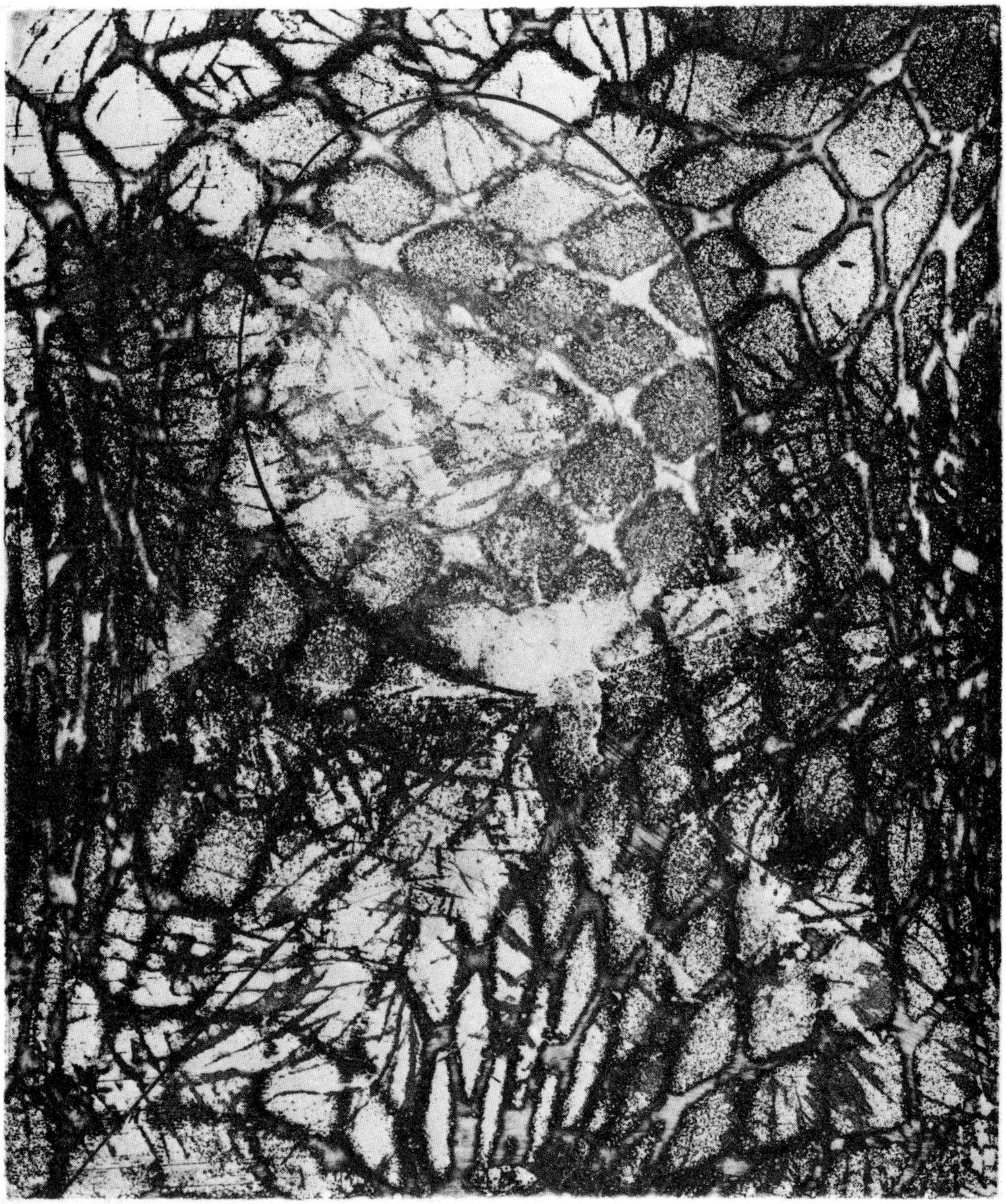

Lübeck, St. Aegidien

Radierung und Vernis mou, 370 x 270, bez. am Plattenrand unt. li.: „Epreuve d'essay", unt. re.: „Eliasberg", 1961
Leihgabe Staatliche Graphische Sammlung München, Inv. 1962/214, Jensen 13

Eliasbergs Phantasielandschaften lassen Natur und Architektur in filigranen Arbeiten häufig ineinanderfließen. „Ich male, zeichne oder radiere einem Drang gehorchend, für den ich in der Sprache unseres oberen Bewußtseins keine Worte finden kann. Im Wachen träumen. Da schlägt sich eine Brücke aus ferner Vergangenheit in weite Zukunft. Geträumte Welten, zeitlos. Beim Schlagen der Nachtigallen im Gebüsch, bei Orgeltönen in einer Kathedrale bin ich ihm am nächsten."

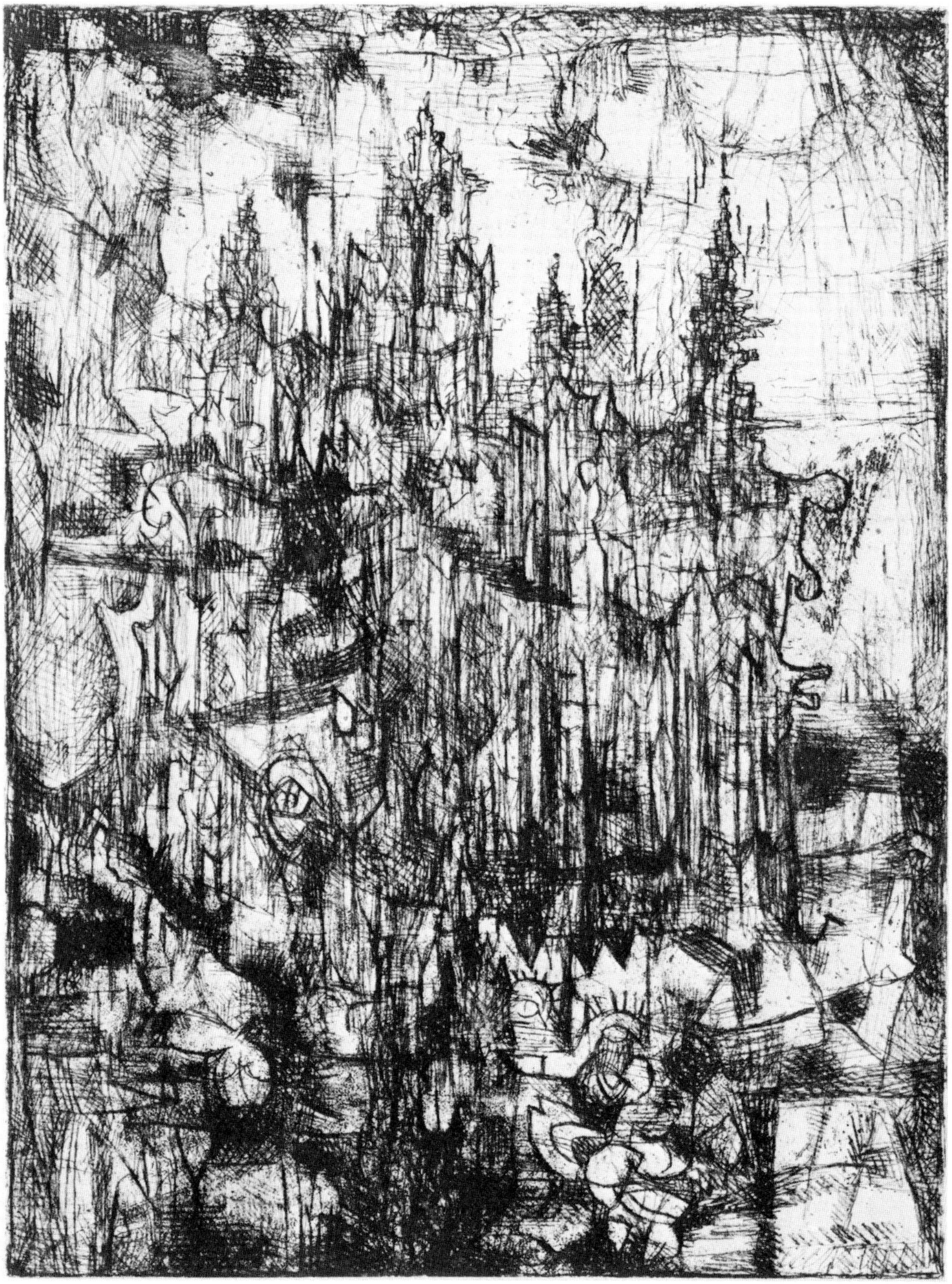

Strichkomposition

Radierung, 123 x 100, um 1958
Albertina Inv. 1959/12

Wols hat mit seiner informellen, sensiblen, visionären Art zu zeichnen und zu malen eine ganze Generation beeinflußt. Er fand, daß „alles, was wir sehen . . . eine optische Täuschung“ sei: „Wenn man mit dem Flugzeug aufsteigt, ändert sich die Perspektive auf der Erde innerhalb weniger Minuten gänzlich . . . Ein Künstler muß über das Augenfällige hinaus sehen.“ Wols tat es auch als Radierer mit der kalten Nadel und feinsten Strichgeweben.

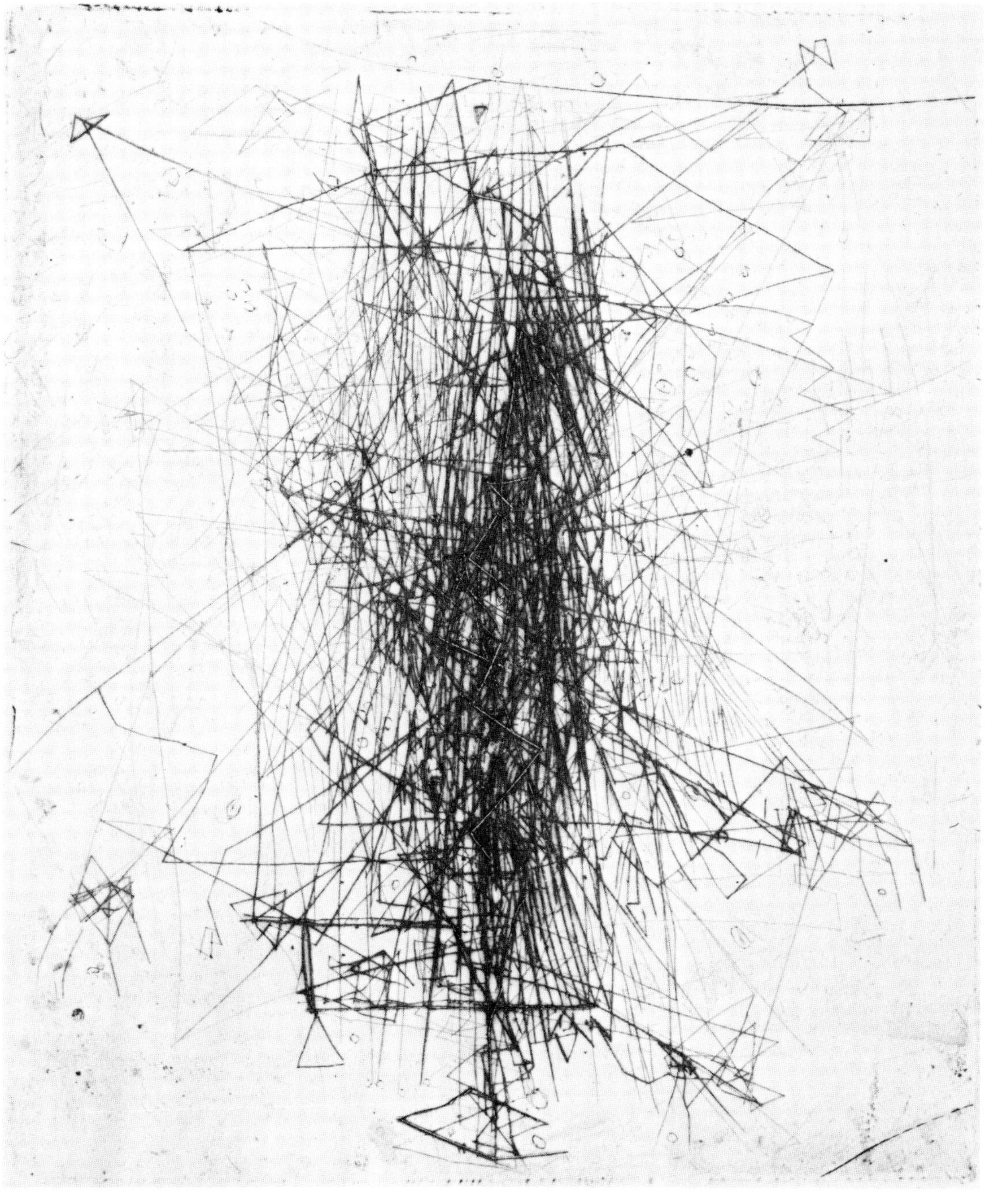

Zu Orpheus

Schabtechnik in zwei Farben, 296 x 260, bez. unt. li.: „19/65“, unt. re.: „Eberhard Schlotter“, 1977
Leihgabe Galerie Edition Rothe, Heidelberg

Schlotter bedient sich mit Vorliebe der Aquatinta und der Schabkunst. Über sie und durch seine „weiche Ätzung“ erreicht er malerische, vom hellen Weiß bis zum tiefsten Schwarz reichende Wirkungen. Damit zählt er zu den „bedeutendsten Technikern der Gegenwartsgraphik“ (Juliane Roh), als der er ein über tausend Nummern umfassendes druckgraphisches Œuvre schuf. Seine Stilmittel verbinden das magische Element mit einer Art symbolistischen Realismus.

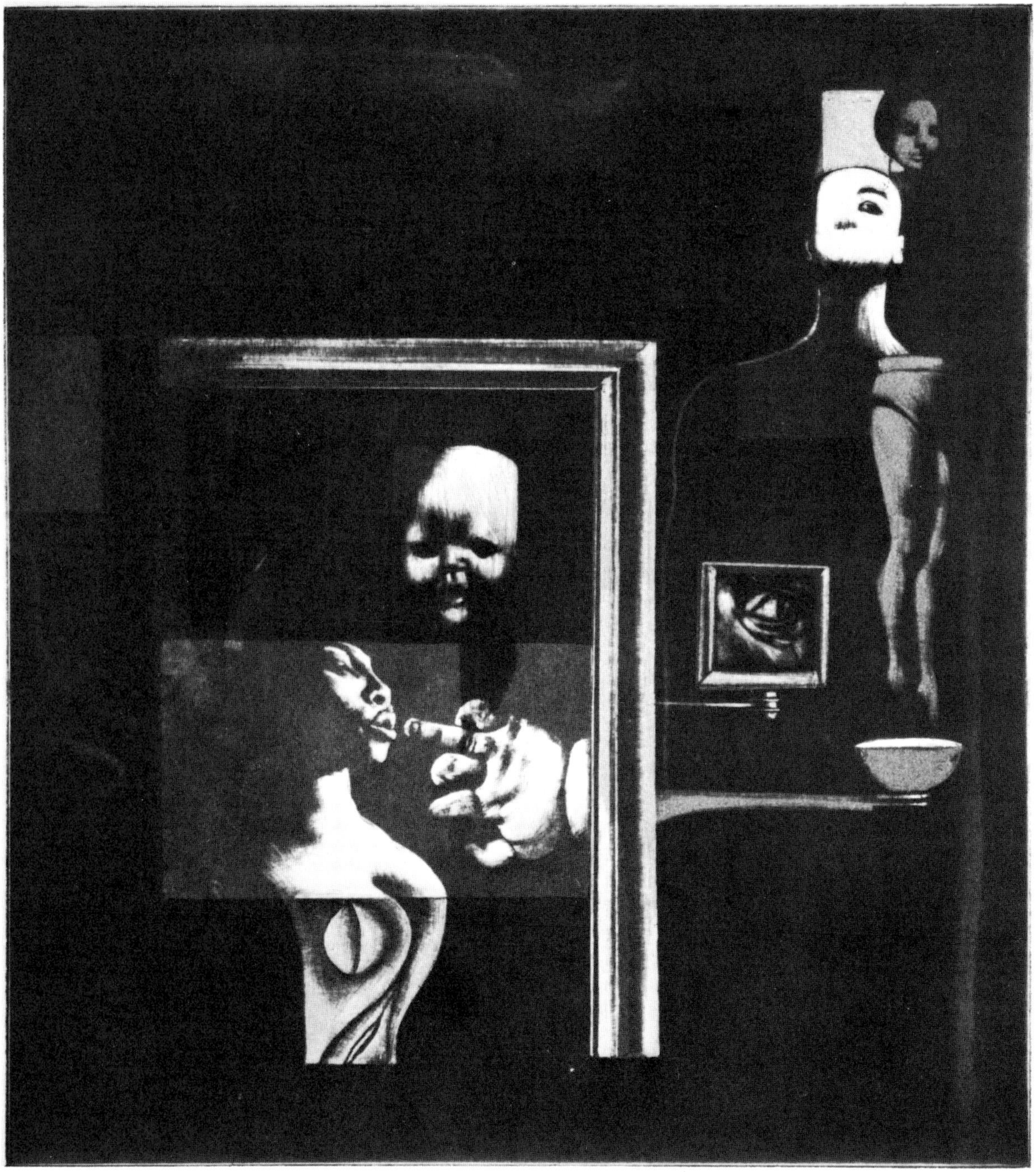

Quatre Cerises

Mezzotinto in Farben, 540 x 235, bez. am Plattenrand unt. li.: „45/50", unt. re.: „Hamaguchi", um 1960
Albertina Inv. 1967/62

Die alte Technik des Mezzotinto, seit dem 18. Jahrhundert kaum noch gebräuchlich, wußte der Japaner Hamaguchi in einer seinem Herkommen adäquaten Weise und unter Einbezug von Farben wieder aufleben zu lassen. Seine Gegenstände – meist Früchte –, die er fugenartig anordnet und deren Körper er zu Flächen in Beziehung setzt, eine serielle Komponente betonend, schaffen aus einem Nichts eine eigene stille und in sich geschlossene Welt, deren Reichtum aus der raffiniert angereicherten Einfachheit besteht. Die Dimensionen seiner Platten erreichen mitunter beträchtliche Ausmaße.

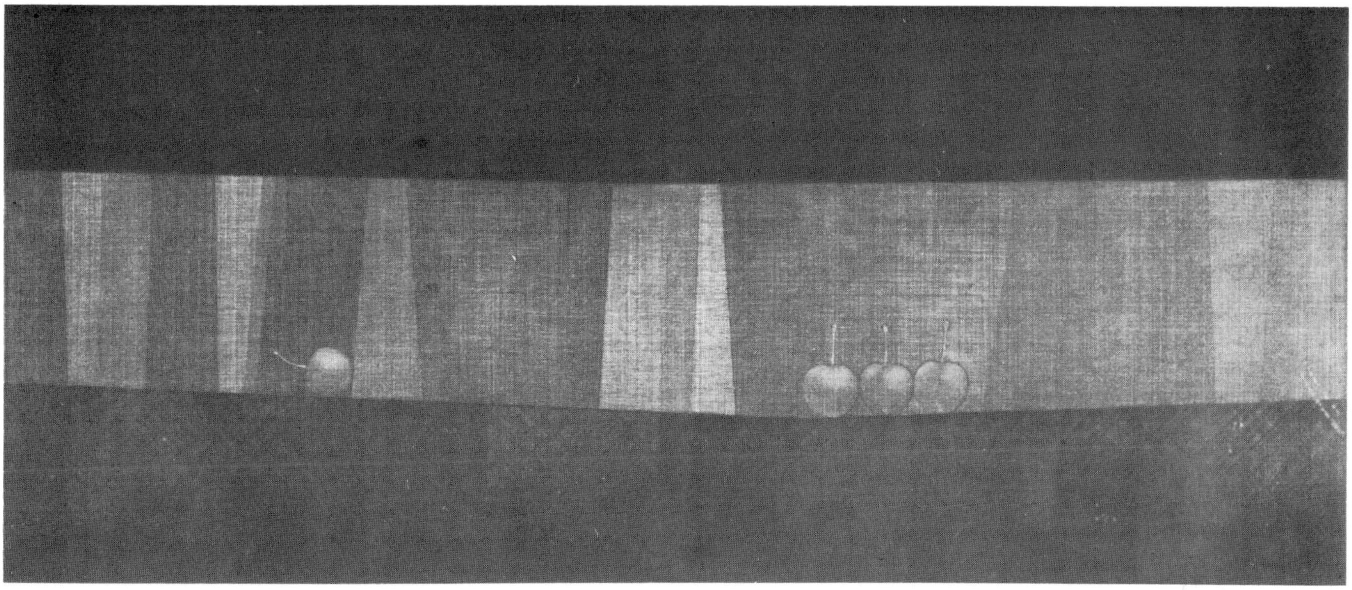

Eisenätzung

Eisenätzung in Farbe, 195 x 195, bez. am Plattenrand unt. li.: „Eisenätzung 1959", unt. re.: „Theo Braun", 1959
Leihgabe Kristian Sotriffer, Wien

Braun bediente sich in seinen frühen Eisenätzungen gern des Aussprengverfahrens. „Zinkweiß, verrührt mit einer Gummiarabikum-Zuckerlösung, ist je nach Konsistenz wie Aquarell- oder Ölfarbe zu gebrauchen. Es kann fein gezeichnet oder bereits vermalt werden. Auch eine emotionelle Behandlung mit Spritzern und Zufälligkeiten wird nach dem Absprengen und der Ätzung voll wirksam." Nach dem Abdecken dringt das Wasser durch feine Poren in den Asphaltlack ein und sprengt den Ätzgrund überall dort ab, wo er auf die Zuckertuschezeichnung trifft.

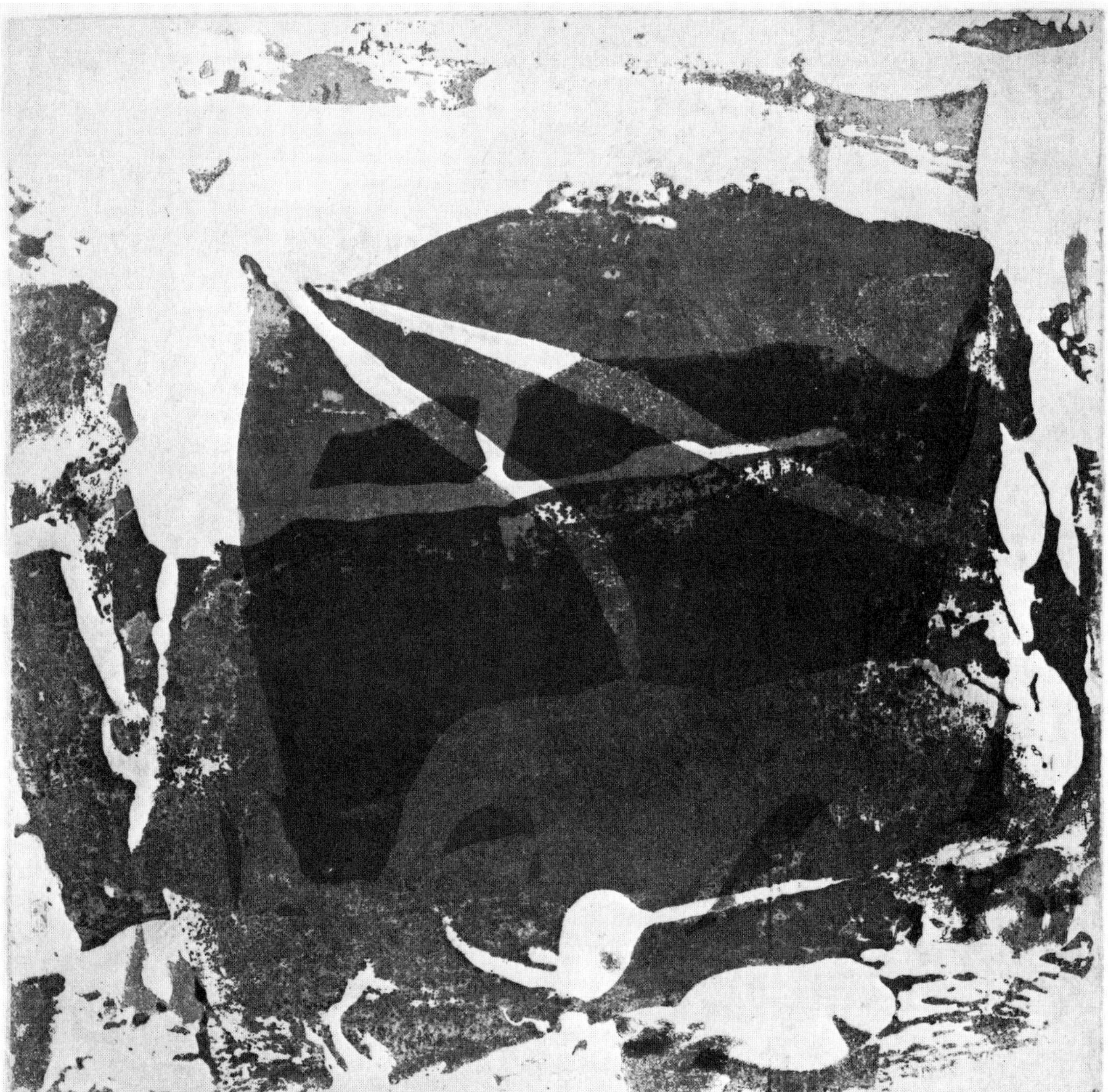

Ohne Titel

Radierung und Aquatinta, 230 x 225, bez. am Plattenrand unt. re.: „Schumacher", um 1960
Leihgabe Staatliche Graphische Sammlung München, Inv. 1962/765

Seit 1958 schuf Schumacher parallel zum malerischen Werk Radierungen, die alle Möglichkeiten der Technik auszuschöpfen suchen. Meist kann man „optisch nachvollziehen, wie die Säure sich in den Ätzgrund frißt, wie das Papier durch mehrmaliges Übereinanderdrucken zum Reliefgrund wird und wie schließlich durch ein Aufpressen harter Schablonen das gesamte Blatt eine plastische Verschiebung erleidet, welche die Gewalt des Drucks spüren läßt" (Juliane Roh). Schumacher zählt zu jenen Radierern, für die das Informel als dramatischer Lyrismus lange Zeit dominant geblieben ist.

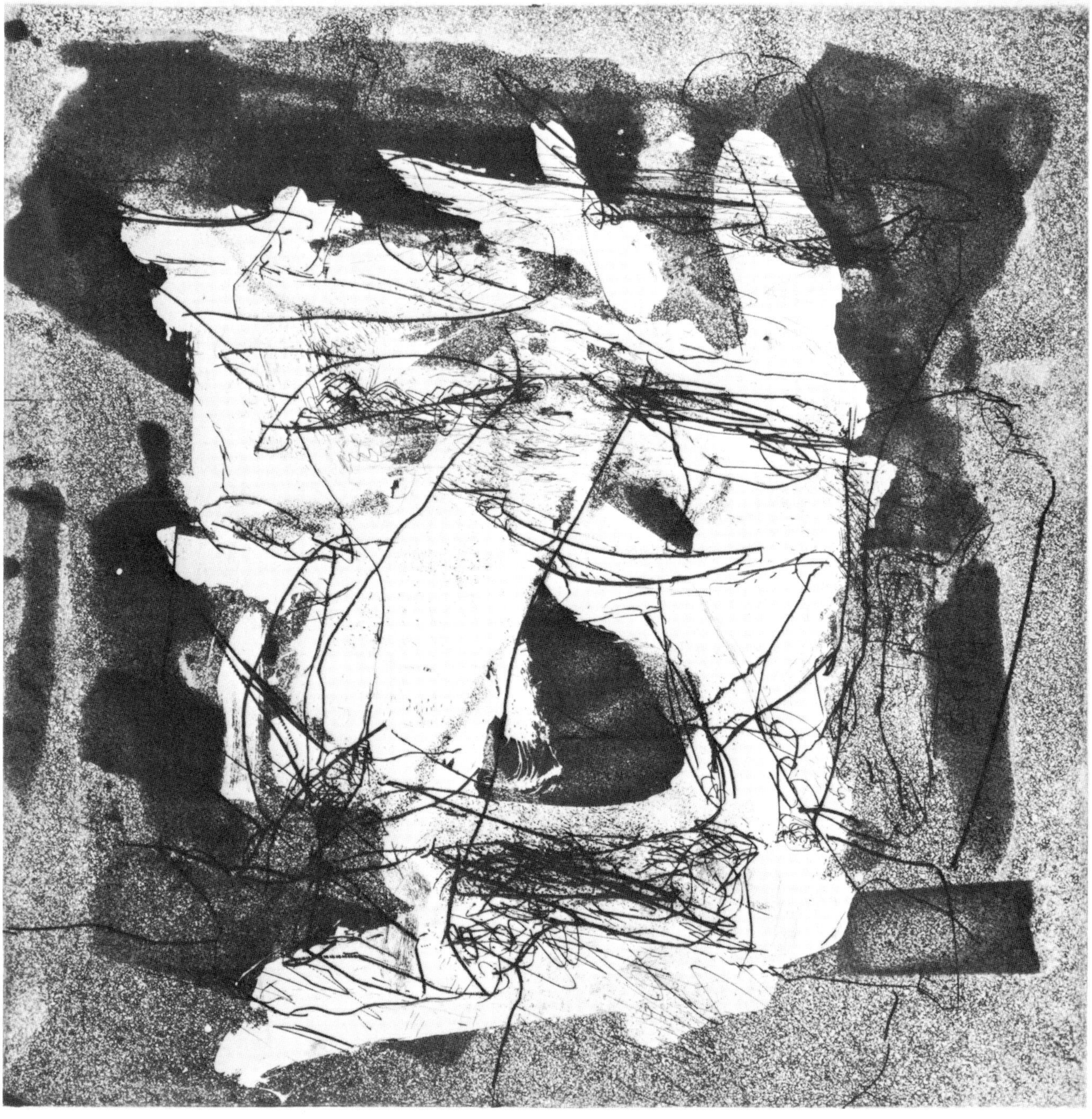

Dans le Cercle

Radierung und Aquatinta in Farben, 765 x 565, bez. unt. li.: „2/95", unt. re.: „Friedlaender", um 1970
Leihgabe Galerie Schmücking, Braunschweig

Als ein aus den Möglichkeiten der Radierung, wie sie Aquatinta und Weichgrundätzung bieten, malerische Effekte gewinnender Künstler nimmt Johnny Friedlaender unter den Zeitgenossen eine absolute Sonderstellung ein. Er benutzt alle Kniffe, um seinen collageartigen Arrangements eine strukturbetonte, lebendige Oberflächenwirkung geben zu können und neigt vor allem in seiner zu Beginn der sechziger Jahre einsetzenden Produktion relativ großer Formate zum Tafelbildcharakter. Friedlaender ist also weniger ein Maler-Radierer als ein radierender Maler.

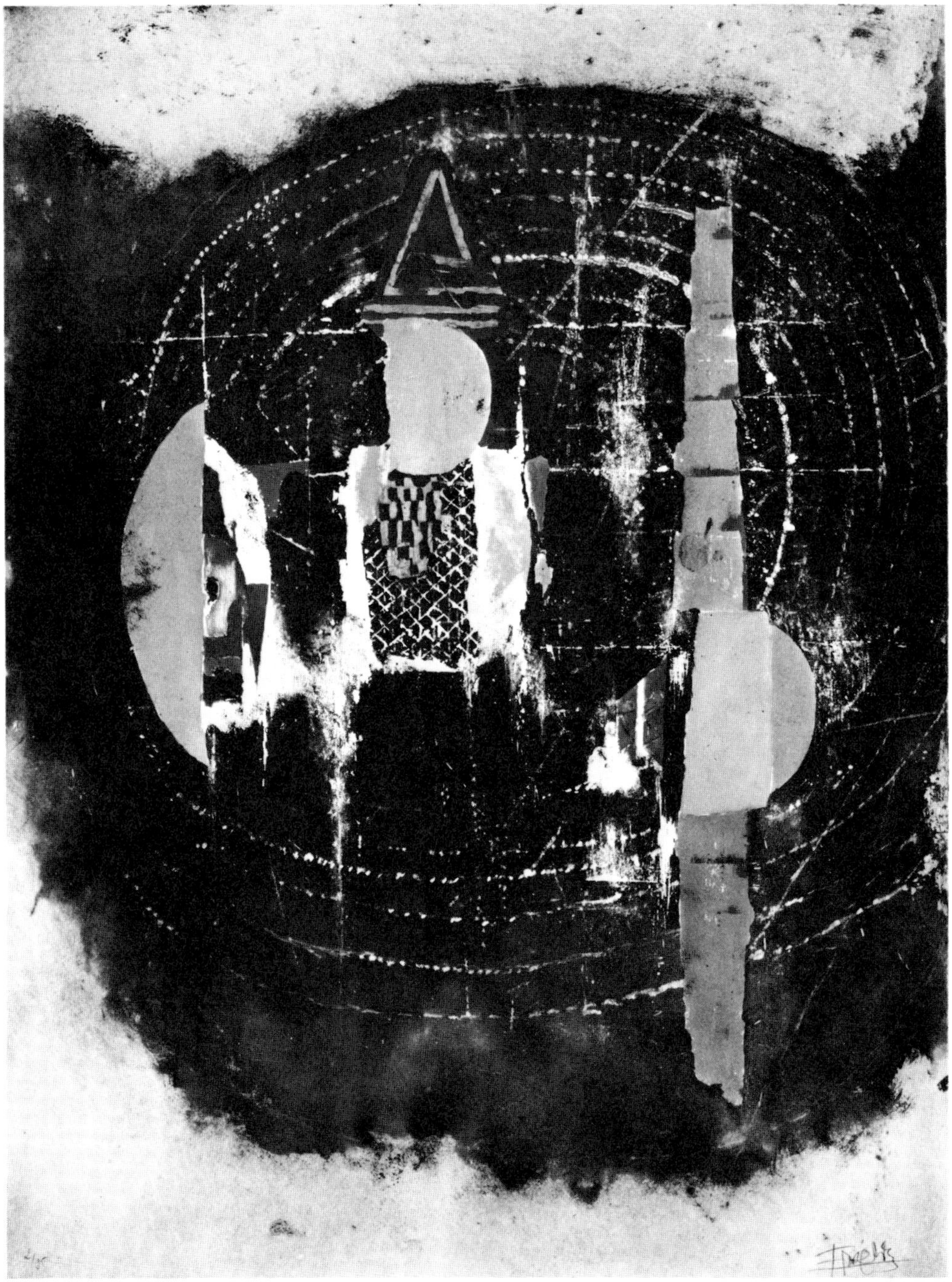

Ohne Titel

Radierung und Aquatinta in drei Farbplatten, 555 x 375, bez. unt. li.: „64/90", unt. re.: „Zao Wou-Ki 63", 1963
Leihgabe Kristian Sotriffer, Wien, Rivière 156

Der handwerklich in Paris geschulte Künstler verstand es auf meisterliche Weise, kalligraphische Elemente aus der Kultur seines Herkommens mit so gut wie allen Mitteln anzureichern, die aus dem Umgang mit der Farbradierung gewonnen werden können. Trotz aller technischen Brillanz verlieren sich seine Arbeiten jedoch nicht im Hervorkehren von Oberflächenreizen, vielmehr verbindet er malerische und graphische Elemente miteinander wie sonst nur noch ein Friedlaender.

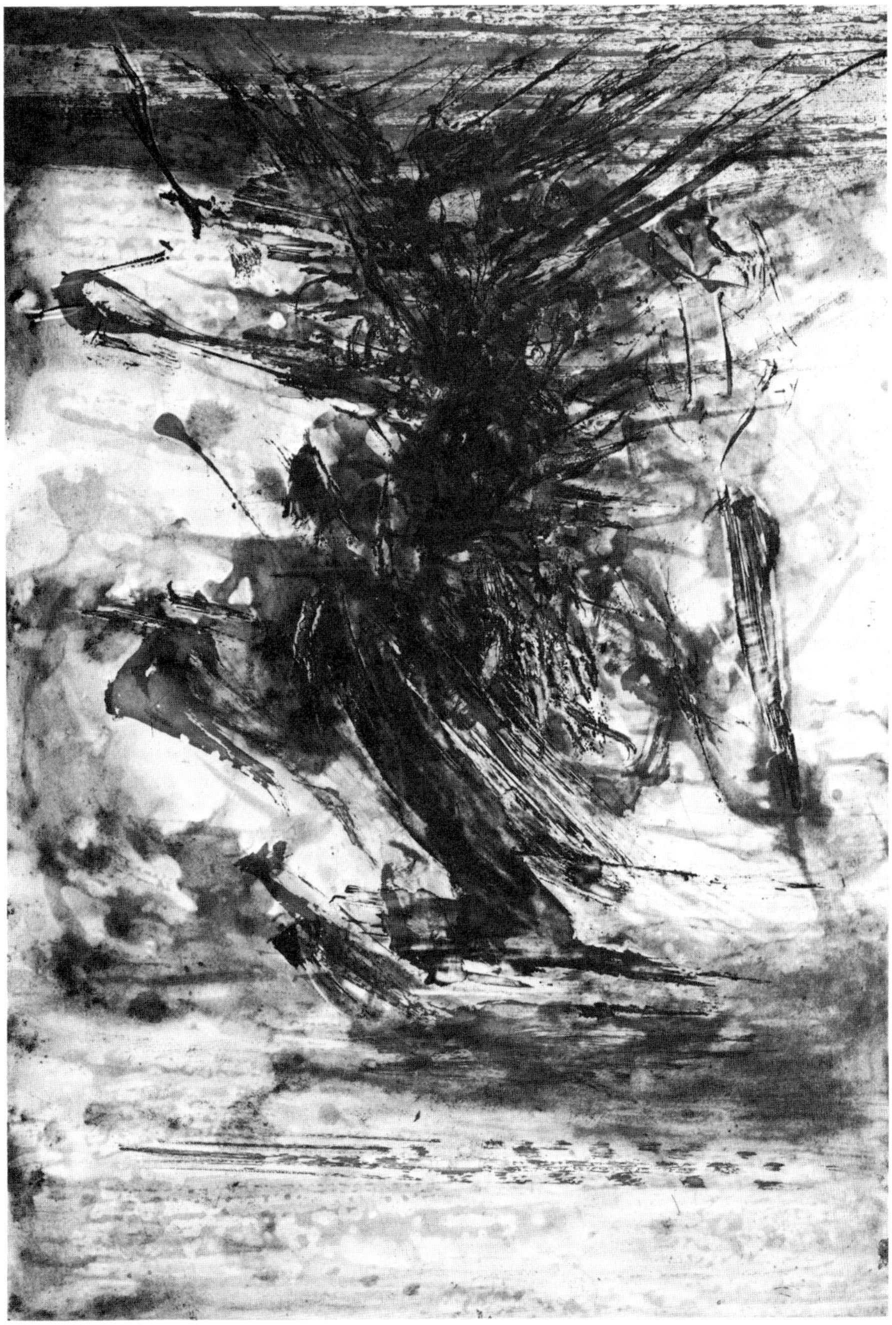

Radierung 1969

Radierung, Aquatinta und Kaltnadel in Farben, 648 x 506, bez. am Plattenrand unt. li.: „Epr. d'Artiste", unt. Mitte: „1969", unt. re.: „Dahmen", 1969
Leihgabe Staatliche Graphische Sammlung München, Inv. 1970/133

Kennzeichnend auch für die Arbeiten anderer Generationsgenossen, die eine abstrakte oder tachistische Phase durchlaufen haben, ist die darauf folgende Zuwendung zum Objekthaften. Dabei werden Erfahrungen mit einer experimentellen Graphik zur vielfältigen Bereicherung und Strukturierung relativ streng komponierter, klar formulierter Arbeiten genützt. Dahmen zählte während der sechziger und siebziger Jahre zu den wesentlichsten Repräsentanten deutscher Radierkunst. Häufig hat er auch Fertigteile mit entsprechender Reliefwirkung verwendet.

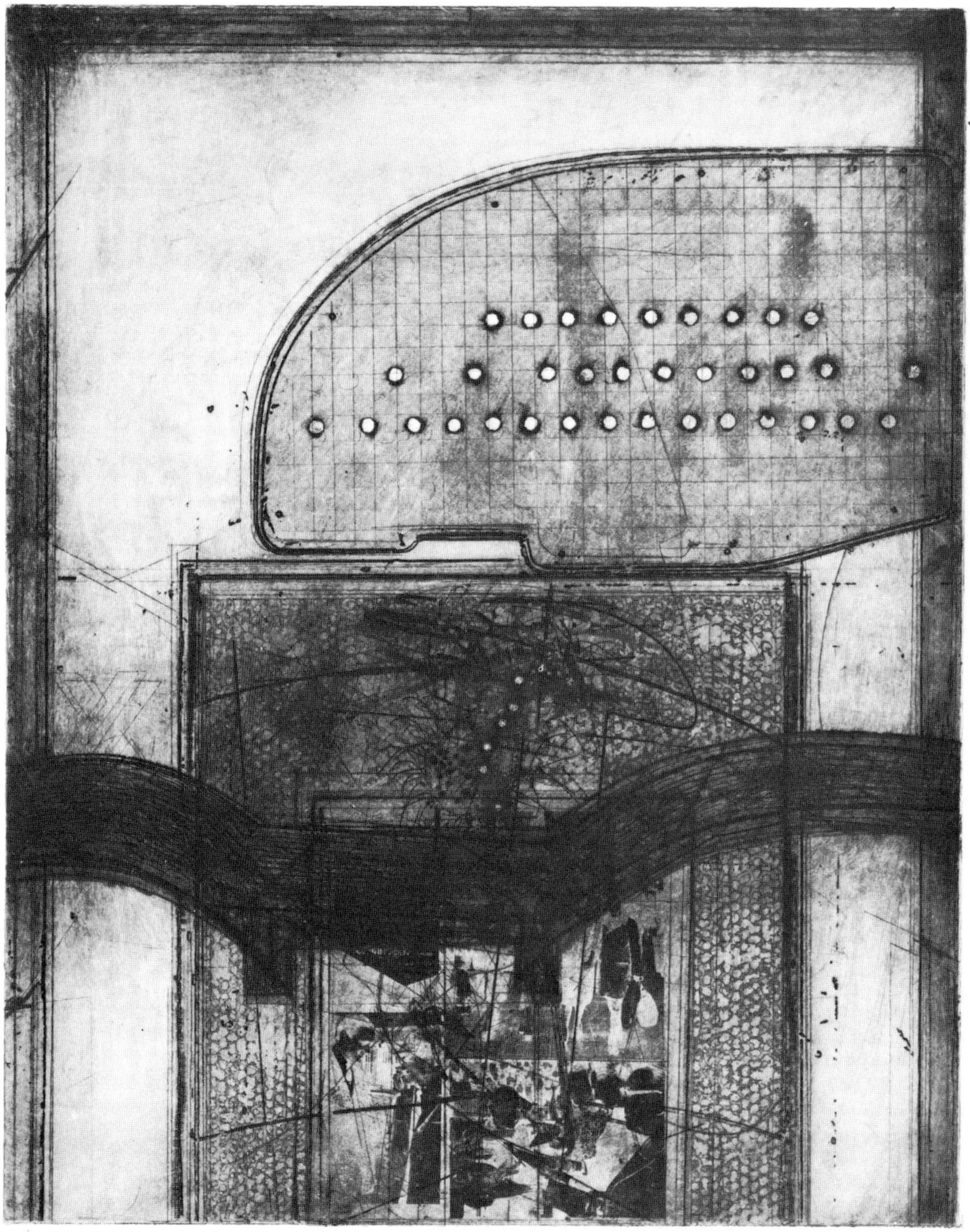

Gezna III

Radierung, 257 x 200, bez. am Plattenrand unt. li.: „HC", unt. re.: „Chillida A", 1969
Leihgabe Galerie Maeght, Zürich

Chillida ist Bildhauer, der sich wie andere seinesgleichen (etwa Hoflehner, Moore, Wotruba) jedoch auch graphischer Techniken bediente, um so seine Formulierungen – die er sonst in Eisen und Stahl, Holz, Beton, Alabaster und Schamotte entwickelt – auch auf der Fläche zu erproben. Die archaisch-architektonische, konstruktive, einen „inneren Raum" betonende Art seiner zeichenhaften Skulpturen korrespondiert auf mehr oder weniger direkte Art mit der Gestalt seiner radierten Chiffren. Chillida schuf neben Radierungen auch Lithographien und Holzschnitte.

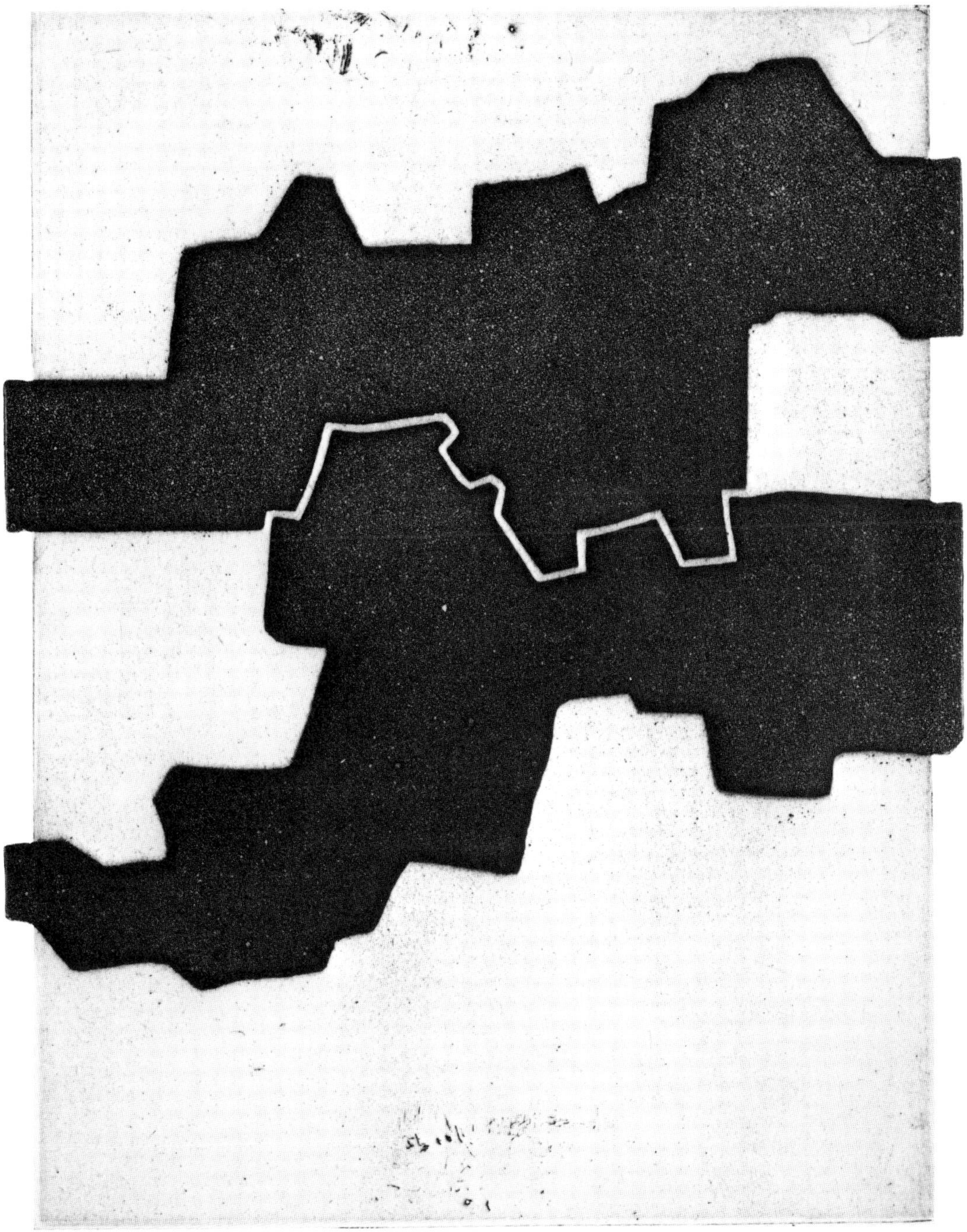

Il campo di grano, aus dem Zyklus „Dal colle di Redipuglia"

Radierung, 290 x 248, 1971
Leihgabe Kristian Sotriffer, Wien

Zigainas Thema ist das Leben, das aus dem Tod entsteht. Redipuglia ist der Ort kriegerischer Auseinandersetzungen während des Ersten Weltkriegs, ein Leichenfeld, auf dem die Toten den Humus für das dort wachsende Korn bilden. Symbol für das wiedererstehende Leben ist der Schmetterling. Als Radierer unterscheidet sich Zigaina von den meisten seiner Landsleute durch eine deutlich „nordische", also graphische Komponente.

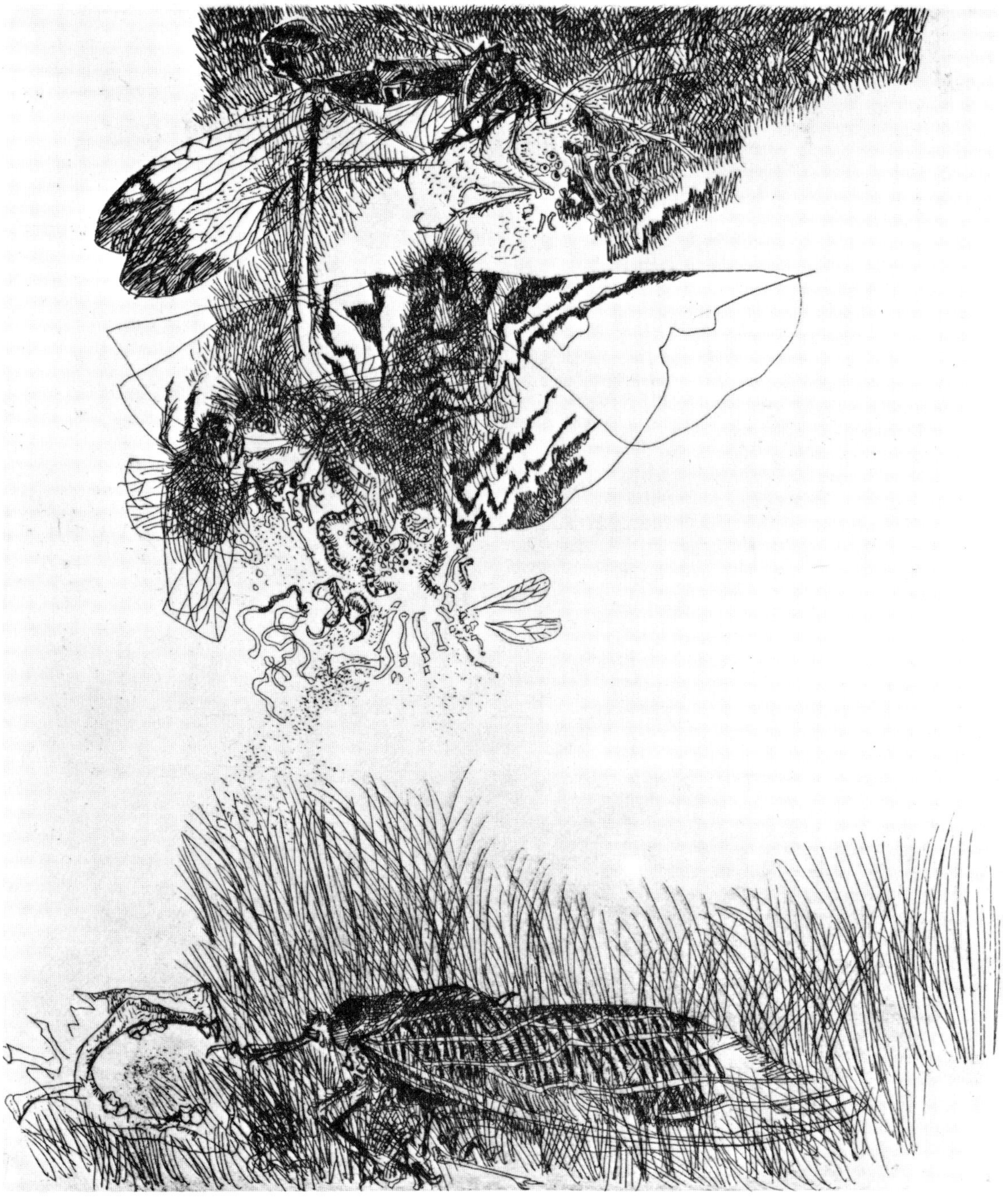

Sechs Selbstbildnisse, aus der Mappe „Hanno's Tod": 23 Selbstbildnisse zu einem Text von Thomas Mann aus den Buddenbrooks: „Mit dem Typhus verhält es sich folgendermaßen ..."

Radierung, 220 x 148, 1972
Leihgabe Galerie Brockstedt, Hamburg, Kat. Kestner Ges., Hannover 1975

Unentwegt hat sich Janssen (wie Rembrandt oder Beckmann) zeichnend und radierend selbst dargestellt und befragt. Dabei wußte er nicht nur Zitate, sondern auch ganze Szenerien in seine Gesichter einfließen zu lassen, wie in dem hier wiedergegebenen Blatt mit Assoziationen zu Spinnen, Weidenstümpfen und Krallen, die eine von Totenköpfen übersäte Gesichtslandschaft bilden. „Für Janssen", schrieb Wieland Schmied 1971, „den listenreichen, sind die Landschaften jetzt die unverhoffte Chance weiterer Variationen des Selbstbildnisses: nach den Landschaften des Gesichts die in der Natur verborgenen Spiegelbilder".

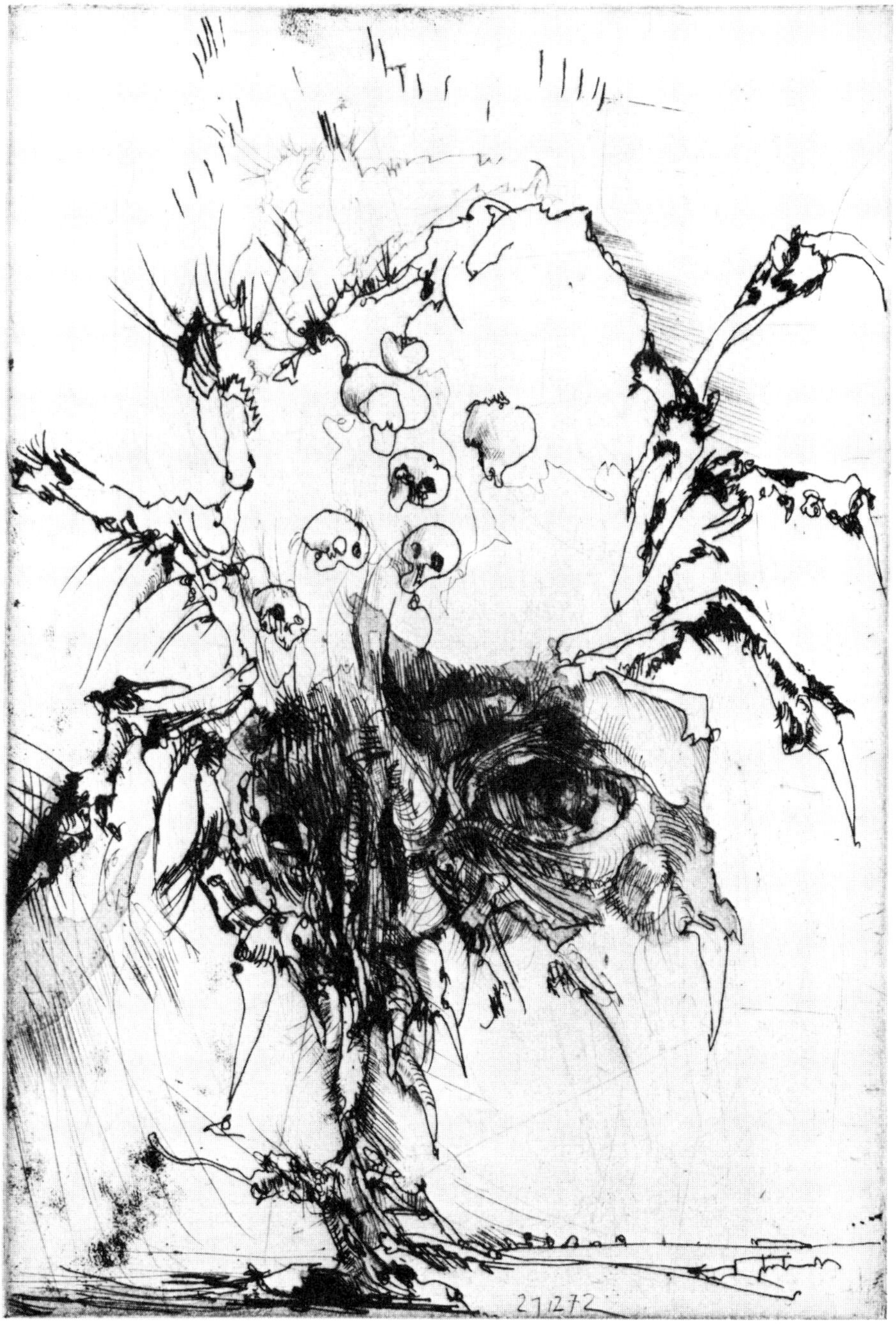

Visitante

Radierung in vier Farben, 595 x 395, bez. am Plattenrand unt. li.: „35/50", unt. re.: „Castillo 72", 1972
Leihgabe Manus-Presse Edition und Galerie, Stuttgart

Das Blatt verdeutlicht die verschiedenen technischen und formalen Spielarten, derer sich der Künstler sowohl in schwarzweißen wie farbigen Blättern zu bedienen pflegt: vom linearen und geometrischen Prinzip bis zum hauchzarten, verschwebenden Aquatintaton reicht die Skala der Ausdrucksformen, die den (in einer Tradition von Velazquez über Goya bis Picasso beheimateten) Spanier zu metaphorischen Bildern gelangen ließen. Seine Auseinandersetzung mit der Radierung setzte 1962 in Madrid ein. Mit der Übersiedlung nach Genf im Jahr 1966 bot ihm das „Centre genevois de gravure contemporaine" die Möglichkeit, zu radieren. In Berlin entstanden weitere Arbeiten, zu denen auch die hier wiedergegebene zählt.

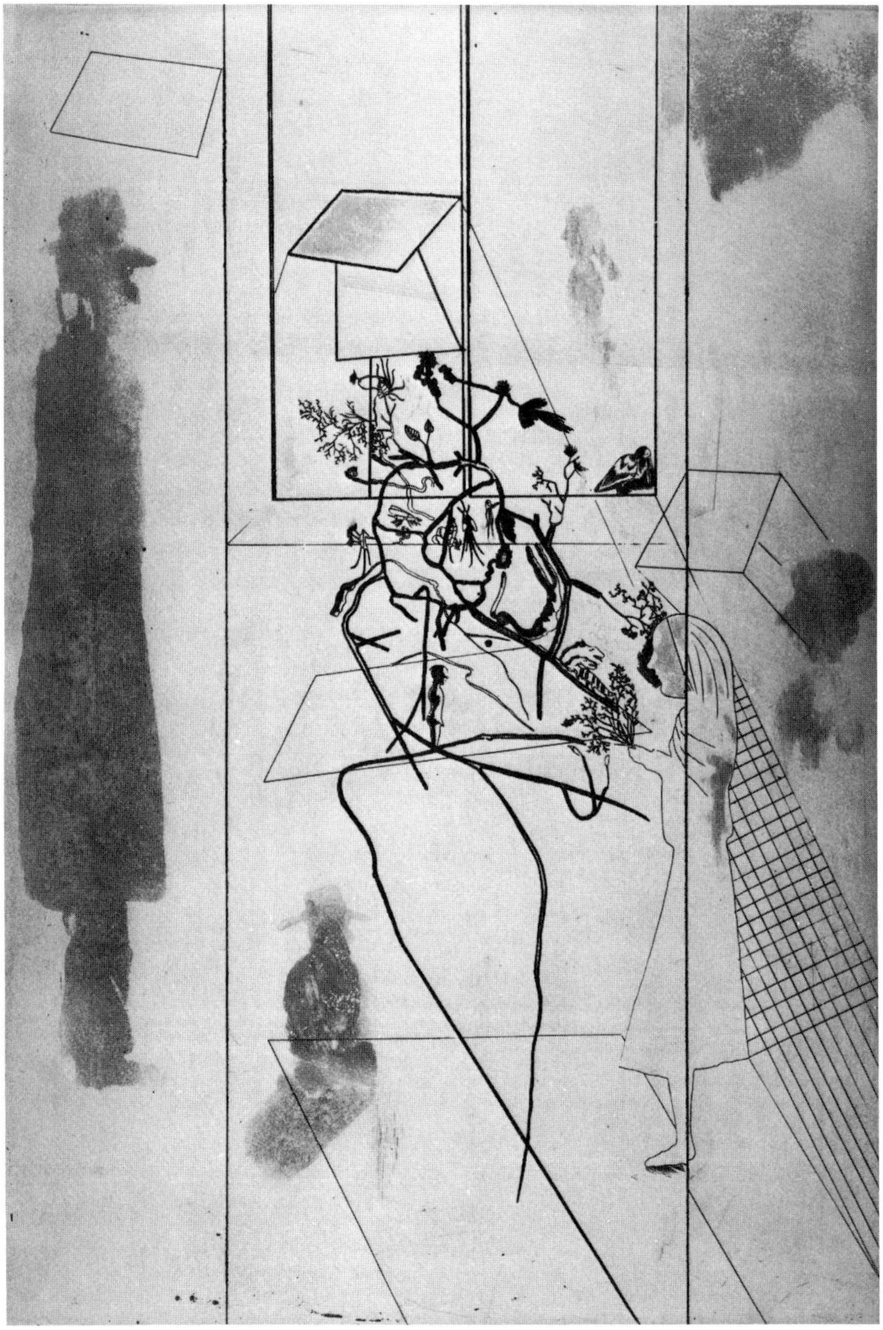

Debatte

Vernis mou, Epreuve d'Artiste, 500 x 330, bez. am Plattenrand unt. li.: „epreuve d'artist", unt. re.: „Jiří Balcar 68", 1968
Leihgabe Kristian Sotriffer, Wien

Wenn es einen Radierer gegeben hat, dem es gelungen ist, nachzuzeichnen, was an das Prag Franz Kafkas einerseits erinnert und vorauszuahnen, was der Stadt im Jahr des Entstehens dieses Blattes widerfahren sollte, so ist es Jiří Balcar, für den das Ende des Prager Frühlings auch das eigene bedeuten sollte. Die Kombination von Fläche und Tiefe, zweidimensionaler und perspektivischer Form sowie der souveräne Umgang mit der Technik war für all seine Arbeiten kennzeichnend.

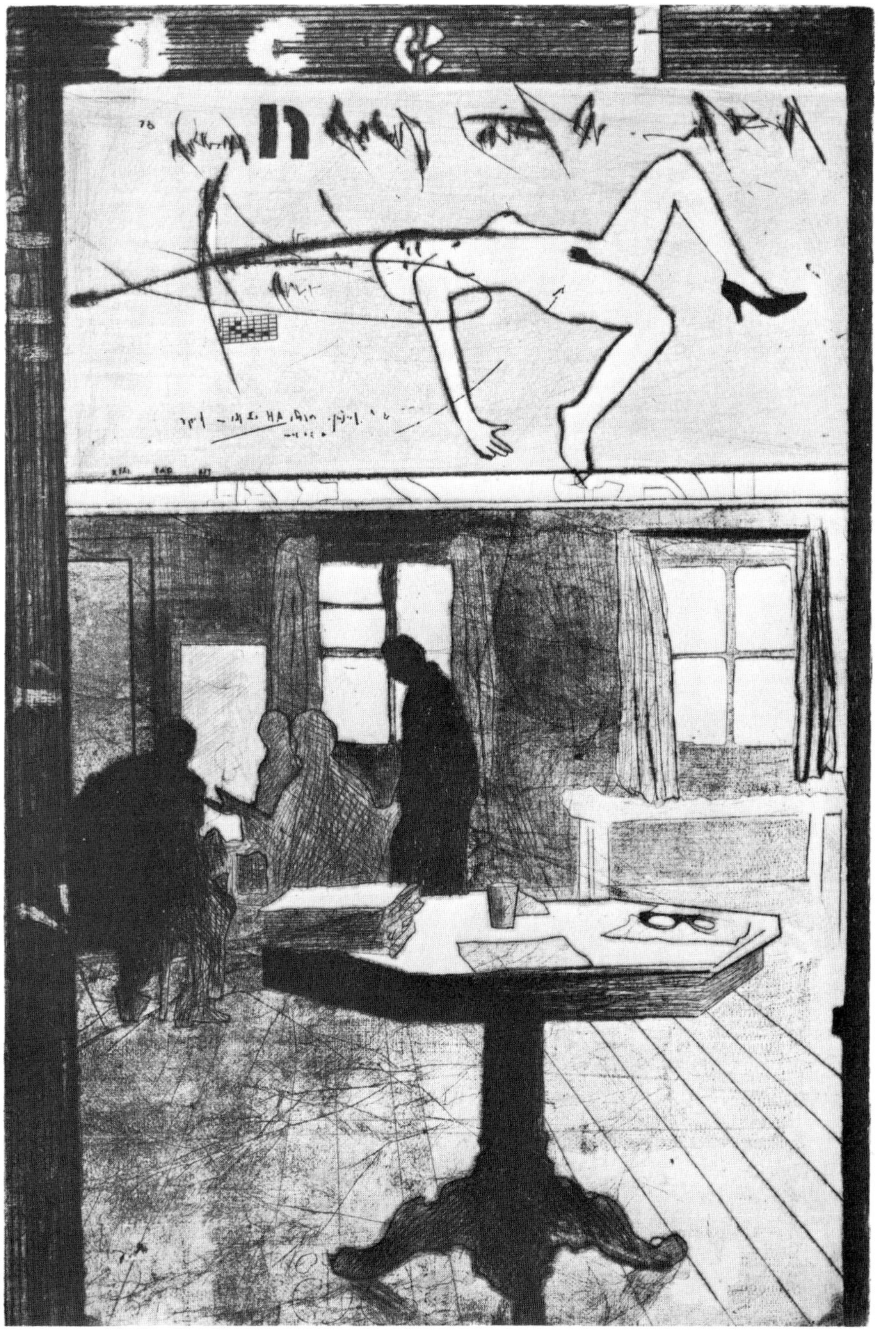

Magma

Radierung und Aquatinta in Farbe, Epreuve d'Artiste, 470 x 625, bez. am Plattenrand unt. li.: „J. Bernik", unt. re.: „E. A. 100", um 1960
Albertina Inv. 1961/68

Das Blatt Berniks kennzeichnet nicht nur Möglichkeiten des Ätzens, der Farbgebung und des Drucks zur Bildung einer von reliefartigen Erhebungen und Einschnitten bestimmten Fläche. Es ist typisch für eine ganze Generation jugoslawischer Künstler, die mittels der komplizierten Behandlung von Platten ästhetische Oberflächenwirkungen zu erreichen suchten. In den 50er und beginnenden 60er Jahren waren sie schulbildend geworden und hatten damals auch außerhalb ihres Landes anregend gewirkt. Assoziationen zum Erdigen, Verbrannten, Aufgerissenen, aber auch zum Skripturalen, Palimpsestartigen kennzeichnen die Arbeiten vieler in den fünfziger und sechziger Jahren tätigen Radierern.

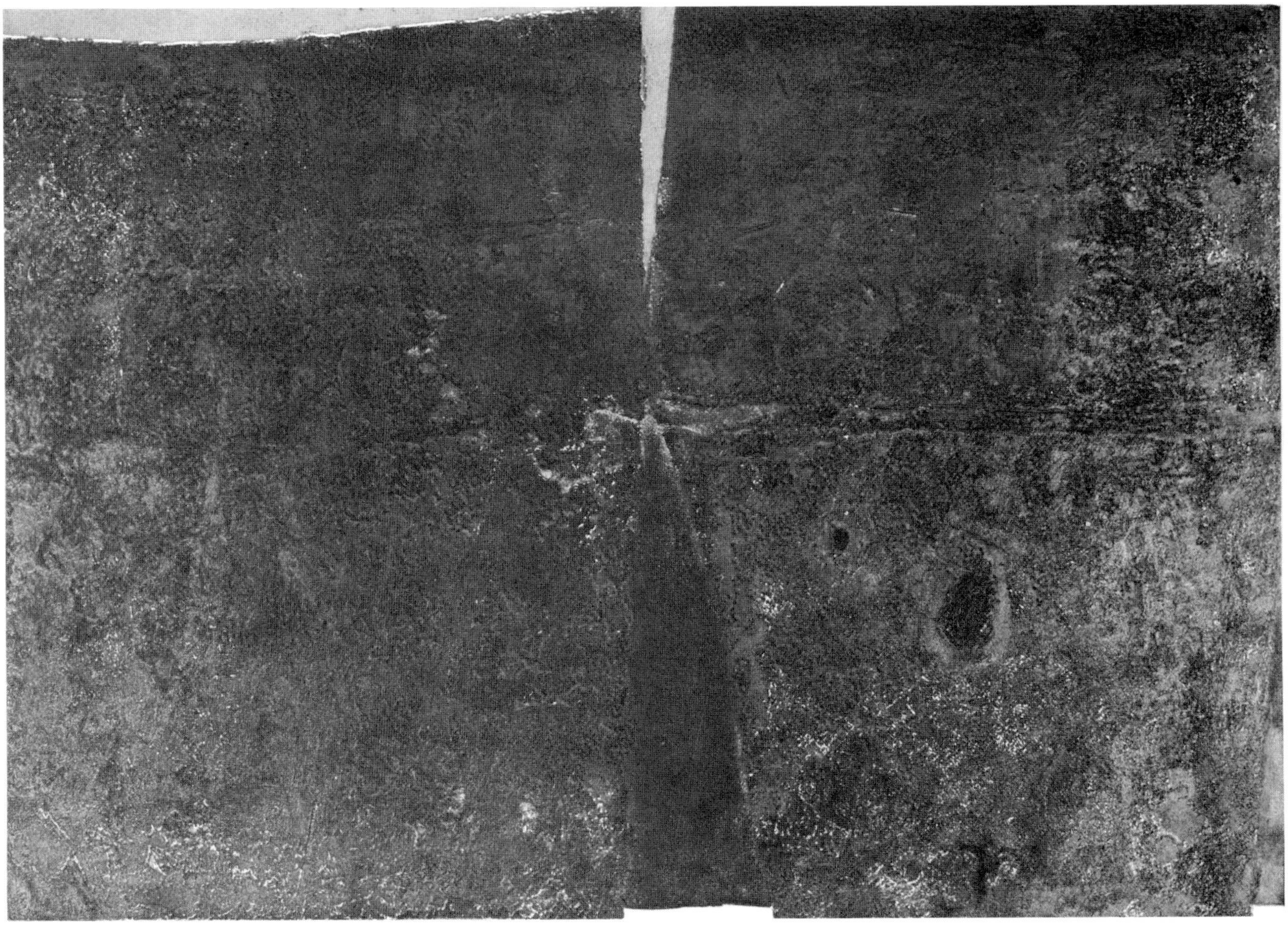

Plateau de Coussols

Radierung und Aquatinta in Farben, etwa 330 x 240, 1963
Albertina Inv. 1963/62

Schoofs zählt zu jenen Künstlern, die zu Beginn der sechziger Jahre (wie Emil Schumacher und Bernard Schultze) den Effekt des Schrundigen in strukturbetonten Aquatinten mit ausgefressenen Rändern und Binnenformen betonten. Er zählte damals zu den Experimentatoren unter den Radierern und ätzte beispielsweise Autotypien (für den Buchdruck hergestellte Zinkplatten) als Tiefdrucke mit Aquatinta und Vernis mou. Später ging er wieder andere, eher orthodoxe Wege.

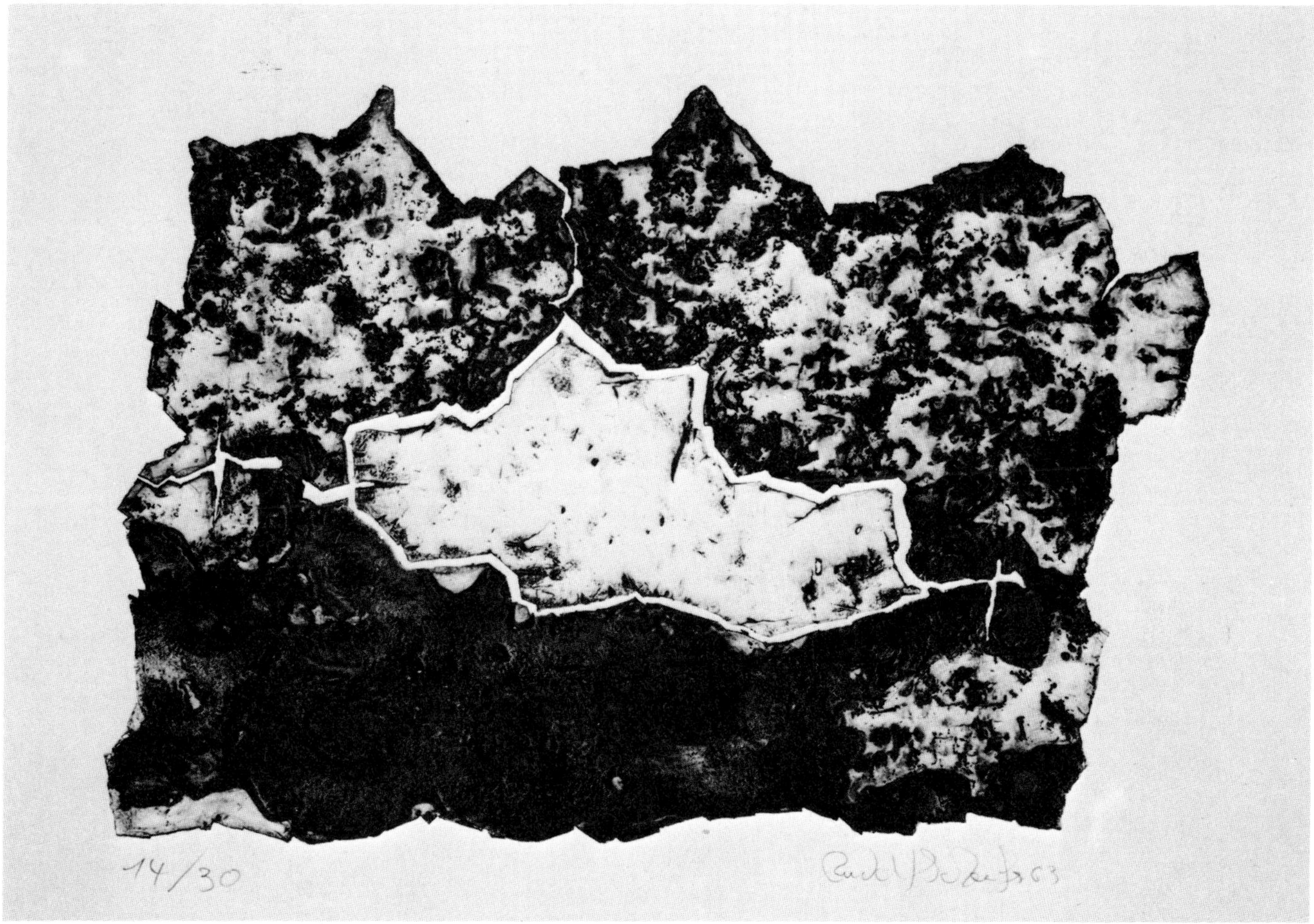

Komposition

Radierung und Prägedruck in Farbe, 410 x 285, bez. am Plattenrand unt. re.: „Piza", 1963
Albertina Inv. 1966/329

In Paris begann sich Piza im Atelier von J. Friedlaender mit der Radierung zu beschäftigen. „Seine Farbradierungen haben den Charakter flacher Reliefs. Dem Künstler geht es um die Selbstdarstellung des graphischen Prozesses, verstanden als eine Aggression gegenüber der Oberfläche des Drucks, in der er seine Spuren hinterläßt" (zitiert nach „Graphik der Welt", St. Gallen 1971). Die Möglichkeit, dem Papier reliefartige Wirkungen abzugewinnen, nutzten auch viele andere Radierer.

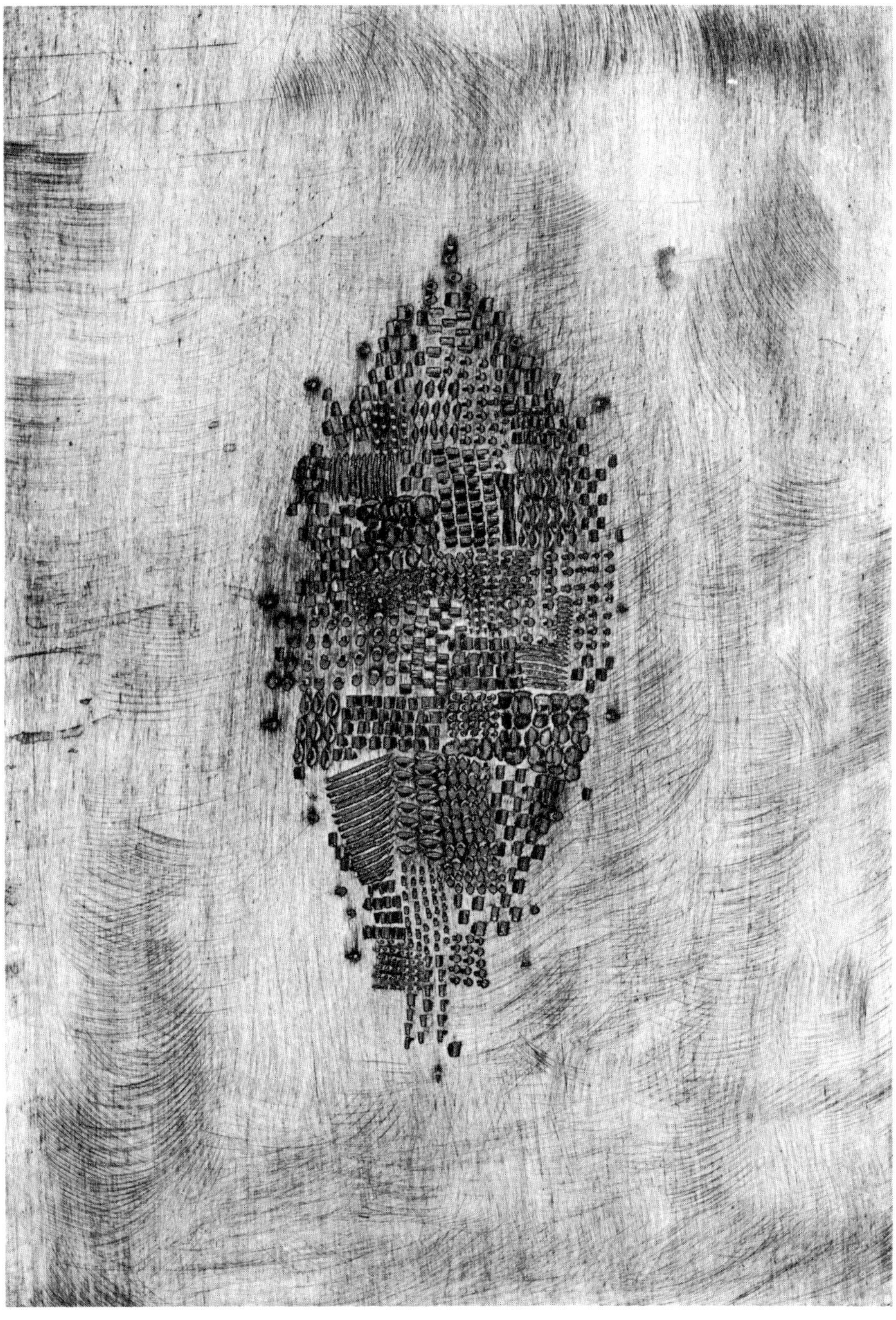

Berliner Eisenbild I

Materialtiefdruck, 217 x 287, bez. am Plattenrand unt. li.: „Berliner Eisenbild I", unt. Mitte: „23/50", unt. re.: „Schreib 60", 1960
Leihgabe Staatliche Graphische Sammlung München, Inv. 1962/344

Auch Werner Schreib zählt zu jenen Künstlern, die ihr Handwerk in Paris bei S. W. Hayter zu vervollkommnen suchten. Seine Erfindung der „Cachetage", einer Siegeltechnik (le cachet = Siegel) und die daraus entwickelten Strukturelemente wußte er auch der Radierung dienstbar zu machen. Schreib war von großer Vielseitigkeit und schuf mit seinen „semantischen Petrifikationen" ganz unverwechselbare Bilder. Auch bei ihm spielt das haptische Element eine große Rolle.

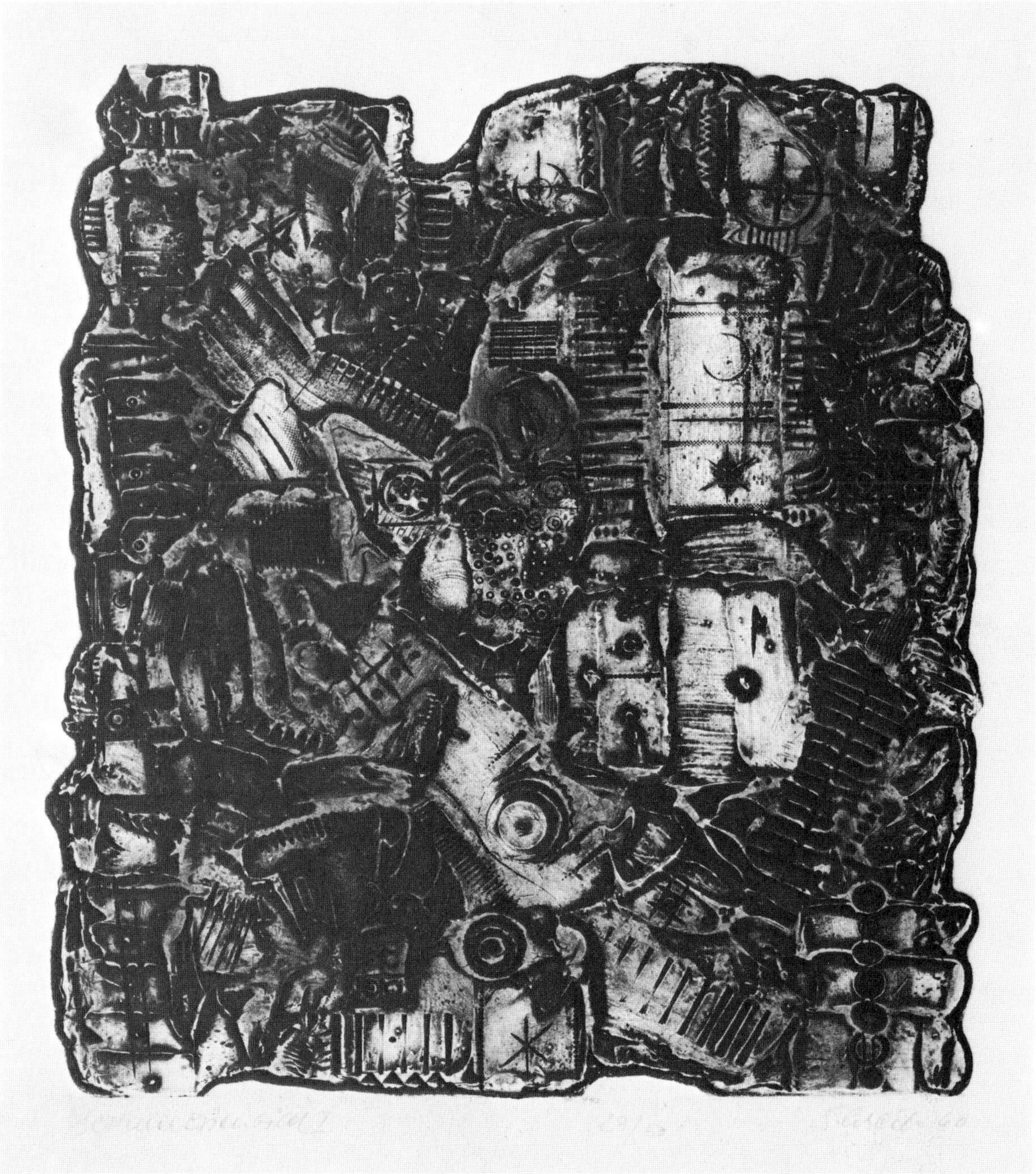

Hiob

Radierung und Aquatinta 1963, IV. Zustand, 400 x 297, 1967
Albertina Inv. 1969/19, Weis 77

Das Blatt steht in engem Zusammenhang mit den Radierungen zum Zyklus „Samson“ (1962 bis 1964), etwa mit den Arbeiten „Delila mit dem Dagon“ und „Das Begräbnis Samsons“. Die dabei auftretenden linearen, eine Positiv-Negativ-Wirkung detailreich ausspielenden Strukturen zeigen den Künstler auf einem Höhepunkt der Radierkunst. Die stilistischen Komponenten deuten dabei auf zahlreiche Einflüsse hin, die Fuchs damals jedoch souverän und kennzeichnend zu verarbeiten verstanden hatte. Auch in der Folge bediente sich der Künstler dieses Ausdrucksmittels, indem er es farbig anreicherte.

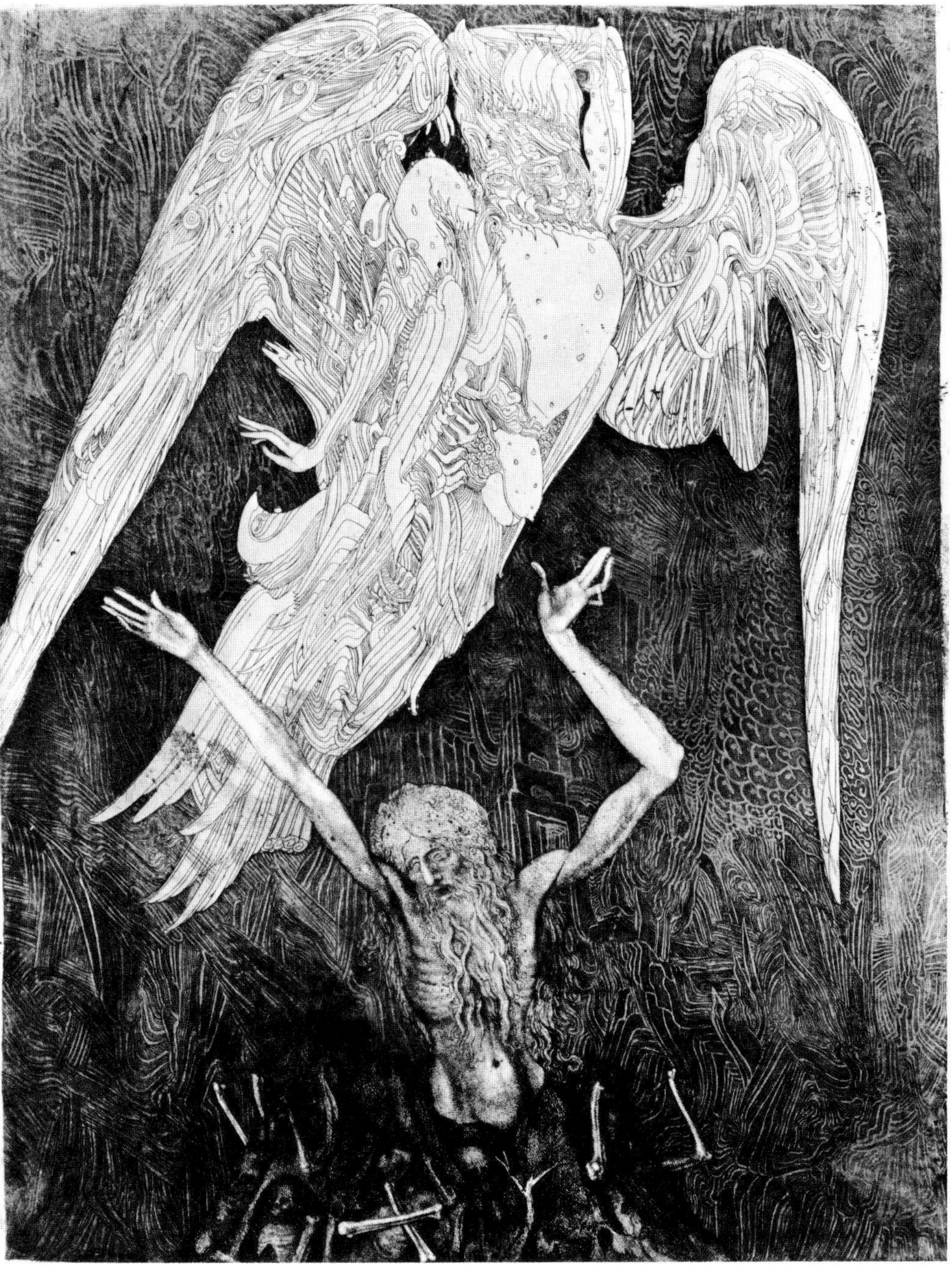

Der Hund, aus dem Zyklus „Roll over Mondrian“

Radierung, Kaltnadel, Roulette und Einarbeitung von Stichel in Farben, 568 x 497, bez. am Plattenrand unt. li.: „Roll over Mondrian (Der Hund) Probedruck“, unt. re.: „Alfred Hrdlicka 1966“, 1966
Leihgabe Kristian Sotriffer, Wien, Chobot 177

Mit seinen ersten Radierversuchen begann der Künstler ab 1947 während seiner Akademiezeit. Ab 1960 schuf er eine Reihe von Zyklen, zunächst auf Zinkplatten, später auf Kupfer, unter denen „Martha Beck“ (1962) und „Haarmann“ (1965) zu den eindrucksvollsten zählen. Damals begann Hrdlicka auch bereits zum großen Format hin zu tendieren. Gleichzeitig begann er mit der Konzentration mehrerer Szenenabläufe auf einer einzigen Platte. Diese Methode fand im Zyklus „Roll over Mondrian“ auch in technischer Hinsicht einen Höhepunkt in miteinander verbundenen Feldern.

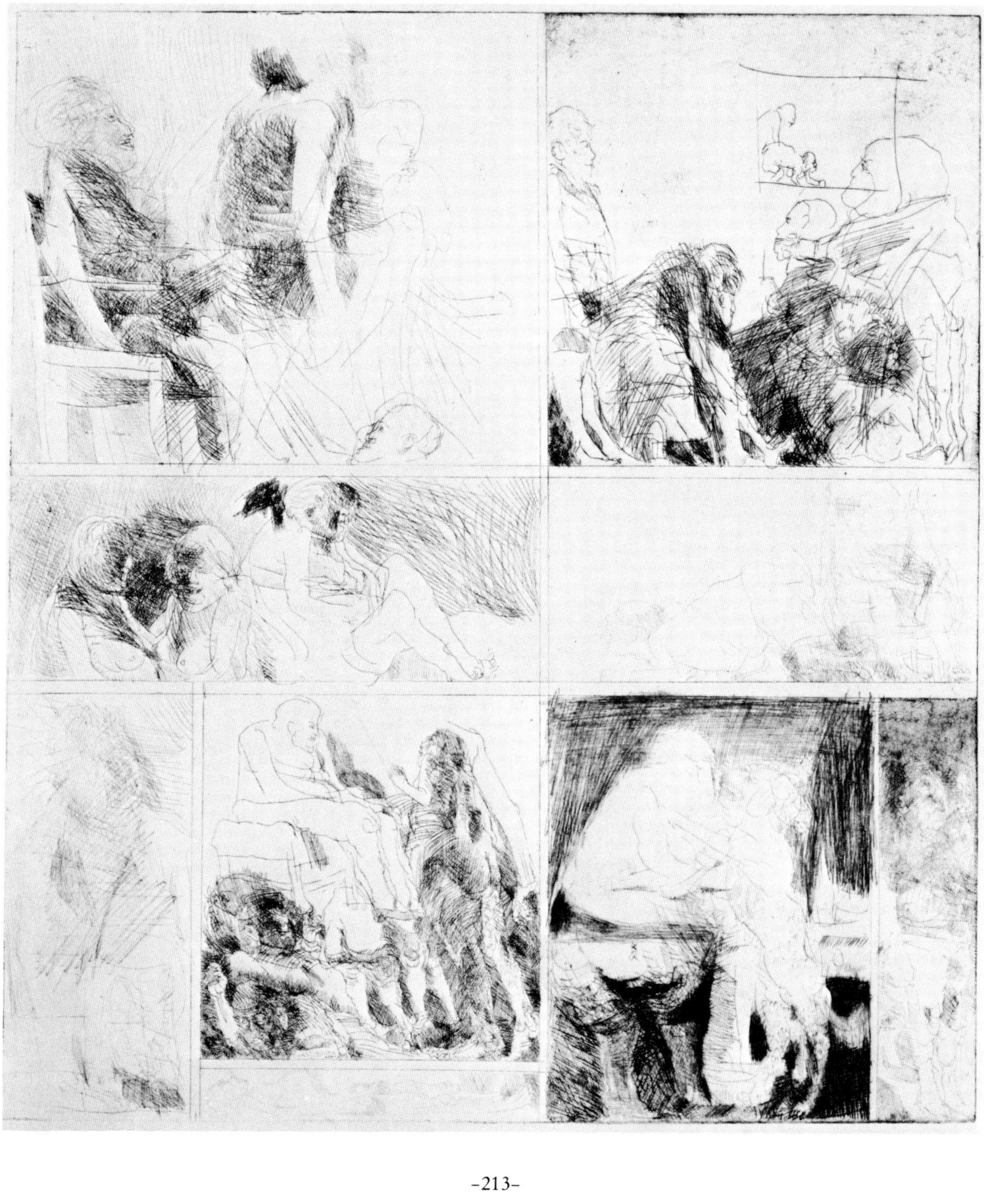

Astres et Désastres, Blatt Nr. VII

Zuckeraquatinta in Farben, 390 x 480, bez. am Plattenrand unt. li.: „63/99“, unt. re.: „Alechinsky“, 1969
Leihgabe Galerie Gabriel, Wien

Alechinsky ist auch als Radierer (oder Lithograph) ein malender Zeichner, beeindruckt und beeinflußt von Schrift und fernöstlicher Kalligraphie. Der Pinsel bildet für ihn ein sehr wesentliches Arbeitsutensil, mit dem er Aquatintablätter von Tafelbildgröße realisierte. „Werden die Linien erst einmal in den Dienst des spontanen Ausdrucks gestellt, so findet ihr vegetabilischer Aspekt keine Beachtung mehr. Allein die Qualität des Striches – was wir den Pinselstrich nennen würden – bestimmt die visuelle Rezeption. Der sonderbare Ursprung der manuellen Technik wird von einem hübschen Sprichwort illustriert: ‚Wer gut schreibt, zeichnet gut'“. (Aus: „Jenseits der Schrift“ in Katalog der Kestner-Gesellschaft, Hannover 1980).

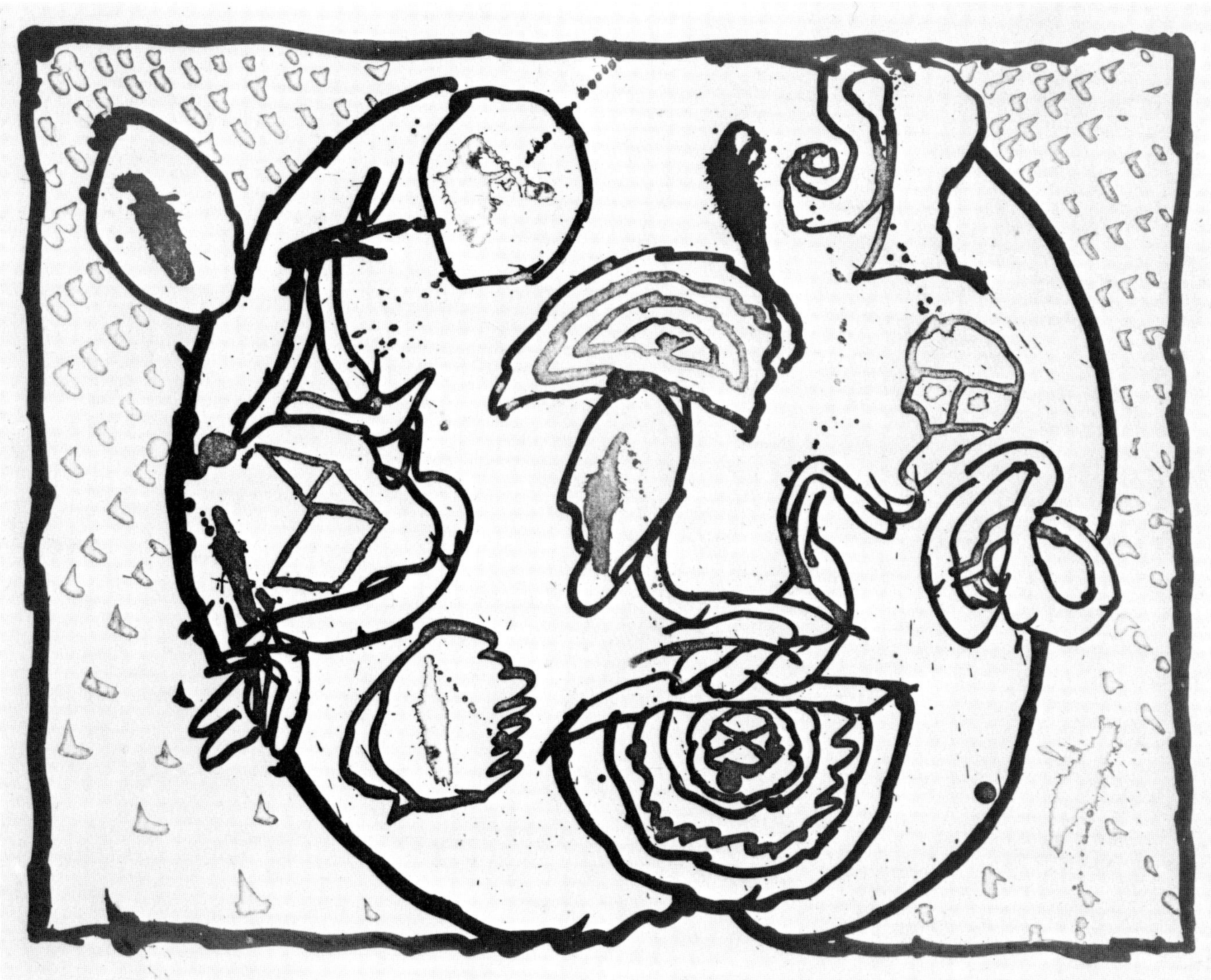

Ohne Titel I (Triptychon)

Radierung und Aquatinta, 320 x 450, bez. am Plattenrand unt. re.: „Genoves 1970", 1970
Leihgabe Marlborough Fine Art, London

Massen, Flüchtende, Laufende, sich gruppierende und zeitlupenartig festgehaltene Figuren in Bewegungsabläufen hat Genovés zu Bildsequenzen gestaltet und damit in einen dynamischen Zusammenhang gebracht (wobei ein kritisch-politischer Aspekt im Spanien der Franco-Zeit in den Vordergrund trat). Später wußte er dasselbe Prinzip mehr und mehr zu abstrahieren und auch für nichtfigürliche Kompositionsabläufe sowohl als Maler wie Radierer anzuwenden, wofür dieses Blatt ein Beispiel bildet. Kennzeichnend ist ein serielles Element, wie es auch von anderen Zeitgenossen ausgespielt wurde.

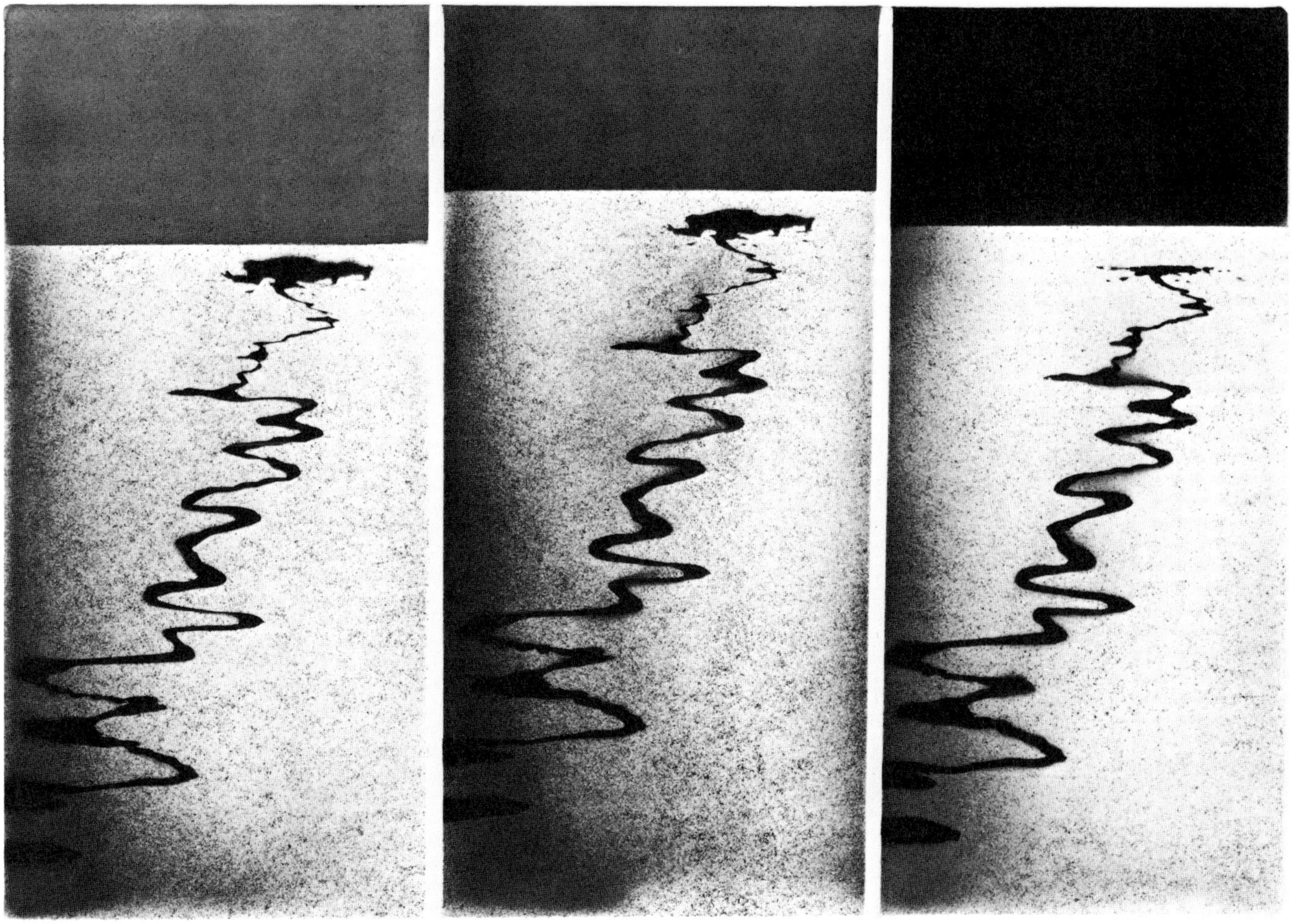

Dream of Summer

Kaltnadel, elektrisch betriebene Nadel und Mezzotinto in zwei Farben, 460 x 400, bez. am Plattenrand unt. li.: „22/30", unt. re.: „M. Ikeda 66", 1966
Albertina Inv. 1967/73

Ikeda bedient sich vieler technischer Mittel, bearbeitet seine Ätzungen vielfach mit der Kaltnadel oder der Roulette und verwendet auch Mezzotinto-Effekte, speziell für seine Farbradierungen. Ursprünglich surrealistischen Ausdrucksformen nahestehend, fügt er in seine Kompositionen später auch Trompe l'Oeuil-Motive und neorealistische Stilelemente ein.

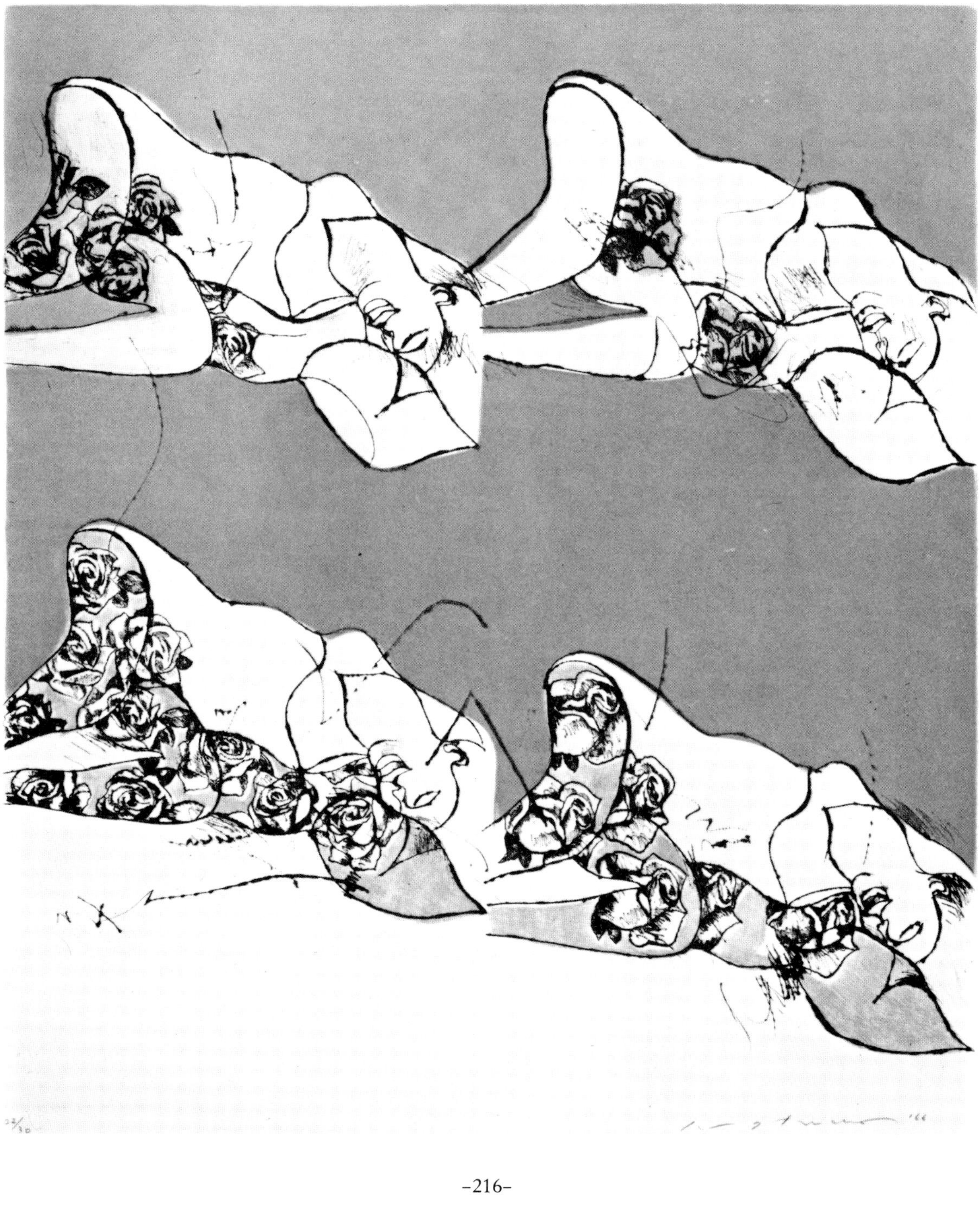

Fliehende Figuren

Radierung und Aquatinta in drei Farben, 326 x 270, bez. am Plattenrand unt. li.: „15/80", unt. re.: „Ernst Scrička", 1970
Albertina Inv. 1972/60

In einer – auch technisch – unverwechselbaren, großzügigen und meist auch zu großen Formaten tendierenden Manier entwickelte sich Skrička zu einem der anregendsten Farbradierer, der mit Schleifsand, Schaber, Roulette, Zuckertusche und Kaltnadel mit Vorliebe auf durch Ätzungen vorpräparierte Aluminiumplatten arbeitet und dabei in jedem Fall eine Vorgangsweise bevorzugt, die das von Säuren und Werkzeugen aufgerissene Material betont wirksam werden läßt. Die Ordnungen, die er seinen von expressiven Zügen bestimmten Figurenbildern mit archaischen Zügen abgewinnt, sind das Resultat eines zugleich harten und präzisen wie verschwenderischen Umgangs mit seinen Mitteln.

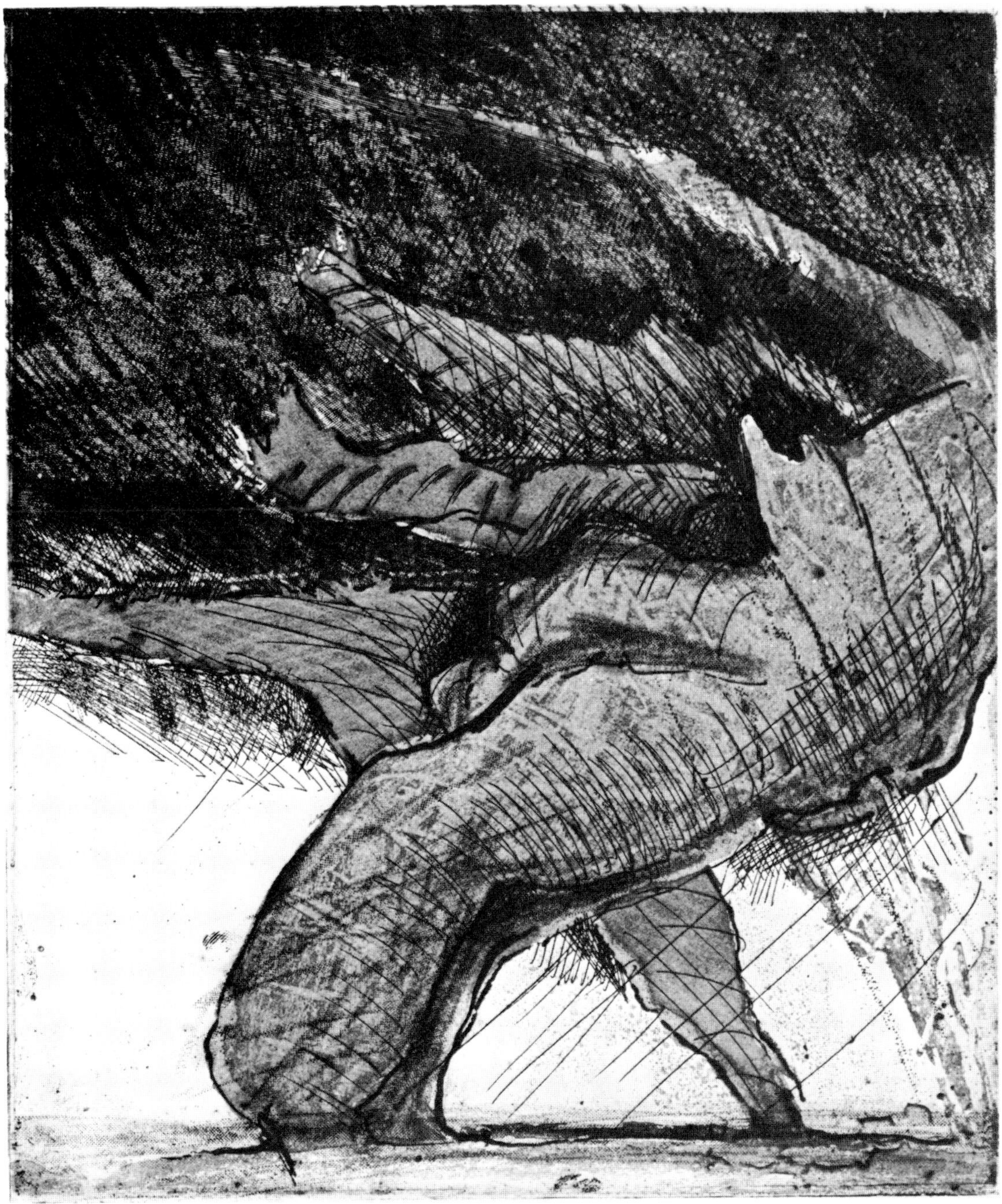

Zwei, aus dem Zyklus „Das vulgäre Ballett"

Radierung und Aquatinta, Zusammendruck aus zwei Platten: 160 x 260, 265 x 260, 1967/68
Albertina Inv. 1969/248, Sotriffer 77

Angeregt von der Art Brut, von vorangegangenen Materialexperimenten und Versuchen mit der Kaltnadel erarbeitete sich der Künstler Mitte der 60er Jahre das Rüstzeug zum Umgang mit Radierung und Aquatinta, der im Zyklus „Das vulgäre Ballett" einen vorläufigen Höhepunkt fand. Häufig arbeitete Frohner den in Stufen geätzten Strich auch mit der Kaltnadel nach. Aussprengtechnik und die Verwendung der Roulette gaben seinen Platten zusätzliche Akzente, wie er sie auch mit Asphaltspuren und dem direkten Bearbeiten der Platten mit dem säuregetränkten Pinsel zu erreichen wußte.

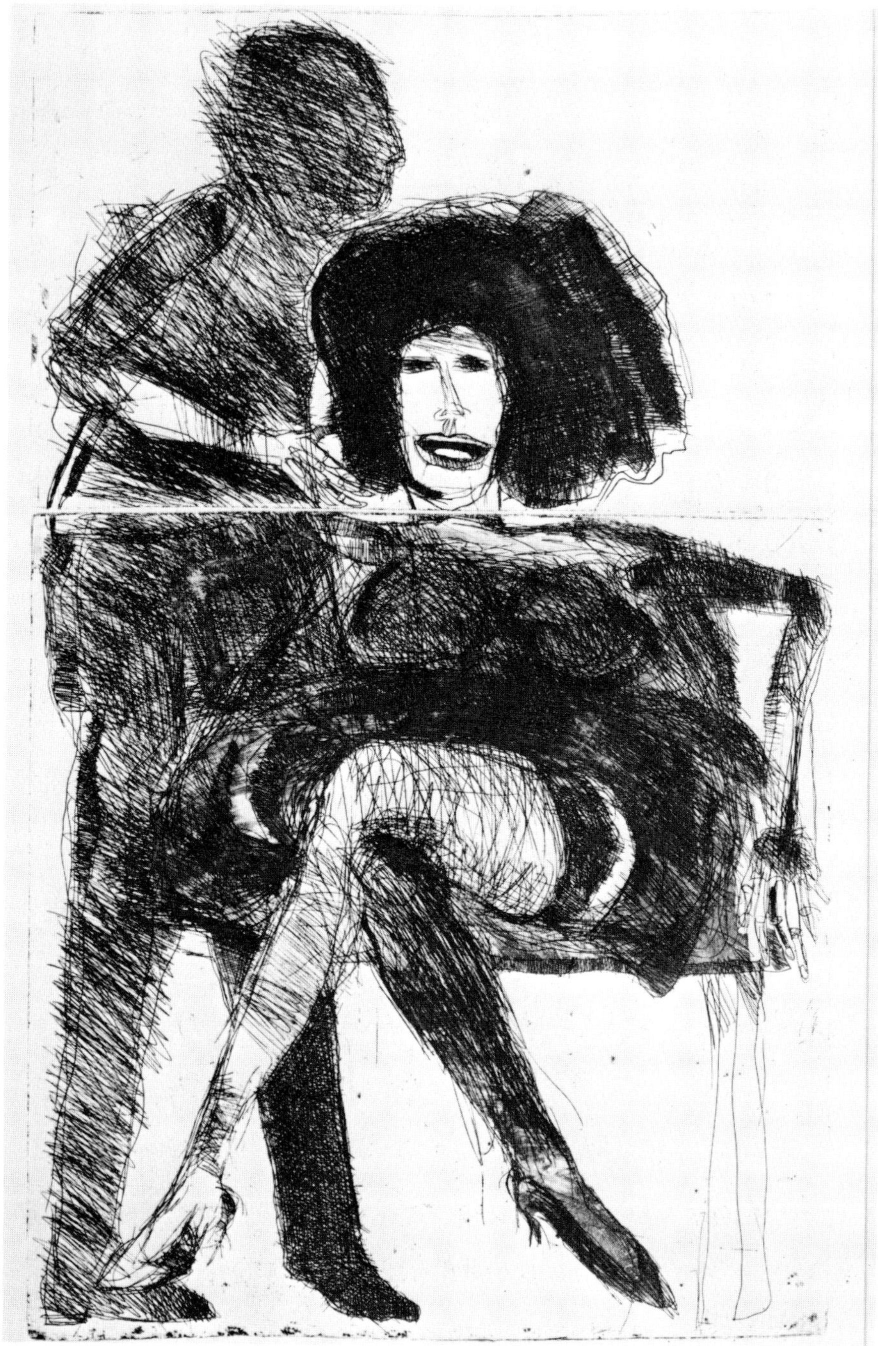

Tempelwand in Uxmal, aus dem „Mexiko-Zyklus"

Radierung und Aquatinta, 180 x 240, bez. am Plattenrand unt. li.: „Tempelwand in Uxmal", unt. Mitte: „12/75", unt. re.: „R. Schönwald 74", 1974
Albertina Inv. F 274, 1977–74/21

Der Mexiko-Zyklus umfaßt 22 Radierungen, die im Anschluß an eine Reise entstanden sind und die vor allem Architekturen, Götter und Symbole zum Thema haben. Schönwald hat sich dabei seiner satirischen Ader entschlagen und „innerlich kommentarlos" möglichst mit einer den Objekten entsprechenden Optik zu arbeiten versucht. Das Ergebnis waren Radierungen, die ihre eigene Magie entwickeln und denen bei aller gewollten Trockenheit eine ungewöhnliche Perspektive eigen ist, weil sowohl Flächiges wie Körperhaftes nebeneinander stehen. Als Radierer arbeitet Schönwald „werkgetreu", weshalb seine Aquatintablätter eine andere Dimension ausstrahlen als es etwa Zeichnungen zum selben Thema tun.

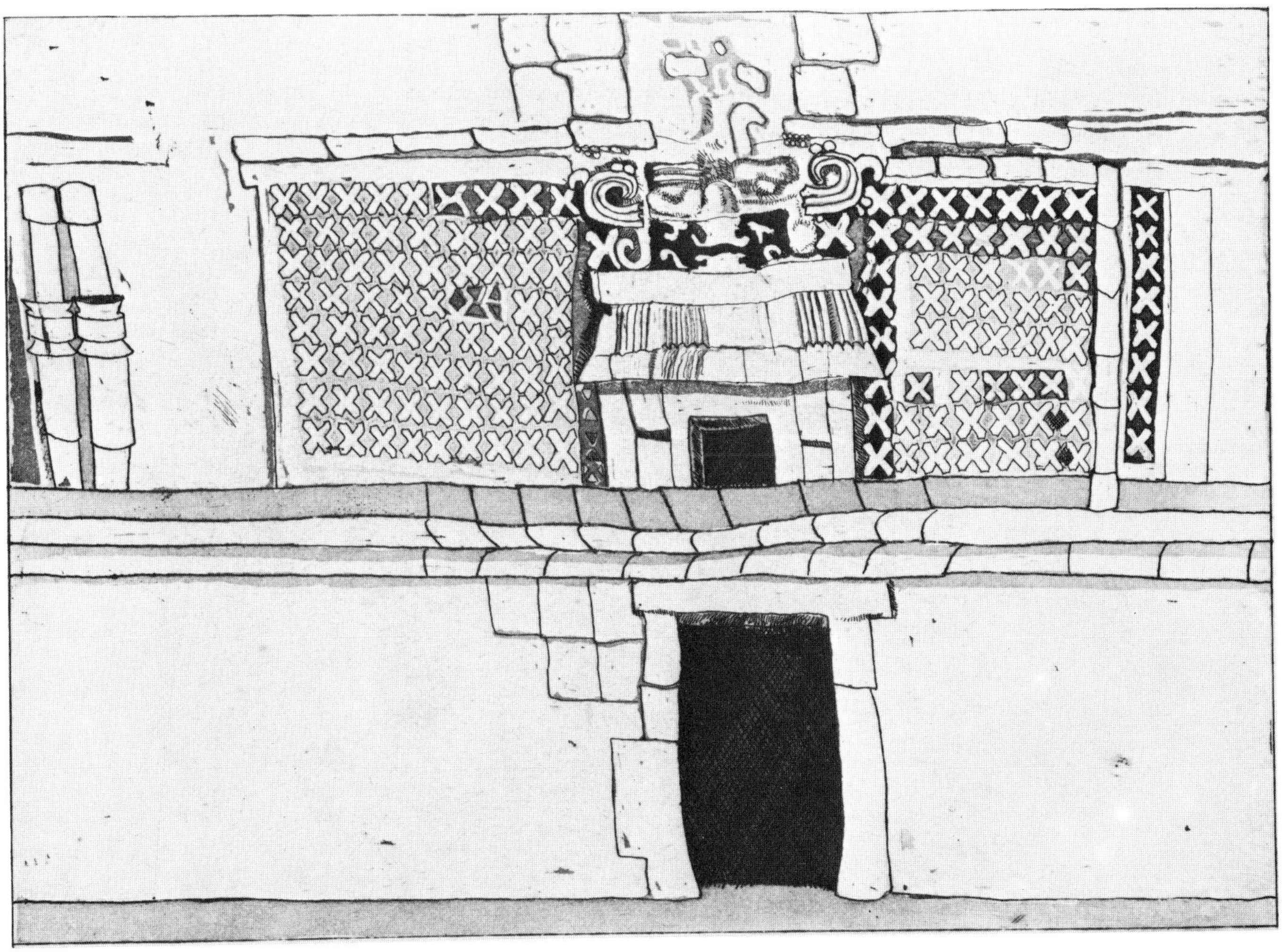

Großer Vorhang

Radierung, 450 x 350, bez. am Plattenrand unt. li.: „42/100", unt. re.: „P. Ackermann 69", 1969
Albertina Inv. 1971/37, Dückers, A./Hering, K. 153

Durch das Herauslösen von Details und deren Überhöhung in Zonen des Magischen oder Metaphysischen verleiht Ackermann seinen Architekturen eine objekthafte Wirkung – unterstrichen durch eine akkurate Zeichnung, die durch Ätzvorgänge wiederum eine Verwandlung vom Realistischen ins Verfremdete erfährt. Der „große Vorhang" erinnert an die Beobachtung von Zusammenhängen und Bewegungen, wie sie auch Whistler angestellt hatte. Ackermann interessieren „die eisenstangen und haken, platten, scharniere, nieten, klammern und drahtseile aus einer veralteten technik, einer sehr informativen, zeichnerischen technik. durchschaubar wie fachwerk-konstruktionen" („aus der werkstatt des künstlers", München 1969).

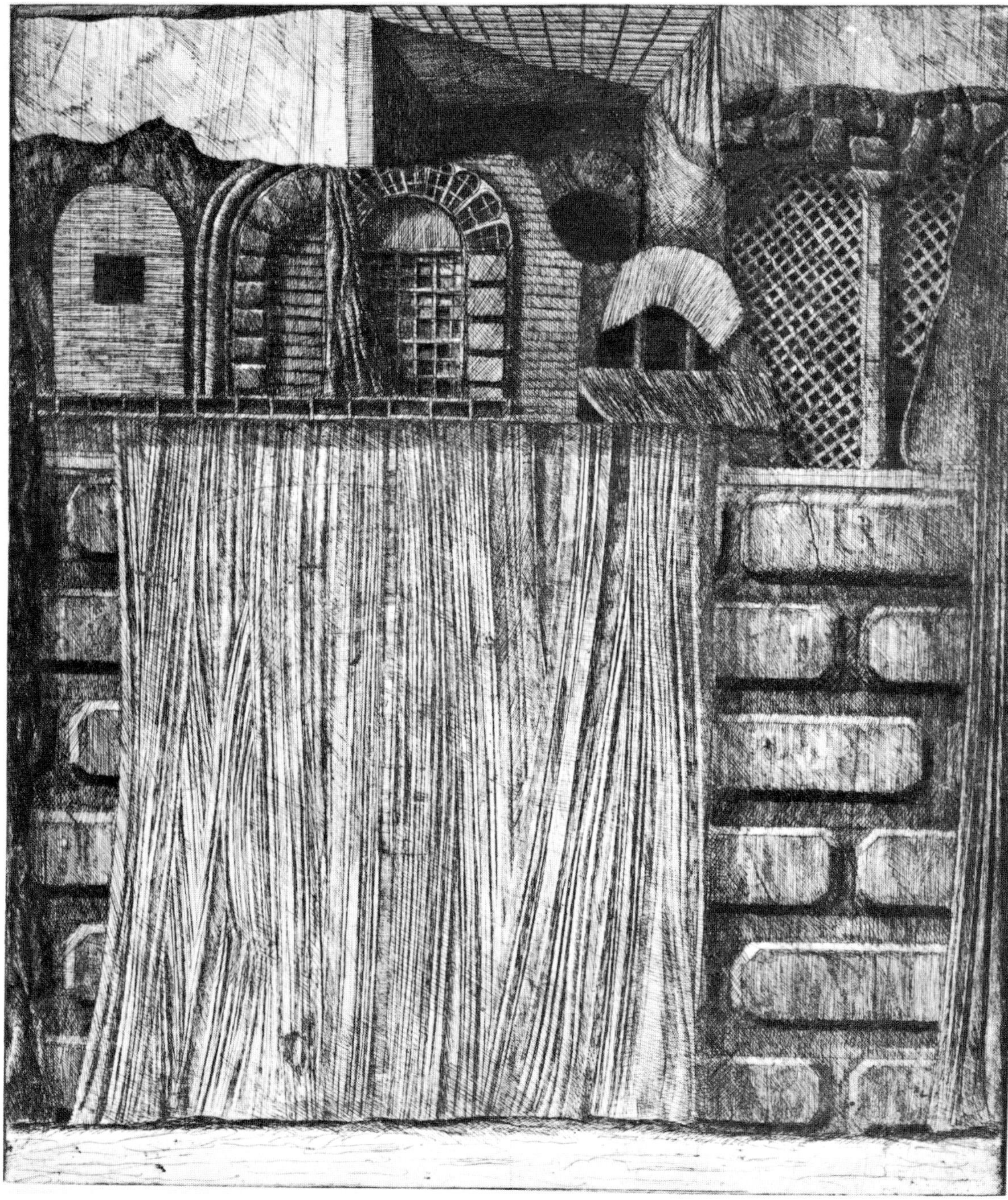

Wartende Figur

Zwei Farbplatten in Vernis mou, Aquatinta und offener Ätzung, 270 x 365, bez. am Plattenrand unt. li.: „90/98“, unt. re.: „Heuer“, 1974
Leihgabe Kristian Sotriffer, Wien. Sotriffer, Kat. Galerie Ariadne 1975

Vier technische Vorgänge kombiniert Heinrich Heuer in der Regel für seine strukturbetonten, formal sehr präzise ausgearbeiteten Farbradierungen: Vernis mou, Aquatinta, offene Ätzung und Kaltnadel. In diesem Fall begnügte er sich mit den erstgenannten Vorgängen, um eine tonig reiche, samtene Struktur zu erreichen. In ihr überlagern einander Formen und Flächen, in die sie zugleich eingebunden werden wie petrifizierte Objekte in einem stillebenartigen Arrangement. Die Schulung durch den Holz- und Linolstecher Karl Rössing trägt bei aller individuellen Ausformung der Heuer'schen Formenwelt und umgesetzt in eine andere Technik ihre Früchte. Heuer schafft nahezu ausschließlich Radierungen.

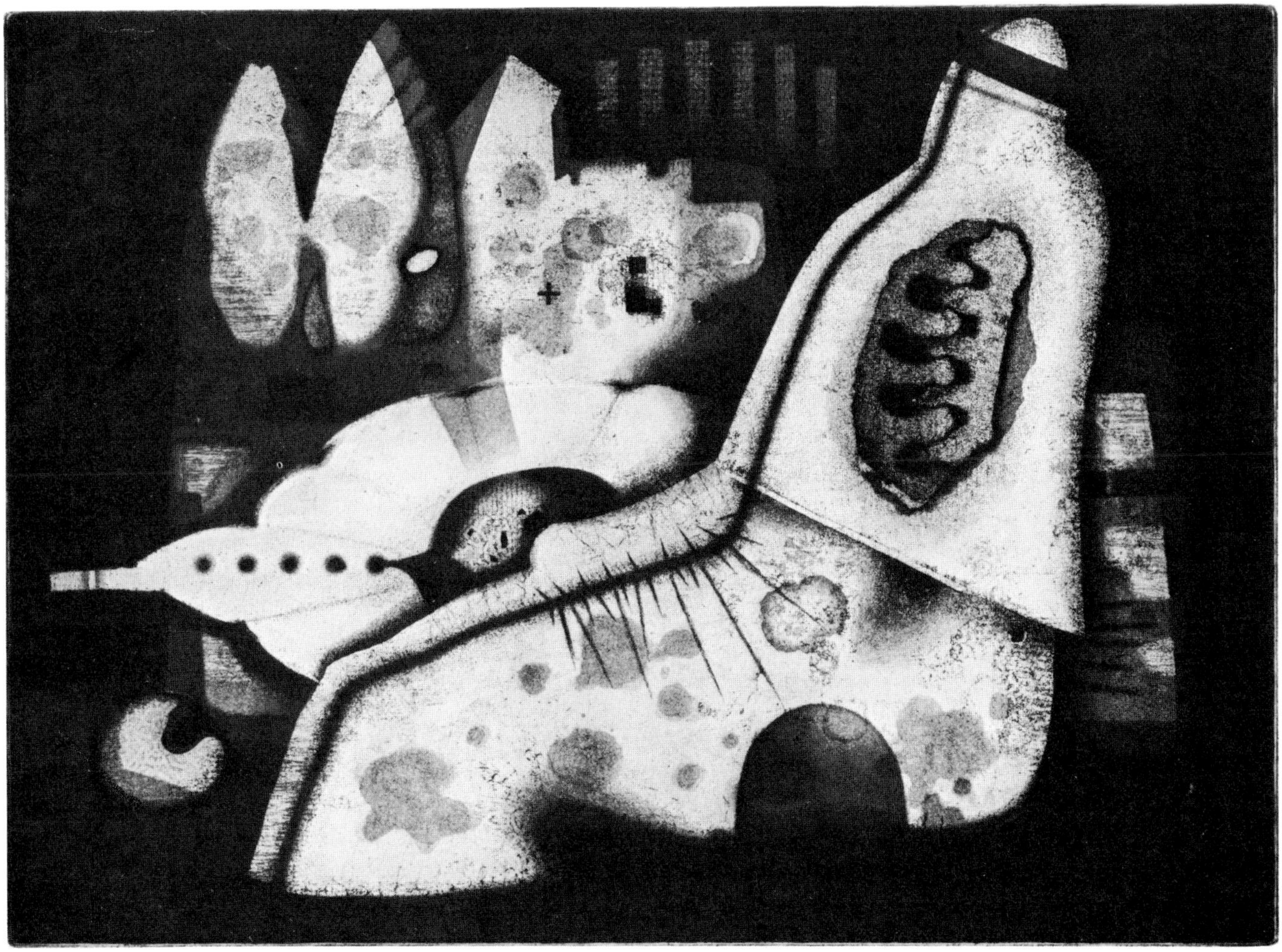

Tür

Radierung, Aquatinta und Direktätzung, 200 x 400, bez. unt. li.: „99/100", unt. re.: „Joachim Palm 80", 1980
Leihgabe Joachim Palm, München

Palm ist ein verschiedene Techniken nützender Zeichner mit einer Tendenz zum nüchtern-sachlichen, technischen Strich, der jedoch durch Bewegungen von Körpern und Gegenständen ein Gegengewicht erhält. In seinen Radierungen wird das Eindringen einer tonigen Komponente vor allem durch den Einbezug von Ätzspuren und gelenkten Zufällen möglich, wodurch die Härte seiner Darstellungen gemildert wird, ohne an Präzision und Aussagekraft zu verlieren.

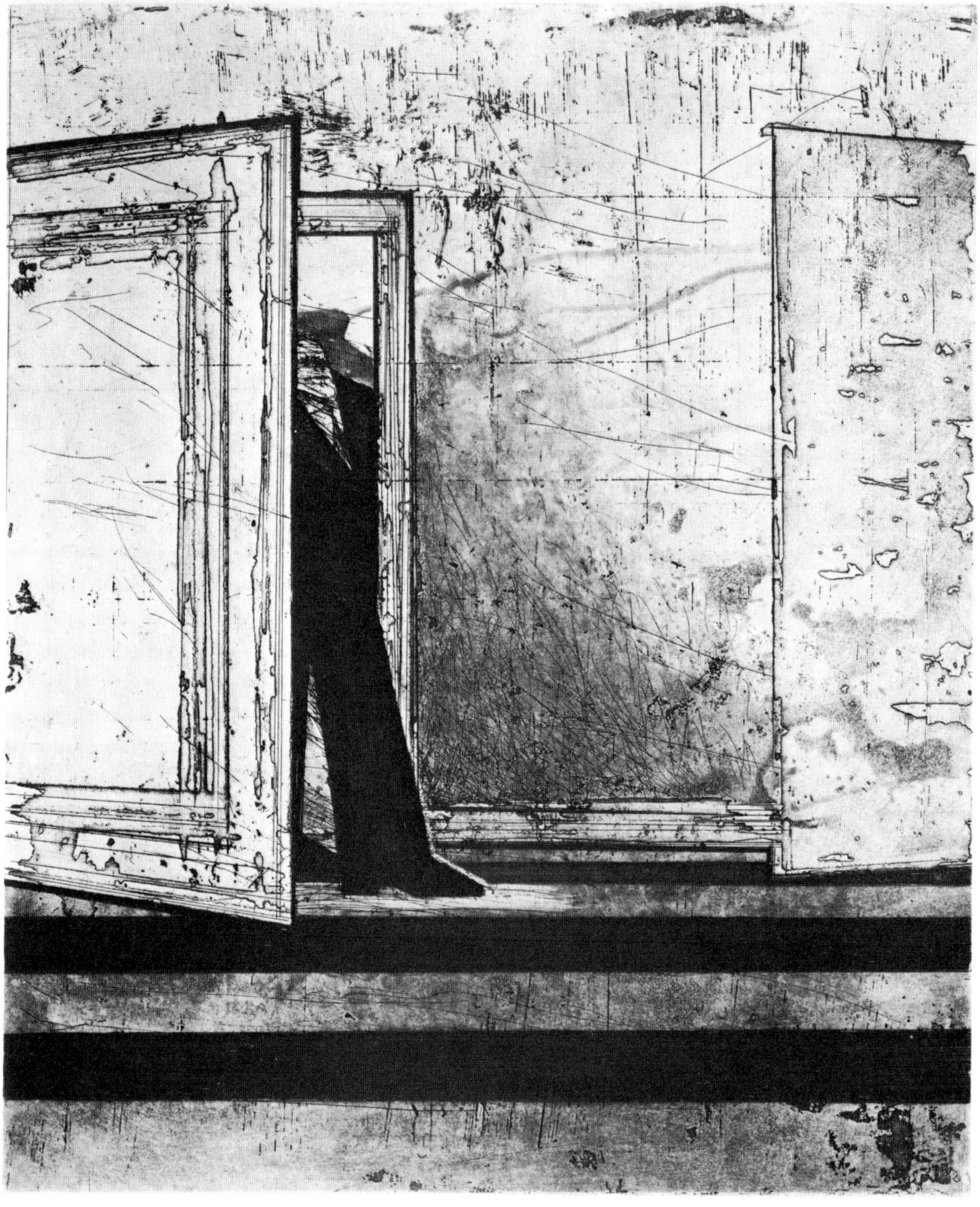

Hexenstein, zum Zyklus „Oswald von Wolkenstein“

Radierung, Kaltnadel und Schmirgelpapier, 217 x 237, bez. unt. li.: „Sas de la stries Markus 1973“ (spiegelverkehrt), am Plattenrand unt. li.: „7/10“, unt. re.: „Markus“, 1973
Leihgabe Kristian Sotriffer, Wien

Dieses formal und technisch besonders reizvolle Blatt entstand im Zusammenhang mit 27 Radierungen zu Liedern Oswald von Wolkensteins, schied bei der definitiven Auswahl jedoch aus. Eine akribische Art des Zeichnens, wie sie Vallazza als Radierer bevorzugt, wird durch tonige Flächen und die Belebung der Platte durch Schmirgelpapier um zusätzliche Effekte bereichert. Das Herkommen von der Kaltnadelradierung kennzeichnet häufig auch das Filigran seiner geätzten Arbeiten.

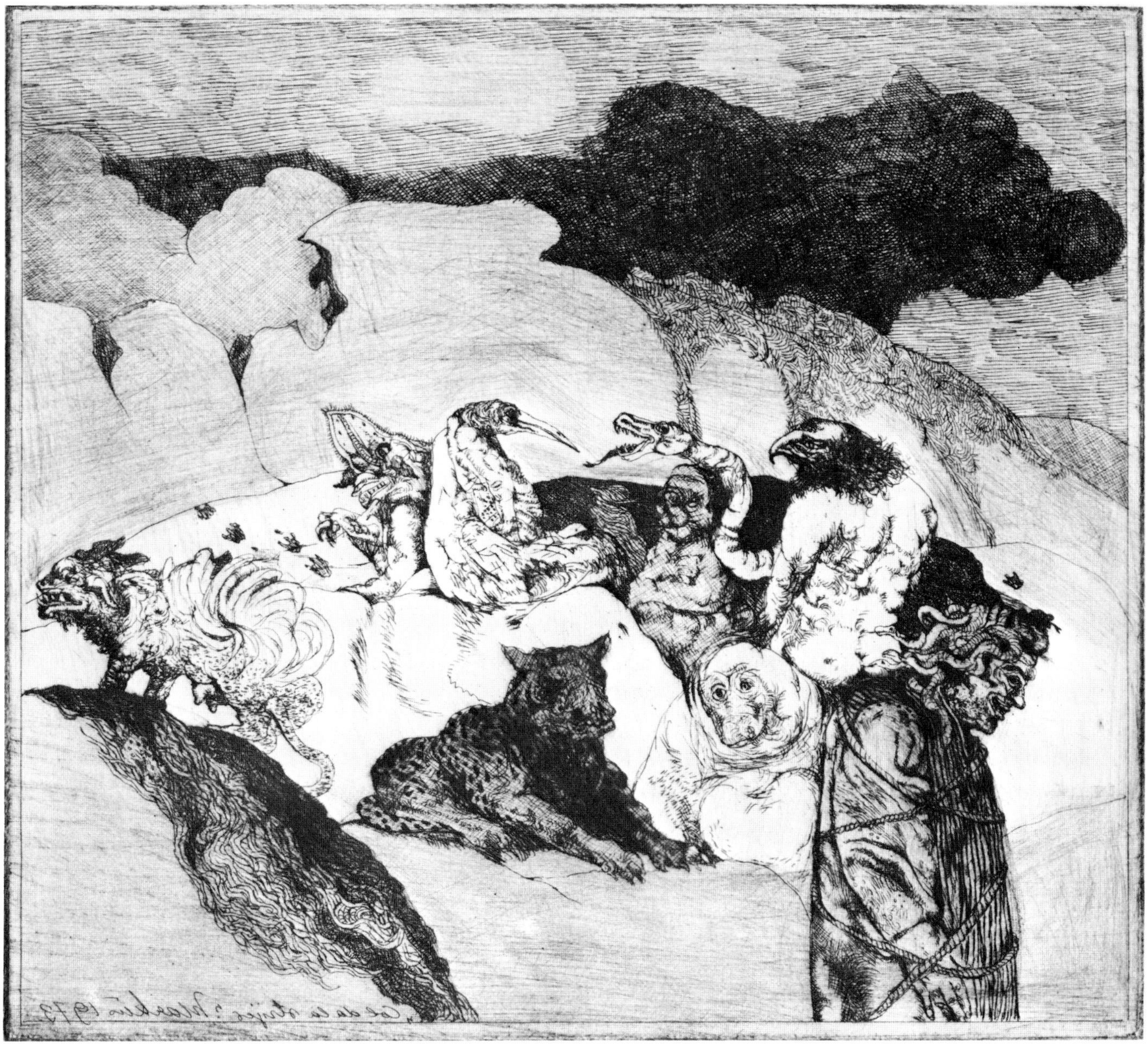

Braid II

Radierung, 838 x 406, bez. unt. Mitte: „BRAID", am Plattenrand unt. li.: „A/P Jim Dine 1973", 1973
Leihgabe Petersburg Press, London

Dine begann mit Lithographien, entdeckte für sich aber auch bald den ganz andersartigen Reiz der Radierung, die er für einfachere, weniger ausschweifend lyrische und literarische „Programme" nützt, etwa für die Herstellung von Selbstporträts. Er hat eine Vorliebe für besondere Papiere, die er zum integrierenden Bestandteil seiner Arbeiten werden ließ. Kennzeichnend für Dine's Graphik ist das Interesse an Werkzeugen, seiner eigenen Kleidung und für ein bei ihm immer wieder auftretendes „Requisit": das Herz. Wie er es versteht, aus einer einfachen Form bei aller Statik etwas sehr Lebendiges werden zu lassen, bezeugt dieses seine Wirkung vor allem einer Tendenz zur Monumentalisierung verdankende Blatt.

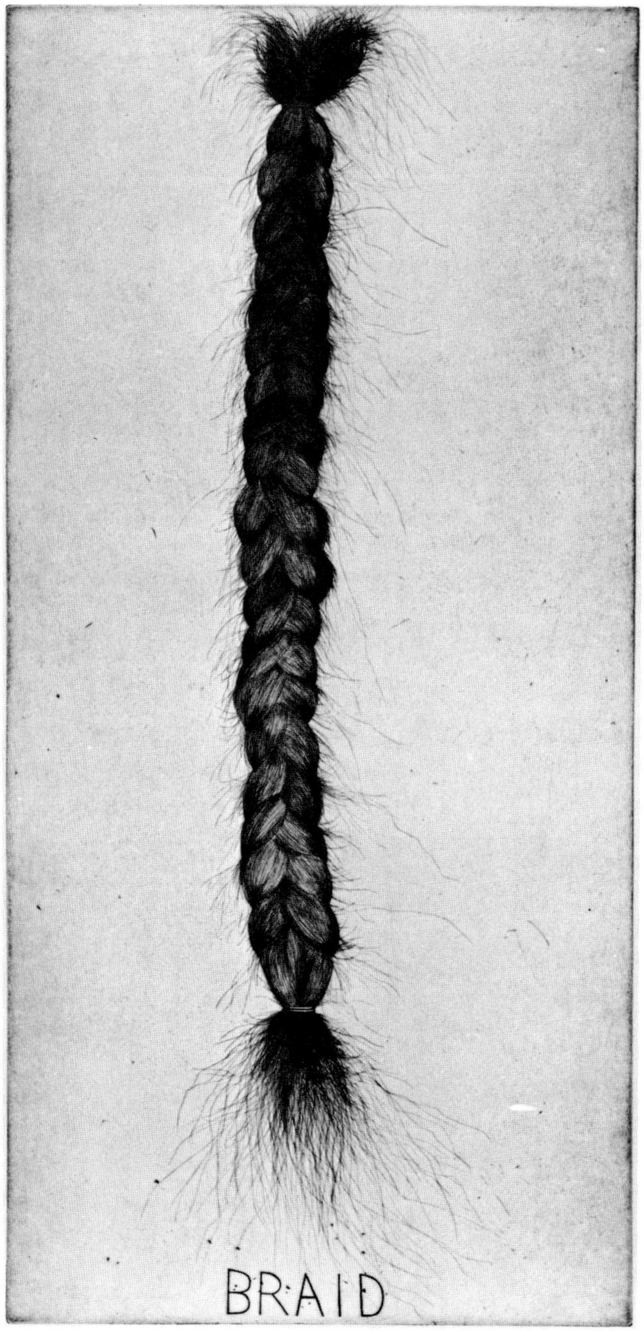

Profil

Kaltnadel auf Aluminium, 235 x 310, bez. unt. li.: „A. Rainer" (spiegelverkehrt), am Plattenrand unt. li.: „18/25", unt. re.: „A. Rainer", 1971
Albertina Inv. 1978/136, Breicha 116

Rainer schuf seine ersten Radierungen auf Zink, häufig mit der Kaltnadel. Frühe Titel wie „Nebel", „Verhülltes Kreuz", „Verdeckter Kopf" deuten auf seine Absichten hin, analog zur Malerei jener Zeit zu überdecken. Seiner spontanen und direkten Art, sich zu einer definitiven Form vorzuarbeiten, entspricht die Kaltnadeltechnik am besten. Gelegentlich ritzte er die Platte in einem einmaligen Angehen wie im gegebenen Fall, häufiger sind jedoch zahlreiche Zustände.

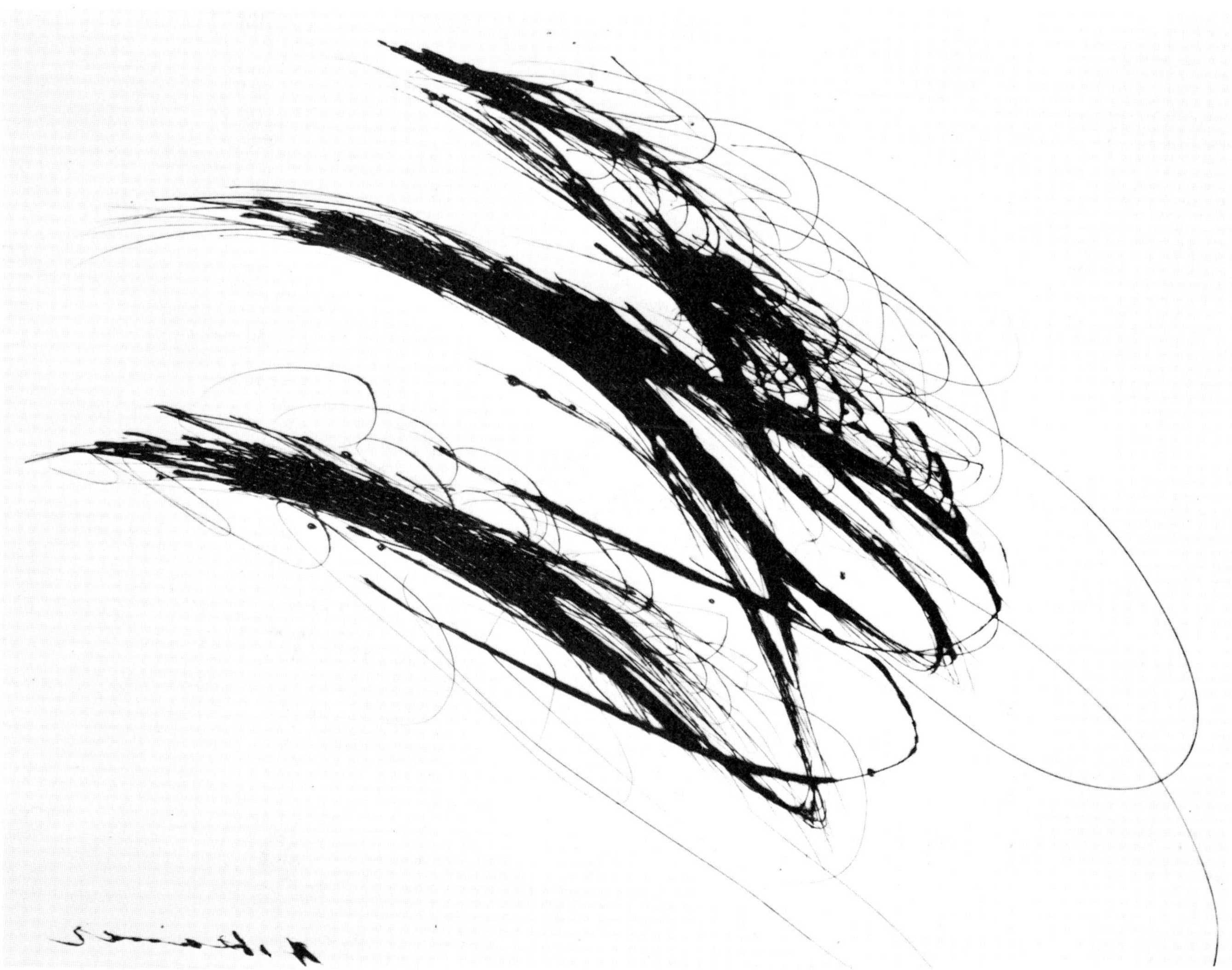

Birken wiegen sich nicht

Radierung, 300 x 470, 1977
Leihgabe Kristian Sotriffer, Wien

Pramstaller zeichnet auf Kupfer oder Zink direkt vor der Natur, an der ihn vor allem geologisch bedingte Bewegungen und Verwerfungen oder andere, kennzeichnende Strukturelemente interessieren. Im Atelier beginnt dann die eigentliche Arbeit des Radierers, die Verwandlung des Aufgenommenen in ein autonomes Stück Graphik durch das stufenweise Herausätzen von feinsten, zartesten Linien und Strichen bis zu kräftigen, tiefen, malerischen Furchen im Vordergrund, von denen die Platte durch Säureeinwirkung zerfressen wird. Mit Vorliebe hält er auf diese Weise den Rhythmus von Verwerfungen fest.

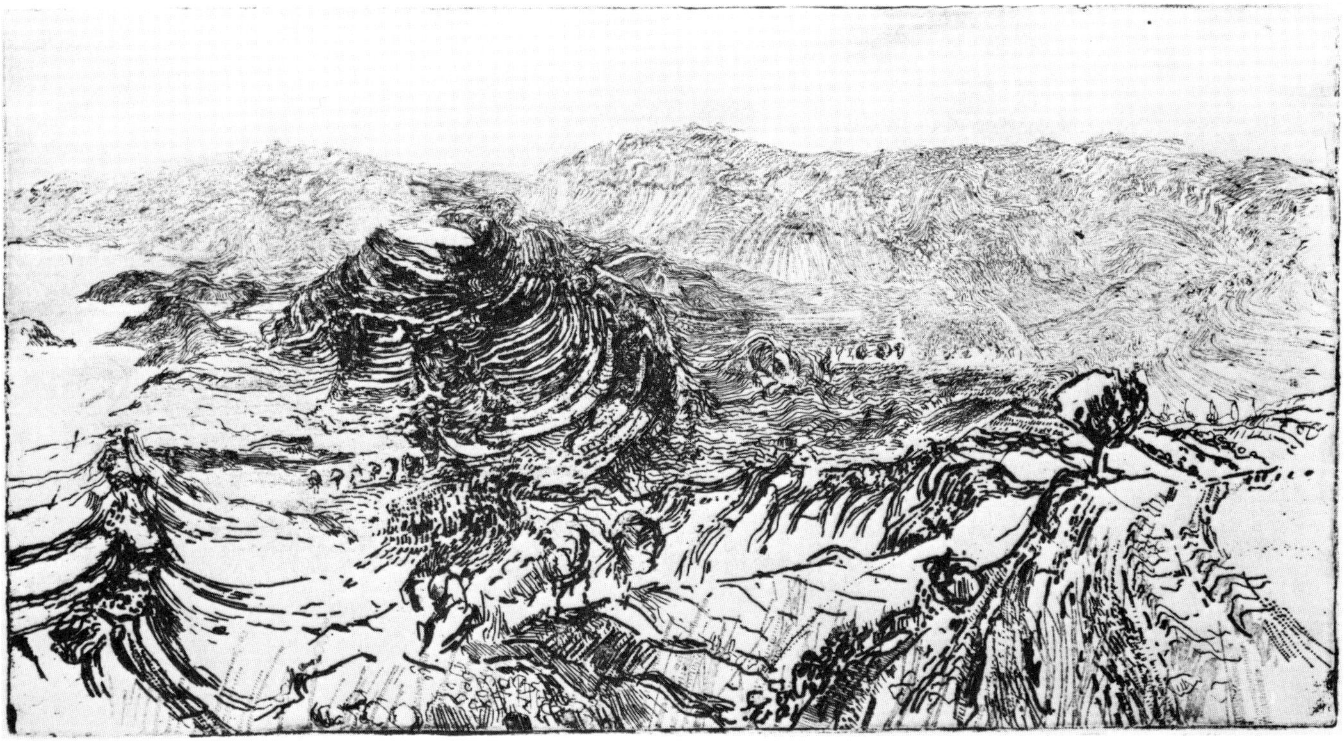

Hausgruppe im Waldviertel. Aus dem Zyklus „Zehn Radierungen zu Texten von Adalbert Stifter »Aus der Mappe meines Urgroßvaters«“

Radierung und offene Ätzung, 210 x 255, 1975
Albertina Inv. K.S.F.275, 1977-701,702, Hilger 124

Ursprünglich vor allem den Techniken der Lithographie und des Siebdrucks hingegeben, begann Korab sich nach 1969 in zunehmendem Maß der Radierung zuzuwenden und dabei die zyklische Abfolge zu bevorzugen. Die „Stifter-Kassette“ erklärt Korabs Affinität zu einer Prosa, die seinen stimmungsvollen, sensitiv vorgehenden Begegnungen mit einer „stillen“ Landschaft besonders entgegenkommt. Korab zeichnet auf seine Platten gern direkt vor dem Motiv und läßt - um transparente Grautöne zu erreichen - die Säure direkt auf die Platte einwirken.

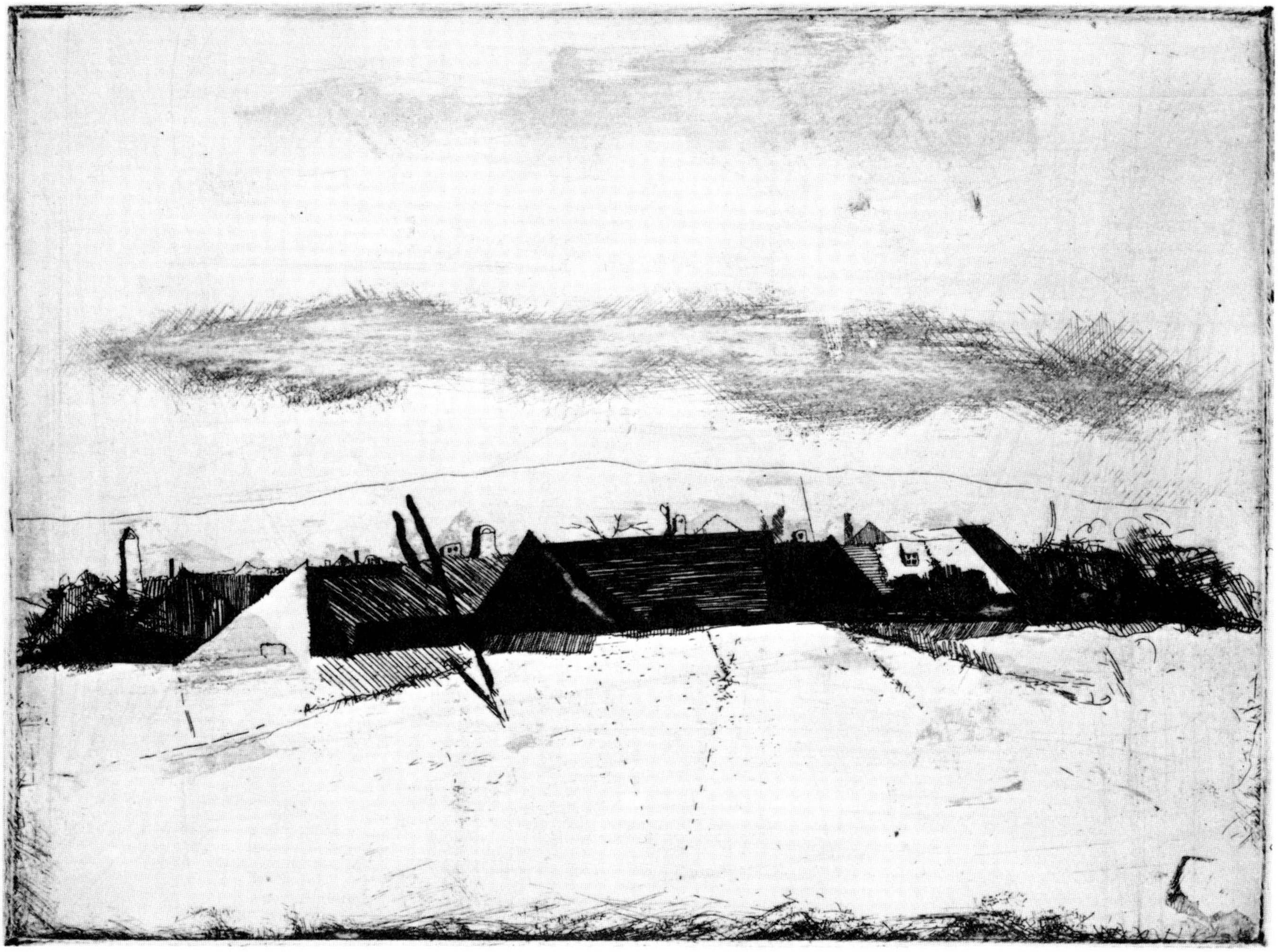

Celia Seated

Farbradierung und Aquatinta, 910 x 750, bez. unt. li.: „27/60“, unt. re.: „David Hockney 76“, 1976
Leihgabe Petersburg Press, London

Aus einem persönlichen Erleben und Empfinden heraus entwickelte Hockney eine eigene Ausdrucksform, die in England mit den schwer übersetzbaren Epitheta „whimsical, faux-naif, sophisticated“ belegt worden ist. Während der sechziger Jahre fiel er durch eine erfrischend-witzige und auch technisch reizvolle Form des Umgangs mit dem Bildraum und den ihn bevölkernden Figuren auf – einem Stil, in dem er in der Folge auch Märchen illustrierte. Neben zahlreichen Selbstdarstellungen porträtierte er häufig auch Personen aus seinem unmittelbaren Lebenskreis.

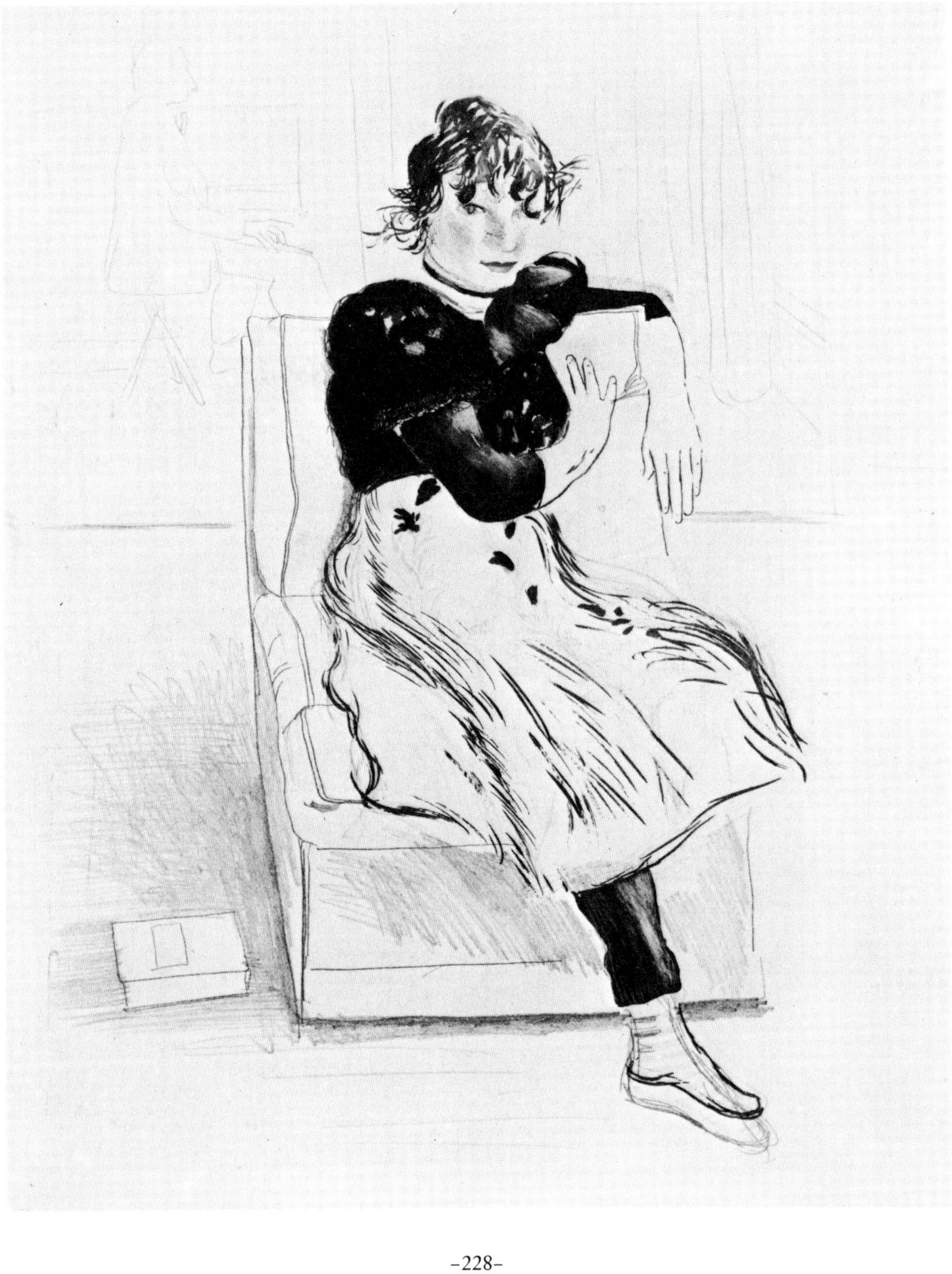

Der Träumer

Radierung, Aquatinta, Vernis mou in Farben, Zustandsdruck, 422 x 330, bez. am Plattenrand unt. li.: „Der Träumer Zustandsdruck 1/2", unt. re.: „KRUMPEL 75", 1975
Albertina Inv. 1975/250

Das Hauptthema des Künstlers: die Isolation des Individuums, sein Austrittsversuch aus sich selbst und die Konfrontation mit seiner Umwelt artikuliert Helmut Krumpel als Radierer in einer der Position seiner Figuren adäquaten Form. Er bedient sich in seinen Farbradierungen aller einem Radierer zur Verfügung stehenden Mittel, um den Verflochtenheiten von Ich-Du-Beziehungen Ausdruck geben zu können. Das Blatt steht in engem Zusammenhang mit einer Folge von zwölf Radierungen mit dem Titel „Die Meere des Traumes", in denen das von ihm bevorzugte Mittel der Sequenz deutlich zum Ausdruck kommt.

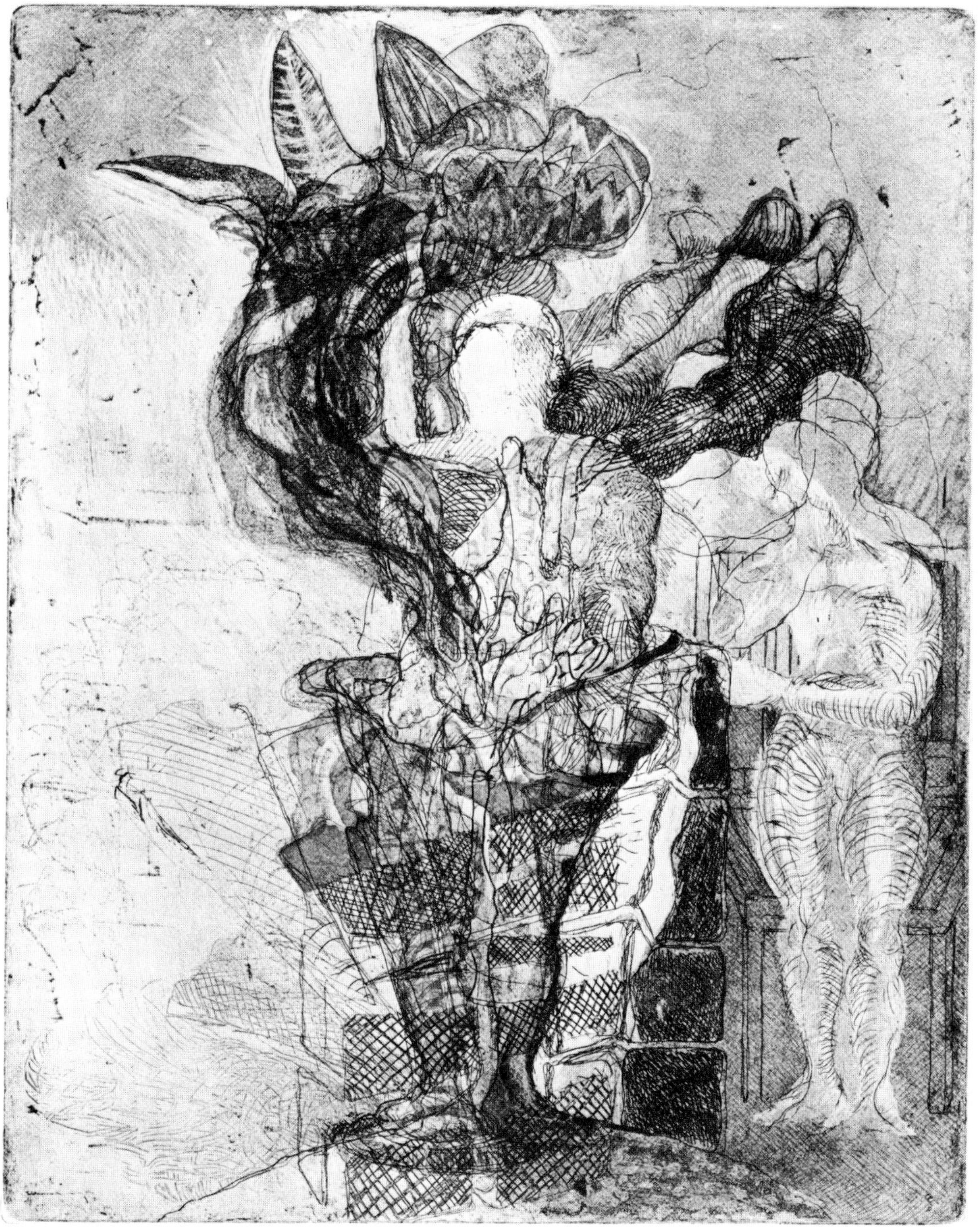

Manipulation I

Radierung und Kaltnadel, 322 x 651, 1976
Leihgabe Hofrat Prof. Dr. Walter Koschatzky, Wien

Wie andere unter seinen Landsleuten hat Anderle die Radiertechnik aufs äußerste zu verfeinern verstanden und dabei den Hang vieler tschechischer Künstler zu technischer Akkuratesse und Brillanz zitatfreudig und historisierend in zumeist großen Formaten bis zur Perfektion vorangetrieben. Wie sich imaginative Elemente mit einem alle Möglichkeiten des Bezeichnens, Ätzens und Druckens von Kupferplatten einbeziehenden Vorgang verbinden lassen, demonstriert er auf einzigartige Weise.

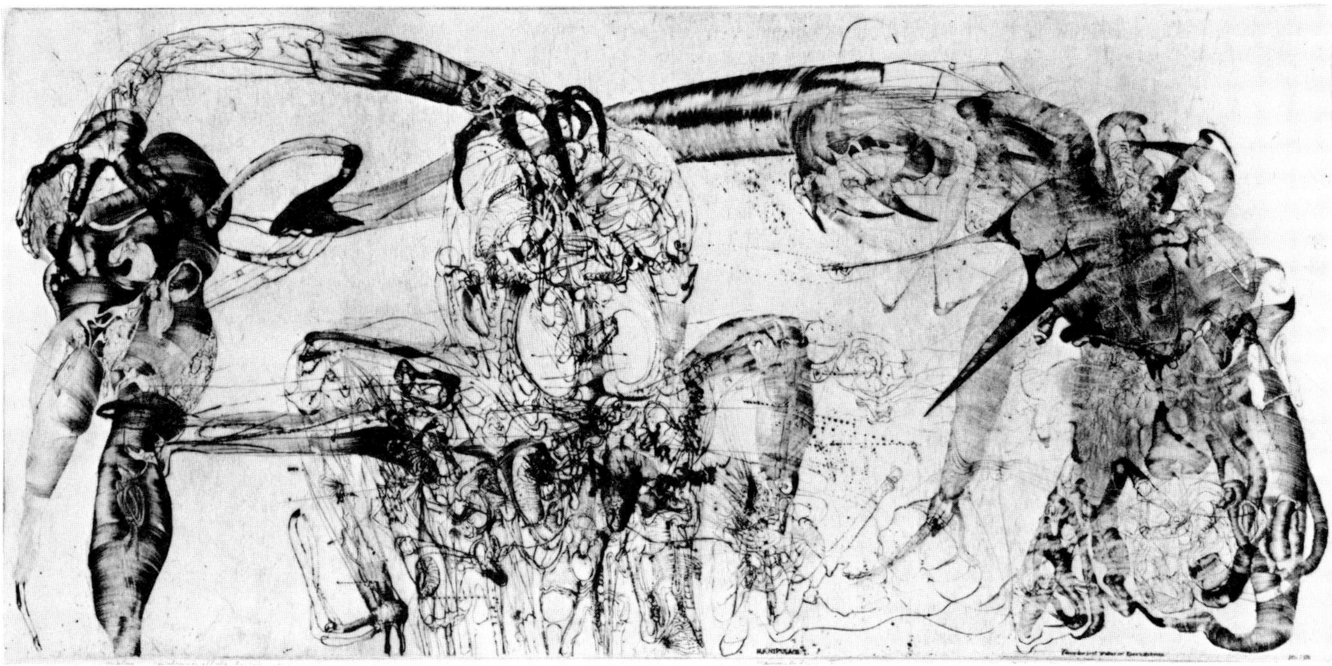

Rembrandt-Paraphrase

Radierung, 986 x 641, bez. am Plattenrand unt. li.: „EA. 1973-1980-BLANCNOIR“, unt. re.: „B. Suhy“, 1980 (Schenkung K. Sotriffer). Albertina Inv. 1981/114

Suchy zählt zur jüngeren Generation jugoslawischer Radierer, die von den Älteren handwerklich-technische Finessen erlernt, ihr Vokabular aber anderen Zielvorstellungen angepaßt und gründlich verändert hat. Die Auseinandersetzung aller Radierer mit Rembrandt führte bei ihm zu einer Paraphrase des Hundertguldenblattes, dem er abstrakte, aus einem dichten Strichgewebe hervorbrechende Chiffren entgegenstellt – als sei es ihm um das Herausstellen einer radikalen Wandlung künstlerischen Handelns in Analogie zur Veränderung der Welt zu tun. Bemerkenswert erscheint das Ausmaß der Platte.

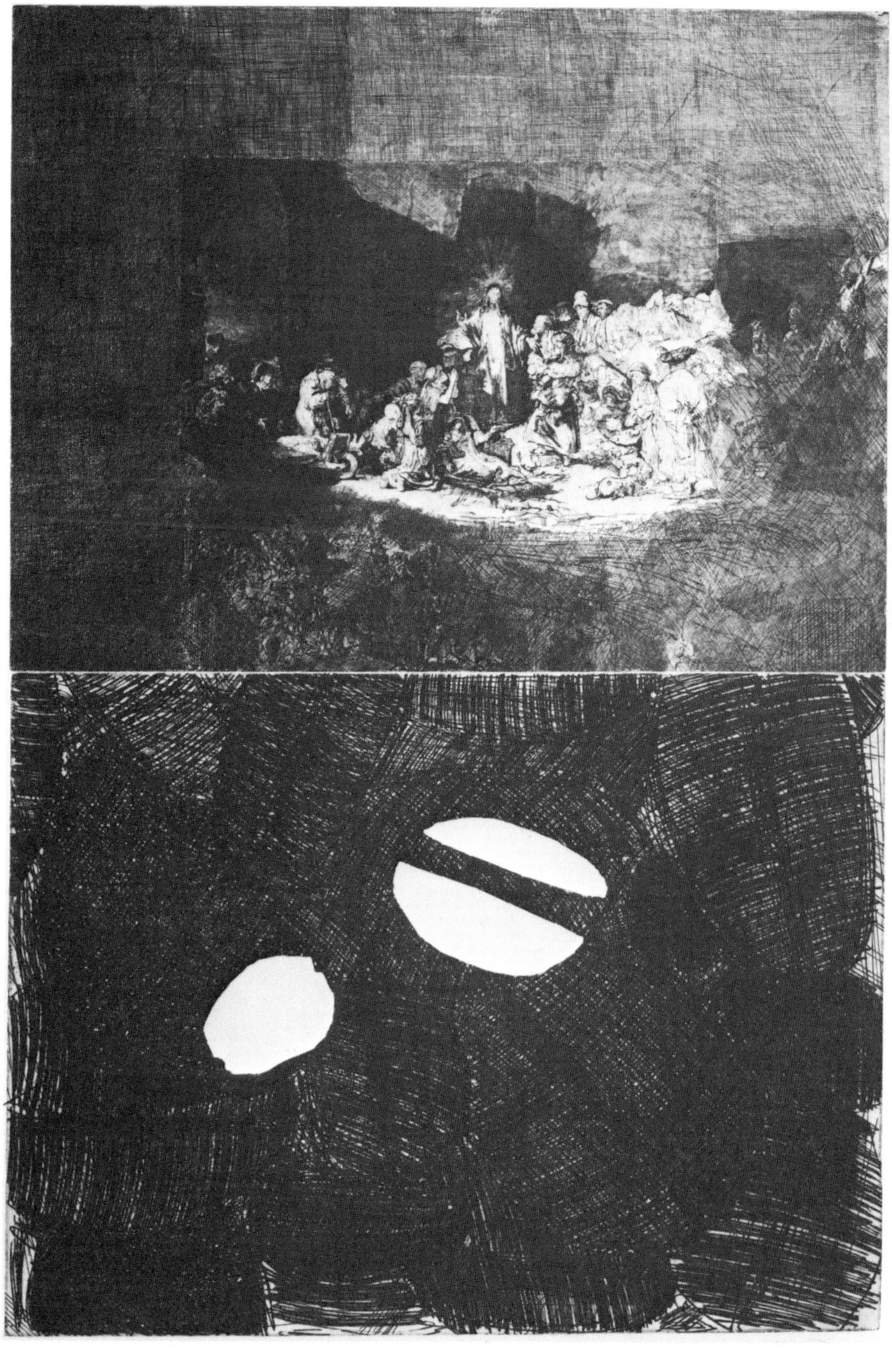

Periscope

Zuckeraquatinta von mehreren Farbplatten, 870 x 620, bez. am Plattenrand unt. li.: „35/80“, unt. re.: „Jasper Johns 81“, 1981
Leihgabe Petersburg Press, London

Die Ausgangspositionen, durch die Johns bekannt geworden ist, bilden Fahnen, Zielscheiben, Buchstaben und Zahlen, die er als formale Elemente bildmäßig zusammenschließt und variiert. So sucht er „Ein Ding, das sich in einer Richtung auswirkt. Ein anderes Ding, das sich in einer anderen Richtung auswirkt. Ein Ding, das *zu verschiedenen Zeiten* verschieden wirkt“ (Johns). Als Druckgraphiker bedient sich der Künstler – auf Farbwahl und Blattgrund größte Aufmerksamkeit wendend – auch der Lithographie und des Siebdrucks. Wie bei anderen Zeitgenossen besteht auch bei ihm die Tendenz zu tafelbildartiger Wirkung.

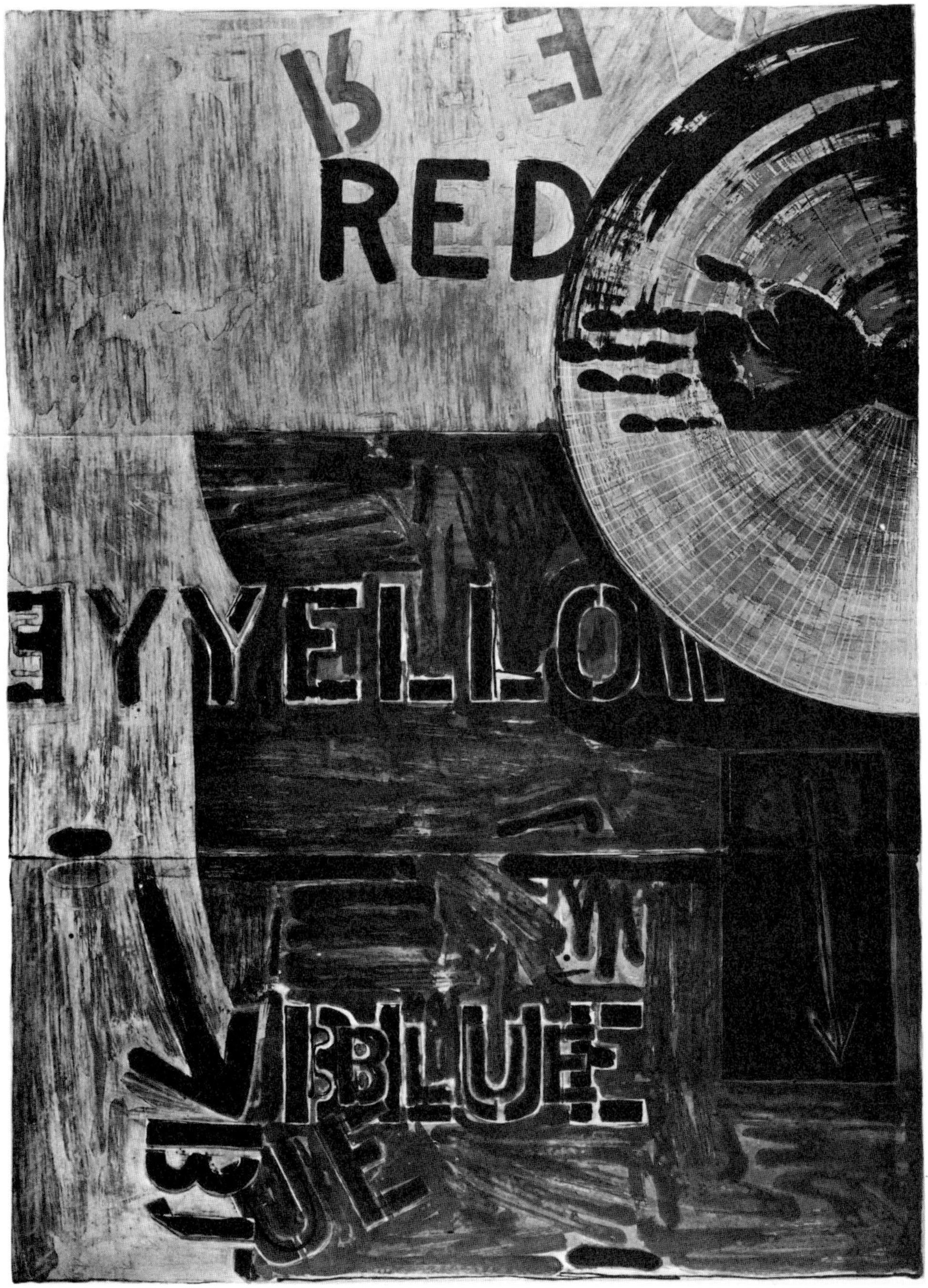

KÜNSTLERBIOGRAPHIEN
und Anhang

ACKERMANN, PETER

Jena 1934

Studium der Germanistik, Theaterwissenschaft und Philosophie an der Freien Universität Berlin. 1956–1962 an der Hochschule für Bildende Künste, Berlin. 1971/72 Aufenthalt in der Villa Romana bei Florenz. 1973 Gastdozentur an der Akademie der Bildenden Künste in Karlsruhe.

Dückers, A. / Hering, K. – Peter Ackermann, Radierungen 1963–1970, Düsseldorf 1970. Ergänzung des Werkkataloges in: Roh, J. – Deutsche Kunst seit 1960, Druckgraphik, München 1974.

ALECHINSKY, PIERRE

Brüssel 1927

Ab 1944 Studien an der Brüsseler Kunsthochschule. 1948 fünfmonatiger Aufenthalt in Paris. In Belgien Vorkämpfer der Gruppe „Cobra", ab 1951 ständiger Aufenthalt in Paris. 1952 Graphikstudium bei S. W. Hayter. Reise nach Fernost 1955, in die USA 1961. Weitere Reisen in verschiedene Länder folgen. Lebt in Bougival, Frankreich. Setzt sich ständig mit den Techniken von Radierung und Lithographie auseinander.

Rivière Y. – Pierre Alechinsky, les Estampes de 1946 à 1972, Paris 1973.

ALTDORFER, ALBRECHT

Regensburg um 1480–1538 Regensburg

Der bedeutendste Meister der Donauschule, von dem die erste „reine" Landschaftsdarstellung in der europäischen Malerei stammt, entfaltete in Regensburg eine vielseitige Tätigkeit. Nachdem er 1505 nach mehrjähriger Wanderschaft (die ihn donauabwärts nach Ober- und Niederösterreich und ins Salzkammergut führte) dort das Bürgerrecht erworben hatte, begann die Reihe seiner datierten Arbeiten. 1519 wurde er Mitglied des äußeren, 1526 des inneren Rates; er wirkte als Stadtbaumeister und mußte 1528 die Wahl zum Bürgermeister ablehnen, um die „Alexanderschlacht" fertigstellen zu können. Seine meist kleinformatigen Werke umgeben das Geschehen mit einem umfassenden und zugleich gliedernden Landschaftsrahmen, der das Szenische aufgreift und steigert.

Winzinger, F. – Albrecht Altdorfer – Graphik, München 1973.
Hollstein, E. W. – German Engravings, Etchings and Woodcuts, Amsterdam 1954 ff.

ANDERLE, JIŘÍ

Patlikov/Böhmen 1936

1955–1961 Studium an der Akademie der Bildenden Künste in Prag. Von 1961–1969 Mitglied des Schwarzen Theaters in Prag. 1969 Assistent von Jiří Trnka und Zdenek Sklenar an der Hochschule für Angewandte Kunst in Prag.

Kotalik, J. – Jiří Anderle, Köln 1972.

BALCAR, JIŘÍ

Kolin 1929–1968 Prag

Studium in Prag 1948–1953. Einzelausstellung 1959 in Prag, 1965 in Ost-Berlin, 1966 in Wien. Gestorben nach dem Einmarsch der Truppen des Warschauer Paktes in Prag 1968.

BARTOLOZZI, FRANCESCO (FRANCES)

Florenz 1728–1815 Lissabon

Der Sohn eines Goldschmiedes am Ponte Vecchio studierte an der Florentiner Akademie, bis er sich ausschließlich der Kupferstecherkunst zuwandte. 1748 ging er nach Venedig, um dort in die Schule des Verlegers Josef Wagner einzutreten. Nach weiteren sechs Jahren machte Bartolozzi sich selbständig. 1764 besuchte er Rom, von hier aus berief man ihn auf Veranlassung des Bibliothekars Georgs III. nach England, wo er 1769 Gründungsmitglied der Königlichen Akademie in London war. Dort lernte er die aus Paris kommende Punktier- oder Crayonmanier kennen, die er bald vollendet beherrschte und eigenständig zu malerischer Ausdrucksweise entwickelte. 1802 übersiedelte Bartolozzi nach Lissabon, wo er zum Direktor der Kunstakademie ernannt wurde und hauptsächlich als Lehrer wirkte.

Vesme, A. de – Francesco Bartolozzi – Catalogue des Estampes, Mailand 1928.

BECKMANN, MAX

Leipzig 1884–1950 New York

Nach Studien in Weimar (1899) und Paris schloß Beckmann sich 1905 der Berliner Sezession an. Seine Arbeiten aus dieser Zeit gehen vom deutschen Impressionismus Liebermanns und Corinths aus, enthalten jedoch schon hintergründig-symbolhafte Andeutungen und weisen formale Elemente des reifen Beckmann auf. Den Weltkrieg erlebte Beckmann 1914/1915 als freiwilliger Sanitäter. Ein Nervenzusammenbruch war das Resultat einer existentiellen Erschütterung; sie verursachte die entscheidende Wende seiner Kunst: Sein Stil verlor impressionistische Züge und wich einer sehr persönlichen, expressionistische Elemente verarbeitenden Ausdrucksweise. Seit 1925 leitete Beckmann die Malklasse an der Frankfurter Kunstschule. Nach seiner Entlassung (1933) wandte er sich wieder nach Berlin, von wo aus er 1937 nach Amsterdam emigrierte. 1947 ging er nach Amerika, um in St. Louis und New York als Lehrer zu wirken.

Gallwitz, K. – Max Beckmann, die Druckgraphik, Karlsruhe 1962.
Glaser, C. u. a. – Max Beckmann, München 1924.

BELLANGE, JACQUES (DE)

Tätig in Nancy ab 1602–1621 Lothringen

Aus dem Leben des Bellange sind wenige Details bekannt; sicher ist, daß er zwischen 1602 und 1617 in Nancy arbeitete, wo er eine bedeutende Rolle am herzoglichen Hof Lothringens spielte. In seinen Radierungen – Bellange war der erste, der sich in Frankreich der Möglichkeiten dieser Technik bediente – ebenso wie in seinen Gemälden lassen sich deutliche Stilmerkmale des Manierismus erkennen.

Walch, N. – Die Radierungen des Jacques Bellange, Chronologie und kritischer Katalog, München 1971.
Robert-Dumesnil, A. – Le Peintre-Graveur Français, Paris 1835–1871; 11 Bde.

BERGHEM (BERCHEM), NICOLAES

Haarlem 1610–1685 Haarlem

Der Sohn des Stillebenmalers Pieter Claesz Berghem erhielt erste künstlerische Unterweisungen von Claes Moyaert (Amsterdam), von Pieter de Grebber und Jan Wils (Haarlem). Wie einzelne Motive zeigen, ist eine Reise nach Italien als wahrscheinlich anzusehen, ehe Berghem 1642 Mitglied der Haarlemer Zunft wurde. Zu dieser Zeit nahm der Künstler sich bereits selbst einen Schüler, Willem R. Romeyn, dessen Arbeiten wichtige Anhalte für seines Lehrers Frühstil geben. Berghem war ein äußerst produktiver Arbeiter; aus seinem umfangreichen Œuvre stechen etwa 60 Radierungen heraus, die wiederholt eine technisch brillante Wiedergabe des Sonnenlichtes zeigen.

Dutuit, E. - Manuel de l'Amateur d'Estampes, Paris 1881–1888; 6 Bde.
Hollstein, E. W. - Dutch and Flemish Engravings, Etchings and Woodcuts, Amsterdam 1949 ff.

BERNIK, JANEZ

Gunclje bei Ljubljana 1933

1951–1955 Studium an der Akademie für Bildende Künste in Ljubljana. 1955–1957 Spezialkurs für Malerei und für Graphik an derselben Akademie. 1958 Mitarbeit im graphischen Atelier von Johnny Friedlaender in Paris. 1969 Dozent an der Akademie für Bildende Künste in Ljubljana.

BONNET, LOUIS MARIN

Paris 1736–1793 Paris

Bonnet war vermutlich Schüler des Gilles Demarteau und neben diesem der bedeutendste französische Druckgraphiker des 18. Jahrhunderts in der Crayonmanier. Nach seinen eigenen Listen zu schließen, dürfte sein Gesamtwerk um die 2000 Stiche (viele davon nach Zeichnungen von Boucher) umfaßt haben. Überdies erfand er ein Verfahren des Mehrfarbendrucks nach Pastellen, einen Deckweißdruck auf blauem Papier mit unveränderlicher Farbe, ferner den Goldrahmendruck. Bonnet verbrachte einige Zeit auch in St. Petersburg mit Aufträgen des Zarenhofes.

Hérold, J. - Louis Marin Bonnet (1736–1793), Paris 1935.
Le Blanc, Ch. - Manuel de l'Amateur d'Estampes, Paris 1854–1889; 4 Bde.

BOSSE, ABRAHAM

Tours 1602–1676 Paris

Der beste Schilderer des Lebens zur Zeit Ludwigs XIII. war vor allem tätig in der Zeit von 1629 bis nach 1645. Seine frühesten Stiche fertigte er nach Bellange, seine weitere Entwicklung war geprägt durch den Einfluß des Zeichners Jean St. Igny und des Studiums der Werke von Claude Mellan und Hendrik Goltzius. 1645 gab er die erste von drei theoretischen Schriften heraus, das „Traicté des Manieres de Graver en Taille-douce", das im 18. Jahrhundert zahlreiche Neuauflagen erlebte.

Duplessis, G. - Catalogue de l'Œuvre de Abraham Bosse, Paris 1859.

BOUCHER, FRANÇOIS

Paris 1703–1770 Paris

Der Schüler Lemoines beschäftigte sich während seiner Studienreise nach Italien (1727) viel mit den Werken Tiepolos. Wieder in Paris, wurde er zu einem der vielseitigsten Maler und Dekorateure des französischen Rokoko: Gefördert von Mme Pompadour, wurde er 1765 zum „peintre du roi" und gleichzeitig zum Direktor der Akademie ernannt.

Jean-Richard, P. - L'Œuvre gravé de François Boucher, Paris 1978.

BRACQUEMOND, FELIX

Paris 1833–1914 Paris

Bracquemond erlernte das Zeichnen bei Joseph Guichard, der ihn auch besonders auf die Radierung verwies. Er lebte sich durch jahrelange Praxis in die graphische Technik völlig ein und erfand selbst manche handwerkliche Verbesserungen. Sein Œuvre umfaßt weit über tausend Platten; auch als Reproduktionsradierer schuf er sich einen Namen. 1870 begann Bracquemond sich mit der Dekoration von Porzellan und anderen keramischen Arbeiten zu befassen, wobei er die Erfahrungen der Radiertechnik einbezog. Einige theoretische Abhandlungen über graphische Kunst sind in den Jahren 1885 und 1897 erschienen.

BRAND, JOHANN CHRISTIAN

Wien 1722–1795 Wien

Brand lernte zuerst bei seinem Vater, dem Landschaftsmaler Chr. Hülfgott Brand; seit 1740 war er Schüler der Wiener Akademie. 1766 erscheint er als Kammermaler, wird 1769 Mitglied der Akademie und 1771 als Nachfolger Weirotters Professor. 1755 veröffentlicht Brand den „Kaufruf von Wien", eine zusammengehörige Serie von 24 Blättern.

BRANGWYN, FRANK

Brügge 1867–1956 Ditchling

In Brügge als Sohn eines englischen Architekten geboren, wurde Brangwyn Schüler von William Morris in London. Seine Radierungen haben vor allem Architektur- und Landschaftsdarstellungen zum Gegenstand, beschäftigen sich aber auch mit dem Leben der Seeleute und Arbeiter. Zahlreiche kunstgewerbliche Arbeiten (Buchillustrationen, Innendekorationen etc.) sind von ihm bekannt.

Gaunt, W. - The Etchings of Frank Brangwyn, London 1926.

BRAQUE, GEORGES

Argenteuil sur Seine 1882–1963 Paris

1900 kam Braque aus Le Havre, wo er aufgewachsen war, nach Paris, um sein Studium fortzusetzen. Zusammen mit Friesz gehörte er kurze Zeit den Fauves an, ehe er 1908 Cézanne für sich entdeckte (Malaufenthalte in L'Estaque) und unter dessen Einfluß gemeinsam mit Picasso die wesentlichen Elemente des Kubismus entwickelte. 1914 wurde Braque eingezogen und konnte nach einer schweren Kopfverletzung erst 1917 wieder mit dem Malen beginnen. Die Zeit der engen Verbindung mit Picasso war nun vorbei; zu Beginn der 20er Jahre erhielt Braque verschiedene Aufträge zu Bühnendekorationen und Kostümgestaltung von Ballett-Inszenierungen. 1940 mußte Braque vor den deutschen Truppen in die Pyrenäen fliehen, kehrte aber noch im selben Jahr nach Paris zurück. 1948 erschien bei Maeght in Paris eine Sammlung von Aphorismen des Künstlers mit dem Titel „Cahier de Georges Braque".

Hofmann, W. - Georges Braque, Das graphische Werk, Stuttgart 1961.

BRAUN, THEO

Karbitz bei Aussig 1922

1939–1941 Studium an der Kunstgewerbeakademie Dresden. 1946–1950 an der Akademie der bildenden Künste in Wien. 1949–1967 Assistent bzw. Dozent an der Technischen Hochschule in Wien. Lebt in Brunn am Gebirge bei Wien.

BRUEGEL, PIETER D. Ä.

Bruegel bei Hertogenbosch um 1520–1569 Brüssel

Aus Carel van Manders „Schilder-boeck" von 1604 geht hervor, daß Bruegel seine Ausbildung in Antwerpen als Schüler des P. Coecke van Aelst begann, eines Romanisten, von dem er sich bald löste. 1551 wurde er Mitglied der Malergilde von Antwerpen; 1553 führten Studienreisen ihn bis nach Italien, dessen Kunst allerdings keinen nachhaltigen Eindruck bei ihm hinterließ. 1555 wieder in Antwerpen, arbeitete Bruegel viel für Verleger wie Hieronymus Cock, der Stichserien wie die „Großen Landschaften" nach Bruegels Vorlagen herausgab. Im Laufe des Jahres 1562 scheint er vorübergehend auch in Antwerpen gewesen zu sein; im Jahr darauf übersiedelte er nach Brüssel, wo er die Tochter seines Lehrers, Mayken Coecke, heiratete. In den letzten Jahren seines Lebens bestimmten die Gemälde vom gleichnishaften Leben des gewöhnlichen Volkes sein Schaffen, die ihm den Namen „Bauernbruegel" eintrugen.

Bastelaer, R. van – Les Estampes de Pieter Bruegel l'Ancien, Brüssel 1908.
Hollstein, E. W. – Dutch and Flemish Engravings, Etchings and Woodcuts, Amsterdam 1949 ff.

CALLOT, JACQUES

Nancy 1592–1635 Nancy

1607 begann der junge Callot eine Lehre bei dem lothringischen Goldschmied Demange Crocq, doch schon 1608 schloß er sich gegen den Willen seiner Eltern einer nach Italien ziehenden Zigeunertruppe an. Er besuchte Rom und Florenz, wohin er 1611 für zehn Jahre zurückkehren sollte. Unter der Gönnerschaft des Großherzogs Cosimo II. schuf er dort zahlreiche Radierungen und gelangte in dieser Kunst schon bald zur Meisterschaft. Themen seines umfangreichen graphischen Werkes sind in erster Linie das italienische Volksleben und Szenen aus dem Dreißigjährigen Krieg. Ebenso bekannt sind seine Stadtansichten, Eindrücke aus der Welt der italienischen Komödie sowie religiöse Darstellungen. Nach dem Tod des Großherzogs kehrte Callot 1622 wieder nach Nancy heim; 1623 Heirat mit Catherine Kuttinger. Zwischen 1628 und 1631 hielt er sich wiederholt in Paris auf, wo er für Ludwig XIII. und Richelieu radierte.

Lievre, J. – Jacques Callot, Paris 1924–1927; 3 Bde.
Meaume, E. – Recherches sur la Vie et les Ouvrages de Jacques Callot, Nancy 1853.

CAMERON, DAVID YOUNG

Glasgow 1865–1945 London

Ursprünglich zum Kaufmann ausgebildet und als solcher tätig, besuchte Cameron zunächst aus Liebhaberei einige Zeichen- und Malkurse und trat dann in die Kunstakademie von Edinburgh ein. 1885 wurde er in die „Scottish Atelier Society" aufgenommen. Eine ungewöhnliche Begabung für die Graphik ließ sich schon früh erkennen: Seymour Haden, Rembrandt, Meryon und Whistler waren die Vorbilder, an denen er sich orientierte. Ausstellungen in New York (1895) und London (1898) verhalfen ihm zu großer Anerkennung.

Rinder, F. – D. Y. Cameron – The Etched Work, Glasgow 1912.

CANALETTO, eigentlich Antonio Canal

Venedig 1697–1768 Venedig

Der Sohn des Theatermalers Bernardo Canal erlernte die Grundzüge der Malerei am Arbeitsplatz seines Vaters, ging aber 1719 nach Rom und begann mit Naturstudien. 1720 kehrte Canaletto nach Venedig zurück und vervollständigte seine künstlerische Ausbildung bei Luca Carlevaris, bei dem Schweden Hans Richter sowie bei Marco Ricci. Das für seine Gemälde charakteristische Luftig-Lichte findet man auch in seiner Graphik wieder. Seine Kunst fand soviel Anklang und Zustimmung, daß er bald mit Aufträgen überhäuft wurde und eine große Zahl von Mitarbeitern beschäftigen konnte. Zumal in englischen Sammlungen sind seine Werke häufig zu finden, da der britische Konsul John Smith um die Mitte des 18. Jahrhunderts zahlreiche seiner Serien und Einzelblätter aufkaufte.

Bromberg, R. – Canaletto's Etchings, London–New York 1974.
Vesme, A. de – Le Peintre-Graveur Italien, Mailand 1906.

CARRACCI, ANNIBALE

Bologna 1560–1609 Rom

Annibale gründete zusammen mit seinem Bruder Agostino und seinem Vetter Lodovico in Bologna die berühmte „Accademia degli Incamminati", die zur Keimzelle der „Schule von Bologna" wurde. Besonderen Wert legten die drei Carracci auf das Studium der Hochrenaissance und wirkten so dem herrschenden Manierismus entgegen. Annibale, als der Bedeutendste, hatte sich nach Correggio, Tintoretto und in Rom nach Michelangelo und Raffael gebildet.

Bartsch, A. – Le Peintre-Graveur, Wien 1803–1821; 21 Bde.

CASTIGLIONE, GIOVANNI BENEDETTO
genannt „Il Grechetto"

Genua 1616–1670 Mantua

Castiglione war zunächst Schüler des Giovanni Andrea de Ferrari, später soll er bei van Dyck studiert haben, als dieser sich in Genua aufhielt. Danach arbeitete er in Florenz und Rom, wo er zum Mitglied der Accademia di San Luca gewählt wurde; er scheint mit Maratta sehr vertraut gewesen zu sein. Weitere Reisen führten ihn nach Neapel, Bologna und schließlich nach Venedig. Danach kehrte er nach Genua zurück und blieb in seiner Heimatstadt bis der Herzog von Mantua ihn 1639 an seinen Hof berief; dort verbrachte der Künstler den Rest seines Lebens. Sein graphisches Œuvre, neben Zeichnungen an die 70 Radierungen, läßt eine Orientierung an Rembrandt erkennen, ohne dadurch an Originalität und Bedeutung zu verlieren.

Bartsch, A. – Le Peintre-Graveur, Wien 1803–1821; 21 Bde.

CASTILLO, JORGE

Pontevedra/Spanien 1933

Emigration mit seinen Eltern nach Bueños Aires. 1955 Rückkehr nach Spanien. 1966–1969 Aufenthalt in Loano, Italien.

1969/70 Stipendium des DAAD in Berlin, wo er noch immer lebt. 1971/72 Spanienaufenthalt.

Kestner-Gesellschaft (Hrsg.) – Kat. „Jorge Castillo“, Hannover 1970.

CHAGALL, MARC

Witebsk 1887

Chagalls dörfliche Herkunft und die streng jüdische Atmosphäre im Elternhaus blieben von nachhaltigem Einfluß auf seine Kunst. 1907 ging er zur Ausbildung nach St. Petersburg, wo er ein Stipendium für einen Paris-Besuch erhielt. Dort lernte er unter anderem die Entdeckungen des Kubismus kennen. 1914 kehrte Chagall nach Rußland zurück. Auf dem Rückweg hielt er sich kurze Zeit in Berlin auf, wo Herwarth Walden die bis dahin einzige Einzelausstellung für ihn arrangierte. Nach seinem Kriegsdienst wurde der Künstler im Revolutionsjahr 1917 zum Kommissar der bildenden Künste für den Regierungsbezirk Witebsk ernannt, ging aber bald darauf einige Zeit nach Moskau. 1922 ließ er sich endgültig in Paris nieder. Nach einem mehrjährigen Aufenthalt in New York kehrte Chagall 1947 nach Paris zurück.

Sorlier, Ch. – Marc Chagall et Ambroise Vollard, Paris 1981.

CHILLIDA, EDUARDO

San Sebastian/Spanien 1924

1943–1947 Studium der Architektur in Madrid. 1948–1951 in Paris, seit 1951 in Hernani, Baskenland.

Clay, J. – Chillida, l'œuvre graphique, Paris 1978.

CORINTH, LOVIS

Tapiau/Ostpreußen 1858–1925 Zandvoort/Holland

Geboren als Sohn eines Gerbermeisters, studierte Corinth an der Akademie in Königsberg, dann bei Lörfftz in München und von 1884–1887 bei Bouguereau in Paris, ehe er als Dreißigjähriger die ersten selbständigen Arbeiten schuf. Seit 1900 in Berlin ansäßig, wurde er neben Liebermann und Slevogt zum führenden deutschen Impressionisten. Von Corinth – das gilt besonders für seine meisterhafte Graphik – war es nur ein kleiner Schritt zum Expressionismus. 1911 erlitt er einen schweren Schlaganfall; er blieb linksseitig gelähmt.

Schwarz, K. – Das graphische Werk von Lovis Corinth, Berlin 1922.

COROT, CAMILLE

Paris 1796–1875 Paris

Nach einer fünfjährigen Tuchhändlerlehre begann Corot seine künstlerische Ausbildung in der Klasse von Michallon und Bertin an der Akademie in Paris (1822). 1825–1828 besuchte er Italien, wo er in der Umgebung von Rom vor der Natur arbeitete. Wieder in Paris, nahm er auch Einflüsse Constables und der Schule von Barbizon auf. Zwei weitere Italienreisen und verschiedene Studienfahrten in Frankreich weiteten sein Blickfeld; er näherte sich bereits stark dem Impressionismus, ohne sich aber ausdrücklich zu ihm zu bekennen.

Delteil, L. – Le Peintre-Graveur Illustré, Paris 1906–1926; 31 Bde.

CRUIKSHANK, GEORGE

London 1792–1878 London

Der jüngere Bruder des Robert Cruikshank war ein Autodidakt. Als Karikaturenzeichner begann er im Jahr 1810 mit politischen Satiren; der Literat Hone war in dieser Frühzeit sein wichtigster Verleger. Seit dem Jahr 1819 widmete er sich auch Buchillustrationen (u. a. Radierungen zu Grimm's Hausmärchen). In den folgenden Jahren arbeitete Cruikshank an einer großen Zahl von Periodica mit; seine Illustrationen nehmen stets das Groteske, Übertriebene und die sozialen Mißstände des zeitgenössischen Lebens aufs Korn.

Douglas. R. – The Works of George Cruikshank, London 1903.
Reid, G. – A Descriptive Catalogue of the Works of George Cruikshank, London 1871; 3 Bde.

CRUIKSHANK, ROBERT ISAAC

London 1789–1856 London

Veranlaßt durch die Erfolge seines jüngeren Bruders George begann auch Robert Cruikshank sich mit der Kunst zu beschäftigen. Er befaßte sich jedoch weniger mit der politischen als mit der gesellschaftlichen Karikatur. Seit 1825 wandte er sich immer mehr der Buchillustration zu.

DAHMEN, KARL FRED

Stolberg bei Aachen 1917

1931–1933 Studium an der Kunstgewerbeschule in Aachen. Lehre für angewandte Graphik. 1938–1945 Kriegsdienst und Gefangenschaft. Rückkehr nach Stolberg, als freier Maler tätig. 1951–1960 längere Aufenthalte in Paris; Kontakte mit Künstlern der Ecole de Paris. 1964 Gastdozent an der Kunstschule Bremen. 1967 Professor an der Akademie der bildenden Künste in München. Lebt in Niederham (Chiemgau) und in München.

Angst, R. (Hrsg.) – K. F. Dahmen, Werkverzeichnis der Druckgraphik 1956–1978, München 1978.

DAMBRUN, JEAN

Paris 1741 – um 1808 Paris

Der in der Hauptsache reproduzierende Stecher Dambrun scheint es erst seit etwa 1780 zu einem bedeutenderen Ruf gebracht zu haben: Von dieser Zeit an nämlich wurde er als Mitarbeiter der berühmtesten Publikationen seiner Zeit beschäftigt.

Portalis, R. / Béraldi, H. – Les Graveurs du dixhuitième siècle, Paris 1881–1882; 3 Bde.

DEBUCOURT, LOUIS PHILIBERT

Paris 1755–1832 Paris

Bis zum Alter von 20 Jahren arbeitete Debucourt in der Werkstatt des Historienmalers Josef Marie Vien. 1781 wurde er Mitglied der Akademie, entsandte Bilder in den Salon. Aus dem Jahr 1785 stammt sein erster datierter Farbstich. Er verwendete den Vierfarbenaquatintadruck in der Art des Janinet und übertrifft diesen, da er nach eigenen Entwürfen sticht. Die Charakteristik seiner Werke macht eine duftige Färbung (wie in der Porzellanmalerei) aus, bei vollkommenem Verzicht auf die

Strichzeichnung. Er erweist sich als vortrefflicher Schilderer des Pariser Lebens am Beginn der Revolution.

Féuaille, M. – L'Œuvre Gravé de Philibert Louis Debucourt (1755–1832), Paris 1899.

DEGAS, EDGAR

Paris 1834–1917 Paris

Ausgehend vom Klassizismus Ingres' und der Kunst der alten Meister malte Degas nach seiner Akademiezeit hauptsächlich Historienbilder. Erst die Verbindungen, die er um 1865 zu den Impressionisten knüpfte, leiteten andere Themenkreise ein (Ballett, Theater). Der Krieg von 1870 setzte der künstlerischen Tätigkeit Degas' ein vorläufiges Ende. 1872 reiste er zu seinem Bruder nach New Orleans. Wieder in Paris, schloß er sich 1874 der Gruppe der Impressionisten an. Ein Augenleiden, das ihn schon in seiner Jugend behindert hatte, ließ ihn in den letzten Lebensjahren völlig erblinden; etwa 1898 gab er das Malen völlig auf.

Delteil, L. – Le Peintre-Graveur Illustré, Paris 1906–1926; 31 Bde.

DELACROIX, EUGENE

Charenton-Saint-Maurice bei Paris 1798–1863 Paris

Der Schüler von Guérin kopierte Rubens und Veronese, von denen er sich ebenso wie von Géricault und Constable beeinflußt zeigte. Eine Reise über Spanien nach Marokko (1832) erschloß ihm die Thematik des Orients. Neben seinen Ölbildern und Fresken schuf er ein umfangreiches graphisches Werk.

Delteil, L. – Le Peintre-Graveur Illustré, Paris 1906–1926; 31 Bde.

DEMARTEAU, GILLES

Lüttich 1722–1776 Paris

Als Sohn eines Kupferschmiedes wurde Demarteau schon früh zum Waffengravieren angelernt. 1746 ging er nach Paris, wo er sich zu einem Meister der Kupferstichkunst entwickelte. Mit Geschick verbesserte er die von Jean Charles François erfundene Crayonmanier zum Farbdruck in Schwarz und Rot. 1769 ernannte man ihn zum Mitglied der Akademie und bald darauf zum „Graveur du Roi", nachdem etwa 500 Stiche nach Kreide- und Rötelzeichnungen der damals beliebtesten Künstler (Boucher, Fragonard) erschienen waren. Seine täuschend ähnliche Reproduktionstechnik vermittelte die Kenntnis der Kunstwerke an breite Kreise, lieferte derart Vorlagen für das Kunstgewerbe und wurde von größtem Einfluß für Künstler der Provinz.

Leymarie, L. de – L'Œuvre de Gilles Demarteau l'Ainé, Paris 1896.

DESCOURTIS, CHARLES MELCHIOR

Paris 1753–1820 Paris

Sein Lehrer war François Janinet, dessen Technik der Farbstichkunst er auch beibehielt. Descourtis schuf einige reizvolle Blätter, ausschließlich nach fremden Vorwürfen.

Portalis, R. / Béraldi, H. – Les Graveurs du dixhuitième siècle, Paris 1881–1882; 3 Bde.

DINE, JIM

Cincinnati/Ohio 1935

1953–1957 Studium an der Universität von Cincinnati und an der Boston Museum School. 1958 Übersiedlung nach New York, 1967 nach London. Arbeitet als Maler und Graphiker, Happeningkünstler, Illustrator, Kostüm- und Bühnenbildner.

Bonin, W. / Glazebrook, M. – Kat. „Jim Dine, Complete Graphics", Berlin 1970.

DIX, OTTO

Untermhaus bei Gera 1891–1969 Singen

1914–1918 Kriegsdienst in Flandern, Frankreich, Polen und Rußland, 1919–1921 Kunstakademie in Dresden, 1922–1925 Kunstakademie in Düsseldorf. Anschließend tätig als Professor an der Dresdner Akademie. 1933 Amtsenthebung durch die Nationalsozialisten, 1934 Ausstellungsverbot. 1935 endgültiger Wohnsitz in Hemmenhofen/Bodensee. 1946 Heimkehr aus französischer Kriegsgefangenschaft nach Hemmenhofen.

Karsch, F. – Otto Dix. Das graphische Werk, Hannover 1970.

DODD, FRANCIS

Holyhead 1874–?

Dodd besuchte die School of Art in Glasgow, gewann 1893 ein Reisestipendium und hielt sich 1894 in Paris und Florenz auf. Dann ließ er sich in Manchester nieder. 1907 begann er zu radieren und wurde der Schüler seines Schwagers Muirhead Bone. Besonders mit seinen Kaltnadelarbeiten machte er sich in England wie auf dem Kontinent einen Namen.

DÜRER, ALBRECHT

Nürnberg 1471–1528 Nürnberg

Der Sohn eines Nürnberger Goldschmiedes lernte zuerst in der Werkstatt seines Vaters, dann bei Michael Wolgemut (1486–1490) und verbrachte seine Wanderjahre (seit 1490) am Oberrhein (Basel) und im Oberelsaß (Colmar), wo der von ihm verehrte Schongauer inzwischen gestorben war. Dürer heiratete 1494 in seiner Heimatstadt Agnes Frey, doch schon ein Jahr später zog es ihn zu seiner ersten Italienreise nach Süden (1494/95), besonders nach Venedig. Wieder in Nürnberg, eröffnete er eine eigene Werkstatt und fand Anschluß an den Humanistenkreis um Willibald Pirckheimer, mit dem ihn bald persönliche Freundschaft verband. 1505 bis 1507 war Dürer das zweite Mal in Italien. Ein längerer Aufenthalt in Venedig gestattete die intensive Beschäftigung mit der klassischen Kunst Italiens. Die letzte große Reise unternahm der schon zu Lebzeiten überaus berühmte Künstler 1520/21 in die Niederlande. Seine gesamten Erkenntnisse legte Dürer in der „Proportionslehre" fest, die erstmals in seinem Todesjahr 1528 veröffentlicht wurde.

Bartsch, A. – Le Peintre-Graveur, Wien 1803–1821; 21 Bde.
Meder, J. – Dürer-Katalog, Wien 1932.
Hollstein, E. W. – German Engravings, Etchings and Woodcuts, Amsterdam 1954 ff.
Knappe, K. – Dürer – Das graphische Werk, Wien-München 1964.
Tietze, H. u. E. – Kritisches Verzeichnis der Werke Albrecht Dürers, Basel-Leipzig 1928, 1937 u. 1938; 3 Bde.
Dodgson, C. – Albrecht Dürer, the Master of Engraving and Etching, London 1926

DYCK, ANTHONIS VAN

Antwerpen 1599–1641 London

Nach kurzer Zeit im Atelier van Balens arbeitete van Dyck ab 1616 vier Jahre als Schüler und Gehilfe von Rubens. Anschließend unternahm er eine Reise nach England (London 1620/21) und hielt sich mehrere Jahre in Italien auf, wo er besonders Tizian studierte und einige Porträtaufträge erhielt. 1632 folgte er einem Ruf Karls I. nach London. Besonders bekannt wurde die „Iconographie" van Dycks, eine Sammlung von radierten Bildnissen berühmter Persönlichkeiten, für die er sämtliche Vorzeichnungen schuf und auch eigenhändig Radierungen ausführte.

Dutuit, E. – Manuel de l'Amateur d'Estampes, Paris 1881–1888; 6 Bde.
Wibiral, F. – L'Iconographie d'Antoine van Dyck, Leipzig 1877.
Mauquoy-Hendricks, M. – L'Iconographie d'Antoine van Dyck, Brüssel 1956

ELIASBERG, PAUL

München 1907

Thomas und Heinrich Mann, Paul Klee und Stefan Zweig waren Freunde des Hauses Eliasberg. Bis zu seiner Übersiedlung nach Paris (1926) war er in Berlin ansäßig. 1928 Beginn des Studiums an der Akademie Ranson. 1941 geht Eliasberg illegal nach Südfrankreich und wird Mitglied der französischen Résistance-Bewegung. 1947 französischer Staatsbürger. In den 50er Jahren Reisen in südeuropäische Länder. 1966–1969 Lehrer an der Staatlichen Hochschule für bildende Kunst in Frankfurt/Main. Lebt in Paris.

Jensen, J. – Kat. „Paul Eliasberg, das druckgraphische Werk (1959–1964)", Kunsthalle Kiel 1974.

ELSHEIMER, ADAM

Frankfurt 1578–1610 Rom

Anfänglich Schüler des Frankfurter Malers Philipp Uffenbach, erfuhr Elsheimer in seiner Frühzeit Einfluß von Gillis van Coninxloo und Lucas van Valckenborch. Einige Jahre vor der Jahrhundertwende reiste er über München nach Venedig zu Rottenhammer. 1600 traf er in Rom Künstler wie Rubens und Caravaggio, die wie er den Stil des Barock bestimmend einleiteten.

ENSOR, JAMES

Oostende 1860–1949 Oostende

Der Hauptmeister der modernen flämischen Malerei, der bis auf zwei Studienjahre in Brüssel (1877–1879) seine Heimatstadt fast nie verließ, blieb auch in seiner Malerei von fremden Einflüssen nahezu unberührt, so daß sein Stil – nach anfänglicher flüchtiger Berührung mit dem Impressionismus – schon 1885 charakteristisch ausgeprägt war. 1886 begann Ensor seine Laufbahn als Radierer und Stecher, diese Arbeiten bilden einen erheblichen Teil seines Gesamtwerks. 1921 komponierte er ein Ballett, zu dem er auch Bühnenbild und Kostüme entwarf. 1926 fand seine erste Pariser Ausstellung statt; 1929 erhob ihn König Albert I. in den Adelsstand.

Croquez, A. – L'Œuvre Gravé de James Ensor, Brüssel 1947.
Taevernier, A. – James Ensor, Gent 1973.

ERNST, MAX

Brühl bei Köln 1891–1981 Seillans

1909–1912 Studium der Philosophie, Psychologie und Kunstgeschichte in Bonn. 1910 endgültige Hinwendung zur Kunst, Freundschaft mit August Macke, durch ihn Beziehungen zum „Blauen Reiter" in München. 1911 Mitglied der Gruppe „Das junge Rheinland". 1914–1918 Kriegsdienst. 1919 Gründung der Kölner Dada-Bewegung. 1922 Übersiedlung nach Paris, 1924 Reise nach Indochina. In den 30er Jahren zahlreiche weitere Reisen. 1939 von französischer Seite als Deutscher interniert, 1940 entlassen. Darauf Emigration in die USA. 1925 Ansiedlung in Huismes bei Chinon in der Touraine, 1968 Übersiedlung nach Seillans/Var.

Spies, W. u. a. – Max Ernst, das graphische Werk, Köln 1975 ff.
Brusberg Dokumente 3 – Max Ernst: Jenseits der Malerei – das graphische Œuvre, Hannover 1972.

FRIEDLAENDER, JOHNNY

Pless/Oberschlesien 1912

1928 Beginn des Studiums in Breslau an der Kunstakademie; es entstehen erste Radierungen und Lithographien (verschollen). 1930 Übersiedlung nach Dresden, Parisaufenthalt. 1933 nach Hitlers Machtergreifung Internierung in ein Konzentrationslager, 1935 Emigration in die CSSR, 1937 nach Den Haag. 1939 als politischer Flüchtling im Lager von Meslay-du-Maine interniert, später noch wiederholt in Deportationslagern. 1945 Rückkehr nach Paris, Wiederaufnahme freier künstlerischer Tätigkeit.

Schmücking, R. – Johnny Friedlaender, Radierungen 1930–1972, Braunschweig 1973.

FROHNER, ADOLF

Inzersdorf/NÖ 1934

1954–1958 Gasthörer an der Akademie der bildenden Künste in Wien. 1961 UNESCO-Stipendium für Paris. 1963/64 Reisen nach Paris und Südfrankreich. Mitarbeiter der Kulturzeitschrift „Blutorgel". Lebt in Wien, Professor an der Hochschule für angewandte Kunst.

Sotriffer, K. – Adolf Frohner, das vulgäre Ballett, mit einem Werkkatalog der Radierungen 1959–1968, Wien 1969.

FUCHS, ERNST

Wien 1930

1943 Unterricht in Bildhauerei bei Emmy Steinböck. 1945–1950 Studium an der Wiener Akademie bei Albert Paris Gütersloh. 1951 Gründung der „Hundsgruppe" in Wien. 1958 Eröffnung einer eigenen Galerie in Wien. Reisen nach Amerika und nach Israel. Lebt in Wien und Paris.

Weis, H. – Ernst Fuchs, das graphische Werk, Wien 1967

GENOVES, JUAN

Valencia/Spanien 1930

Studium an der Kunsthochschule in Valencia. Lebt in Madrid.

GOYA Y LUCIENTES, JOSE FRANCISCO DE

Fuendetodos 1746–1828 Bordeaux

Der Sohn eines Vergoldermeisters lernte in Madrid die Arbeiten der klassisch orientierten Generation Spaniens kennen. 1769/70 reiste er nach Italien, besuchte Rom, Parma und Venedig. 1711 kehrte er nach Zaragoza zurück, wo er einige Jahre später die Schwester des Malers Francisco Bayeu heiratete, der ihm erste Aufträge für Gobelin-Entwürfe vermittelte. 1780 ernannte man ihn zum Mitglied der Akademie von San Fernando. In den späteren 80er Jahren begann dann der Höhepunkt seiner künstlerischen wie auch der gesellschaftlichen Laufbahn: 1789 wurde er von Karl IV. zum Kammermaler erhoben; in diese Zeit fallen auch seine Beziehungen zur Herzogin von Alba. Voll innerer Teilnahme verfolgte er den Freiheitskrieg des spanischen Volkes gegen Napoleon. Zu Anfang der 90er Jahre erlitt er schwere Krankheiten; in der Folge daran unter zunehmender Taubheit leidend, wählte Goya seine Themen immer ausschließlicher aus den Bereichen des Tragisch-Grotesken. Nach Wiedereinsetzung der Inquisition ging er ins französische Exil nach Bordeaux. In seinen einzigartigen Graphik-Folgen (Caprichos, Desastres de la Guerra, Proverbios, Disparates, Tauromaquia) wirkt Goya aufs Stärkste bis in die Gegenwart.

Hofmann, J. – Francisco de Goya, Katalog seines graphischen Werkes, Wien 1907.
Harris, T. – Goya, Engravings and Lithographs, Oxford 1964; 2 Bde.

HADEN, SIR FRANCIS SEYMOUR

London 1818–1910 Woodcote Manor bei Alresford

In London, Paris und Grenoble erhielt Seymour Haden eine medizinische Ausbildung und übte von 1847–1887 in London als Chirurg eine angesehene Privatpraxis aus. 1887 gab er die Arzttätigkeit auf und zog aufs Land, nach Alresford. Schon als Student besuchte er immer wieder Kunstschulen; 1843/44 versuchte er sich in Italien in der Radiertechnik. 1847 heiratete er eine Schwester Whistlers, – beide Künstler sollten einander beeinflussen. Seit 1858 radierte Seymour Haden stetig, alles in allem schuf er etwa 250 fast ausschließlich landschaftliche Motive.

Harrington, H. – The Engraved Work of Sir Francis Seymour Haden, Liverpool 1910.

HAMAGUCHI, YOZO

Wakayama-Ken/Japan 1909

1928–1930 Studium an der Akademie in Tokio. 1930–1939 Studienaufenthalt in Paris (Beschäftigung mit der Radiertechnik), wo er bis 1953 lebte. Einzelausstellungen in Tokio, Europa und USA. 1968 zum Ehrenmitglied der Florentiner Akademie ernannt.

HAYTER, STANLEY WILLIAM

London 1901

Hayter gründete in Paris sein berühmtes „Atelier 17“ im Jahr 1927 und arbeitete zehn Jahre lang in den Vereinigten Staaten, ehe er sich wieder in Frankreich niederließ. Er schrieb selbst Bücher über druckgraphische Techniken, vor allem der Radierung. Sein Einfluß auf zeitgenössische Radierer war und ist sehr groß.

HEUER, HEINRICH

Sophienhof/Pommern 1934

1953 von Ostdeutschland in die BRD emigriert, 1953–1956 Studium an der Akademie der bildenden Künste in Stuttgart, gleichzeitig verschiedene Gelegenheitsarbeiten. 1957 Übersiedlung nach Wien, 1957–1959 an der Meisterschule für Graphik der Akademie der bildenden Künste. Lebt in Wien.

Sotriffer, K. – Kat. „Heinrich Heuer, Radierungen“ (2. Folge), Galerie Ariadne, Wien 1975.

HIRSCHVOGEL, AUGUSTIN

Nürnberg 1503–1553 Wien

Bis zum Tod seines Vaters Veit Hirschvogel d. Ä. war Augustin wohl in dessen Glasmalerwerkstatt tätig. Er scheint dann, als der ältere Bruder diese übernahm, eine eigene Werkstatt gegründet zu haben, wo er Krüge nach italienischem Muster herstellte. Daneben arbeitete er auch als Wappensteinschneider. 1536 verließ Hirschvogel Nürnberg und ging nach Laibach, wo er sich als Majolikabrenner und später als Kartograph betätigte. Vor allem in dieser Sparte machte er sich schnell einen Namen, zog so die Aufmerksamkeit des Kammerrates Christoph Khevenhüller auf sich, der ihm zahlreiche Arbeiten für den Kaiser verschaffte und damit die Veranlassung zu Hirschvogels Übersiedlung nach Wien gab. Mit dem Jahr 1543 wandte er sich der Radierung zu, die ihn zu einem der feinfühligsten Landschaftsgraphiker werden ließ.

Schwarz, K. – Augustin Hirschvogel, New York 1971; 2 Bde.
Le Blanc, Ch. – Manuel de l'Amateur d'Estampes, Paris 1854–1889; 4 Bde.

HOCKNEY, DAVID

Bradford/Yorkshire, England 1937

1953–1957 Studium am Bradford College of Art. 1957–1959 Krankenhausdienst als Kriegsdienstverweigerer. 1959–1962 Studium am Royal College of Art in London. 1961–1969 zahlreiche Auslandsreisen. 1963–1965 Lehrtätigkeit an der Universität Iowa, 1965/66 an der Universität Colorado. Dozenturen an den Universitäten von Kalifornien und Hamburg. Lebt als Graphiker und Illustrator in London und Los Angeles.

Bonin, W. / Glazebrook, M. – Kat. „David Hockney“, Kestner-Ges., Hannover 1970.

HOGARTH, WILLIAM

London 1697–1764 London

Nach dem Besuch der Schule kam Hogarth zum Goldschmied Ellis Gamble in Leicester Fields in die Lehre, später ergänzte er seine Ausbildung auf Vanderbank's Academy und auf Thornhills Kunstschule. 1720 machte er sich selbständig als Kupferstecher, trat jedoch schon bald mit eigenen künstlerischen Entwürfen hervor und begann auch selbst zu malen. Seine Graphik mit ihrer scharfen Betonung der Wirklichkeit ist Ausdruck satirischer Zeitkritik. 1749 erwarb Hogarth eine Villa in Chiswick; dorthin zog er sich zurück, um an seinem kunsttheoretischen Buch „Analysis of Beauty“ zu arbeiten, das 1753 veröffentlicht wurde. Sein Stern begann zu sinken, als Reynolds im selben Jahr aus Italien zurückgekehrt war und das klassische Zeitalter der englischen Malerei einleitete.

Shesgreen, S. – Engravings by Hogarth, New York 1973.
Burke, J. – William Hogarth – Das Graphische Werk, Wien-München 1968.
Paulson, R. – Hogarth's Graphic Works, New Haven-London 1965; 2 Bde.

HOPFER (HOPFFER), DANIEL

Kaufbeuren um 1470–1536 Augsburg

Hopfer übersiedelte nach Augsburg und erwarb dort das Bürgerrecht (1493). 1497 wird er mit Justina Grimm als verheiratet erwähnt, der Schwester des Verlegers und Humanisten Sigismund Grimm. 1524 wird ihm in Vertretung Kaiser Karls V. vom Erzherzog Ferdinand ein Wappenbrief ausgestellt, womit seine Aufnahme unter die „alte ehrbare Wappengenossenschaft" erfolgt ist. Seine große Bedeutung liegt darin, daß er – von der dekorativen Waffenätzung ausgehend – vermutlich als erster das Ätzverfahren in den Dienst der graphischen Künste stellte. Wahrscheinlich durch seine Drucke werden andere Künstler der Zeit – wie Urs Graf, Burgkmair und vor allem Dürer – zu Versuchen in der neuen Technik angeregt worden sein. Im Adelsbrief Kaiser Rudolfs II. von 1590 an Hopfers Enkel Georg wird Daniel ausdrücklich als Erfinder der „Kupferstechkunst" bezeichnet.

Bartsch, A. – Le Peintre-Graveur, Wien 1803–1821; 21 Bde.
Eyssen, E. – Daniel Hopfer von Kaufbeuren, Heidelberg 1904 (phil. Diss.).

HOPFER (HOPFFER), HIERONYMUS

Augsburg vor 1528 – nach 1550 Augsburg

Als Sohn des Daniel Hopfer war Hieronymus zunächst wohl in der väterlichen Werkstatt tätig. 1529 wird ihm gestattet, ein Jahr in Nürnberg zu wohnen; 1531 verzichtet er auf das Bürgerrecht von Augsburg. In der Folge (1533, 1536) wird er als Bürger von Nürnberg genannt. Der größte Teil seines graphischen Werks besteht aus Kopien, deren Vorlagen er der deutschen und italienischen Graphik entnimmt. Im Gegensatz zu seinem noch in der Gotik wurzelnden Vater ist Hieronymus in seiner Formauffassung durchaus Renaissance-Künstler.

Bartsch, A. – Le Peintre-Graveur, Wien 1803–1821; 21 Bde.

HRDLICKA, ALFRED

Wien 1928

Ab 1946 Studium an der Akademie der bildenden Künste in Wien bei Gütersloh und Dobrowsky, anschließend Studium der Bildhauerei bei Wotruba. Lebt als Bildhauer und Graphiker in Wien.

Chobot, M. – Alfred Hrdlicka Graphik (Werkkatalog 1947–1973), Berlin 1973.

IKEDA, MASUO

Mukden/Mandschurei 1934

1945 repatriiert nach Japan. 1952 Abschluß der höheren Schule in Nagano, im selben Jahr Übersiedlung nach Tokio. 1965 Aufenthalt in New York, Stipendium der Japan Society. 1967 Besuch in Berlin, Stipendium des DAAD.

JANINET, JEAN FRANÇOIS

Paris 1752–1814 Paris

Geboren als Sohn eines aus der Provinz stammenden Graveurs, wurde Janinet in Paris Schüler des Blumenmalers Jean Jacques Bachelier und der königlichen Akademie. Er erwies sich als geschickter Interpret, bediente sich komplizierter Verfahren und erfand selbst im Anschluß an die Farbstecherfamilie Dagoty den Farbstich in gemischter Aquatintamanier. Für die Theaterzeitung „Costumes et Annales des Grands Théatres de Paris" stellte er laufend Illustrationen her.

Portalis, R. / Béraldi, H. – Les Gravures du Dixhuitième Siècle, Paris 1881–1882; 3 Bde.

JANSSEN, HORST

Hamburg 1929

1946—1951 Studium an der Akademie in Hamburg bei Alfred Mahlau. Lehnte 1965 eine Berufung an die Hamburger Hochschule für bildende Künste ab. Lebt als freier Graphiker in Hamburg.

Kestner-Ges. (Hrsg.) – Kat. „Horst Janssen", Hannover 1973.

JETTMAR, RUDOLF

Zawodzie/Galizien 1869–1939 Wien

Nach seiner Akademiezeit unternimmt Jettmar 1889–1893 Reisen nach Paris, Deutschland und Italien. Nach Wien zurückgekehrt, besucht er die Radierschule Ungers. Nach kurzer Tätigkeit an der Kunstschule für Frauen und Mädchen erfolgt 1910 der Ruf an die Akademie der bildenden Künste. Von 1928 an übernimmt Jettmar als Nachfolger Schmutzers die Meisterschule für Graphik.

Weixlgärtner, A. – Verzeichnis von Rudolf Jettmars graphischen Arbeiten, in: „Mitteilungen der Gesellschaft vervielfältigender Kunst", Jg. 1920. Ergänzung dieses Werkkataloges im Kat. „Rudolf Jettmar", Secession, Wien 1970.

JOHNS, JASPER

1930 Augusta/Georgia

Studium am College der South Carolina University. 1949 Übersiedlung nach New York. Aus dem Militärdienst in Japan zurückgekehrt, entwirft Johns 1952 u. a. Schaufensterdekorationen für Tiffany. 1959–1960 Reisen durch Europa. Erste Einzelausstellung 1958 in New York, seither in aller Welt bekannt vor allem durch seine Flaggenbilder. Lebt in New York.

Huber, C. (Hrsg.) – Jasper Johns Graphik. Werkkatalog der Druckgraphik bis April 1971. Bern 1970.

KIRCHNER, ERNST LUDWIG

Aschaffenburg 1880–1938 Davos

Das Studium der Architektur in Dresden (1901–1905) unterbrach Kirchner für zwei Semester, um sich in München an der Kunstschule von Debschitz und Obrist in der Malerei auszubilden. 1905 schloß er sich mit Heckel, Bleyl und Schmidt-Rottluff zur Künstlergemeinschaft „Brücke" zusammen. 1911 bis 1916 lebte der Künstler in Berlin, ehe er 1917 nach Davos übersiedelte, wo sich ihm die „Rot-Blau-Maler" Camenisch, Albert Müller und der Bildhauer Hermann Scherer anschlossen (1924–1926). Von wegweisender Bedeutung für die Moderne wurde seine kontrastreiche Graphik. Seine künstlerische Energie und Produktivität steigerte sich ständig bis zu seinem Freitod.

Dube, A. u. W. – Ernst Ludwig Kirchner, das graphische Werk, Reutlingen 1967; 2 Bde.

KLINGER, MAX

Leipzig 1857–1920 Großjena bei Naumburg

Seit 1893 war der Maler, Radierer und Bildhauer in Leipzig tätig. Vorher hatte er in Karlsruhe bei dem Realisten Gussow gelernt und seine Ausbildung in Paris, Brüssel und Rom (1888–1893) fortgesetzt. Klinger nahm Anregungen des Impressionismus und des Jugendstils auf, die Deutschrömer Feuerbach, Marées und besonders Böcklin beeinflußten ihn stark. Sehr bekannt wurde er durch seine graphischen Folgen, in denen er naturalistische und surreale Elemente miteinander zu verbinden wußte. Seine Kunst veranschaulicht immer wieder das Chaotische: Mensch und Welt sind blinden Gewalten ausgesetzt.

Singer, H. W. – Max Klingers Radierungen, Stiche und Steindrucke, Berlin 1909.

KOLLWITZ, KÄTHE

Königsberg 1867–1945 Moritzburg bei Dresden

Nach ihrer Ausbildung in der Künstlerinnen-Schule bei Stauffer-Bern in Berlin (1885/1886) studierte Käthe Kollwitz bei Herterich in München weiter. 1891 heiratete sie ihren Jugendfreund, den Arzt Karl Kollwitz und zog nach Berlin, wo sie bis zur Zerstörung ihres Ateliers 1943 lebte und arbeitete. Zur Berliner Kunstausstellung 1898 lag ihre erste graphische Folge fertig vor: Eine eigenständige, dem Medium der Graphik angepaßte Interpretation von Gerhard Hauptmanns sozialkritischem Stück „Die Weber". Unter dem Eindruck des Weltkriegs (ihr jüngerer Sohn fiel 1914 in Flandern) entstanden weitere graphische Zyklen in fast monumentaler Ausdruckskraft.

Sievers, J. – Die Radierungen und Steindrucke von Käthe Kollwitz innerhalb der Jahre 1890 bis 1912, Dresden 1913.

KORAB, KARL

Falkenstein/NÖ 1937

1957–1964 Studium an der Akademie der bildenden Künste in Wien. Beschäftigte sich zunächst mit der Lithographie und dem Siebdruck, wandte sich dann aber vor allem vor der Landschaft der Radierung zu. Lebt in Wien und in Sonndorf/Waldviertel.

Hilger, E. (Hrsg.) – Karl Korab, das druckgraphische Werk 1969–1979, Wien 1980.

KRUMPEL, HELMUT

Wien 1941

Ausgebildet an der Akademie für angewandte Kunst in Wien. Seit 1968 durch zahlreiche Ausstellungen hervorgetreten. Lebt in Texing, NÖ und Wien.

LAUNAY DE (DELAUNAY), NICOLAS

Paris 1739–1792 Paris

Der Schüler von Lempereur entwickelte sich zu einem der maßgeblichen Vertreter der französischen Reproduktionsgraphik des 18. Jahrhunderts. 1789 ernannte man ihn zum Mitglied der Akademie.

Portalis, R. / Béraldi, H. – Les Graveurs de Dixhuitième Siècle, Paris 1881/1882; 3 Bde.

LAUTENSACK, HANS SEBALD

Nürnberg 1524–1563 Wien

Lautensack war zunächst in Nürnberg ansässig und tätig, muß aber vor 1556 nach Wien übersiedelt sein, da er dort als „Röm. Kgl. Majestät Antiquitäten Abconterfetter" angestellt erscheint und in dieser Eigenschaft die Münzsammlung des Kaisers „abreissen" und in Druck zu bringen hat. Seither finden sich unter seinen Radierungen die Porträts hochgestellter Wiener Persönlichkeiten. 1558 fand wahrscheinlich eine Reise nach Ungarn statt. Bestimmend sind von seinen Anfängen an noch die Eindrücke der Donauschule, die später durch niederländische Einwirkung modifiziert erscheinen.

Schmitt, A. – Hanns Lautensack, – Nürnberger Forschungen IV, Nürnberg 1957.
Bartsch, A. – Le Peintre-Graveur, Wien 1803–1821; 21 Bde.

LEHMBRUCK, WILHELM

Duisburg 1881–1919 Berlin

Der Sohn eines Bergmanns besuchte in Düsseldorf 1895–1899 die Kunstgewerbeschule, 1901–1906 die Akademie. 1907 eröffnete er in Paris seine erste Ausstellung (im Salon der Société Nationale). Die tektonische Gesetzmäßigkeit Maillols verhalf ihm zur Erkenntnis seiner eigenen Stilmöglichkeiten. 1914 bis 1917 lebte er in Berlin, 1918 besuchte er Zürich. 1919 wählte Lehmbruck in Berlin den Freitod.

Petermann, E. – Die Druckgraphik von Wilhelm Lehmbruck, Stuttgart 1964.

LEYDEN, LUCAS VAN

Leyden um 1490–1533 Leyden)

Lucas brachte eine Lehrzeit bei seinem Vater hinter sich, um dann Schüler von Cornelis Engelbrechtsz zu werden. Erhielt auch eine Ausbildung als Goldschmied und in der Waffen-Damaszierung. Um 1520 hielt er sich in Antwerpen auf, wo er 1521 Albrecht Dürer begegnete, der ihn porträtierte. Mitte der 20er Jahre trat van Leyden gemeinsam mit seinem Freund, dem Maler Jan Gossaert, eine Reise nach Seeland, Brabant und Flandern an, die seine Gesundheit sehr schwächen sollte.

Bartsch, A. – Le Peintre-Graveur, Wien 1803–1821; 21 Bde.
Lavalleye, J. – Lucas van Leyden, Pieter Bruegel d. Ä., das gesamte graphische Werk, Wien-München o. J.

LIEBERMANN, MAX

Berlin 1847–1935 Berlin

Der Sohn angesehener, jüdischstämmiger Fabrikanten ging 1868 auf die Kunstschule nach Weimar. 1837 (?) übersiedelte er nach Paris, wo er sich an Munkácsy anschloß und Umgang mit Courbet, Millet und Leibl pflegte. 1878 ging er zurück nach Deutschland, wo er sechs Jahre im München der Zeit Franz Lenbachs verlebte. 1884 kehrte er nach Berlin zurück, wo er dann zu den Gründern der Gruppe der „Elf" gehören sollte (1892). 1897 erhielt er den Professorentitel, 1898 wurde er Mitglied der Akademie und übernahm das Präsidium der Berliner Sezession.

Schiefler, G. – Das graphische Werk von Max Liebermann, Berlin 1914.

LORRAIN, eigentlich Claude Gellée

Champagne bei Nancy 1600–1682 Rom

Mit zwölf Jahren verlor Claude seine Eltern und folgte seinem älteren Bruder nach Freiburg im Breisgau (um 1613), von wo aus er mit einem Händler nach Italien zog. 1618 bis 1620 hielt er sich in Neapel auf, wo er bei Goffredi die Perspektive erlernte. 1625 kehrte Claude nach Lothringen zurück und trat dort in den Dienst seines Landsmannes Claude Deruet. 1627 besuchte er Rom; man ernannte ihn 1634 zum Mitglied der Accademia di San Luca. Er verkehrte gerne mit dem deutschen Maler Sandrart. Ziemlich früh (etwa ab 1663) litt er schwer an Gicht, was seine Schaffenskraft bis zum Ende seines Lebens sehr beeinträchtigte.

Blum, A. – Les Eaux-Fortes de Claude Gellée dit le Lorrain, Paris 1923.

MANET, EDOUARD

Paris 1832–1883 Paris

Als Schüler Courures (1851–1856 in Paris) eignete sich Manet vor allem handwerkliche Kenntnisse an, die er vorerst benutzte, um die alten Meister zu kopieren. Er unternahm Reisen nach Deutschland, Holland und Italien; erfuhr spanische, niederländische und auch französische Einflüsse (Courbet). Der Kriegsausbruch unterbrach 1870 seine künstlerische Tätigkeit. Nach Kriegsende errang er wiederholt Erfolge, erkrankte jedoch um 1880 an der Paralyse. In seinen letzten Lebensjahren weilte er auf dem Lande; nach einer Operation 1883 starb er. Die große Gedächtnisausstellung des Jahres 1884 in der Ecole des Beaux-Arts fand weiten Widerhall. Manets Wirkung auf die nachfolgende Generation ließ ihn zu einem Wegbereiter des Impressionismus werden.

Guérin, M. – L'Œuvre Gravé de Manet, Paris 1944.

MARIA ANNA, ERZHERZOGIN VON ÖSTERREICH

Wien 1733–1789 Klagenfurt

Maria Anna wurde am 6. Oktober 1733 als zweites Kind Maria Theresias und Franz Stefans von Lothringen geboren. Sie war körperlich durch eine Krümmung des Rückens behindert und vielleicht eben dadurch frühzeitig mit Wissenschaft und Künsten beschäftigt. Die Schülerin des Akademieprofessors Friedrich August Brand wurde auch Mitglied der Wiener und der Florentiner Kunstakademie. Sie blieb die engste Begleiterin ihrer Mutter und ging nach deren Tod als Äbtissin der Elisabethinen nach Klagenfurt, wo sie eine auch materiell höchst segensreiche Tätigkeit versah.

MAULBERTSCH (MAULPERTSCH), FRANZ ANTON

Langenargen/Bodensee 1724–1796 Wien

Während der ersten Lehrzeit in seiner Heimat dürfte Maulbertsch nur die einfachste Grundlage der Maltechnik gelernt haben. 1739 zog er nach Wien, wo er die wesentliche künstlerische Ausbildung an der Akademie erhielt, die damals von dem Niederländer Jacob van Schuppen geleitet wurde. Über den Einfluß der Werke Paul Trogers gelangte Maulbertsch zum Studium der italienischen Meister (Piazzetta). Von diesem Künstler sind nur wenige, skizzenhafte Radierungen bekannt, die gerade durch ihren fragmentarischen Charakter Aufschluß über Arbeitsweise und Stilmerkmale geben.

Garas, K. – Franz Anton Maulbertsch, Wien 1960.

MERYON, CHARLES

Paris 1821–1868 Charenton/Paris

Nach einer Seefahrerzeit bei der französischen Marine (1839–1847) und unfruchtbaren Malversuchen erlernte Meryon bei Bléry das Radieren. Bis zum Beginn einer sich ständig verschlimmernden Gemütskrankheit radierte er vortreffliche Ansichten von Paris, deren technische Meisterschaft auf das Studium der Arbeiten von Zeeman zurückgeht; hauptsächlich diese „Eaux-fortes sur Paris“ haben seinen Ruf begründet.

Delteil, L. – Le Peintre-Graveur Illustré, Paris 1906–1926; 31 Bde.

MILLET, FRANÇOIS

Gruchy bei Cherbourg 1814–1875 Barbizon

Der Sohn eines normannischen Bauern studierte 1834–1836 in den Ateliers von Dumoucel und de Chevreville in Cherbourg. Anschließend übersiedelte er nach Paris, wo er bei Delaroche lernte. Gegen Ende der 40er Jahre fand Millet zu seinem eigenen Stil eines herben Realismus. 1849 zog Millet mit seiner Familie nach Barbizon, einem kleinen Dorf am Rande des Walds von Fontainebleau. Seine Bilder, die immer wieder die einfache Welt der Bauern und Arbeiter behandelten, wurden lange als lediglich „revolutionär“ und „sozialistisch“ mißverstanden.

Delteil, L. – Le Peintre-Graveur Illustré, Paris 1906–1926; 31 Bde.

MIRO, JOAN

Montroig bei Barcelona 1893

Mit 14 Jahren begann Miró sein Kunststudium an der Kunstschule von Barcelona; 1910 trat er in die Akademie Gali ein. 1915 begann er selbständig zu arbeiten. 1919 besuchte er Picasso in Paris und wurde durch ihn auf den Zöllner Henri Rousseau aufmerksam. Seine weitere Entwicklung vollzog sich dann durch den Einfluß von Arp und Klee, auch wurde später der Surrealismus in seinen Bildern wirksam. Nach dem zweiten Weltkrieg zog der Künstler erst nach Varengeville-sur-Mer und dann nach Palma di Mallorca.

Hunter, S. – Joan Miró, das graphische Werk, Stuttgart 1958.

MORANDI, GIORGIO

Bologna 1890–1964 Bologna

1906–1913 Mitarbeit im kaufmännischen Büro des Vaters. 1913 Besuch der Akademie der schönen Künste in Bologna. 1915 nach kurzem Militärdienst wegen Krankheit entlassen. 1930 Tätigkeit als Zeichenlehrer. 1956 zum Professor für Radiertechnik an die Akademie berufen; im selben Jahr erfolgte seine einzige Auslandsreise zu einer Personalausstellung nach Winterthur/Schweiz.

Tempesti, A. / Tofani, A. – Giorgio Morandi, Florenz 1978.

MUNCH, EDVARD

Løten/Hedmark 1863–1944 Ekely bei Oslo

Der norwegische Maler und Graphiker begann seine Ausbildung 1880 auf der Schule der Kunst und des Handwerks in Oslo. Seine erste Ausstellung verhalf ihm 1889 zu einem Stipendium nach Paris (1889–1892), wo er anfangs im Atelier von Bonnat arbeitete. Zunächst vom Impressionismus beeinflußt, erreichte er eine persönliche, zur Form-Vereinfachung neigende Ausdrucksweise. Seit 1894 beschäftigte sich Munch in zunehmendem Maße mit graphischen Arbeiten. Nach 1889 lebte er meist im Ausland und verbrachte unter anderem eine längere Zeit in Deutschland. 1907 erlitt er eine schwere seelische Krise, die einen Nervenzusammenbruch herbeiführte. 1909 kehrte Munch heim nach Norwegen; 1916 zog er nach Ekely bei Oslo.

Schiefler, G. – Edvard Munch – Das Graphische Werk 1906–1926, Berlin 1974 (2. Aufl.)

NOLDE, EMIL, eigentlich Emil Hansen

Nolde, Kreis Tondern 1867–1956 Seebüll

Aufgewachsen im deutsch-dänischen Grenzgebiet, erhielt er eine handwerkliche Ausbildung an der Sauermannschen Schnitzschule in Flensburg (1884–1888), studierte in Karlsruhe und wirkte von 1892–1898 als Lehrer an der Kunstschule von St. Gallen, 1898/99 studierte er in München bei Fehr und Hoelzel. 1906 trat er für eineinhalb Jahre der „Brücke" bei. Die Sommer über arbeitete Nolde auf Alsen, die Winter verbrachte er in Berlin. 1913 nahm er an einer Südsee-Expedition nach Neu-Guinea teil. Wieder in Deutschland setzte er sich nur langsam durch und hatte im Dritten Reich Malverbot. Erst 1945 entstanden wieder Bilder.

Schiefler, G. / Mosel, Ch. – Emil Nolde, das graphische Werk, Köln 1966

OSTADE, ADRIAEN VAN

Haarlem 1610–1685 Haarlem

Um 1627 lernte Adriaen wahrscheinlich bei Frans Hals. Seit 1631 trat er durch signierte und datierte Bilder hervor. 1634 wurde er Mitglied der Haarlemer Malerzunft und 1662 deren Dekan. 1638 ging der Künstler seine erste Ehe ein, seine Frau starb jedoch bereits vier Jahre später. Als er 1657 zum zweiten Mal heiratete, geschah dies in Amsterdam, denn seine Braut gehörte einer angesehenen Familie dieser Stadt an. Ostade wurde von Adriaen Brouwer und – vor allem in der Behandlung des Hell-Dunkel seiner Radierungen spürbar – deutlich von Rembrandt beeinflußt. Seine letzten datierten Arbeiten entstanden 1683.

Dutuit, E. – Manuel de l'Amateur d'Estampes, Paris 1881–1888; 6 Bde.
Godefroy, L. – L'Œuvre Gravé de Adrian van Ostade, Paris 1930.

PALM, JOACHIM

Potsdam 1936

1956 bis 1962 Studium an den Kunsthochschulen von Berlin und München. 1961 Übersiedlung nach München, wo er heute noch lebt.

PARMIGIANINO, eigentlich Francesco Mazzola

Parma 1503–1540 Casal Maggiore

Als einer der geistvollsten und eigenwilligsten Maler und Radierer des Manierismus schuf er ein neues Schönheitsideal, das aus seiner Vorliebe für die schlanke Form in Verbindung mit einer leichten, grazilen Linienführung erwuchs. Ohne wesentliche Wandlungen seines Stils arbeitete Parmigianino von 1523–1527 in Rom, bis ihn der Sacco di Roma zur Flucht nach Bologna zwang. 1527–1531 weilte er in Bologna. Seit 1531 lebte er wieder in Parma, zuletzt in Casal Maggiore.

Bartsch, A. – Le Peintre-Graveur, Wien 1803–1821; 21 Bde.
Le Blanc, Ch. – Manuel de l'Amateur d'Estampes. Paris 1854–1889; 4 Bde.

PICASSO, PABLO

Malaga 1881–1973 Villeneuve

Der wohl berühmteste Künstler des 20. Jahrhunderts besuchte die Akademien von Barcelona und Madrid. 1900 war er zum ersten Mal in Paris, wohin er vier Jahre später übersiedelte. Seine künstlerische Laufbahn begann mit der sog. „Blauen Periode" (1901–1904). Die Themen dieser Zeit (Armut, Krankheit, Trauer) wurden bald von denen der „Rosa Periode" (Harlekine, fahrendes Volk) abgelöst. 1907 leiteten Picasso und Georges Braque gemeinsam den Kubismus ein (analytische Phase 1910–1912, synthetische Phase 1913/1914). Von dieser Zeit an zeigen sich in Piccassos Œuvre Stilstufen, die mitunter erheblich voneinander abwichen: Um 1917 begann er einen klassizistischen Stil auszubilden; in den 20er Jahren folgten surrealistische Einflüsse und eine gesteigerte Expressivität. Auch die Ereignisse des spanischen Bürgerkriegs und Zweiten Weltkriegs schlugen sich in seinem Werk auf verschiedene Weise nieder. Picassos Kunst umfaßt eine reiche Skala von Themen und Techniken.

Bloch, G. – Pablo Picasso – Catalogue de l'œuvre gravé et lithographié 1904–1967, Bern 1968.

PIRANESI, GIOVANNI BATTISTA

Mogliano bei Mestre 1720–1778 Rom

Der von Palladio begeisterte, in Venedig ausgebildete junge Architekt kam 1740 nach Rom, wo er kaum als Baumeister hervortrat, sondern sich fast ausschließlich der Radierkunst widmete. Von den Päpsten Benedikt XIV. und Clemens XIII. gefördert, interpretierte er das antike und barocke Rom unter Betonung der malerischen Sicht und perspektivischer Effekte. Neben dem künstlerischen Wert kommt den Blättern Piranesis auch dokumentarische Bedeutung zu. Unabhängig von der Forderung der Vedute entstanden um 1745 die Architekturvisionen der „Carceri".

Hind, A. M. – Giovanni Battista Piranesi, London 1922.

PISSARRO, CAMILLE

St. Thomas/Antillen 1830–1903 Paris

Der junge Pissarro begann 1855 (nach einer bereits in Paris verbrachten Schulzeit und einem kurzen Aufenthalt in St. Thomas) ernstlich mit dem Studium der Malerei. Er besuchte Corot, studierte an der Ecole des Beaux-Arts und an der Académie Suisse. Er begegnet Monet, Sisley und Renoir; reiste 1870 nach London, wo er die Werke Constables und Turners sah. Nach Frankreich zurückgekehrt, malte er zusammen mit Cézanne in Pontoise und beteiligte sich 1874 an der ersten

Ausstellung der nun „Impressionisten" genannten Maler. Sein Œuvre umfaßt neben den Gemälden eine Reihe großartiger graphischer Arbeiten.

Delteil, L. – Le Peintre-Graveur Illustré, Paris 1906–26; 31 Bde.

PIZA, ARTHUR LUIZ

São Paulo 1928

Lebt seit 1953 in Paris, wo er seine graphischen Studien unter Anleitung von Johnny Friedlaender betrieb.

PRAMSTALLER, ARMIN

Dornbirn 1938

1959–1965 Studium an der Akademie der bildenden Künste in Wien. Verschiedene Studienreisen in Europa; lebt in Dornbirn.

RAINER, ARNULF

Baden bei Wien 1929

1950 als Autodidakt in Kärnten künstlerisch tätig. 1951 unter dem Einfluß ostasiatischer Religionen Beginn der „Blindmalerei". 1968 erste öffentlich demonstrierte Selbstdarstellung. Seit 1970 Übermalung von Grimassenphotos und bevorzugter Umgang mit der Photographie. Lebt in Wien.

Breicha, O. – Arnulf Rainer, Werkkatalog 1950–1971, Wien 1972.

REMBRANDT, HARMENSZ VAN RIJN

Leiden 1609–1699 Amsterdam

Mit seinem Werk von etwa 600 Gemälden, über 300 Radierungen und mehr als 1500 Handzeichnungen gilt Rembrandt als der bedeutendste niederländische Maler überhaupt. Der etwa Fünfzehnjährige erhielt erste Unterweisungen von Jacob Swanenburgh, ehe er drei Jahre später in die Werkstatt seines eigentlichen Lehrers Pieter Lastman in Amsterdam eintrat. Anschließend machte sich der junge Rembrandt in Leiden selbständig (1625). Seine spätere Übersiedlung nach Amsterdam (1631) erwies sich bald als richtiger Entschluß: Rasch gelangte er zu Ruhm und Ansehen, die Aufträge häuften sich. 1634 heiratete er dann Saskia van der Uylenburgh und erwarb 1639 ein großes Haus in St. Anthonie-Breestraat. Die dreißiger Jahre – die Zeit mit Saskia – waren wohl die glücklichsten und erfolgreichsten im Leben des Künstlers. Der Tod Saskias 1642 bezeichnet äußerlich den Übergang in schwierigere Lebensverhältnisse und in die künstlerische Spätzeit. Anscheinend unbegabt, wirtschaftlich zu leben, wurde er für zahlungsunfähig erklärt, sein Besitz 1657, das Haus 1658 versteigert. Sein Modell Hendrickje Stoffels wurde wegen ihres Zusammenlebens mit dem Künstler von der kirchlichen Gemeinde gemaßregelt. In den 60er Jahren verschlechterte sich Rembrandts Lage weiter: Er arbeitet bis zuletzt und hatte immer noch einige Schüler. Von Gläubigern verfolgt, galt er jedoch nach außen hin als Angestellter der kleinen Kunsthandlung, die Hendrickje und sein Sohn Titus betrieben. Als die beiden in kurzem Abstand hintereinander starben, wohnte Rembrandt bis zu seinem Tod bei seiner Schwiegertochter. Höchst bedeutend ist Rembrandts Œuvre an Radierungen, das die einzelnen Phasen seiner Entwicklung ungemein deutlich reflektiert.

Bartsch, A. – Catalogue raisonné de toutes les estampes de Rembrandt, Wien 1797.
Rovinski, D. – L'Œuvre gravé de Rembrandt, St. Petersburg 1890.
Hind, A. M. – A Catalogue of Rembrandt's Etchings, London 1912 (1. Aufl.)
Münz, L. – A Critical Catalogue of Rembrandt's Etchings, London 1952.
Seidlitz, W. von – Die Radierungen Rembrandts, Leipzig 1922.
Hollstein, E. W. – Dutch an Flemish Engravings, Etchings and Woodcuts, Amsterdam 1969.

RENI, GUIDO

Bologna 1575–1642 Bologna

Etwa zehn Jahre lang erhielt der junge Reni in der Schule des flämischen Malers Denys Calvaert in Bologna eine gründliche Ausbildung, ehe er um 1595 in die Werkstatt der Carracci kam. Schon früh mit hohen Ehren bedacht (1599 Wahl zum Consigliere der Bologneser Malerzunft), fand er seinen wichtigsten Förderer in Papst Paul V. Für ihn und für Kardinal Scipione war der Künstler während seines Aufenthalts in Rom (um 1600–1610) vor allem tätig. Aufenthalte in Neapel, Ravenna und immer wieder in Rom. Seit 1616 lebte Reni wieder endgültig in Bologna.

Bartsch, A. – Le Peintre-Graveur, Wien 1803–1821; Bd. 18.

RIBERA, JUSEPE DE

Játiba 1591–1652 Neapel

Ribera war ein Mittler zwischen italienischer und spanischer Kunst. In Italien orientierte sich der bei Ribalta in Valencia in dessen Helldunkelmanier ausgebildete Maler an Caravaggio.

ROUAULT, GEORGES

Paris 1871–1958 Paris

Nach der Lehre bei einem Glasmaler besuchte Rouault die Ecole des Beaux-Arts in Paris. Seit 1891 studierte er in der Klasse Gustave Moreaus, von dessen realistisch-mystischer Kunst er stark geprägt wurde. 1903 wurde Rouault zum Konservator des Musée Gustave Moreau ernannt, zugleich gründete er mit Matisse u. a. den „Salon d'Automne". Ein leidvoll-tragischer Aspekt sollte für seine Radierungen charakteristisch werden, als er sich religiösen Themen zuwandte. Seine Kunst weist innere Verbindungen mit der Rembrandts und Daumiers auf.

Wofsy, A. – Georges Rouault, The Graphic Work, London 1976.

ROWLANDSON, THOMAS

London 1756–1827 London

Nach Studien in Paris und London wurde Rowlandson besonders durch seine geistvoll-satirischen Karikaturenzyklen bekannt, die er in einem sorgfältigen Verfahren unter Beteiligung fremder Stecher als Farbradierungen vervielfältigte. Rowlandson war ein sehr produktiver Arbeiter; seine Karikaturen gehen häufig über den engen Rahmen dieser Gattung hinaus und wirken eher wie pointiert beobachtete Sittendarstellungen mit humoristischen Akzenten.

RUISDAEL (RUYSDAEL), JACOB VAN

Haarlem 1628/29–1682 vermutlich in Amsterdam

Vermutlich hat Ruisdael seine Lehrzeit bei seinem Onkel Salomon van Ruisdael zugebracht, dessen Arbeiten wie auch die des

Landschaftsmalers Cornelis Vroom Einfluß auf das frühe Schaffen Jacobs gewannen. Wie seine Motive zeigen, reiste der junge Künstler nach 1650 wiederholt nach Ostholland und Westdeutschland, manchmal begleitet von seinem Freund Nicolaes Berghem, der ihm vielfach die Bilder staffierte. Um die Mitte der 50er Jahre muß die Übersiedlung nach Amsterdam erfolgt sein. Wie aus seinem Testament hervorgeht, war Ruisdael schon als Vierzigjähriger von einer Krankheit gezeichnet, die 15 Jahre später im Armenhaus zum Tod führte.

Dutuit, E. – Manuel de l'Amateur d'Estampes, Paris 1881–1888; 6 Bde.

SAINT-AUBIN, GABRIEL DE

Paris 1724–1780 Paris

Saint-Aubin entstammte einer künstlerisch veranlagten Familie aus Beauvais. Wie zwei seiner Brüder war er im Paris des 18. Jahrhunderts als erfolgreicher Zeichner und Stecher tätig. 12 spontane, geistreiche Radierungen sind von ihm bekannt, auch Illustrationen und Gebrauchsgraphik verschiedenster Art.

Dacier, E. – L'Œuvre Gravé de Gabriel de Saint-Aubin, Paris 1914.

SCHIELE, EGON

Tulln 1890–1918 Wien

1906 begann Schiele das Kunststudium an der Wiener Akademie der bildenden Künste unter Griepenkerl. 1907 war seine Begegnung mit Gustav Klimt entscheidend für sein frühes Werk. Nur wenig später überwand er den Jugendstil jedoch völlig und näherte sich einer expressionistischen Ausdrucksform. 1915 zog man ihn zum Kriegsdienst ein. 1918 brachte eine Ausstellung in der Wiener Secession ersten großen Erfolg.

Kallir, O. – Egon Schiele – Das druckgraphische Werk, Wien 1970.

SCHLOTTER, EBERHARD

Hildesheim 1921

1939–1941 Studium an der Akademie der bildenden Künste in München. Bedient sich mit Vorliebe der Aquatintatechnik und der Schabkunst. Lebt in Niederrad bei Darmstadt.

Maass, M. P. – Eberhard Schlotter, Darmstadt 1971.

SCHLOTTERBECK, WILHELM FRIEDRICH

Härtingen in Baden 1777–1819 Wien

1790 bis 1796 verbrachte Schlotterbeck seine Lehrzeit bei Ch. Mechel in Basel. Darauf hielt er sich bis 1800 in Dessau auf, wo er mit seinem ehemaligen Mitschüler Haldenwang (dem Lehrer der Brüder Olivier) zusammentraf. Mit ihm gemeinsam übernahm er in der Chalcographischen Gesellschaft die Produktion an Aquatintablättern. 1801 übersiedelte er nach Wien, unternahm im Auftrag des Verlegers Mollo 1803 eine Reise nach Salzburg und in die österr. Alpenländer, um eine Serie von Landschaftsansichten auszuarbeiten.

SCHMUTZER, FERDINAND

Wien 1870–1928 Wien

1886–1893 besuchte Schmutzer die Akademie, wo er 1894 den Staatspreis erhielt. Als Radierer erhielt er erste Unterweisungen von Willibald Unger; er bildete sich auch durch Studienreisen nach Deutschland, Holland und Paris weiter. Seit 1901 war er Mitglied der Wiener Secession (1914–17 bekleidete er das Amt des Präsidenten), 1908 wurde er Nachfolger Ungers als Leiter der Spezialschule für Graphische Künste an der Wiener Akademie. Er radierte nahezu 300 Platten, darunter die wohl ausladendste, die je bearbeitet wurde, das „Joachim-Quartett".

Weixlgärtner, A. – Das radierte Werk von Ferdinand Schmutzer (1896–1921), Wien 1928.

SCHÖNWALD, RUDOLF

Hamburg 1928

1948–1956 Studium an der Akademie der bildenden Künste in Wien. Seit 1975 Professor an der Technischen Hochschule Aachen. Lebt in Aachen und Wien.

Bloch, P. (Hrsg.) – Rudolf Schönwald, Mexiko-Zyklus, Innsbruck o. J.

SCHOOFS, RUDOLF

Goch am Niederrhein 1932

1952–1954 Studium an der Textilingenieurschule in Krefeld bei Georg Muche. 1954–1958 Assistent bei Muche. 1958–1961 Dozent an der Werkkunstschule Kassel. Seit 1961 Dozent an der Werkkunstschule in Wuppertal.

Kraft, J. – Kat. „Rudolf Schoofs Gravuren 1959–1965", Kunsthalle Bremen 1965.

SCHREIB, WERNER

Berlin 1925–1969 Berlin

1950–1958 Reisen in Europa und Nordafrika. Ab 1959 Studium der Malerei und Graphik an den Werkkunstschulen Kiel und Wiesbaden, ferner an der Académie Ranson, Paris. 1969 bei einem Autounfall tödlich verunglückt.

Kampf, K. (Hrsg.) – Werner Schreib, Werkverzeichnis der Druckgraphik, Offenbach 1974.

SCHUMACHER, EMIL

Hagen 1912

Studium an der Akademie der angewandten Kunst in Dortmund. 1939–1945 Ausstellungs- und Berufsverbot durch die Nationalsozialisten. 1958–1960 Professur an der Hochschule plastischer Kunst in Hamburg. Lebt wieder in Hagen.

SEGHERS (SEGERS), HERCULES

Haarlem 1589/90 – vor 1639 Den Haag

Der holländische Maler und Radierer begann 1607 als Schüler des Gillis van Coninxloo. 1614 Heirat mit Anneken van der Bruggen. Sein Bruder war möglicherweise der Blumenmaler Daniel Seghers. Als einer der ersten Künstler druckte er seine Blätter sowohl in einem als auch in mehreren Tönen und überging sie stellenweise mit Farbe; diese Technik war damals völlig neu und ungewöhnlich und bedeutete somit eine Vorstufe der modernen Farbradierung.

Haverkamp, B. / Boon, K. – Hercules Segers, The Complete Etchings, Den Haag 1973.
Springer, J. – Die Radierungen des Hercules Seghers, Berlin 1910–1912; 3 Bde.

SIGNAC, PAUL

Paris 1863–1935 Paris

Anfänglich vom konsequenten Impressionismus Monets beeinflußt, etwickelte Signac zusammen mit Seurat die Linie des Neo-Impressionismus. 1884 zählte er zu den Gründern der „Société des Artistes Indépendants"; mit dieser Künstlervereinigung blieb er bis zu seinem Tod verbunden. Als Seurat 1891 starb, wurde seine Aufgabe in der Société von Signac weitergeführt, der 1908 auch die Präsidentschaft übernahm. In seinem Buch „D'Eugène Delacroix au Néo-Impressionisme" vertrat er auch theoretisch seine Art der Kunst.

Kornfeld, E. / Wick, P. – Catalogue raisonné de l'Œuvre gravé et lithographié de Paul Signac, Bern 1974.

SKRIČKA, ERNST

Wien 1946

Studierte an der Akademie der bildenden Künste in Wien und trat durch Einzelausstellungen seit 1970 hervor.

Sotriffer, K. – Katalog E. S., Druckgraphik, Wien 1972.

SUHY, BRANKO

Maribor 1950

1974 Diplom an der Akademie der Bildenden Künste bei Prof. J. Bernik. 1978 Spezialisierung auf Graphik an der Laibacher Akademie bei Prof. M. Pogacnik. Vervollkommnung im graphischen Atelier von Johnny Friedlaender in Paris. Stipendium in der Meisterschule Melchers an der Akademie in Wien. Lebt in Novomesto, Jugoslawien.

TESTA, PIETRO genannt Il Lucchesino

Lucca 1611–1650 Rom

Testa arbeitete als Schüler von Pietro Paoli, Domenichino und Pietro da Cortona, gefördert von Cassiano dal Pozzo, für den er Zeichnungen archäologischen Inhalts lieferte. In seinem Werk finden sich Berührungspunkte mit Castiglione, de Ribera und Carpioni. Sie beziehen sich hauptsächlich auf technische Geschicklichkeit, was sich besonders in seinen zahlreichen Radierungen zeigt.

Le Blanc, Ch. – Manuel de l'Amateur d'Estampes, Paris 1854–1889; 4 Bde.
Bartsch, A. – Le Peintre-Graveur, Wien 1803–1821, 21 Bde.

TIEPOLO, GIOVANNI BATTISTA

Venedig 1696–1770 Madrid

Giovanni Battista kam früh in die Lehre zu dem Maler Gregorio Lazzarini (1655–1730), bildete sich selbständig unter dem Einfluß von Piazzetta und Sebastiano Ricci weiter und unterhielt künstlerische Beziehungen zu Federico Bencovich. Zusätzlich vertiefte er sich in die Arbeiten Paolo Veroneses (1715 oder 1716 begann er sein erstes großes Werk, die „Opferung Isaaks"). 1717 erscheint sein Name in den Verzeichnissen der venezianischen Malerzunft. 1719 heiratete er Cecilia Guardi, die Schwester der Maler Antonio und Francesco Guardi, die ihm neun Kinder gebar. 1722 soll er – nach Berichten Vincenzo da Canals – für den Dogen Cornaro gemalt haben; 1726 bezeichnete man ihn als „celebre pittor Tiepolo", er gehörte zu dieser Zeit bereits zu den gesuchtesten venezianischen Malern. Zahlreiche Aufträge von europäischen Monarchen erforderten Aufenthalte im Ausland (Würzburg, später Madrid). 1755 wurde er eingeladen, die Richtlinien für die 1750 von der Republik Venedig gegründete Accademia di Pittura e Scultura mitzubestimmen. 1756 ernannte man ihn zum Präsidenten dieser Akademie. 1761 ließ König Karl III. von Spanien den Künstler nach Madrid einladen, wo er nach Beendigung der gewünschten Fresken überraschend starb.

Vesme, A. de – Le Peintre-Graveur Italien, Mailand 1906
Rizzi, A. – The Etchings of the Tipolos, New York 1971.

TIEPOLO, GIOVANNI DOMENICO

Venedig 1727–1804 Venedig

Der älteste Sohn Gianbattistas war Schüler, Gehilfe, reproduzierender Stecher und Radierer seines Vaters. Das Studium der Werke seines Vaters, der ihn schon sehr früh zur Mitarbeit heranzog, war für sein gesamtes eigenes Schaffen entscheidend. 1751 ging Giovanni Domenico mit seinem Vater nach Würzburg, wo er – ebenso wie etwas später in der Villa Valmarana – auch selbständig arbeitete. 1762 begleitete er seinen Vater nach Madrid, kehrte aber nach dessen Tod nach Venedig zurück, wo er 1776 Margherita Moscheni heiratete. 1780–1783 war er, wie schon sein Vater, Präsident der Akademie.

Vesme, A. de – Le Peintre-Graveur Italien, Mailand 1906.
Rizzi, A. – The Etchings of Tipolos, New York 1971.

VALLAZZA, MARKUS

St. Ulrich/Gröden, Südtirol 1936

Studien in Florenz und Paris, Reisen in Europa, Rußland und den USA. Von 1975 bis 1980 in Salzburg, dann Berlin. Lebt seit 1981 in Wien.

Bloch, P. (Hrsg.) – Markus Vallazza Druckgraphik I/II, Verzeichnis sämtlicher Radierungen 1966–1969 (seither nicht fortgesetzt), Innsbruck 1976/1977.

VILLON, JACQUES, eigentlich Gaston Duchamp

Damville 1875–1963 Paris

Der älteste der drei Brüder Duchamp wandte sich 1894 nach Paris, wo er den Namen seines Lieblingsdichters als Pseudonym annahm. Er begann als satirisch-humoristischer Zeichner für Zeitschriften und entwarf Plakate für Kabaretts. 1911 bekannte er sich zum analytischen Kubismus. Zusammen mit Gleizes, Léger, Kupka und La Fresnaye gründete er 1912 die „Section d'Or", eine avantgardistische Gruppe, die sich vor allem mit Proportionsstudien befaßte. Ein stark konstruktives Element kennzeichnet auch seine abstrakte Periode von 1919–1929.

Ginestet, C. de / Pouillon, C. – Jacques Villon, les Estampes et les Illustrations, Paris 1979.

WHISTLER, JAMES ABBOT

Lowell/Massachusetts 1834–1903 London

Als Amerikaner schottischer Abstammung verbrachte Whistler sieben Jahre seiner Jugend aus Berufsrücksichten seines Vaters in St. Petersburg. 1851 trat er in die Militärakademie in West Point ein, wo er sich schließlich nach einigen Mißerfolgen für die Kunst entschied. 1855 kam er nach Paris, wo er in Gleyres

Atelier lernte und mit Courbet eng befreundet war. 1860 ließ er sich endgültig in London nieder. Whistler war maßgeblich an der Renaissance der Radierkunst beteiligt, die in den 80er Jahren in England und Frankreich einsetzte. Während seiner ersten Zeit in London arbeitete er hauptsächlich an Radierungsfolgen über Landschaft und Leben an der Themse.

Kennedy, E. – The Etched Work of Whistler, San Francisco 1978.

WOLS, eigentlich Alfred Otto Wilhelm Schulze

Dresden 1913–1951 Paris

1932 übersiedelte Wols von Dresden nach Berlin. 1922/34 in Spanien, seit 1935 in Frankreich. 1939 interniert, während der Lagerzeit verstärkte Hinwendung zur Kunst. Lernte 1945 Sartre kennen, der ihn finanziell unterstützte.

Grohmann, W. – Das graphische Werk von Wols, in „Quadrum" 6, München 1959.

ZAO WOU-KI

Peking 1921

1935–1941 Besuch der Akademie der Künste in Hang Tcheou. 1941–1947 Professur an dieser Akademie. 1948 Übersiedlung nach Paris; Reisen in viele europäische Länder sowie nach Amerika, Japan und Thailand. Lebt in Paris.
Rivière, Y. – Zao Wou-Ki. Les Estampes 1937–1974, Paris 1975.

ZIGAINA, GIUSEPPE

Cervignano del Friuli 1924

Zigaina begann nach 1945 mit Illustrationen u. a. zu Pier Paolo Pasolini, mit dem er eng befreundet war. Arbeitet als Maler und Radierer in engem Kontakt mit der ihn umgebenden Natur. Seit 1967 arbeitet er malend, zeichnend und radierend an einer Serie von Arbeiten „Dal Colle di Redipuglia". Gilt als einer der bedeutendsten zeitgenössischen italienischen Radierer mit Verwandtschaften zu Picasso und Guttuso. Lebt in Cervignano.

„Zigaina", Kat. Innsbruck-Salzburg-Wien-Graz 1978.

ZORN, ANDERS

Utmeland/Mora 1860–1920 Mora

Nach sechs Jahren an der Stockholmer Kunstakademie begann 1881 ein rastloses Wanderleben: Zorn besuchte Paris, Spanien, Portugal, wohnte vorübergehend in London und bereiste im Anschluß daran Ungarn, die Türkei und Griechenland. Von 1888 bis 1896 verbrachte er viel Zeit in Paris; ließ sich dann aber in seiner Heimat Mora nieder. Dort errichtete er eine Art Freilicht- und Volkskunst-Museum, aus dem – mit einer Sammlung seiner eigenen Werke verbunden – 1939 das öffentliche Zornmuseet hervorging.

Delteil, L. – Le Peintre-Graveur Illustré, Paris 1906–1926; 31 Bde.

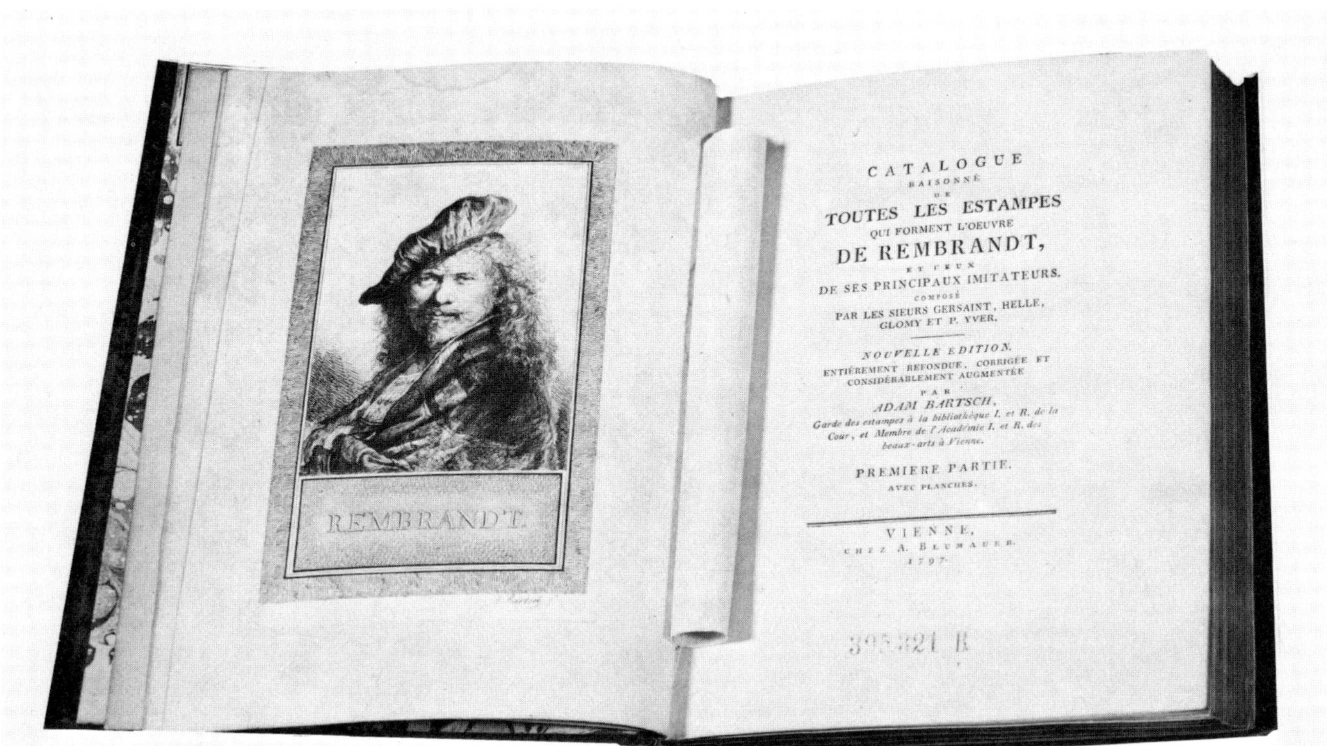

A. v. Bartsch, Catalogue raisonné etc. de Rembrandt, Wien 1797

VERZEICHNIS DER FACHAUSDRÜCKE

Abdecken: die Platte, bzw. die Teile der Platte, die nicht von der Säure angegriffen werden sollen, werden mit Wachs, Asphalt, Lack oder Deckfirnis abgedeckt.

Abdecklacke: Asphaltlack mit Terpentinsatz verdickt, Harzstaub in Spiritus gelöst, Spiritusdeckfirnis, Vernis noir oder Zaponlack.

Abdruck = Abzug: das durch Drücken oder Pressen entstandene Abbild einer eingefärbten Druckform auf Papier, das somit dem Druckträger gegenüber spiegelverkehrt ist. Die Qualitätskriterien sind a) die Tonwerte, d. s. Übergänge von hellen zu dunklen Tönen, b) die Reinheit von Weiß und Schwarz, c) die Transparenz der Dunkelheiten, die nicht klecksig sein dürfen und d) die Schärfe bei ev. Zusammendruck mehrerer Platten.

Abdruck-Zustände: man unterscheidet Zustands-Drucke, Probedrucke, Auflagendrucke und Nachdruck.

Absprengtechnik = Reservage s. Aussprengverfahren

Adresse: vor ca. 1850 Angabe des Malers, Stechers, des Verlegers und ev. Widmung.

Ätzgrund: s. Abdecken: um eine Radierung herzustellen, muß die Metallplatte mit einer säurefesten Schichte abgedeckt werden, so daß die Säure nur an den mit der Radiernadel freigelegten Stellen angreifen kann.

Ätzlavierung: der Radierung entsprechendes Tiefdruckverfahren, bei dem die Kupferplatte mit einer Paste aus Honig, Salz, Grünspan und Salmiak bemalt wird, die das Metall langsam angreift, wodurch sich beim Druck der Pinsellavierung mit Tusche auf Papier ähnliche Schwarz- und Grautöne ergeben.

Ätzung s. Radierung: chemischer Vorgang, bei dem die Metallplatte angegriffen wird.

Ätzvorsprung = Stufenätzung: zeitliche Abstufung der Ätzvorgänge, wobei durch Abdeckung und Freilegung der Platte mittels des Ätzgrundes verschiedene Dunkelheiten und Tiefen der Ätzung erreicht werden. Auch die Temperatur der Säure kann verändert werden.

Ätzwasser = Scheidewasser s. Radierung: Das Ätzbad, Säurebad wird aus roher Salpetersäure, Salzsäure oder Eisenchlorid in entsprechender Verdünnung hergestellt.

Anrauchen: um die radierte Linie im Deckfirnis besser erkennen zu können, rußt man häufig vor der Bearbeitung die Fläche mit einer Fackel an.

Aquaforte = Radierung

Aquatinta (Aquaforte = Säure, Tinta = Farbe): auch Tuschmanier. Die Konturen der Darstellung werden zunächst in die Platte geätzt. Darüber wird Asphalt-, Kolophonium- (= Harz) oder Mastixpulver aufgestaubt, welches das „Aquatintakorn" erzeugt: der Staub wird leicht angeschmolzen, worauf das Ätzbad die Platte nur an den kleinen Zwischenräumen zwischen den Kornpartikeln erreichen, ätzen und zu einer homogen wirkenden Tonfläche im Abdruck bringen kann. So ist es möglich, im Radierverfahren Halbtöne (durch partielles Abdecken und stufenweises Ätzen) und Flächen unterschiedlicher Tonwerte zu erzielen. S. a. Pinselätzung, Direktätzung, Salzaquatinta, Sandaquatinta.

Auflage: die Anzahl der gedruckten Einzelexemplare, d. h. Gesamtzahl der Drucke: Probe- oder Andrucke (E. A. = Epreuve d'Artiste = Künstlerdrucke) und die gesamte numerierte Auflage, nach deren Fertigstellung die Platte durch Zerkratzen unbenutzbar gemacht wird.

Aushebeverfahren: zum Unterschied von Aussprengverfahren: Die Druckplatte wird mit dem Ätzgrund überzogen, u. U. das Aquatintakorn aufgebracht. Darauf erfolgt die Zeichnung mit „Aushebefarbe", einem weißen Farbstoff mit fettem Öl, die den Ätzgrund aufweicht und wegwischen läßt.

Aussprengverfahren s. Reservage

Auswischen: sehr wesentlicher Vorgang des manuellen Tiefdruckverfahrens: Nach dem Einfärben der Druckplatte wird mit großer Sorgfalt die Platte derart gesäubert, daß die Druckfarbe nur in den geätzten Vertiefungen verbleibt.

Avant la lettre: in der alten Graphik Drucke vor der Schrift, daher immer die frühesten Abzüge und somit die qualitätsvollsten.

Bé = Beaumégrade = Maßeinheit für das spezifische Gewicht von Flüssigkeiten: Bei Ätzsäuren die Abkürzung für die Grade der Dichte (Beaumé-Skala), die mit dem Aräometer gemessen werden.

Blankdruck: Abzug von einer eingefärbten und völlig ausgewischten Platte, z. U. von Retroussage (s. d.)

Bleistiftradierung: mit einem Bleistift wird auf einem dünnen Ätzgrund wie mit einer Radiernadel, jedoch wesentlich weicher, gezeichnet und dann geätzt.

Blinddruck = Gaufrage = Druck ohne Farbe, was technische, aber auch künstlerische Gründe haben kann. S. a. Reliefdruck.

Burin: Grabstichel oder auch Radiernadel

Cliché verre: Glasradierung. Eine Glasplatte wird mit einer lichtundurchlässigen Schichte (Ruß, Ölfarbe) überzogen, und in diese die Zeichnung mit einer Nadel eingeritzt. Ein anderes Verfahren benützt eine lichtempfindliche Schichte auf einer Glasplatte, die belichtet und entwickelt wird. Diese Platten können dann wie ein Negativ der Photographie auf Papier übertragen werden, wobei die Frage, ob es sich um „Originalgraphik" handeln kann, offenbleibt. Meisterleistungen beschränken sich indes ohnehin auf Camille Corot um 1855.

Contre Epreuve = Abklatsch: man hat seinerzeit zur Gewinnung eines seitenverkehrten Abzuges den frischen, feuchten Abzug von der Platte neuerlich durch die Presse laufen lassen, um auf diese Art eine seitengleiche Vorlage zur Korrektur der Druckplatte zu erhalten. Solche Drucke sind selten und als Sammlungs-Objekt gesucht.

Crayonmanier: im Frankreich und England des 18. Jahrhunderts höchst verfeinerte Technik zur Nachbildung von Kreidezeichnungen. Die Zeichnung wird mit rauhem Papier auf die Deckschichte gepaust oder mit speziellen Instrumenten (Roulette, Moulette, Mattoir) gezogen. S. a. Vernis mou.

Direktätzung: unverdünnte Säure wird mit einem Glaspinsel direkt auf die Platte aufgetragen. Ein anderes Verfahren beginnt mit einer Fettschichte auf der Metallplatte, auf die mit Säure gezeichnet wird. Diese löst die Fettschicht auf und greift die Platte an den bezeichneten Stellen an.

Druckfarben = Druckerschwärze und Farben für den Mehrplattendruck. Die Qualität des als Farbpigment dienenden

Rußes ist von großer Bedeutung, wie ebenso die Druckpaste als erforderliches Bindemittel.

Druckplatte = Druckform: im Tiefdruck Eisen oder seit dem 16. Jhdt. fast ausschließlich das zähere und nicht rostende Kupfer.

Druckreif gut zum Druck: Imprimatur des Künstlers für die Herstellung der Auflage, als „bon à tirer" häufig, im Deutschen eher selten verwendet.

Dry point = Kaltnadel

Durchätzen: entweder der Effekt des Durchdringens des Ätzwassers durch den entsprechenden Ätzgrund (s. Aussprengverfahren) oder moderne Methode, die Platte an blanken Stellen völlig durchfressen zu lassen, wodurch ein weißes Relief entsteht.

E. A. = Epreuve d'Artiste: vor der Gesamtauflage für den Künstler hergestellte Abzüge. Auch E. d. A. oder Artist's proof bezeichnet und neben der Signatur mit römischen Ziffern numeriert.

Echoppe: breite Radiernadel mit einem ovalen Schild, mit dem die schwellenden Taillen des Kupferstichs durch den Radierer nachgeahmt werden können.

Eisenchlorid: ein braunes Salz, das, in Wasser gelöst, zum Ätzen von Kupfer, Stahl und Zink Verwendung findet.

Eisenradierung: das am frühesten für die Ätzkunst (Radierung) verwendete Material war Eisen, da die für Kupfer geeignete Säure, das Eisenchlorid, unbekannt war. Die interessante, spröde Wirkung wird heute wieder von manchen Künstlern bevorzugt.

En Creux s. Prägedruck

En Relief s. Prägedruck

Essigsäure: wurde ehemals auch als Ätzflüssigkeit für Kupfer verwendet.

Etat s. Abdruck-Zustand

Facettieren: die obere Kante der Radierplatte wird an allen vier Seiten schräg zugeschliffen, damit die Platte beim Druck das Papier nicht zerschneidet.

Fadenstichel: zwei- bis sechsliniges Instrument, mit dessen Hilfe parallele Linien gezogen werden können. Verwendung auch im Kupferstich, vor allem jedenfalls im illustrativen Holzschnitt des 19. Jhdts.

Faksimiledruck: höchstwertige, in Format, Papier und Technik vorlagengetreue Druckwiedergabe eines Kunstwerks. Eigentlich nur für Reproduktion von Zeichnungen und Aquarellen (da sonst bereits anderer Bildträger als die Vorlage), jedenfalls von maximaler Ähnlichkeitsstufe der Reproduktion auf photo-chemigraphischer Basis: Lichtdruck (Albertotypie, Colotype), Heliogravure.

Farbdruckverfahren: auch Farbstich. Manuelles Mehrplattendruckverfahren des 18. und 19. Jhdts in Mezzotinto und Aquatinta, dessen größter Aufschwung erst in der Druckgraphik nach dem 2. Weltkrieg eintrat (Stanley William Hayter, Johnny Friedlaender).

Fettkreidetechnik: die entfettete Platte wird mit der direkten Zeichnung in Fettkreide versehen, so daß die bezeichneten Teile von der Ätzsäure nicht angegriffen werden können.

Firniswalze: Instrument zum Aufbringen des Ätzgrundes auf die Platte, s. Stufenätzung.

Fotogravure s. Heliogravure

Gaufrage s. Blinddruck; franz. gaufrer = Figuren oder Muster bei der Waffelherstellung einpressen.

Gegendruck s. Contre Epreuve

Gillotage: Begriff des Reproduktionsdrucks nach dem Erfinder des Strichätzverfahrens Firmin Gillot. Die Strichätzung erfolgt photomechanisch, meist in Zink, wobei die zeichnungsfreien Stellen chemisch oder elektrolytisch vertieft werden.

Glasklischeedruck s. Cliché verre

Graphik (dt. Grafik); griech. graphein = schreiben, zeichnen, einritzen. Übergeordneter Begriff für alle Gebiete der Zeichnung. Unterbegriffe sind Handzeichnung, Aquarell und Druckgraphik. Im engeren Sinn und Sprachgebrauch häufig nur für Druckgraphik aller Verfahren (Hoch-, Tief-, Flach- und Durchdruck) verstanden.

Grat: tritt nur bei Kaltnadeltechnik in Erscheinung, da allein bei direkter Bearbeitung einer Metallplatte mit der Nadel oder dem Stichel (Kupferstich) ein scharfer Metallgrat aufgeworfen wird, der beim Kupferstich aber weggeschabt wird. Beim Druck hält der Grat mehr Druckerschwärze und erscheint daher in tieferem Schwarz, was, da nur wenige Exemplare im Abdruck den Grat behalten, ein hohes Qualitätskriterium darstellt.

Grattoir = Schaber: Instrument für Kupferstich und Radierung.

Grund: s. a. Ätzgrund: 1. Harter Grund ist nicht mehr in Verwendung. 2. Fester Grund: Brauner Wachskegel zum Beschichten der Platte. 3. Flüssiger Grund (Vernis noir): wird mit breitem Haarpinsel oder einer Lederwalze gleichmäßig aufgebracht. 4. Weicher Grund (Vernis mou): eine Paste, die für das Durchdruckverfahren Verwendung findet.

Harzstaub = Kolophonium s. Aquatinta

H. C. = hors de commerce: Bezeichnung eines nicht für den Handel bestimmten Blattes. Dennoch werden solche Blätter im Handel häufig als Vorzugsstücke angeboten.

Heliogravure (Heliogravüre): photomechanisches Tiefdruckverfahren zur Herstellung hochwertiger Reproduktionen, dessen Erfindung bei Karl Klič (Klietsch) in Wien lag. Dem Verfahren liegt die Übertragung eines gehärteten Pigmentbildes auf eine Aquatintaschichte zugrunde. Der unvergleichliche Tonreichtum dieses Verfahrens begründet sich in dem völlig den Helligkeiten des Negativs angepaßten Gelatinerelief, das die Metallplatte bedeckt. So dringt Säure in feinster zeitlicher Abstufung in das Metall und nuanciert die Tiefe der Ätzung.

Hochätzung: eine auf chemigraphischem Wege hergestellte Druckplatte für den Reproduktions-Hochdruck. Vereinzelte künstlerische Versuche im 19. Jhdt. blieben ohne Nachfolge (William Blake).

Interpretationsgraphik: graphische Arbeit, deren Druckform nicht vom Künstler, dem Urheber des Originals als Vorlage ausgeführt wurde, sondern von einem Handwerker (Drucker) in einer graphischen Werkstatt. Damit tritt im neueren Sprachgebrauch eine klare Trennung zur Originalgraphik ein.

Kaltnadelradierung (Pointe sèche, Dry-point): eigentlich kein Ätz-, sondern ein trockenes Verfahren wie der Kupferstich, da die Metallplatte direkt mit einer Stahlnadel aufgekratzt wird. Die Linien, Schraffuren und Punkte bilden Grate (s. d.), die allerdings höchstens 20 bis 30 Abzüge halten.

Klebegrund: eine sehr dünne Schichte von Seife, Zucker und Wasser, auf welcher das aufgestäubte Aquatintakorn besser hält.

Kolophonium = Harzstaub s. Aquatinta

Kombinationsdruck: heute üblicher Ausdruck für künstlerische Druckgraphik in mehreren Drucktechniken. Sehr viele Künstler der Gegenwart bedienen sich zur Verwirklichung ihrer Vorstellung der verschiedensten Verfahren in einem Werk.

Kopie: im Gegensatz zum Original, dessen genaue Nachbildung oder Vervielfältigung seit der Erfindung der Photographie (1839) ausschließlich mit den Mitteln der Übertragung auf lichtempfindliche Schichten. Die Kopie eines Originals durch einen Künstler in ein anderes Original bezeichnet man als Replik.

Korn: in der Radiertechnik die Staubpartikel von Harz, Asphalt, Salz, Sand u. a., die auf der Metallplatte das für die Aquatinta typische Korn erzeugen.

Kornroller = Moulette: ein Stahlstift mit drehbarer, gekörnter Walze zur Herstellung kleiner aufgerauhter Flächen.

Krakeluren-Verfahren: eine spezielle Aquatinta-Technik, in der mittels Harz und Weingeist feine Rißlinien auf der Platte erscheinen.

Kreidemanier s. Crayonmanier z. U. von Punktiermanier.

Kreuzen: das Unbrauchbarmachen von Druckformen nach dem Auflagendruck, z. U. von En Creux. Abdrücke von „gekreuzten" Platten gelten als Vorzugsstücke, bezeichnet als „Abdruck von der gestrichenen Platte".

Künstlerabzug = Künstlerdruck s. E. A.

Kupferdruckfarbe s. Druckfarben

Kupferstich z. U. von Radierung: manuelles Verfahren zur Herstellung von Tiefdruckplatten, auch „kalt" oder „trocken" bezeichnet. Das Metall wird mit einem Grabstichel eingeschnitten. Ältestes Tiefdruckverfahren.

Lichtdruck: hochwertiges, doch aufwendiges Reproduktionsverfahren zur Wiedergabe von Halbtönen ohne Raster auf der Basis lichtempfindlicher Kaliumbichromat-Härtung durch Belichtung eines Negativs.

Limitierung, lat. limes = Grenze: die Angabe der Anzahl sämtlicher für die Auflage gedruckten Abzüge und diejenige, um das wievielte Blatt dieser Auflage es sich handelt. Wird in Bruchform angegeben. Die zahlenmäßige Begrenzung liegt allein beim Künstler.

Maler-Radierer: der Begriff Peintre-Graveur wurde von Adam v. Bartsch in Wien um 1800 geprägt und bezeichnet den Unterschied des Künstler-Stechers zum Reproduktionsgraphiker.

Malermanier = maniere de peinture: von Andre Beguin geprägte Bezeichnung für ein der Aquatinta ähnliches Verfahren, bei dem Acrylfarbe auf die Metallplatte gesprüht wird.

Marginalie, lat. marginalis = zum Rand gehörend: Vom Künstler stammende Ätzproben am Plattenrand, s. a. Remarque.

Master Image: vom Künstler gefertigte Vorlage für eine Original-Druckgraphik, s. a. Interpretationsgraphik.

Materialdruck: Abdruck von reliefartigen Materialien, z. B. groben Textilien auf die Deckschichte der Platte, vor allem in Vernis mou. S. a. Prägedruck.

Mattoir: Instrument mit metallenem, keulenförmigem Kopf, dessen Ende kleine Metallspitzen enthält. Durch Eindrücken in die Platte oder Deckschichte entsteht eine feine Körnung. S. a. Crayonmanier.

Mezzotinto s. Schabkunst

Montagedruck: ehemals Begriff des Holzschnittes, heute Prägedrucke mit verschiedenen Materialien (häufig bei Rolf Nesch, Werner Schreib).

Moulette s. Kornroller

Mordants: ätzende Pasten aus Metallsalzen, die direkt auf die Platte aufgetragen, eine gewisse Ätzwirkung erzielen.

Musselin: feiner Baumwollstoff zum Auswischen der Platte (s. d.)

Nadelbüschel: Erweiterung der Kaltnadeltechnik mittels eines Stiftes mit büschelartiger Spitze. Das zarte Aufrauhen ergibt weiche Grautöne z. B. in der Crayonmanier.

Numerierung s. Limitierung

Offene Ätzung: unbeschichtete Flächen werden dem Ätzwasser ausgesetzt. Diese Flächen erscheinen im Druck grau.

Offset-Graphik: Grenzfall künstlerischer Druckgraphik, bei welcher der Künstler unmittelbar den Dia-Film = „Litho", oder auch die metallene Offset-Platte direkt in Gravier- oder Radiertechnik bearbeitet. Stellt der Künstler lediglich die Vorlage her, die photomechanisch reproduziert wird = Interpretationsgraphik.

Originalgraphik: heißt das vom Künstler geschaffene und auf der Platte für den Druck eigenhändig ausgeführte Werk (Blatt, Abzug, Auflage), das in einem der graphischen Verfahren unter seiner Aufsicht manuell gedruckt wurde, was durch eigene Unterschrift (Signatur) und Angabe der Anzahl ausgeführter Drucke (Limitierung) zu bestätigen ist.

Pastellmanier: Erweiterung der Crayonmanier im 18. Jhdt. von besonders malerischer und farbig im Mehrplattendruck verwendeter Wirkung.

Peintre-Graveur s. Maler-Radierer: Titel des 21-bändigen Katalog-Werkes des Adam v. Bartsch, Wien 1803–1821, das bis heute das unentbehrliche Handbuch der Graphik-Wissenschaft geblieben ist.

Pigmentdruck: hochwertiges Edeldruckverfahren für Reproduktionen, bei dem ein Negativ auf ein mit Kohle versetztes Chrom-Gelatine-Papier übertragen wird.

Pinselätzung s. Direktätzung, s. Sulphur-tint-Methode

Platte s. Druckplatte

Plattenrand = Facette: Vertiefung im Papier, die der Rand der Kupferplatte beim Drucken hinterläßt. Entscheidendes Merkmal der Tiefdruckverfahren.

Plattenton: Lappenton oder auch Druckton genannt. Vom Künstler (Drucker) gewollte zarte Grautönung der Platte, die durch nicht blankes Auswischen oder Verbrennen von Tüll entsteht.

Pointe sèche s. Kaltnadel

Polierstahl: Werkzeug zum Entfernen des aufgeschobenen Metalls bei der Linie des Kupferstichs. Dient auch zur Korrektur von Radierungen durch Glätten.

Poupée, à la: Methode des Einfärbens von gestochenen oder geätzten Platten mittels kleiner, spitzer Tampons (kleine Puppen). Verschiedene Farben werden für jeden Druckvorgang in eine Platte eingerieben.

Prägedruck: reliefartiger Druck mit starker Verformung des Papiers, der durch Aushöhlen, Stanzen oder Sägen des Metalls, auch durch Auflegen und Befestigung von erhabenen Materialien erreicht wird. Erhabener Druck = En Relief, vertiefter Druck = En Creux, weiß = Gaufrage oder Blinddruck.

Probedruck = Zustandsdruck, z. U. von Künstlerdruck (E. A.) s. a. Abdruck-Zustand.

Punktiermanier: Zerlegung der Linie oder Fläche in einzelne Punkte. S. Crayonmanier. „Englische" Punktiermanier (stipple-work) nennt man die mit speziellen Spitzhämmerchen hergestellte Halbtonwirkung.

Radierung (Ätzkunst, Aquaforte, Intaglio, Eau-forte, Gravure a l'eauforte, Etching): lat. radere = kratzen, wegschaben. Der Künstler legt mit seiner Radiernadel Linien in der Deckschichte (Wachs, Asphalt, Firnis) der Kupferplatte frei, die dadurch von einer Säure (Salpetersäure, Eisenchlorid) in das Metall geätzt werden können. Die vertieften Linien werden mit Druckerschwärze gefüllt und in der Tiefdruckpresse auf ein gefeuchtetes Papier abgedruckt.
Durch die Freiheit und Eigenhändigkeit künstlerischer Bearbeitung bildet die Radierung eine der schönsten und unmittelbarsten Möglichkeiten graphischer Kunst.
Die Ausführung einer Radierung vollzieht sich in fünf Arbeitsgängen:
1. Reinigen der Metallplatte
2. Auftragen des Grundes (Normalgrund) auf die erwärmte Platte, oder flüssiger, aufgegossener, aufgestrichener oder aufgewalzter Grund
3. Radieren mit einer Radiernadel
4. Ätzen in einer Wanne
5. Entfernen des Deckgrundes und der die Kanten und Rückseite schützenden Abdeckungen, womit der Druckvorgang (Einfärben, Auswischen, Drucken) beginnen kann.

Rand s. Plattenrand: unbedruckte Teile des Blattes rings um die Darstellung.

Reliefdruck s. Prägedruck

Remarque s. Marginalie: Zustandsdrucke, die Remarquen vor dem Abschleifen zeigen, gelten als Vorzugsstücke.

Replik: heute häufig für genaue Wiedergabe einer Originalzeichnung verwendet. Korrekt: nur die eigenhändige Zweitfassung eines manuellen Werkes durch den Künstler selbst.

Reproduktionsgraphik: heißt
a) vor 1840 die von einem Nachstecher und Drucker mit graphischen Mitteln ausgeführte Nachbildung einer Künstlervorlage (Gemälde, Zeichnung, Graphik)
b) nach 1840 die mit phototechnischen Mitteln vorgenommene Übertragung einer graphischen Vorlage in ein Druckwerk (Heliogravure, Lichtdruck, Faksimiledruck, Replikdruck)

Reservage = Aussprengverfahren: z. U. vom Aushebeverfahren wird mit der Zeichnung begonnen, die mit deckenden Wasserfarben in einer Gummiarabikum- oder Zuckerlösung auf der Platte erfolgt. Getrocknet wird die ganze Platte mit einem Ätzgrund überzogen, in ein Wasserbad gegeben, wo sich die Farben auflösen, den Ätzgrund absprengen und so ätzbare Flächen freigeben. Häufig wird die aufgesprengte Zeichnung mit Aquatinta-Korn bestäubt. So ergibt jeder Pinselstrich einen exakt druckfähigen Ton.

Retroussage s. Plattenton

Roulette s. Kornroller

Rußfackel: stark rußende Kerze oder Fackel zum Schwärzen der Druckplatte nach dem Auftragen des Ätzgrundes vor dem Beginn des eigentlichen Radierens. S. Anrauchen.

Salpetersäure: Ätzwasser zum Ätzen von Stahl, Kupfer und Zink. Ätzt tief und breit und schärfer als das mildere Eisenchlorid.

Salzaquatinta: auf zarten Wachsgrund wird Salz gestreut, das bei Erwärmen von Platte und Grund bis auf das Metall sinkt. Im Wasserbad löst sich das Salz, sprengt die Wachsschicht und hinterläßt zarte Löcher, durch die die Säure das Metall angreifen kann.

Salzsäure: Ätzwasser für Kupfer, das mehr tief als breit ätzt.

Sandaquatinta: Sand auf die Metallplatte gestreut und durch die Presse gezwungen, ergibt auf Platte oder Deckgrund aquatintaähnliche Körnung.

Sandstrahlradierung: ein feiner, doch kräftiger Sandstrahl wird auf eine mit Deckgrund bestrichene Zinkplatte geblasen und führt zu Ätzwirkung, auf blanker Platte zu Kaltnadelwirkung.

Schaber = Grattoir: dreikantiges Instrument mit scharfen Schneidekanten.

Schabkunst = Mezzotinto: im 17. Jahrhundert entwickelte Flächentechnik des Kupferstichs.

Schwärzen s. Anrauchen

Signatur: lat. = es ist bezeichnet. Name, Abkürzung, Monogramm oder Zeichen des Künstlers auf dem Abzug. Vor ca. 1880 signierten Künstler die Platte.

Stahlstich: dem Kupferstich entsprechende Technik in Stahl, v. a. in der 1. Hälfte des 19. Jhdts.

Staubkasten: großer, fest verschlossener Behälter, in dem darin enthaltener Asphaltstaub oder Kolophonium aufgewirbelt wird (Blasbalg oder Windrad). Der Staub setzt sich gleichmäßig auf die eingeschobene Metallplatte. S. Aquatinta.

Stufenätzung: durch verschieden langes Aussetzen der Metallplatte dem Säurebad entstehen Abstufungen in Dichte und Dunkelheit der Darstellung. S. Ätzvorsprung.

Sulphur-tint-Methode: aus Olivenöl und Schwefelpulver gewonnene Paste bewirkt eine Korrosionswirkung mit reizvollem Plattenton (s. d.).

Taille: die Furche, die vom Grabstichel beim Kupferstich in die Platte gegraben wird, mit dem kennzeichnenden An- und Abschwellen.

Tampon: Stoffballen zum Einfärben der Kupferplatte.

Taubenfeder: Während des Ätzens streicht man mit einer Taubenfeder leicht über die Metallplatte, um sich bildende Bläschen zu entfernen.

Tiefdruck: Druckverfahren, bei welchem die Farbe vom Papier aus den Vertiefungen der Platte durch Einpressen hervorgeholt wird.

Tuschelavierung (Tuschemanier) = Aquatinta

Umbauwachs: Wachseinfassung der Platte (Wachsrand), wenn die Platte durch Aufgießen von Säure geätzt wird.

Vernis mou = Weichgrundätzung: statt des üblichen festen Grundes (s. d.) wird eine weiche, klebrige Wachs- oder Lackschichte auf die Platte aufgewalzt. Auf ein darübergelegtes Papier trägt der Künstler die Zeichnung mit Stift oder Kreide auf, wodurch an den bezeichneten Stellen die weiche Schichte am Papier haftet, sich beim Abheben von der Metallplatte löst und so etwas Metall zum Ätzen freigibt.

Verstählung: die gestochene oder geätzte Kupferplatte für den Tiefdruck wird in galvanischer Weise mit einer sehr dünnen Eisenschicht überzogen, wodurch das Kupfer seine Empfindlichkeit verliert.

Weichgrundätzung s. Vernis mou

Zinkätzung: manuelles Verfahren zur Herstellung einer Hochdruckform. Im Gegensatz zur Radierung (= geätzte Vertiefung von Linien) wird dabei die Zeichnung mit einer säurefesten Flüssigkeit direkt auf das Metall aufgetragen; geätzt bleibt die Zeichnung erhaben stehen.

Zuckertusche = Zuckeraquatinta: auf den Ätzgrund wird Zucker gestreut, der im Wasserbad aufquellend den Ätzgrund absprengt, so daß ein zartes Netz von Löchern entsteht, durch welche die Platte aquatintaähnlich geätzt werden kann.

Zustand s. Abdruckzustand

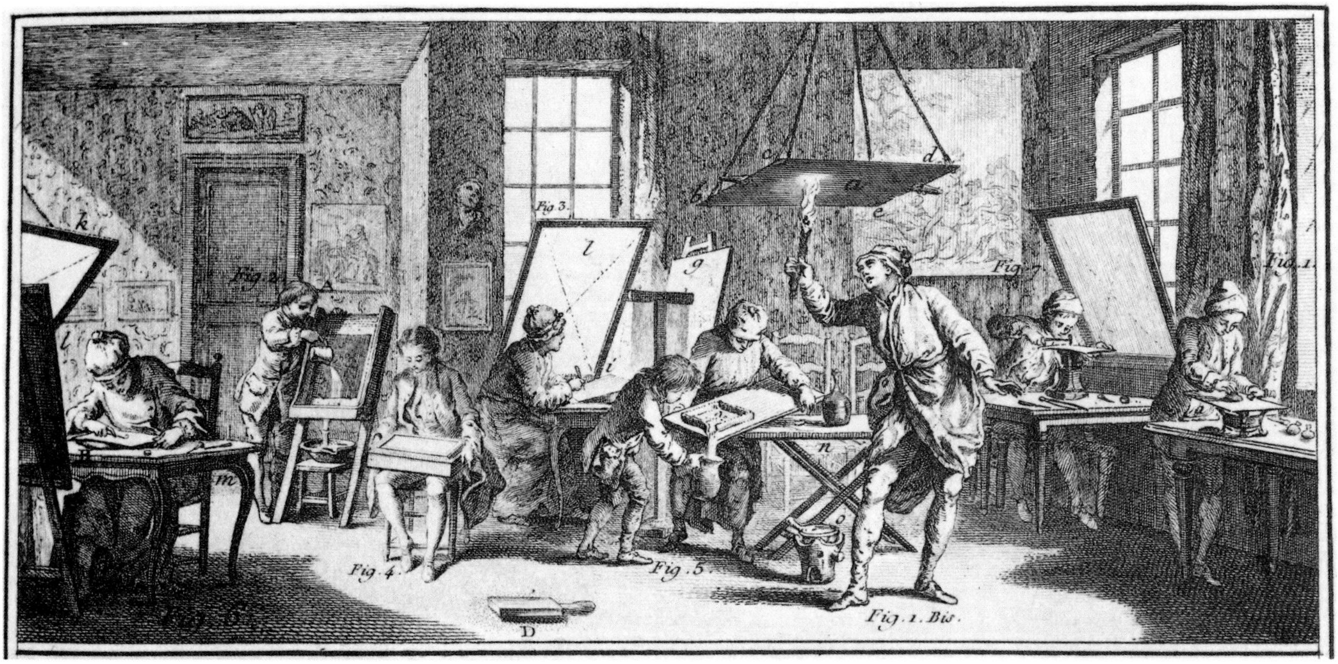

Oben: „Die Werkstätte", auf der gegenüberliegenden Seite: „Werkzeuge und Technik der Crayon-Manier", aus: J. D 'Alembert und D. Diderot, „Encyclopédie", Paris 1751 ff.

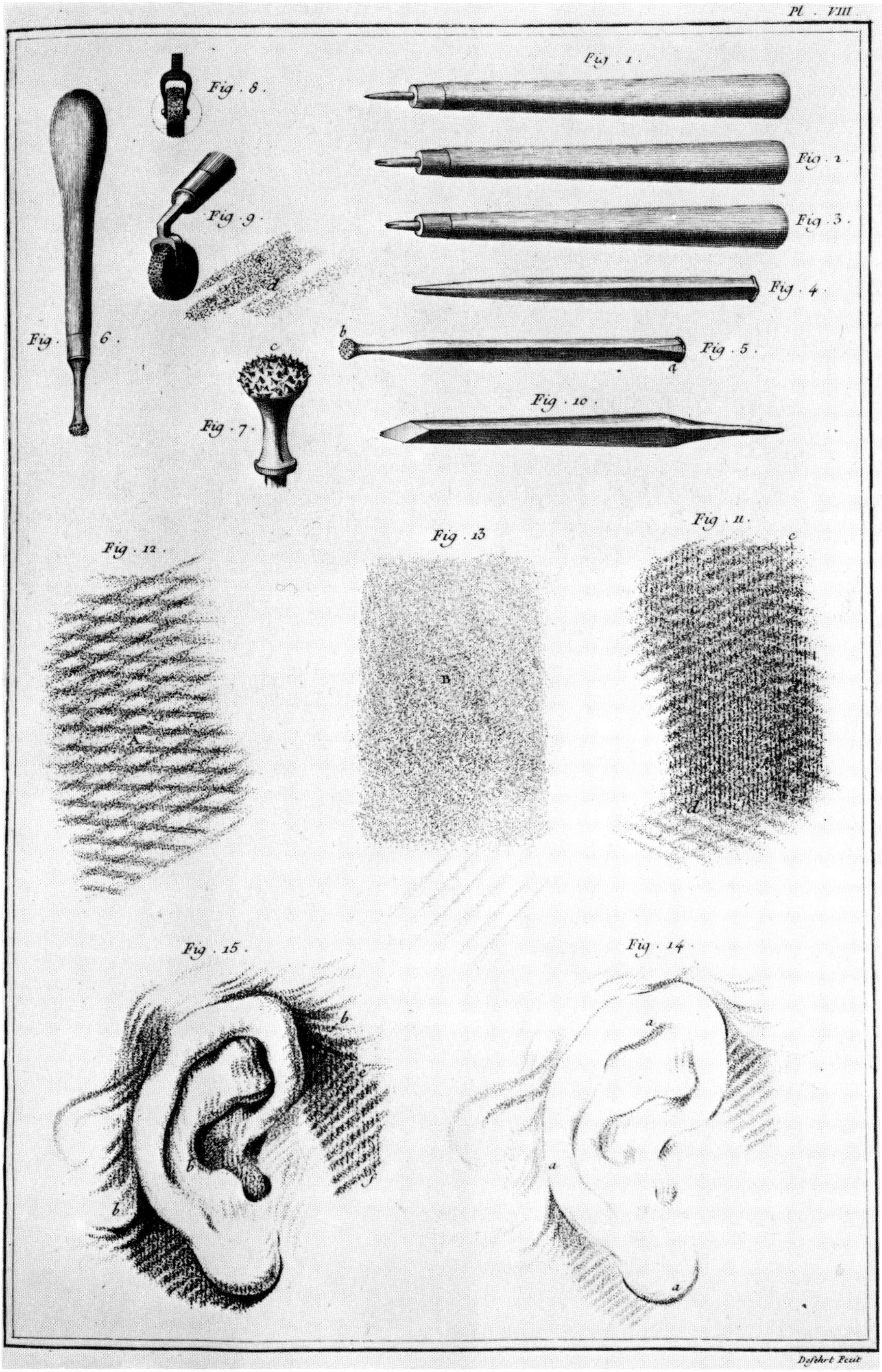
Pl . VIII .
Fig . 1 .
Fig . 2 .
Fig . 3 .
Fig . 4 .
Fig . 5 .
Fig . 6 .
Fig . 7 .
Fig . 8 .
Fig . 9 .
Fig . 10 .
Fig . 11 .
Fig . 12 .
Fig . 13
Fig . 14 .
Fig . 15 .
Defehrt Fecit

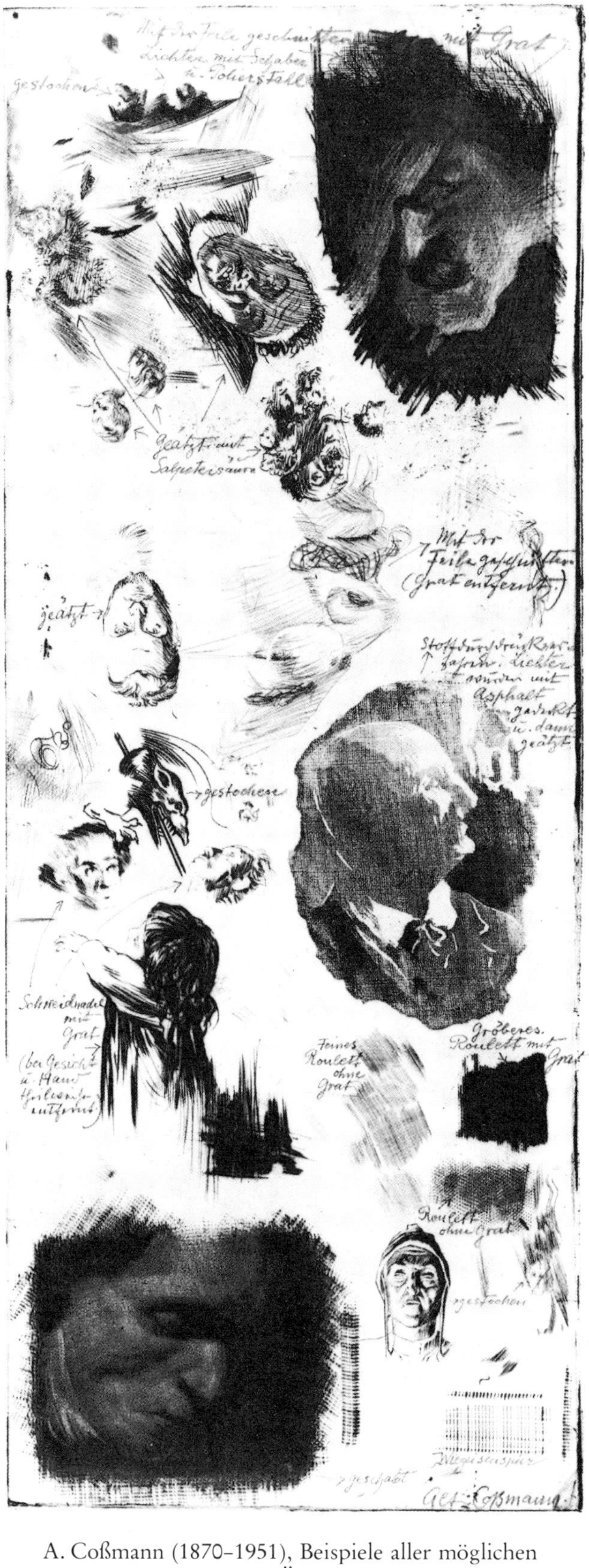

A. Coßmann (1870–1951), Beispiele aller möglichen
Stich- und Ätzverfahren

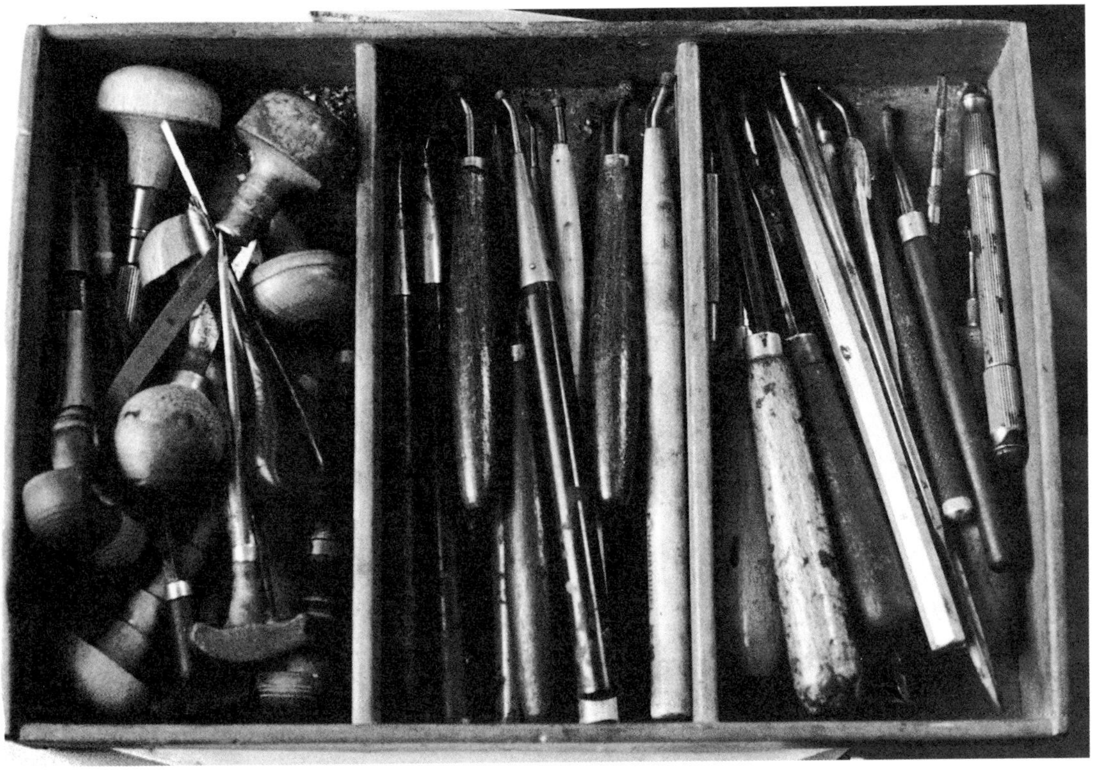

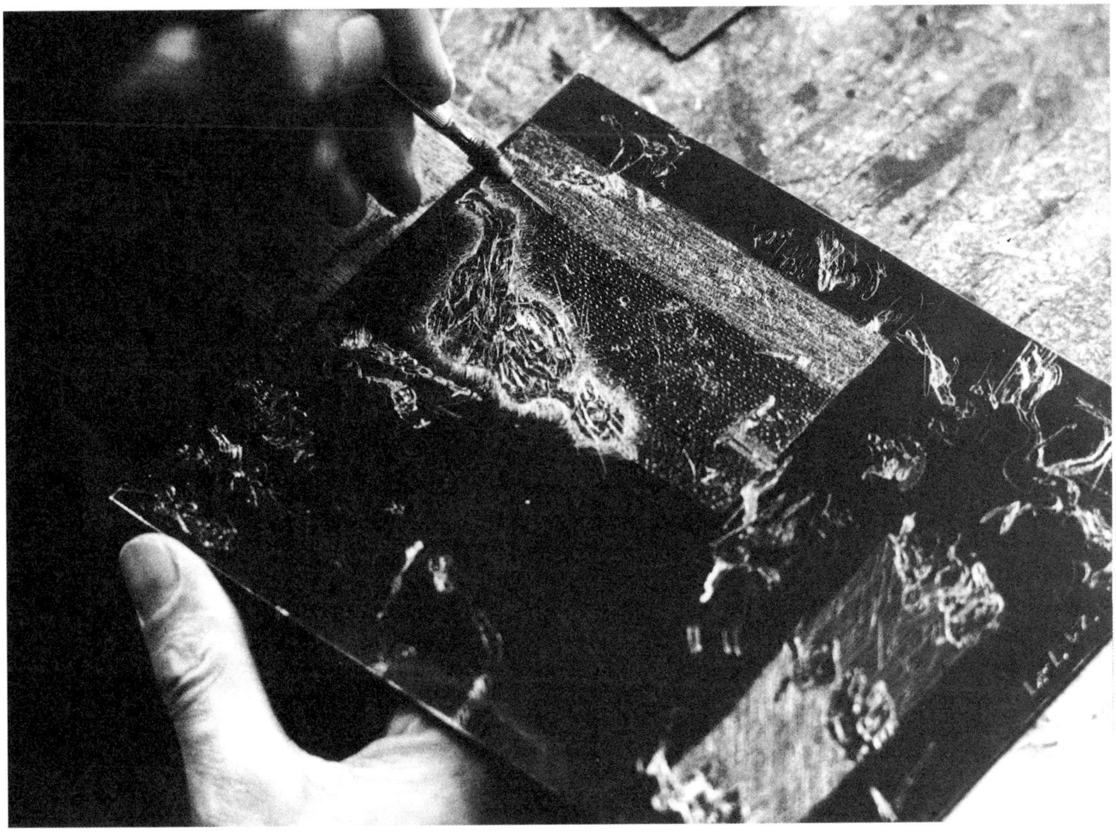

Werkzeugkasten und Bearbeitung der grundierten Kupferplatte

ALPHABETISCHES VERZEICHNIS DER - ZUM TEIL IN ABKÜRZUNGEN - ZITIERTEN ŒUVRE-KATALOGE UND PUBLIKATIONEN

Adhémar, J./Lachin, F. - Degas. Radierungen, Lithographien, Monotypien, München 1973

Andresen, A. - Der Deutsche Peintre-Graveur, Leipzig 1864-1878; 5 Bde.

Angst, R. (Hrsg.) - K. F. Dahmen, Werkverzeichnis der Druckgraphik 1956-1978, München 1978

B.: Bartsch, A. von - Le Peintre-Graveur, Wien 1803-1821; 21 Bde.

Bartsch, A. von - Catalogue raisonné de toutes les estampes, qui forment l'oeuvre de Rembrandt, Wien 1797

Bast., Bastelaer, R. van - Les Estampes de Pieter Bruegel l'Ancien, Brüssel 1908

Bloch, G. - Pablo Picasso, Catalogue de l'Œuvre gravé et lithographié (1904-1967), Bern 1968

Bloch, P. (Hrsg.) - Markus Vallazza, Druckgraphik I/II, Verzeichnis sämtlicher Radierungen 1966-1969 (seither nicht fortgesetzt), Innsbruck 1976/77

Bloch, P. (Hrsg.) - Rudolf Schönwald, Mexiko-Zyklus, Innsbruck o. J.

Blum, A. - Les Eaux-fortes de Claude Gellée dit le Lorrain, Paris 1923

Bocher, E. - Les Gravures françaises du dixhuitième Siècle, Paris 1875-1882; 6 Bde.

Bonin, W./Glazebrook, M. - Kat. „David Hockney", Kestner-Ges., Hannover 1970

Bonin, W./Glazebrook, M. - Kat. „Jim Dine", Kestner-Ges., Berlin 1970

Breicha, O. - Arnulf Rainer, Werkkatalog 1950-1971, Wien 1972

Bromberg, R. - Canaletto's Etchings, London-New York 1974

Brusberg/Völker, Max Ernst: jenseits der Malerei - das graphische Œuvre, Brusberg-Dokumente 3, Hannover 1972

Burke, J. - William Hogarth, das graphische Werk, Wien-München 1968

Chobot, M. - Alfred Hrdlicka Graphik (1947-1973), Berlin 1973

Clay, J. - Chillida, l'Œuvre graphique, Paris 1978

Croquez, A. - L'Œuvre gravé de James Ensor, Brüssel 1947

Dacier, E. - L'Œuvre gravé de Gabriel de Saint-Aubin, Paris 1914

Delteil, L. - Le Peintre-Graveur Illustré, Paris 1906-1926; 31 Bde.

Dodgson, C. - Albrecht Dürer, the Master of Engraving and Etching, London 1926

Douglas, R. - The Works of George Cruikshank, London 1903

Dube, A. u. W. - Ernst Ludwig Kirchner, das graphische Werk, Reutlingen 1967; 2 Bde.

Dückers, A./Hering, K. - Peter Ackermann, Radierungen 1963-1970, Düsseldorf 1970. Ergänzung in: Roh, J. - Deutsche Kunst seit 1960, Druckgraphik, München 1974.

Duplessis, G. - Catalogue de l'Œuvre de Abraham Bosse, Paris 1859

Dutuit, E. - Manuel de l'Amateur d'Estampes, Paris 1881-1888; 6 Bde.

Eyssen, E. - Daniel Hopfer von Kaufbeuren, phil. Diss., Heidelberg 1904

Fenaille, M. - L'Œuvre gravé de P. L. Debucourt (1755-1832), Paris 1899

Gallwitz, K. - Max Beckmann, die Druckgraphik, Badischer Kunstverein, Karlsruhe 1962

Garas, K. - Franz Anton Maulbertsch, Wien 1960

Gaunt, W. - The Etchings of Frank Brangwyn, London 1926

Gersaint, M. - Catalogue raisonné de toutes les Pièces qui forment l'Œuvre de Rembrandt, Paris 1751

Ginestet, C./Pouillon, C. - Les Estampes et les Illustrations de Jacques Villon, Paris 1979

Glaser, C. u. a. - Max Beckmann, München 1924

God.: Godefroy, L. - L'Œuvre gravé de Adrian van Ostade, Paris 1930

Grohmann, W. - Das graphische Werk von Wols, in: „Quadrum" 6, München 1959

Guérin, M. - L'Œuvre gravé de Manet, Paris 1944

H.: Hind, A. - A Catalogue of Rembrandt's Etchings, London 1912

Harrington, H. - The Engraved Work of Sir Francis Seymour Haden, Liverpool 1910

Harris, T. - Goya, Engravings and Lithographs, Oxford 1964; 2 Bde.

Haverkamp B./Boon, K. - Hercules Seghers, the Complete Etchings, Den Haag 1973

Hérold, J. - Louis Marin Bonnet (1736-1793), Paris 1935

Hind, A. - Giovanni Battista Piranesi, London 1922

Hilger, E. (Hrsg.) - Karl Korab, das druckgraphische Werk (1969-1979), Wien 1980

Hofmann, J. - Francisco de Goya, Katalog seines graphischen Werkes, Wien 1907

Hofm.: Hofmann, W. - Georges Braque, das graphische Werk, Stuttgart 1961

Hollst.: Hollstein, F. - German Engravings, Etchings and Woodcuts ca. 1400-1700, Amsterdam 1954-1962; 7 Bde.
Hollstein, F. - Dutch and Flemish Etchings, Engravings and Woodcuts, Amsterdam 1949-1974; 14 Bde.

Hunter, S. - Joan Miró, das graphische Werk, Stuttgart 1958

Jean-Richard, P. - L'Œuvre gravé de François Boucher, Paris 1978

Jensen, J. - Kat. „Paul Eliasberg, das druckgraphische Werk 1959-1974", Kunsthalle Kiel, 1974

Kallir, O. – Egon Schiele, das druckgraphische Werk, Wien 1970

Kampf, K. (Hrsg.) – Werner Schreib, Werkverzeichnis der Druckgraphik, Offenbach 1974

Karsch, F. – Otto Dix, das graphische Werk, Hannover 1970

Knappe, K. – Dürer, das graphische Werk, Wien-München 1964

Kennedy, E. – The Etched Work of Whistler, New York 1910

Kestner-Ges. (Hrsg.) – Kat. „Jorge Castillo", Hannover 1970

Kestner-Ges. (Hrsg.) – Kat. „Horst Janssen", Hannover 1973

Klipstein, A. – Käthe Kollwitz, Verzeichnis des graphischen Werkes, Bern 1955

Kornfeld, E./Wick, P. – Catalogue raisonné de L'Œuvre gravé de Paul Signac, Bern 1974

Kotalik, J. – Jiří Anderle, Köln 1972

Kraft, J. – Kat. „Rudolf Schoofs Gravuren 1959–1965", Kunsthalle Bremen 1965

Lavalleye, J. – Lucas v. Leyden, Pieter Bruegel d. Ä., das gesamte graphische Werk, Wien-München o. J.

Le Bl.: Le Blanc, Ch. – Manuel de l'Amateur d'Estampes, Paris 1854–1889; 4 Bde.

Leymarie, L. de – L'Œuvre de Gilles Demarteau l'Ainé, Paris 1896

Lieure, J. – Jacques Callot, Paris 1924–1927, 3 Bde.

M.: Meder, J. – Dürer-Katalog, Wien 1932

Mauquoy-Hendricks, M. – L'Iconographie d'Antoine van Dyck, Brüssel 1956

Meaume, E. – Recherches sur la Vie et les Ouvrages de Jacques Callot, Nancy 1852–1859

Mz.: Münz, L. – A Critical Catalogue of Rembrandt's Etchings, London 1952

Paulson, R. – Hogarth's Graphic Work, New Haven-London 1965; 2 Bde.

Petermann, E. – Die Druckgraphik von Wilhelm Lehmbruck, Stuttgart 1964

Portalis, R./Béraldi, H. – Les Graveurs du dixhuitième siècle, Paris 1881–1882; 3 Bde.

R.: Rovinski, D. – L'Œuvre gravé de Rembrandt, St. Petersburg 1890

R.-D.: Robert-Dumesnil, A. – Le Peintre-Graveur Français, Paris 1835–1871; 11 Bde.

Reid, G. – A Descriptive Catalogue of the Works of George Cruikshank, London 1871; 3 Bde.

Rinder, F. – D. Y. Cameron, the Etched Work, Glasgow 1912

Rivière, Y. – Pierre Alechinsky, les Estampes de 1946 à 1972, Paris 1973

Rivière, Y. – Zao Wou-Ki, les Estampes 1937–1974, Paris 1975

Rizzi, A. – The Etchings of the Tiepolos, New York 1971

Roether, E. (Hrsg.) – Eberhard Schlotter, Werkverzeichnis der Radierungen 1936–1968, Darmstadt o. J.

S.: Seidlitz, W. von – Die Radierungen Rembrandts, Leipzig 1922

Schiefler, G./Mosel, Ch. – Emil Nolde, das graphische Werk, Köln 1966

Schiefler, G. – Edvard Munch, das graphische Werk 1906–1926, Berlin 1974

Schmitt, A. – Hanns Lautensack, Nürnberger Forschungen IV, Nürnberg 1957

Schmücking, R. – Johnny Friedlaender, Radierungen 1930–1972, Braunschweig 1973

Schwarz, K. – Das graphische Werk von Lovis Corinth, Berlin 1922

Schwarz, K. – Augustin Hirschvogel, New York 1971; 2 Bde.

Shesgreen, S. – Engravings by Hogarth, New York 1973

Sievers, J. – Die Radierungen und Steindrucke von Käthe Kollwitz innerhalb der Jahre 1890–1912, Dresden 1913

Singer, H. – Max Klingers Radierungen, Stiche und Steindrucke, Berlin 1909

Sorlier, Ch. – Marc Chagall et Ambroise Vollard, Paris 1981

Sotriffer, K. – Adolf Frohner, das vulgäre Ballett, mit einem Werkkatalog der Radierungen 1959–1968, Wien-München 1969

Sotriffer, K. – Kat. „Heinrich Heuer Radierungen, 2. Folge", Gal. Ariadne, Wien 1975

Springer, J. – Die Radierungen des Hercules Seghers, Berlin 1910–1912; 3 Bde.

Spies, W. u. a. – Max Ernst, das graphische Werk, Köln 1975 ff.

T.: Tietze, H. u. E. – Kritisches Verzeichnis der Werke Albrecht Dürers, Basel-Leipzig 1928, 1937 und 1938; 3 Bde.

Taevernier, A. – James Ensor, Gent 1973

Tempesti, A./Tofani, A. – Giorgio Morandi, Florenz 1978

Vesme, A. de – Le Peintre-Graveur Italien, Mailand 1906

Vesme, A. de – Francesco Bartolozzi, Catalogue des Estampes, Mailand 1928

W.: Winzinger, F. – Albrecht Altdorfer Graphik, München 1963

Walch, N. – Die Radierungen des Jacques Bellange, München 1971

Weis, H. – Ernst Fuchs, das graphische Werk, Wien-München 1967

Weixlgärtner, A. – Verzeichnis von Rudolf Jettmars graphischen Arbeiten, in: „Mitteilungen der Gesellschaft für vervielfältigende Kunst", Jg. 1920 (Ergänzung dieses Werkkataloges im Kat. „Rudolf Jettmar", Secession, Wien 1970)

Weixlgärtner, A. – Das radierte Werk von Ferdinand Schmutzer, 1896–1921, Wien 1922

Wibiral, F. – L'Iconographie d'Antoine van Dyck, Leipzig 1877

Wofsy, A. – Georges Rouault, the Graphic Work, London 1976

„Zigaina", Kat. Innsbruck-Salzburg-Wien-Graz 1978

VERZEICHNIS DER FACHLITERATUR IN CHRONOLOGISCHER ANORDNUNG

Böckler, G. – Kunstbüchlein, handelt von der Radier- und Etzkunst, Nürnberg 1652

Marolles, M. de – Livre de Peintres et Graveurs, Paris 1677

Bosse, A. – Traité des Manières de graver en Taille-douce etc., Paris 1701

Diderot, D./D'Alembert, J. – Encyclopédie au Dictionnaire des Arts et des Sciences etc., Paris 1751–1772; 35 Bde.

Basan, F. – Catalogue raisonné du Cabinet de M. Mariette, Paris 1775

Jouillain, F. – Reflexions sur la Peinture et la Gravure, Metz 1786

Bartsch, A. – Anleitung zur Kupferstichkunde, Wien 1821

Duplessis, G. – Histoire de la Gravure en France, Paris 1861

Graulh, R. – Die Radierung der Gegenwart in Europa und Nordamerika, Wien 1892

Singer, H./Strang, W. – Etching and Engraving and Other Methods of Printing Pictures, London 1897

Janku, J. – Der Farbenstich als Vorläufer des photographischen Dreifarbendrucks, Halle an der Saale 1899

Ziegler, W. – Die Techniken des Tiefdrucks, Halle an der Saale 1901

Hind, A. – A Short History of Engraving and Etching, London 1908

Meder, J. – Die technische Entwicklung der Graphik, Wien 1908

Pauli, G. – Inkunabeln der deutschen und niederländischen Radierung, Berlin 1908

Struck, H. – Die Kunst des Radierens, Berlin 1908

Preissig, V. – Zur Technik der farbigen Radierung und des Farbenkupferstichs, Leipzig 1909

Prideaux, S. – Aquatint Engraving, London 1909

Wedmore, F. – Etchings, London 1911

Ziegler, W. – Die manuellen graphischen Techniken, Halle an der Saale 1912

Leisching, J. – Schabkunst, ihre Technik und Geschichte, Wien 1913

Singer, H. – Die moderne Graphik, Leipzig 1914

Avenarius, F. – Max Klinger als Poet, München 1917

Wilde, J. – Die Anfänge der italienischen Radierung, Diss. phil. (ungedruckt), Wien 1918

Fröhlich-Bum, L. – Parmigianino und der Manierismus, Wien 1921

Molsdorf, W. – Beiträge zur Geschichte und Technik des ältesten Bilddrucks, Straßburg 1921

Bock, E. – Die deutsche Graphik, München 1922

Glaser, C. – Die Graphik der Neuzeit vom Anfang des 19. Jahrhunderts bis zur Gegenwart, Berlin 1922

Hoberg, R. – Die graphischen Techniken und ihre Druckverfahren, Berlin 1922

Singer, H. – Der Kupferstichsammler, Leipzig 1922

Lumsden, E. – The Art of Etching, New York 1924

Leisching, J. – Die graphischen Künste, Wien–Leipzig 1926

Albert, K. – Karl Klič, der Erfinder der Heliogravure und des Rotationstiefdruckes, Wien 1927

Fern, A. – A Half Century of American Printmaking, in: „Artist's Proof", Nr. 6, New York 1933

Bersier, J. – La Gravure, Paris 1947

Fischer, O. – Geschichte der deutschen Zeichnung und Graphik, in: Bruckmanns deutsche Kunstgeschichte, München 1951

Renker, A. – Das Buch vom Papier, Wiesbaden 1951

Hind, A. – A Guide to the Processes and Schools of Engraving, London 1952

Winkler, F. – Die graphischen Künste, in: Das Atlantisbuch der Kunst, Zürich 1952

Kollecker, E./Matuschke, W. – Der moderne Druck, Hamburg 1956

Pommeranz-Liedke, G. – Der graphische Zyklus von Max Klinger bis zur Gegenwart, Berlin 1956

Heller, J. – Printmaking Today, New York 1958

Peterdi, G. – Printmaking-Methods Old and New, New York 1959

Platte, H. – Farbige Graphik unserer Zeit, Stuttgart 1960

Stubbe, W. – Die Graphik des 20. Jahrhunderts, Berlin 1961

Brunner, F. – Handbuch der Druckgraphik, Teufen 1962

Hayter, S. – About Prints, London 1962

Hollenberg, F./Rabe, W, – Radierung, Ätzkunst und Kupfertiefdruck, Ravensburg 1962

Ternois, D. – L'Art de Jacques Callot, Paris 1962

Hind, A. – A History of Engraving and Etching from the 15th Century to the Year 1914, New York 1963

Trevelyan, J. – Etching, London 1963

Katalog Albertina, „Parmigianino und sein Kreis", bearbeitet von K. Oberhuber, Wien 1963

Katalog Albertina, „Die graphischen Techniken vom 15. bis zum 20. Jahrhundert" (bearbeitet von N. Keil), Wien 1963

Kataloge Albertina, „Kunst der Graphik" I–VI, Hrsg. W. Koschatzky, Wien 1964–1970/71:
1. Das 15. Jahrhundert (bearbeitet von E. Mitsch), 1963
2. Das Zeitalter Albrecht Dürers (bearbeitet von A. Strobl), 1964
3. Renaissance in Italien – 16. Jahrhundert (bearbeitet von K. Oberhuber), 1966
4. Das Zeitalter von Bruegel und Bellange (bearbeitet von K. Oberhuber), 1967/68
5. Jacques Callot und sein Kreis (bearbeitet von E. Knab), 1968/69
6. Rembrandt (bearbeitet von E. Mitsch), 1970/71

Katalog Albertina, „Claude Lorrain und die Meister der römischen Landschaft im 17. Jahrhundert“ (bearbeitet von E. Knab), Wien 1965

Brunsdon, J. - The Technique of Etching and Engraving, London 1965

Mock, H. - Einführung in die Techniken der graphischen Künste, in: „Der Graphiksammler“ I, München 1965

Woods, G. - The Craft of Etching and Lithography, London 1965

Hayter, S. - New Ways of Gravure, London 1966

Katalog Haus der Kunst, „Fünf Jahrhunderte Europäische Graphik“, München 1966

Sotriffer, K. - Die Druckgraphik - Entwicklung, Technik, Eigenart, Wien-München 1966 (2. Aufl. 1977)

Adhémar, J. - La Gravure originale au 20ième Siècle, Paris 1967

Bloy, C. - A History of Printing Ink 1440-1850, London 1967

Rosenwald, L./Zigrosser, C. - What is an Original Print, in: Print Council of America, New York 1967

Katalog Wiener Secession, „Grafik International“ (bearbeitet von K. Sotriffer), Wien 1968

Boeckhoff, H./Winzer, F. (Hrsg.) - Das große Buch der Graphik, Braunschweig 1968

Piltz, G. - Deutsche Graphik, Leipzig-Jena-Berlin 1968

Katalog Rheinisches Landesmuseum Bonn, „Deutsche Graphik der letzten hundert Jahre“, Düsseldorf 1968

Wilder, F. - How to Identify Old Prints, London 1969

Zigrosser, C. - The Appeal of Prints, New York 1970

Hyatt-Major, A. - Prints and People, New York 1971

Sotriffer, K. - Expressionismus und Fauvismus, Wien-München 1971

Koschatzky, W. - Die Kunst der Graphik, Salzburg 1972

Scheidegger, A. - Graphische Kunst, Bern-Stuttgart 1972

Bachler, K./Dünnebier, H. - Bruckmann's Handbuch der modernen Druckgraphik, München 1973

Forster, M. - Die Landschaftsradierungen Augustin Hirschvogels, phil. Diss., Wien 1973

Schober, L. - Die Radierung und ihre Technik; Von der Platte zum Druck, Göttingen-Frankfurt-Zürich 1974

Benesch, O. - Maulbertsch als Radierer, in: „Bulletin du Musée Hongrois des Beaux-Arts“, Budapest 1976

Katalog Albertina, „Sechs Jahrhunderte Europäische Druckgraphik“ (bearbeitet von V. Birke, M. Bisanz-Prakken, F. Koreny, W. Koschatzky, E. Mitsch), Tokio 1981

Melot, M. u. a. - Die Graphik. Entwicklungen, Stilformen, Funktion; Genf 1981

LEXIKA:

Thieme, U./Becker, F. - Allgemeines Lexikon der bildenden Künstler von der Antike bis zur Gegenwart, Leipzig 1907-1950; 37 Bde.

Vollmer, H. - Allgemeines Lexikon der bildenden Künstler des 20. Jahrhunderts, Leipzig 1953-1962; 6 Bde.

Grant, M. - Dictionary of British Etchers, London 1953

Lexikon der graphischen Technik, bearbeitet im Institut für Graphische Technik Leipzig, München-Pullach 1967

Klein, H. - Sachwörterbuch der Drucktechnik und grafischen Kunst, Köln 1975

Verzeichnis der Maler (Zeichner) und ihrer Nachstecher (Radierer)

Kat.	*Zeichner, Maler:*	*Radierer, Stecher:*
9	Albrecht Dürer	*Hieronymus Hopfer*
20	Wolf Huber	*Hans Sebald Lautensack*
25	Albrecht Dürer	*Lucas van Leyden*
31	*Pietro Testa*	Francesco Collignon
48	*Adam Elsheimer*	Heinrich Goudt
51	*Pieter Bruegel d. Ä.*	Hieronymus Cock
75	*Giovanni Battista Tiepolo*	Giov. Domenico Tiepolo
76–77	Giovanni Battista Tiepolo	*Giov. Domenico Tiepolo*
81	Antoine Watteau	*François Boucher*
82	François Boucher	*Louis Marin Bonnet*
83	François Boucher	*Jean François Janinet*
84	Honoré Fragonard	*Nicolas de Launay*
85–86	Nicolas Antoine Taunay	*Charles Melchior Descourtis*
88	Jean Michel Moreau l. j.	*Nicolas de Launay*
89	Jean Michel Moreau l. j.	*James Dambrun*
90	François André Vincent	*Gilles Antoine Demarteau*
91	Thomas Lawrence	*Francesco Bartolozzi*
100	*William Hogarth*	Simon François Ravenet d. Ä.
101	*William Hogarth*	Bernard Baron

Ist der Stecher in der älteren Zeit der Graphik nicht identisch mit dem Maler, ergibt sich das Problem der Autorenschaft, die je nach Anteil sehr verschieden sein kann. Im vorliegenden Katalog wurde die Benennung beibehalten, wie sie die Albertina führt. Das Verzeichnis soll den Überblick darüber ermöglichen, bei welchen Blättern dieses Problem besteht und welcher Künstler als Autor angeführt ist.

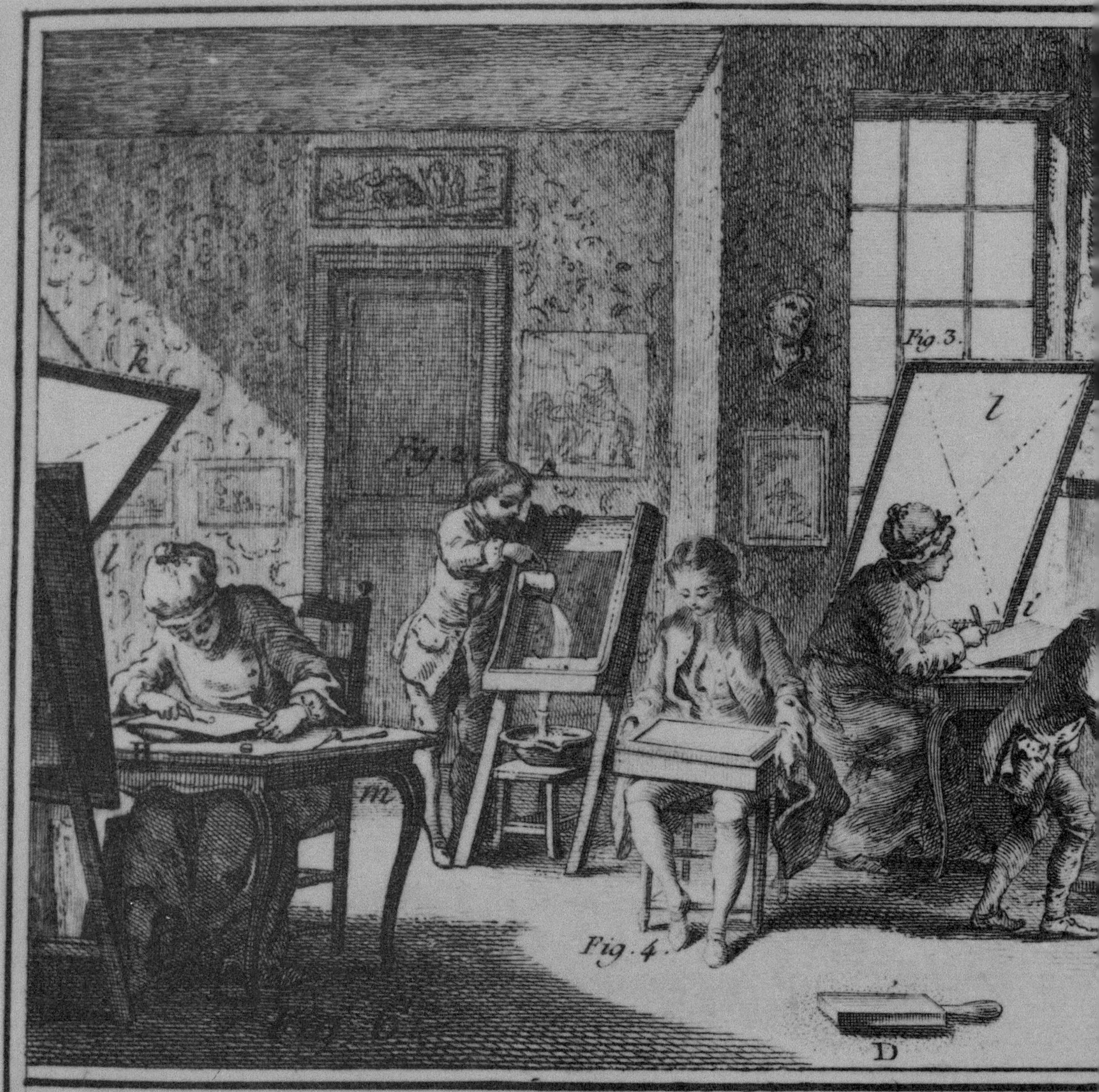
Fig. 3.
k
l
i
Fig. 2.
m
Fig. 4.
D